パーフェクト臨床実習ガイド

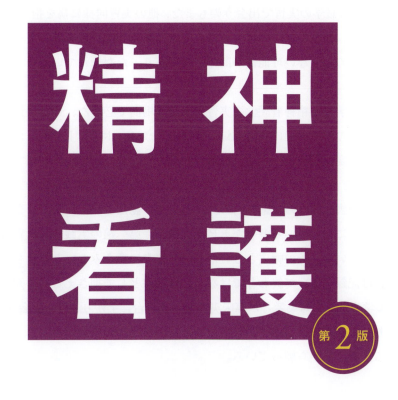

精神看護 第2版

編集
萱間真美

照林社

編集にあたって

　精神科病棟での臨床実習は、学生にとって特別なようだ。「精神科には、自分をコントロールできない人たちがいるにちがいない」という恐れが強く、実習初日に「普通に話ができるのだとわかりました」と気づく。徐々にコミュニケーションがとれるようになると、「自分の接し方が、患者さんの状態を悪化させるのでは」という自分自身への恐れをいだく。緊張の連続で、実習記録の記入も他の実習と比べるとおろそかになりやすい。

　しかし、精神看護学の実習で出会うのもまた、他の実習同様に病を抱えた人たちである。看護学生として、知っておくべきことはたくさんある。それらを知って初めて、看護学生としての関わりの限りない可能性が開けるのであり、ただ恐れていたのでは、誰のどんな力にもなれない。

　この本では、学生が精神看護学の実習で出会う場面で必要な、今日の最新の知識を整理し、時間の限界の中で的確に実習記録が書けるように、ポイントを絞った。2005年を挟んで法や制度の改変が相次いだため、最新の知識を紹介した。また、病棟で出会う薬物治療（ジェネリックを含む薬物名リスト）、暴力への対応などの治療の具体的方法と注意点、パーソナリティ障害患者への対応技術のエッセンス、認知療法、自殺、ひきこもり、依存症など、今日問題になっている多彩なトピックスが、第一線の実践家、教育者、研究者によって紹介されている。その幅広さと豊かさは、他書に類をみないと自負している。

　臨床実習は記録を書いて終わりではない。専門家として押さえるべき知識を押さえて初めて、看護学生とケア対象者とが臨床実習という舞台に上がり、真に出会うことができる。学生ひとりひとりの個性とペースにあわせた豊かな出会いを、本書がしっかりと支えることができるよう、心から願っている。

2007年1月

萱間　真美

第二版の編集にあたって

　初版の発行から7年、精神保健医療福祉では多くの法律の改正や制度の変更があった。地域ケアの推進に向けて、たぶんこれまでで最も多くの変化を見た時期であったと思う。

　入院中心の医療から地域ケアへという大きな流れは、今後も変わることはないだろう。その中にあって、看護職は、サービスの利用者や多職種の仲間から、どんな役割を期待され、どのように応えることができるだろうか。私たちは真剣に問わねばならない。

　病院で、具合が悪くなった利用者のケアにあたる機会が多い看護師は、急性期の効果的なケア技術を身につけることが引き続き必要である。しかし、目の前の利用者が、やがて回復して自分らしさを取り戻し、他者から管理されない自分の生活を送れるのだという希望をもち続けることもまた求められる。支援する看護師が、本気で利用者の回復を信じることなしに、利用者のリカバリーは起こらないのだ。

　精神科看護の焦点は、従来の統合失調症やうつ病に加えて、認知症の行動・心理症状に悩む人たちとその家族、自殺予防などにも拡大している。今回の改訂では、認知症ケアについても第一線の専門家に執筆をいただき、法や制度、ケアの基本的考え方や技術の進化についても、豪華な執筆陣が詳細に紹介してくださった。この場を借りて御礼を申し上げたい。

　内容の充実に加えて、カラーの見やすいイラストやデザインは、若い読者がこの領域のケアの理解に関心をもち、一歩を踏み出すことをしっかりとサポートできるものになった。大幅な改訂を、素早いタイミングで調整してくださった照林社の有賀洋文氏に感謝申し上げる。

　時代や制度が変わっても、ケアを支えるのは人の気持ちであることには変わりがない。熱い気持ちをもつために、クールな頭で準備を怠らないことが必要なのだ。7年の月日は、小学生を大学生に成長させ、可愛らしく、わかりやすかったコミュニケーションを、ぶっきらぼうで、そっけない表現に変える。たとえ見た目の表現は変わっても、昔と変わらず、柔らかいハートで他者と向かい合おうとする看護学生が、自信をもって歩みを進められるよう、本書が支え続けることを願っている。

2014年12月

萱間　真美

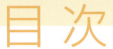

目次

INDEX

I 精神障害をもつ人の看護

■ 疾患の理解、アセスメントとセルフケア

統合失調症 .... 林　直樹、角田　秋　2
　疾患の理解　2／アセスメントとセルフケアの特徴　5

双極性障害群、抑うつ障害群 .... 秋山　剛、山本沙織、角田　秋　9
　疾患の理解　9／アセスメントとセルフケアの特徴　13

パーソナリティ障害 .... 林　直樹、萱間真美　18
　疾患の理解　18／アセスメントとセルフケアの特徴　19

器質性精神障害 .... 林　直樹、柿島有子　23
　疾患の理解　23／アセスメントとセルフケアの特徴　25

てんかん .... 林　直樹、柿島有子　28
　疾患の理解　28／アセスメントとセルフケアの特徴　29

発達障害 .... 林　直樹、廣島麻揚　32
　疾患の理解　32／アセスメントとセルフケアの特徴　34

素行症と注意欠如・多動症 .... 林　直樹、廣島麻揚　36
　疾患の理解　36／アセスメントとセルフケアの特徴　38

不安障害 .... 秋山　剛、山本沙織、立石彩美　40
　疾患の理解　40／アセスメントとセルフケアの特徴　42

強迫性障害 .... 秋山　剛、山本沙織、立石彩美　46
　疾患の理解　46／アセスメントとセルフケアの特徴　48

身体合併症 .... 林　直樹、相原友直　51
　疾患の理解　51／アセスメントとセルフケアの特徴　53

■ 検査

脳波 .... 瀬戸屋雄太郎　59
　定義と目的　59／アセスメントが必要な状況・現象　59／アセスメントの視点　59／
　アセスメントの留意点　59

画像 .... 押久保　岳、林　直樹　60
　意義と目的　60／主な画像診断と方法　60／アセスメントの実際　61／アセスメントの留意点　61

知能検査 .... 瀬戸屋雄太郎　62
　定義と目的　62／知能テストの種類　62／アセスメントが必要な状況・現象　63／
　アセスメントの視点　63／アセスメントの留意点　64

人格検査 .... 瀬戸屋雄太郎　65
　定義と目的　65／アセスメントが必要な状況・現象　65／アセスメントの視点　65／
　アセスメントの留意点　65

認知 ……………………………………………………………………… 岡田佳詠　67
　　定義と目的　67／検査の方法　67

服薬時の血液検査 ……………………………………………… 森山由佳理、林　直樹　69
　　意義と目的　69／主な血液検査の種類とその概略　69／
　　データからのアセスメントの実際　69／アセスメントの留意点　72

■ 治療

薬物療法 ………………………………………………………… 藤村尚宏、仁王進太郎　73
　　意味と位置づけ　73／看護と薬物療法のために　74／薬物療法の歴史　77／介入の方法　78／
　　精神症状の評価方法と治療ガイドライン　84／薬物療法における看護の役割　85

電気けいれん療法 …………………………………………………… 初瀬記史　90
　　意味と位置づけ　90／実施方法　90／m-ECTの看護の実際　92

精神療法 ……………………………………………………………… 林　直樹　94
　　定義と概要　94／基本的要素　94／精神療法の分類と特徴　95／さまざまな精神療法の形式　96

行動療法 ……………………………………………………………… 岡田佳詠　97
　　定義と目的　97／介入が必要な状況・現象　97／介入の方法　97

認知療法 ……………………………………………………………… 岡田佳詠　99
　　定義と目的　99／認知療法の適用　99／介入の方法　99

家族療法 ……………………………………………………………… 野末武義　101
　　定義と目的　101／家族療法の適用　101／介入の方法　101／介入の留意点　102

作業療法（OT） …………………………………………………… 秋山美紀　103
　　定義と目的　103／介入が必要な状況・現象　103／介入の方法　103／介入の留意点　105

芸術療法 ……………………………………………………………… 大島なつめ　106
　　定義と目的　106／介入が必要な状況・現象　106／介入の方法　106／介入の留意点　108

レクリエーション療法 ……………………………………………… 秋山美紀　109
　　定義と目的　109／介入が必要な状況・現象　109／介入の方法　109／介入の留意点　110

心理劇（サイコドラマ） …………………………………………… 柴田応介　112
　　定義と目的　112／適用される対象　112／サイコドラマの進め方　112／アクション洞察　113

遊戯療法 ……………………………………………………………… 渡辺友香　114
　　定義と目的　114／介入が必要な状況・現象　114／介入の方法　114／介入の留意点　115

■ 入退院時の対応

入院時オリエンテーション ………………………………………… 宮本有紀　116
　　定義と目的　116／介入が必要な状況・現象　116／介入の方法　117／介入の留意点　118

精神科救急 …………………………………………………………… 宮本有紀　119
　　定義と目的　119／介入が必要な状況・現象　119／介入の方法　120／介入の留意点　120

家族への対応 ………………………………………………………… 田上美千佳　122
　　定義と目的　122／介入が必要な状況・現象　122／介入の方法　123／
　　介入のポイントと留意点　123

退院時オリエンテーション ･･･ 田上美千佳　125
定義と目的　125／介入が必要な状況・現象　125／介入の方法　125／
退院後の生活に向けての患者へのオリエンテーション内容　126／
退院後の生活に向けての家族へのケア内容　126／介入のポイント　127

在宅での服薬管理 ･･ 宮本有紀　128
定義と目的　128／介入が必要な状況・現象　128／介入の方法　130／介入の留意点　131

■ 社会復帰への支援

ケアマネジメント ･･ 瀬戸屋　希　132
定義と目的　132／日本の背景と現状　132／対象　133／ケアマネジメントを担う人　133／
援助の内容と過程　133／今後の課題　135

症状マネジメント ･･ 瀬戸屋　希　138
定義と目的　138／対象　138／援助の方法　138／援助の留意点　140

精神科デイケア ･･ 木村美枝子　142
定義と目的　142／意義　143／介入が必要な状況・現象　143／介入の方法　143／
介入の留意点　144

就労継続支援 A 型、B 型 ･･･ 林　亜希子　145
定義と概要　145／援助の方法　145／援助の留意点　145

就労移行支援・就労継続支援事業 ･････････････････････････････････ 安保寛明　149
定義と目的　149／援助が必要な状況　149／援助の方法　149／援助の留意点　149

グループホーム ･･ 東　美奈子　151
事業の概要　151／具体的なサービス内容　151／課題　152

グループホームにおけるケア（支援）･･････････････････････････････ 安保寛明　154
定義と目的　154／グループホームの特徴　154／援助が必要な状況　155／
援助の方法　156／援助の留意点　156

病院からの訪問看護 ･･ 田村　実　157
定義と目的　157／援助が必要な状況　158／訪問看護の実際　159／
主な観察項目と対応のポイント　159／訪問看護における危機介入　159

訪問看護ステーションからの訪問看護 ･････････････････････････････ 寺田悦子　161
定義と目的　161／援助が必要な状況　161／危機介入　163

ホームヘルプサービス ･･ 東　美奈子　164
定義と目的　164／サービス開始の経緯と現状　164／サービスの流れ　165／課題　166

アウトリーチ型サービス（ACT、精神科重症患者早期集中支援管理料）･･ 瀬戸屋　希　167
定義と目的　167／ACT の援助の特徴　168／ACT の援助の流れ　169／
「精神科重症患者早期集中支援管理料」の援助の特徴　171／看護職とアウトリーチ型サービス　172

地域生活支援事業 ･･ 東　美奈子　173
事業の概要　173／課題　174

■ リスクマネジメント

インフォームドコンセント ･･････････････････････････････････････ 相原友直　176
定義と目的　176／看護師と患者の関係性を把握する　176／知識と技術　177

個人情報の考え方と保護・開示 …………………………………… 吉浜文洋　178
　　定義と目的　178／臨床の場での留意点　178

個人情報の扱い－カルテ開示－ ……………………………………… 相原友直　180
　　定義　180／目的　180／留意点　180

自傷・自殺防止 ………………………………………………………… 片平真悟　182
　　精神科における自傷・自殺　182／自殺企図のアセスメント　182／事故への対応　182／
　　事故が発生した際に看護記録に記入すべき項目　184／留意点　185

攻撃防止 ………………………………………………………………… 鈴木啓子　186
　　定義と目的　186／介入が必要な状況・現象　187／介入の方法　188／介入の留意点　190

身体拘束 …………………………………………………………… 鈴木啓子、河内俊二　191
　　定義と目的　191／介入が必要な状況　192／介入の方法　192／介入の留意点　193／
　　身体拘束の最適化に向けて　193

衝動コントロール ……………………………………………………… 榊　明彦　196
　　定義と目的　196／介入の方法　196／介入の留意点　197

離脱症状のケア ………………………………………………………… 榊　明彦　198
　　定義と目的　198／ケアの要点　198／ケアの留意点　199

CVPPP（包括的暴力防止プログラム） ………………………………… 下里誠二　200
　　定義と目的　200／介入が必要な状況　201／介入の方法　201／介入の留意点　203

治療中断の予防 ………………………………………………………… 片平真悟　204
　　治療中断の要因　204／服薬中断　204／無断離院　204

入院制度と手続き ……………………………………………………… 吉浜文洋　207
　　5つの入院形態の定義と目的　207／各入院形態の留意点　208／
　　医療保護入院にあたっての留意点　208／入院手続き等　208

ボーダーラインシフト ………………………………………………… 河野伸子　210
　　定義と目的　210／介入が必要な状況・現象　210／介入の方法　210／介入の留意点　211

リミットセッティング ………………………………………………… 河野伸子　212
　　定義と目的　212／介入が必要な状況・現象　212／介入の方法　212／介入の留意点　212

チーム医療 ……………………………………………………………… 白井教子　214
　　定義と目的　214／リスクマネジメントとしてのチーム医療　214／
　　集団の社会心理学的特性　215／チーム医療の4つの志向性　215

災害時の対応 …………………………………………………………… 近澤範子　216
　　定義と目的　216／アセスメント・介入が必要な状況　216／
　　アセスメントの視点、介入の方法　218／アセスメント・介入の留意点　219

誤薬の予防 ……………………………………………………………… 綿谷恵子　221
　　定義と目的　221／誤薬につながる状況　221／介入の方法　222／介入の留意点　222

誤嚥の予防 ……………………………………………………………… 松村麻衣子　224
　　定義と目的　224／介入が必要な状況　224／介入の方法　224／介入の留意点　226

転倒・転落の予防 ……………………………………………………… 瀬尾智美　227
　　定義と目的　227／介入が必要な状況　227／介入の方法　228／介入の留意点　228

感染症の予防 .... 綿谷恵子　230
　　定義と目的　230／介入が必要な状況　230／介入の方法　230／介入の留意点　231

Ⅱ リエゾン精神看護

■ 成長発達と起こりうる問題

マタニティ・ブルーズ .... 林　亜希子　234
　　定義と概要　234／主な症状と特徴　234／介入が必要な状況　235／介入の方法と留意点　235

産後うつ病 .... 林　亜希子　236
　　定義と概要　236／主な症状と特徴　236／介入が必要な状況　236／介入の方法と留意点　236

児童虐待 .... 近藤あゆみ　239
　　定義と概要　239／介入が必要な状況・現象　239／介入の方法と留意点　239

ひきこもり .... 三森寧子　242
　　定義と概要　242／介入の方法と留意点　242

不登校 .... 三森寧子　244
　　定義と概要　244／原因　244／介入の方法　244／介入の留意点　245

いじめ .... 渡辺友香　246
　　定義と概要　246／いじめが起こる背景　246／介入が必要な状況　247／
　　介入の方法　247／介入の留意点　248

自傷行為 .... 河野伸子　249
　　定義と目的　249／介入が必要な状況・現象　249／介入の方法　249／介入の留意点　250

不安症群／不安障害群 .... 中西三春　251
　　定義と概要　251／介入が必要な状況・現象　251／介入の方法　252

PTSD（心的外傷後ストレス障害） .... 小山達也　253
　　定義と概要　253／診断・症状・治療　253／介入の方法　254／介入の留意点　255

強迫 .... 中西三春　256
　　定義と概要　256／介入が必要な状況・現象　256／介入の方法と留意点　257

物質関連障害群 .... 近藤あゆみ　258
　　定義　258／介入が必要な状況・現象　258／介入の方法と留意点　258

アルコール使用障害（アルコール依存） .... 林　亜希子　261
　　定義と概要　261／介入が必要な状況　261／介入の方法と留意点　261

自殺 .... 小山達也　265
　　定義と概要　265／介入が必要な状況・現象　265／介入の方法　266／介入の留意点　267

過労死 .... 小山達也　268
　　定義と概要　268／介入が必要な状況・現象　268／介入の方法　268／介入の留意点　270

DV（ドメスティック・ヴァイオレンス） .... 近藤あゆみ　271
　　定義と概要　271／介入が必要な状況・現象　271／介入の方法と留意点　272

更年期の問題 ……………………………………………………………… 田島美幸　273
　定義と概要　273／介入が必要な状況・現象　273／介入の方法　273／介入の留意点　274

老年期うつ病 ……………………………………………………………… 田島美幸　275
　定義と概要　275／介入が必要な状況・現象　275／介入の方法　276／介入の留意点　276

認知症とBPSD …………………………………………………………… 繁信和恵　277
　定義と概要　277／介入が必要な状況・現象　277／介入の方法　277／
　入院治療と介入の留意点　279

■ 健康障害と起こりうる問題

自我と防衛機制 …………………………………………………………… 萱間真美　281
　意識と無意識　281／自我の機能　281／自我の防衛機制　283

不安 ……………………………………………………………………… 髙橋恵子　288
　定義と概要　288／介入が必要な状況・現象　289／介入の方法　289／介入の留意点　290

抑うつ状態 ………………………………………………………… 秋山　剛、山本沙織　291
　定義と概要　291／介入が必要な状況　291／介入の方法　291／介入の留意点　293

怒り ……………………………………………………………………… 髙橋恵子　294
　定義と目的　294／介入が必要な状況・現象　294／介入の方法　294／介入の留意点　296

拒否 ……………………………………………………………………… 髙橋恵子　297
　定義と概要　297／介入が必要な状況・現象　297／介入の方法　298／介入の留意点　298

不眠 ……………………………………………………………………… 髙橋恵子　299
　定義と概要　299／介入が必要な状況・現象　299／介入の方法　299／介入の留意点　301

幻覚・妄想 ………………………………………………………………… 林　亜希子　302
　定義と概要　302／介入が必要な状況・現象　304／介入の方法と留意点　304

離人感 ……………………………………………………………………… 林　亜希子　306
　定義と概要　306／介入が必要な状況・現象　307／介入の方法と留意点　307

解離症群／解離性障害群 ………………………………………………… 近藤あゆみ　308
　定義と概要　308／介入が必要な状況・現象　308／介入の方法と留意点　310

せん妄 ……………………………………………………………………… 林　亜希子　311
　定義と概要　311／介入が必要な状況・現象　313／介入の方法と留意点　313

ICUでみられる精神症状（ICU症候群） ……………………………… 五十嵐透子　314
　定義と概要　314／アセスメントが必要な状態　314／アセスメントの視点　314／
　アセスメントの留意点　315

拘禁症状 …………………………………………………………………… 五十嵐透子　317
　定義と概要　317／アセスメントが必要な状況・現象　317／アセスメントの視点　317／
　アセスメントの留意点　318

■ 自己コントロールを高めるためのケア

リラクセーション ………………………………………………………… 五十嵐透子　320
　定義と概要　320／介入が必要な状況・現象　320／介入の方法　320／介入の留意点　321

ボディイメージ ……………………………………………………………… 藤崎　郁　322
　　定義と概要　322／アセスメントが必要な状況・現象　323／アセスメントの視点　324／
　　アセスメントの留意点　324

危機介入 ………………………………………………………………………… 梅澤志乃　325
　　定義と概要　325／危機の種類　325／危機の過程　325／危機モデル　326／介入の方法　326

認知療法 ………………………………………………………………………… 岡田佳詠　330
　　自己コントロールを高めるための方法：思考面　330／
　　自己コントロールを高めるための方法：行動面　330

認知行動療法 …………………………………………………………………… 岡田佳詠　332
　　認知行動療法の背景と定義　332／問題解決療法　332／問題解決の実際の進め方　332

リカバリーの考え方 …………………………………………………………… 宮本有紀　334
　　定義と概要　334／介入が必要な状況・現象　335／介入の方法　335／介入の留意点　336

ストレングスモデル …………………………………………………………… 大熊恵子　337
　　定義と概要　337／介入が必要な状況　337／介入の方法　337／介入の留意点　338

エンパワメント ………………………………………………………………… 村方多鶴子　340
　　定義と概要　340／介入が必要な状況　341／介入の方法　341／介入の留意点　341

心理教育 ………………………………………………………………………… 松村麻衣子　342
　　定義と目的　342／介入が必要な状況　342／介入の方法　343／介入の留意点　343

■ コミュニケーション能力を高めるためのケア

カウンセリング ………………………………………………………………… 野末武義　344
　　定義と概要　344／肯定的人間観と成長モデル　344／カウンセラーの基本的態度　344／
　　役に立つ援助者になるために：技法と自己理解　346

アサーション …………………………………………………………………… 野末武義　347
　　定義と概要　347／3つのタイプの自己表現と自他への影響　347／ポイントと留意点　349

集団療法（集団精神療法）……………………………………………………… 柴田応介　351
　　目的と概要　351／集団精神療法の治療的要因　351／グループの構造　352／
　　グループの多様性　352／グループの発達のプロセス　353／グループリーダーの役割　353

SST（社会生活技能訓練）……………………………………………………… 木村美枝子　354
　　定義と概要　354／SSTが目指すこと　354／包括的治療のなかでのSST　355／
　　介入が必要な状況・現象　355／介入の方法　356／介入の留意点　357

コーチング ……………………………………………………………………… 岡田佳詠　360
　　定義と概要　360／介入が必要な状況　360／介入の方法　360

アドヒアランスとコンコーダンス ……………………………………………… 安保寛明　362
　　背景にある考え　362／援助の方法　363／援助の留意点　363

III 事例でみる精神看護の展開

■ 精神科看護の展開

バイオ・サイコ・ソーシャルモデル ……………………………………………… 木戸芳史　366
精神科看護と BPS モデル　366 ／ BPS モデルの臨床実践への適用　368

統合失調症 ……………………………………………………………………………… 大橋明子　369
事例の展開　369 ／アセスメントの視点　370 ／看護の実際と留意点　372

うつ病・躁うつ病 ……………………………………………………………………… 岡田佳詠　375
事例の展開　375 ／アセスメントの視点　376 ／看護の実際と留意点　376

パーソナリティ障害 …………………………………………………………………… 檜垣晃子　380
事例の展開　380 ／アセスメントの視点　380 ／看護の実際　380 ／看護の留意点　381

強迫症／強迫性障害 …………………………………………………………………… 後藤優子　384
事例の展開　384 ／アセスメントの視点　384 ／看護の実際　386 ／看護の留意点　388

てんかん ………………………………………………………………………………… 木田井草　389
事例の展開　389 ／観察・アセスメントの視点　389 ／看護の実際　390 ／看護の留意点　392

身体合併症 ……………………………………………………………………………… 相原友直　394
身体合併症の看護　394 ／事例の展開　395 ／看護の実際　396 ／看護の留意点　396

■ リエゾン精神看護の展開

不眠 ……………………………………………………………………………………… 大橋明子　397
事例の展開　397 ／アセスメントの視点　398 ／看護の実際　399 ／看護の留意点　399

怒り・拒否 ……………………………………………………………………………… 藤井靖子　401
事例の展開　401 ／アセスメントの視点　402 ／看護の実際　403 ／看護の留意点　404

せん妄 …………………………………………………………………………………… 宮本有紀　405
事例の展開　405 ／アセスメントの視点　405 ／看護の実際　406 ／看護の留意点　407

精神科リエゾンチームと看護師の役割 ……………………………………………… 白井教子　410
精神科リエゾンチームとは　410 ／事例の展開　411 ／リエゾンチームの活動の実際　411 ／
チームのなかでの看護師の役割　412

資料　精神科でよく使われる薬剤 …………………………………………………… 渡辺雅幸　415

索引 …………………………………………………………………………………………………… 426

装丁：小口翔平＋岩永香穂（tobufune）
カバー写真：ⒸBLOOMimage/amanaimages
本文イラストレーション：松本 剛
本文レイアウト・DTP：株式会社明昌堂
編集協力：株式会社小学館クリエイティブ（尾和みゆき、河津結実）

■ 編　集
萱間 真美　　聖路加国際大学大学院看護学研究科精神看護学 教授

■ 執　筆(五十音順)
相原 友直	医療法人昭友会埼玉森林病院看護部 看護部長
秋山 剛	NTT東日本関東病院品質保証室室長
秋山 美紀	東京医療保健大学医療保健学部看護学科 准教授／慶應義塾大学大学院システムデザイン・マネジメント研究所研究員
東 美奈子	訪問看護ステーションRelisa管理者／精神科認定看護師
安保 寛明	山形県立保健医療大学看護学科 教授
五十嵐 透子	上越教育大学大学院学校教育研究科心理臨床コース 教授
梅澤 志乃	東邦大学医療センター大森病院看護部／精神看護専門看護師
大熊 恵子	宮城大学看護学群看護学類 教授
大島 なつめ	医療法人社団平心会さぎぬま公園クリニック
大橋 明子	元・聖路加国際大学看護学部精神看護学 助教
岡田 佳詠	国際医療福祉大学成田看護学部 教授
押久保 岳	帝京大学医学部附属病院メンタルヘルス科
柿島 有子	一般社団法人日本精神科看護協会 認定事業部長
片平 真悟	医療法人財団赤光会斎藤病院看護部 看護部長／精神科認定看護師、東京家政大学健康科学部看護学科非常勤講師
萱間 真美	聖路加国際大学大学院看護学研究科精神看護学 教授
河内 俊二	元・静岡県立大学看護学部看護学科(精神看護学) 講師
河野 伸子	国家公務員共済組合連合会横須賀共済病院看護部 リエゾン担当師長／精神看護専門看護師
木田 井草	東京都立府中療育センター看護科 統括課長代理
木戸 芳史	浜松医科大学医学部看護学科 教授
木村 美枝子	元・東京大学大学院医学系研究科精神看護学専攻分野 客員研究員
後藤 優子	医療法人社団碧水会長谷川病院看護部 クリニカルナーススペシャリスト／精神看護専門看護師
小山 達也	東京女子医科大学看護学部精神看護学 講師
近藤 あゆみ	国立精神・神経医療研究センター精神保健研究所薬物依存研究部診断治療開発研究室長
榊 明彦	医療法人社団翠会成増厚生病院看護部 看護副部長
繁信 和恵	公益財団法人浅香山病院認知症疾患医療センター長
柴田 応介	医療法人社団アパリ アパリクリニック
下里 誠二	信州大学学術研究院保健学系 教授
白井 教子	北里大学病院看護部／精神看護専門看護師
鈴木 啓子	名桜大学人間健康学部看護学科精神看護学 教授
瀬尾 智美	千葉大学医学部附属病院看護部／精神看護専門看護師
瀬戸屋 希	聖路加国際大学 客員研究員
瀬戸屋 雄太郎	国立精神保健研究所 客員研究員
髙橋 恵子	聖路加国際大学大学院看護学研究科 准教授
田島 美幸	国立精神・神経医療研究センター 認知行動療法センター臨床技術開発室長
立石 彩美	順天堂大学医療看護学部精神看護学 准教授
田上 美千佳	千葉大学大学院看護学研究科 教授
田村 実	鶴川訪問看護ステーション 所長
近澤 範子	兵庫県立大学 名誉教授
角田 秋	東京有明医療大学看護学部 教授
寺田 悦子	株式会社円グループ代表取締役
中西 三春	公益財団法人東京都医学総合研究所 社会健康医学研究センター 主席研究員
仁王 進太郎	東京都済生会中央病院精神科(心療科) 医長
野末 武義	明治学院大学心理学部心理学科 教授
初瀬 記史	帝京大学医学部附属病院メンタルヘルス科
林 亜希子	訪問看護ステーションメンタル名古屋／精神看護専門看護師
林 直樹	帝京大学医学部附属病院メンタルヘルス科 主任教授
檜垣 晃子	医療法人社団碧水会長谷川病院看護部 看護科長
廣島 麻揚	東京医療保健大学医療保健学部看護学科 教授
藤井 靖子	元・公立大学法人新見公立大学看護学科 講師／精神看護専門看護師
藤崎 郁	元・長崎大学大学院医歯薬学総合研究科保健学専攻看護学講座 教授
藤村 尚宏	医療法人社団薫風会山田病院顧問／田無メンタルクリニック院長
松村 麻衣子	一般財団法人 信貴山病院 ハートランドしぎさん／精神看護専門看護師
三森 寧子	千葉大学教育学部 准教授
宮本 有紀	東京大学大学院医学系研究科健康科学・看護学専攻精神看護学分野 准教授
村方 多鶴子	静岡県立大学看護学部 准教授
森山 由佳理	帝京大学医学部附属病院メンタルヘルス科
山本 沙織	NTT東日本関東病院看護部／精神看護専門看護師
吉浜 文洋	佛教大学保健医療技術学部看護学科 教授
渡辺 雅幸	式場病院診療顧問
渡辺 友香	KIDSカウンセリングシステム／臨床心理士
綿谷 恵子	筑波大学附属病院看護部／精神看護専門看護師

I

精神障害をもつ人の看護

疾患の理解、アセスメントとセルフケア
検査
治療
入退院時の対応
社会復帰への支援
リスクマネジメント

精神障害をもつ人の看護

疾患の理解、アセスメントとセルフケア

統合失調症

疾患の理解

- 統合失調症の概念の出発点は、クレペリン（E. Kraepelin）によって19世紀末に概念化された早発性痴呆である。この障害は持続的で人格の荒廃に至ることのある精神病として規定されていた。
- 早発性痴呆は、ブロイラー（E. Bleuler）によって精神活動の各要素間の連合が失われていること（連合弛緩）が本質であるとされて、あらためて統合失調症（Schizophrenia）と命名された（わが国ではこれを精神分裂病と訳していたが、2002年からは正式の訳語を統合失調症と変更している）。

1．発生頻度
- 統合失調症の先進国における生涯罹患率は、約1.0～1.5％である。罹患率に性差はないが、発病年齢のピークが男性で15～25歳、女性で25～35歳と、男性で発病が早いことが知られている。

2．発病原因・病態
①素質・ストレスモデル
- 統合失調症の発病は、素質・ストレスモデルに基づいて理解されている。それは統合失調症が生物学的遺伝的素質に、成育史上の問題やストレスが加わって発病に至るという理解である。近年、患者の発達早期から対人関係の障害など、発病前に段階的過程があることが明らかになっている。

②遺伝的要因
- 統合失調症の発病には、遺伝的要因が関与していると考えられている。患者の近親者の発病率は、同胞および子どもで約10％、両親とも統合失調症患者の子どもで約40％、一卵性双生児で約40～50％である。現在、統合失調症の発病にかかわる遺伝子の研究が活発に進められている。

③神経伝達物質との関連
- 従来から主張されている統合失調症の原因仮説のひとつは、神経伝達物質であるドーパミンによって作動する神経ニューロン（ドーパミン系）の過剰活動が原因だとするドーパミン仮説である。さらに現在では、セロトニンなど、ほかの神経伝達物質と統合失調症との関連の研究が進められている。

④脳の形態学的変化
- 脳の形態学的変化として、画像診断によって患者の側脳室、第3脳室が拡大していることなどの多くの所見が明らかにされている。

⑤脳の神経生理学的所見
- 画像診断学的検査などから、前頭葉の機能低下が示されている。また、神経生理学的異常として、患者の注意機能の障害や眼球運動の異常などが認められている。

⑥心理社会的要因
- 心理社会的要因も、統合失調症の発病原因論のなかで重要な領域である。家族の患者に対する否定的感情の表出（いわゆる高EE［High Expressed Emotion］）が患者の再発率を高めることが確認されている。

3．臨床症状
①精神病症状
- 統合失調症では、さまざまな妄想や、幻聴を主とする幻覚、カタレプシーや興奮といった

表1 ● 統合失調症の病型

病型	説明
妄想型	比較的固定した妄想や幻覚が前景に出ている病型である
破瓜型	浅薄で不適切な感情、言動が特徴である病型である。幻覚や妄想は断片的で目立たないことがある
緊張型	興奮または昏迷などの精神運動症状が支配的である病型である
単純型	幻覚妄想や精神運動症状などの陽性症状が認められずに、社会的機能の低下や言動の奇妙さといった陰性症状が潜行的に進行する病型である
残遺型	固定化した残遺症状(活発な病相の後に残遺した症状、主に陰性症状)を特徴とする病型である

緊張病症状(統合失調症緊張型で典型的な症状)などの多様な精神病症状が認められる。また、感情鈍麻のような本来あるべき機能が欠損しているという症状(欠損症状)も重要である。そのほか、患者が自分の罹患している精神疾患を認識できない、病識欠如と呼ばれる症状もしばしば認められる。

②陽性症状と陰性症状
- 統合失調症の精神症状は、陽性症状と陰性症状とに区分される。陽性症状とは、幻覚妄想や緊張病症候群のような産出的症状(通常の精神活動に病的な要素が加わるという性質の症状)である。これに対して陰性症状とは、本来の機能が低下している無気力、会話の貧困、感情の鈍麻あるいは不適切さのような欠損症状のことである。

③病型
- 統合失調症には表1に示すような病型が措定されている。
- 古典的な病型は、妄想型・破瓜型・緊張型の3型である。また、単純型、残遺型という類型も使われることがある。

4. 診断
- 統合失調症の診断には、前述の症状が存在することが必要である。歴史的に重要なのは、ブロイラーとシュナイダー(K. Schneider)によるものである。
- ブロイラーは患者の連合弛緩を統合失調症の最も基本となる症状と考えて、連合弛緩、自閉、両価性(アンビバレンツ)、感情の障害を一次症状、幻覚や妄想などを二次症状として分類し、前者を診断において重要視した。
- シュナイダーは、表2のような特別に病理性の高い精神病症状を挙げ、それが器質的要因の関与なしに観察されれば統合失調症と診断できるとした。これらは、統合失調症の一級症状と呼ばれており、国際的な診断基準においても重視されてきた。
- 現在、国際的に用いられているICD-10の診断基準では、表3のような条件が統合失調症の診断に必要とされる。

5. 治療
- 統合失調症の治療では、身体的治療と心理社会的治療とが組み合わされて用いられている。

①身体的治療
- 身体的治療は抗精神病薬による薬物療法が中心である。抗精神病薬は精神病症状を軽減させるために、また再発予防のための維持療法に使用されている。近年、ドーパミン系の過剰活動を抑える従来型の抗精神病薬だけでなく、セロトニン系などの活動を抑える作用のある非定型抗精神病薬が普及している。
- 有力な身体的治療としては、電気けいれん療法(ECT: electro-convulsive therapy)がある。これには効果が早く得られる特長がある反面、効果が持続的でないという欠点がある。

②心理社会的治療
- 患者に対する心理社会的治療としては、急性

表2 ● シュナイダーによる統合失調症の一級症状

① させられ体験
　自分が外部から操られているという体験

② (思考、感情、身体面に対する)被影響体験
　外部から影響を受けているという体験

③ 考想吹入
　考えが吹き込まれるという体験

④ 考想奪取
　自分の考えが奪われるという体験

⑤ 考想伝播
　考えが外部に伝わってしまうという体験

⑥ 妄想知覚
　関連のない知覚から妄想が発するという体験

⑦ 患者の行為を批評する幻声
　幻声によって患者の行為が逐一批評されるという体験

⑧ 考想化声
　考えたことが声になって聞こえるという体験

⑨ 対話性幻聴
　話しかけと応答の形の幻声

表3 ● ICD-10の統合失調症の診断基準(要約)

(a) 考想化声、考想吹入あるいは考想奪取、考想伝播
(b) 支配される、影響されるという体験の妄想、または妄想知覚
(c) 患者の行動に絶えず注釈を加える幻声、または自分たちの間で患者を噂する幻声、体の一部から発せられるという他の形の幻声
(d) 他のタイプの持続的妄想
(e) 持続的幻覚
(f) 思考の流れに途絶や挿入があり、その結果、まとまりのなさや関連のない話、言語新作が生じる
(g) 緊張病症状
(h) 陰性症状
(i) 個人的行動のいくつかの領域の全般的質における著明で一貫した変化

統合失調症を診断するためには、上記の(a)から(d)のうち1つ(明らかでなければ2つ)、あるいは(e)から(i)のうち2つが1か月以上持続することが必要である。

(WHO, 1992)

期の症状軽減、社会復帰の援助や再発予防といったことを目標として、精神療法(特に支持的精神療法)、ケースマネジメントなどの社会療法や認知行動療法が行われている。また、集団療法や集団療法の設定で進められる社会生活技能訓練(SST：social skills training)も普及している。

- 病気の再発に、家族の敵意や怒りなどの否定的感情の表出(いわゆる高EE)が影響を与えていることが確認されており、家族のEEを穏やかなものとする心理教育的介入が重視されている。

③入院治療と外来治療

- 患者に病識がなく治療を受け入れない場合や、周囲や患者自身に危害を及ぼすおそれがある場合には、入院治療が必要となる。他方、患者が通常の地域生活を送るなかで進められる外来治療には、患者の社会機能が保たれやすいなどの利点がある。
- 現在では、入院治療を長期化させないようにして、外来治療によって患者の地域生活を支えることが治療の基本とされている。

④治療の流れ

- 治療開始当初の急性期の治療では、精神的・身体的負担を避け、十分に休養をとりながら、薬物療法や精神療法などを行うことによって、精神症状の改善を図ることが目指される。
- 精神症状が軽快したら、家族関係の調整や失

表4 ● オレム・アンダーウッド理論の6領域

①空気・水・食物	呼吸、水分や食物の摂取に関するセルフケア
②排泄（はいせつ）	便や尿の排泄に関するセルフケア（女性の場合は月経も含む）
③体温と個人衛生	体温の維持、体の清潔に関連したセルフケア
④活動と休息	運動・仕事などの活動と、休息・睡眠の適切なバランスをとることに関連したセルフケア
⑤孤独とつきあい	適切な対人関係を維持することに関連したセルフケア
⑥安全を保つ能力	自傷他害など、自他の安全を保つことに関連したセルフケア（服薬指導を含むこともある）

われた機能を回復するためのリハビリテーションを進める。この時期にも、やはり再発予防のための薬物療法や、社会適応改善のための精神療法を続ける必要がある。

6．経過・予後

①病前性格・病前状態

- 患者の病前には、受動的で静かな内向的性格や統合失調型障害（統合失調症とまで確定できないが、その軽度の症状が持続する障害）のあることが認められている。

②予後

- 統合失調症は再発率の高い疾患である。大多数の患者で再発する可能性がある。長期予後は、約10〜20％が良好、約50％が障害を抱えつつも地域生活が一応可能、20〜30％が予後不良、施設入所や入院が必要である。

- 社会的予後では約3分の1がほぼ平常の社会的機能を維持する。発病が早期で緩徐であること、発病契機が不明確であること、病前の社会的機能が劣悪で、異性関係、就労の経験が乏しいといった特徴があると予後が悪くなる傾向がある。女性では、男性よりも陰性症状が少なく、社会的予後が良好だといわれている。

（林　直樹）

アセスメントとセルフケアの特徴

- 統合失調症の患者では、急性期の精神運動興奮や、陰性症状による自発性減退など、疾患の経過によって、また患者によって、さまざまな様態をみせる。その際に看護師がアセスメントしたいのは症状レベルだけでなく、症状によって日常生活でのセルフケアがどの程度できなくなっているのかという点である。

- ここでは、セルフケア理論に精神科特有の問題領域を加えて修正されたオレム・アンダーウッド理論の6領域を用いて、アセスメントとセルフケアの特徴を述べる（表4）。

1．空気・水・食物

①拒食

- 患者の精神状態によっては、食物、水分を摂取できなくなる場合がある。幻覚、妄想に巻き込まれている場合や精神運動興奮が強い場合に、食事に意識が向かないことがある。

- 被毒妄想がある場合、「食事が苦い、腐っている」とか「毒が入っている」という理由で、食べたくても食べられない患者もいる。個室で食事をする、あるいは看護師が付き添って食事をすることで食事が続けられることがある。

- ときには食事介助が必要となる。被毒妄想が原因で食事摂取できない場合、無理に食事を勧めることはせず、代替の食物や栄養摂取方

法を考える。

②肥満
- 抗精神病薬（特に非定型抗精神病薬）の影響や、偏った食事内容、運動不足から、肥満も問題になる。甘味が強い清涼飲料やコーヒーに多量の砂糖を入れて摂取するなど、糖分摂取の状況や、毎日の食事内容を観察し、体重・血糖値の測定を行う。糖尿病の合併も多く、内科医が糖尿病治療を行うこともある。

③飲水
- 症状として、あるいは抗精神病薬の副作用から、1日に何リットルもの水を飲み続け、自分で適切な水分量をコントロールできなくなる場合がある（過飲水）。そのような場合は、体内の電解質バランスが崩れ、けいれんを起こしたり、生命の危険もあるため、飲水制限と水分摂取量の管理を行う。朝晩に体重を測定し、飲水量と尿量測定を行い、水分のイン・アウトのバランスを観察する。
- 自制できない場合は、個室や隔離室での行動制限を行い、過剰な水分摂取を制限することもある。患者がどの程度飲水量をコントロールできるようになっているのか、アセスメントし、行動制限を解除していく。

2．排泄

①便秘・排尿障害
- 抗精神病薬の副作用から、便秘になることが多いが、本人は排便がないことを意識していないこともある。排便があるかどうかの問診だけでなく、腹部の触診、聴診を行い、排便状況を把握する。便の性状や量に合わせ、下剤の量を調整する。
- 腹部の張りや腸蠕動を観察し、イレウスの危険があれば、すぐに医師に報告し、検査や食事制限などの指示を得る。昏迷状態の患者では、便秘、尿閉、あるいは失禁が見られることもある。尿量測定、腹部の膨満、緊満がないかを観察し、膨満、緊満の状態によっては導尿することも検討する。

②排泄のセルフケア
- 精神的に落ち着いている場合であっても、排泄後のセルフケアが自分でできない患者もいる。排便後に十分拭けなかったり、月経血の処置ができず、下着が汚染している場合もある。
- 更衣時に観察をし、どの程度のセルフケアレベルなのかをアセスメントし、その患者に応じたアドバイスやケアを行う。

3．体温と個人衛生

①個人衛生
- 身だしなみに注意が払えなくなってきたり、入浴・更衣・洗面ができない場合には、精神症状の変化が考えられる。幻覚や妄想に支配されている場合や、興奮が強く、身だしなみに意識が向かなくなっていることが考えられる。
- 若年で発症し、生活能力が十分身に付いていない場合、季節やその場に応じた衣服を着ることや、洗面や歯磨きの方法を習得していない場合がある。
- 入院中は、患者の更衣・洗面・入浴の能力を観察し、退院後の生活へつなげていけるようイメージする。一人でできない部分はともに行いながら、徐々に一人でできるような働きかけを行う。

②身体管理
- バイタルサインの測定を行い、身体のアセスメントを行う。急激な発熱、筋強剛、意識障害、頻脈が見られた場合は、悪性症候群を疑い、すぐに医師に報告する。
- 患者によっては、抗精神病薬の副作用から、安静時でも脈拍が100回/分を超えている人もいる。抗精神病薬の副作用と食事や生活スタイルの変化から、糖尿病、高血圧、高脂血症の合併症をもつ患者は多い。定期的な身体測定や健康診断を行い、必要時には早期に専門的治療につなげられるような援助が必要である。

4．活動と休息
①精神症状による活動の変化
- 幻覚や妄想に巻き込まれ、行動が支配されてしまうことがある。幻覚・妄想は、患者にとって不安なもの、恐怖をもたらすものとして感じられていることも多い。このような状態にあるときは、自傷他害の危険を伴うこともある。言動を観察し、自己と他者の安全が守られる状態であるのかをアセスメントする。
- 自傷他害の危険がある場合には、安全と安静を保つために、一人で過ごせる個室や保護室を利用したり、保護室においても自傷のおそれが強い場合、身体拘束をする場合もある。
- 患者が過活動になる場合、その理由をアセスメントする。精神運動興奮によるもの（症状）である場合もあれば、抗精神病薬の副作用のため、じっと座っていることができない可能性もある。
- 怒りや不安、焦りなどが高まり、それを抑えようと試みている場合もある。活動によっては、病棟内での攻撃性や過干渉につながり、他の患者への影響がある。まずは、患者の様子を観察し、他人に影響を与えるレベルではないか、過活動の理由は何か、一緒にいることで落ち着くレベルなのかどうかをアセスメントする。
- 看護師が患者とともにいて話をするだけで、患者が落ち着く場合も多い。
- これとは逆に、激しい陽性症状が落ち着き、陰性症状が前面に出るようになると、自発的に行動しなくなり、他人や外界と接触せず、一人で殻に閉じこもり、自室のベッドでうずくまり一日を終える患者もいる。このような患者へは、看護師から日常のケアのなかで声をかけるようにしていく。

②昏迷
- 緊張病性昏迷の場合、周囲で起こっていることは理解しているが、自発的行動が休止状態になってしまい、一切のセルフケアができなくなる。このような場合は、刺激を避けた環境で一人で休めるようにし、看護師は、本人が周囲の状況をよく理解していることを念頭に置き、声をかけ、ケアを行うようにする。

③睡眠
- 睡眠は精神症状の回復に有効である。興奮が強く眠りにくい場合は、十分な睡眠がとれるような睡眠薬の処方がなされる。
- 入院中は、入眠、睡眠持続、覚醒の様子を観察し、記録する。指示によっては、入眠障害や中途覚醒に対して、睡眠薬を追加内服する場合もある。

5．孤独とつきあい
①コミュニケーション
- コミュニケーションパターンが平板化し、人間関係に困難を抱える患者は多い。妄想や幻聴によって、対人関係への不安を抱えている者もいる。他者とのコミュニケーションで何に困っているのか、具体的に困っていることを挙げてもらい、生活技能訓練（social skills training：SST）を行うなどして、一つひとつのコミュニケーションパターンを学んでいけるように援助する。

②つきあい
- 長期間入院している患者のなかには、家族と疎遠になり、孤独感を抱える人も多い。家族によっては、入院前の症状が重篤な時期の患者の姿をイメージし、患者が退院し、再び自宅に戻ることを渋る場合もありうる。看護師は、患者家族とは入院早期から連絡を取り合い、関係を継続させていく。

6．安全を保つ能力
- 幻覚・妄想に巻き込まれ、自傷他害の危険が高まることがある。患者が、どのような幻覚や妄想をもっているのか、どの程度巻き込まれているのか、それは一人で完結する内容なのか、他者を巻き込む可能性があるものなのか、またそれによる不安のレベルはどの程度なのかなどをアセスメントする。
- 不安や恐怖が強い場合には、安心して休めるよう、個室や保護室など、刺激を避けた環境

を準備し、ゆっくり休んでもらう。
- 幻覚・妄想によって不安が高まる場合には、看護師がそばについていることが有用な場合もある。
- 幻覚妄想状態や病苦（絶望感、孤独感など）から、自殺に及ぶ人もいる。患者の様子に変わったところはないか、「死にたい」「生きている意味がない」などという訴えがないかなどの観察を行うが、事前に察知できないような突発的な自殺を完遂してしまうこともある。
- 自傷他害の恐れが強い場合には、精神保健指定医の指示により行動制限が行われる。行動制限中はさらに患者の安全に気をつけ、頻回の観察を行う。
- 抑制帯の位置は適切か、圧迫していないか、患者が看護師を呼べるようになっているかを確認する。
- 患者の興奮・落ち着き具合や妄想のレベルをアセスメントし、行動制限をできるだけ短期間で済ませ、徐々に行動範囲を拡大できるように援助する。

（角田　秋）

■文献
1. 秋山美紀．E 症状別の看護 9．幻覚・妄想．ナースの精神医学 改訂3版，上島国利，渡辺雅幸，榊恵子編，中外医学社，東京，2011：209-211．
2. Kurt Schneider著／平井静也，鹿子木敏範 訳：臨床精神病理学 改訂増補第6版．文光堂，東京，1957
3. 松下正明，広瀬徹也 編：TEXT精神医学 第2版．南山堂，東京，2002
4. 南裕子，稲岡文昭 監修，粕田孝行 編：セルフケア概念と看護実践－Dr. P.R.Underwoodの視点から．へるす出版，東京，1987：41．
5. WHO編，融道男，中根允文，小見山実，他訳：ICD-10 精神および行動の障害　臨床記述と診断ガイドライン（新訂版）．医学書院，東京，2005

精神障害をもつ人の看護

疾患の理解、アセスメントとセルフケア
双極性障害群、抑うつ障害群

疾患の理解

1．気分の疾患
- 気分とは憂うつな気分、楽しい気分などのように特別の対象や内容をもたず比較的長く持続する感情の状態をいう。感情とは快、不快、喜怒哀楽などの主観的な心の状態である。
- 双極性障害とは気分が高揚する躁病エピソードがみられ、抑うつ障害群とは気分が落ち込む大うつ病エピソードがみられる疾患である。

2．疾患の歴史
- 気分の疾患にあたる状態は古代から知られており、ギリシャ時代のヒポクラテスの医書に、躁とうつに関する記載がある。
- クレペリンは、早発性痴呆（後の統合失調症）と躁うつ病が内因性精神疾患の中心をなすと考えた。内因性精神疾患とは、脳への直接の侵襲（外傷、脳炎、梗塞など）や心理的ストレスなど、明確な原因がなく、患者の体質や素因が関係していると考えられ、脳の神経伝達物質の乱れが大きく関係している疾患である。
- 1970年代に、統合失調症と気分障害の診断に、各国の間でばらつきがあることが指摘され、客観的な診断基準を求める動きが高まった。
- 1987年、アメリカ精神医学会の診断統計マニュアルDSMの改訂であるDSM-Ⅲにおいて、躁うつ病の代わりに「感情障害」、DSM-Ⅳにおいて「気分障害」という名称が用いられた。気分障害のうち、躁うつ病は双極性障害、大うつ病は大うつ病性障害に大別された（本稿では両者を総称して「気分障害」という語を用いることがある）。
- 2013年に改訂されたDSM-5において、「気分障害」という用語はなくなり、「双極性障害および関連障害群」（本稿では「双極性障害群」と簡略化して呼ぶことにする）と「抑うつ障害群」に分けられた。うつ病エピソードだけがみられて躁病エピソードがみられない単極性うつ病と、双極性障害とは、別の病気であるという意図が含まれていると思われる。

3．診断
①双極性障害群
- 躁病とうつ病のエピソードが反復するものである。躁病エピソードについては**表1**に示す。

a）双極Ⅰ型障害
躁病エピソードをもつ疾患。抑うつエピソードは診断基準には示されていないが、この疾患のほとんどの患者が、生涯のうち抑うつエピソードも経験している（抑うつエピソードは**表2**の大うつ病性障害の診断基準と同様）。

b）双極Ⅱ型障害
軽躁病エピソードと抑うつエピソードをもつ疾患である。

c）気分循環性障害
2年以上にわたり多数の期間、軽躁状態と抑うつ気分を伴う疾患である。軽躁エピソードとは、躁病エピソードと基本症状を含む症状項目はまったく一緒であるが、期間が4日以内で、入院を必要とするような問題症状を示さない状態である。抑うつ症状を伴うが、大うつ病性障害の診断基準は満たさない。

②抑うつ障害群
a）大うつ病性障害
1回以上の大うつ病エピソードがあり、過去に躁病エピソードが存在しない疾患である。

表1 ● DSM-5による躁病エピソードの一部

A	気分が異常かつ持続的に高揚し、開放的または易怒的となる。加えて、異常にかつ持続的に亢進した目標指向性の活動または活力がある。このような普段とは異なる期間が、少なくとも1週間、ほぼ毎日、1日の大半において持続する（入院治療が必要な場合はいかなる期間でもよい）
B	気分が障害され、活動または活力が亢進した期間中、以下の症状のうち3つ（またはそれ以上）（気分が易怒性のみの場合は4つ）が有意の差をもつほどに示され、普段の行動とは明らかに異なった変化を象徴している
1	自尊心の肥大、または誇大
2	睡眠欲求の減少
3	普段よりも多弁であるか、しゃべり続けようとする切迫感
4	観念奔逸、またはいくつもの考えがせめぎ合っているといった主観的な体験
5	注意散漫が報告される、または観察される
6	目的指向性の活動の増加、または精神運動焦燥
7	困った結果につながる可能性が高い活動に熱中すること

表2 ● DSM-5による大うつ病性障害の診断基準の一部

A	以下の症状のうち5つ（またはそれ以上）が同じ2週間の間に存在し、病前の機能からの変化を起こしている（これらの症状のうち少なくとも1つは抑うつ気分または興味・喜びの喪失である）
1	その人自身の言葉か、他者の観察によって示される、ほとんど一日中、ほとんど毎日の抑うつ気分
2	ほとんど一日中、ほとんど毎日の、すべて、またはほとんどすべての活動における興味または喜びの著しい減退
3	食事療法をしていないのに、有意の体重減少、または体重増加、またはほとんど毎日の食欲の減退または増加
4	ほとんど毎日の不眠または過眠
5	ほとんど毎日の精神運動焦燥または制止
6	ほとんど毎日の疲労感、または気力の減退
7	ほとんど毎日の無価値感、または過剰であるか不適切な罪責感
8	思考力や集中力の減退、または決断困難がほぼ毎日認められる
9	死についての反復思考、特別な計画はないが反復的な自殺念慮、または自殺企図、または自殺するためのはっきりとした計画

表3 ● DSM-5による持続性抑うつ障害（気分変調症）の診断基準の一部

A	抑うつ気分がほとんど一日中存在し、それのない日よりある日の方が多く、その人自身の言明または他者の観察によって示され、少なくとも2年間続いている
B	抑うつの間、以下のうち2つ（またはそれ以上）が存在すること：
1	食欲の減退または増加
2	不眠または過眠
3	気力の減退または疲労感
4	自尊心の低下
5	集中力の低下または決断困難
6	絶望感

表1、2、3ともに日本精神神経学会（日本語版用語監修），高橋三郎・大野裕 監訳：DSM-5 精神疾患の診断・統計マニュアル．医学書院，東京，2014：124，160，168．

b）持続性抑うつ障害（気分変調症）

主症状は抑うつ気分である。抑うつ気分がだらだらと長く続き、過去に躁病エピソードが存在しない疾患である（**表3**）。

4．発病にかかわる因子

- 気分障害の発病にかかわる因子としては、遺伝、生育、性格、心理的・身体的ストレスが考えられている。
- 遺伝の影響は、双極性障害の方が強くみられ、発病年齢も、双極性障害の方が低い。生育時に虐待を受けると、うつ病を発病しやすく、かつうつ病が治りにくくなると考えられている。
- うつ病になりやすい性格として、これまでは、「他者と円満な関係の維持を過度に重視する」「良心的、几帳面、まじめ、仕事熱心」などの特徴があるメランコリー型性格がよく知られていた。しかし、最近の研究で、むしろ、「怒りっぽい」「不満や批判的な発言が多い」「ピリピリと緊張しやすい」という特徴をもつ焦燥型性格、「気分や活動性、必要な睡眠時間に大きな波がある」といった特徴をもつ循環型性格のほうがストレスを受けやすく、うつ病になりやすい性格として重要なのではないかと指摘されている。
- 双極性障害の性格として、「楽観的」「創造的」「リーダーシップをとるのを好む」などの特徴を持つ「躁型性格」が挙げられている。しかし、最近の研究では、これらの性格特徴は、むしろ気分障害にならない健常者によくみられる性格ではないかという指摘がある。
- 人生上の出来事（ライフイベント）や心理・社会的・経済的ストレスがうつ病発症の誘因となる可能性が指摘されている。例えば、近親者の死、生活上の変化（転勤、昇進、失業、転居など）や暴力被害、夫婦間の深刻な問題、重篤な病気、経済的問題などがある。

5．神経伝達物質のかかわり

- うつ病エピソードでは、脳の神経伝達物質のうち、セロトニン、ノルアドレナリンが、うまく機能しなくなっていると考えられている。

6．基本症状

①大うつ病性障害（抑うつエピソード）

a）抑うつ気分
一日中、憂うつな気分が続く。

b）興味・関心や楽しさの欠如
普段楽しんでいることにも興味がわかなくなる。

c）体重あるいは食欲の変化
食欲がなくなったり、体重減少がみられたりする。

d）睡眠の変化
寝つきが悪くなる入眠困難、夜中に何度も目が覚める中途覚醒、朝暗いうちから目覚める早朝覚醒などの睡眠障害もしばしばみられる。

e）精神運動性の焦燥もしくは抑制
落ち着かず立ったり座ったり、逆に話し方が緩慢になったり、表情が乏しくなったりといった、行動や表情面にも変化がみられる。

f）疲労感あるいは気力の減退
ちょっとしたことにも、ひどく疲れを感じ、仕事や家事などに意欲がわかなくなってしまう。

g）無価値観あるいは自責感
「世のなかのことはみんな自分が悪い」「自分は何もできない」など、非現実的な自責や自信の低下がみられる。

h）思考力や集中力の減退あるいは決断困難
本などを読んでも集中できず、内容が頭に入らなくなる。買い物や着る物など、普段何気なく行っているような決断が困難になることもある。

i）自殺念慮、自殺企図
「こんなにつらいなら死んでもよい、死んだ方がましだ」といった自殺念慮は広くみられる。

- 状態が悪化すると、うれしい、悲しいといった感情を感じられなくなったり、動きや反応がまったくなくなってしまい、うつ病性昏迷という状態に陥ることもある。
- さらに重篤なうつ病では、現実でないことを

信じ込む妄想がみられる。内容は、「お金がない」「財産がなくなった」といった貧困妄想、「がんにかかってどうしようもない」といった心気妄想、「自分は大きな罪を犯してしまった」という罪責妄想が多い。
- 抑うつ気分には日内変動があり、朝から午前中にかけて調子が悪く、夕方から夜になると少し回復するといったパターンを示すことが多い。

②躁病エピソード

a) 過度の自尊心あるいは誇大的思考

「自分は何でもできる」「自分の考えはどれも天才的である」などと、非現実的な、自己価値観の誇大性がみられる。ときには「自分には超能力がある」といった誇大妄想がみられることもある。

b) 睡眠に対する欲求が減る

睡眠時間が短くても（3時間ほどでも）、すっきりとした気分で目覚め、本人は睡眠が不足しているとは思わない。

c) 普段より多弁で、話したい気持ちが強い

話したい気持ちが次から次へと生じ、声も大きく、早口で周囲が口を差しはさむのも難しい。内容は駄洒落や悪ふざけの場合が多い。

d) 観念奔逸

断片的な考えが次々にわいてきて、考えと考えの間のつながりがなくなってしまう。

e) 注意の散漫

ちょっとしたことですぐに注意が逸れてしまい、ひとつの考えをまとめることができない。

f) 目的指向性のある行動が高まる、あるいは精神運動性の焦燥

対人面を中心として性的、職業的、宗教的、政治的な目的をもった計画や行動が増加する。ときに足踏みを頻回にする、手をよじるなど、精神運動性焦燥といった状態を呈することもある。

g) 困った結果を引き起こす可能性が高いにもかかわらず、自らの楽しみに熱中する

浪費、投資、性的奔放など、危険な行動をためらわずに行ってしまうこともある。

③軽躁病エピソード
- 躁病エピソードと基本症状を含む症状項目はまったく一緒であるが、期間が4日以内で入院を必要とするような問題症状を示さない。

7．治療

- 気分障害の治療では、薬物療法と精神療法を組み合わせる。薬物療法として、うつ病エピソードでは、抗うつ薬が用いられる。不安、不眠などの症状が強ければ、抗不安薬、睡眠導入剤が併用される。躁病エピソードでは、炭酸リチウム（リーマス®）、バルプロ酸などの気分調整薬が用いられる。
- うつ病の治療に、認知行動療法が効果的とされている。うつ病患者特有の後ろ向きな「考え方」に焦点を当て、それを適応的・肯定的な考え方に変えていく方法を身につけさせていくものである。
- 修正型電気けいれん療法（m-ECT）が用いられる場合もある。適応としては、①自殺の危険が高い例や、昏迷状態を伴っている例など、迅速な効果を必要とする場合、②薬物療法に反応しない薬物治療抵抗性うつ病、③身体疾患の合併や副作用の問題で薬物療法に耐えられない例が挙げられる。
- うつ病エピソードでは、希死念慮、妄想、昏迷、焦燥などが強い場合、日常生活に著しい障害がある場合、うつ病エピソードが遷延している場合に、入院治療の適応がある。
- 躁病エピソードでは、他者への迷惑行為がみられる場合、無分別な行動が強い場合に、入院治療の適応がある。

8．経過と予後

- 一生涯のうち、1回だけの病相しか認められない者もいれば、何回も病相を繰り返す者もいる。
- 気分障害は非常に再発率の高い疾患であり、再発予防が重要な課題のひとつである。

（秋山　剛、山本沙織）

アセスメントとセルフケアの特徴

A. うつ状態（図1）

1. 空気・水・食物

①食事量低下

- うつ状態では食欲が低下し、体を起こすのもおっくうになり、食事量減少、体重減少につながる。食物だけでなく水分もとらなくなるが、患者によっては口渇を訴えず、脱水症状となることがある。飲水量が少ないようであれば、摂取量を記録し飲水を促すようにする。食事・水分摂取量、体重、血液検査データなどから、患者の栄養状態を把握する。

②胃腸症状

- 抗うつ薬のSSRIが効果を示すには2〜4週間かかるが、その前に副作用である胃腸症状（悪心）が出現することがある。
- あらかじめ対処方法（胃腸症状を抑える薬の服用など）を準備しておき、患者が自己判断で服用を中止してしまわないよう、支援することが必要である。

2. 排泄

- うつ状態では、身体活動量が低下し、また水分・食事摂取量が減少するため、便秘になりやすい。向精神薬を服用している患者の場合、抗コリン作用による便秘や排尿障害になることもある。重篤な場合には、イレウスや尿閉を起こすこともあり、問診の他、腹部の聴診・触診も重要である。
- 下痢を起こし、体重減少する人や、便秘同様、薬物の副作用により、尿閉を起こす人もいる。性欲減退、インポテンス、月経不順などがみられることもある。

3. 個人衛生

- 重篤な場合、自ら活動することがなくなり、入浴や更衣、洗面もしなくなる。身なりに気

図1 ● うつ状態のアセスメントとケアのポイント

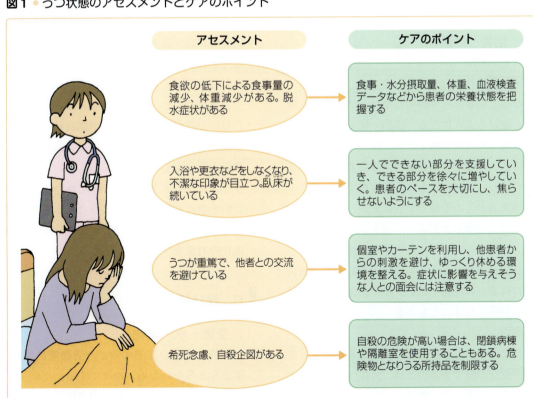

を遣わなくなったり、乱れることが多い。口臭や体臭など、不潔な印象が目立つこともある。
- 自ら動くことができないため、看護師が促し、状態によっては全介助、あるいは部分介助で入浴、洗面、更衣を支援する。
- 清潔を保つセルフケアができないのは、症状が重いためか、依存心が強くできないのかを判断し、症状改善とともに、一人でできない部分を援助し、できる部分を徐々に増やしていけるようにする。行動が遅く、入浴、更衣、洗面に時間がかかっても、本人のペースに合わせ、焦らせないようにする。
- 向精神薬の影響や、長時間の臥床によって立ちくらみやふらつきがある患者には、転倒に注意し、状態によってはふらついたときに支えられる位置で見守るようにする。
- 臥床が続いている患者には、入浴介助時に身体可動域や皮膚の状態、褥瘡の有無を観察し、血行を促す。自分で洗える部分はできる範囲で洗ってもらい、できない部分を介助するようにする。

4．活動と休息
①休息の確保
- 重篤な場合、自発的に行動せず、臥床が多くなる。引きこもりがちになり、他者との交流を避けるようになる。活動・休息の様子や他患者との交流の様子から、ゆっくり休めているか、不安のレベルはどの程度か、どの程度のうつのレベルにあるかを観察する。
- 他患者からの干渉で十分休息がとれない場合には、個室や大部屋のカーテンを使用し、一人になりゆっくり休める環境を提供する。
- 症状に影響を与える可能性がある人との面会には細心の注意を払い、場合によっては、面会制限を行うこともある。

②睡眠
- ほとんどの患者に睡眠障害があるが、十分な睡眠を確保できることは、回復への第一歩となる。睡眠時間、睡眠リズムといった客観的情報とともに、本人が感じる熟眠感はあるか、また、それは変化しているかを観察する。
- 抗うつ薬・睡眠薬の使用の有無を把握する。睡眠障害がある場合、寝つけないのか、眠りが浅く覚醒してしまうのか、早朝早く目が覚めてしまうのか、睡眠障害のパターンをつかみ、睡眠の状況を記録に残す。睡眠パターンをつかむことは、薬の量と種類を適切なものに変更するための重要な情報となる。

5．孤独とつきあい
- うつ症状が強いときは、入院中の同室者とも話をせず、目を合わせず、対人接触を避けるようになる。行動が抑制され、思考が緩慢になり、今までできていたようなあいさつや対応が十分にできなくなる。
- 重篤なときは特に、他患者からの刺激を避け、ゆっくり休める環境を整える。

6．安全を保つ能力
- うつ状態の患者の自殺は、行動化できるほどの力があるとき、すなわち、最重度の場合よりも初期と回復期にその危険性が高くなる。
- 回復期には、気分より行動が先に回復を始めるため、気分が沈んだまま行動が先に立ち、自殺に結びつく可能性がある。いつもと違った言動はないか、注意が必要となる。
- 自殺の危険が高い場合は、閉鎖病棟や隔離室を使用するときもあり、所持品を制限し、自殺の手段となる可能性があるもの（カミソリ、ライター、ひも類など）は持たないよう、また他患者にも持たせないようにするなどの配慮を行う。希死念慮、自殺企図、自殺企図の既往の有無をアセスメントする。

B．躁状態（図2）

1．空気・水・食物
- 一般的に食欲が亢進するが、活動量が多く、休息もとらないため、やせてくる。
- 躁状態が重篤な場合、気分が高揚し、注意力

が散漫になり、食事に意識が向かなくなる。気が散って食べ物をこぼす、食事中に立ち上がって出ていくなど落ち着かない場合は、看護師がそばについて食事を促すこともある。活動が活発なときは、特に水分摂取量に注意し、脱水症状を起こさないようにする。

2. 排泄

- 向精神薬の副作用や行動・食生活の変化から、便秘や下痢になりやすい。排泄の回数や性状に注意し、下剤の使用も検討する。また、重度の躁状態の患者では、失禁、放尿がみられる場合や、排泄後の処理を十分できず、衣服を汚してしまうことがあるため援助が必要となる。

3. 個人衛生

- 人により、華美な服装や化粧になる、露出が多くなるなど、身だしなみが変化する。しかし、重度の場合、気分が高揚し、洗面や入浴に関するセルフケアに注意が向かなくなる。身辺整理もできず、ベッド周囲が乱雑になる、洗面時に水を散乱させる、着衣が乱れるなど、気分の高揚とともに乱れが出てくる。

4. 活動と休息

①過活動

- 気分が高揚し行動が活発になる。初期は、おしゃべりで上機嫌、絶好調で、疲れを知らないなどの様子であるが、さらに重度になると、興奮し、過干渉になり、周囲の人に緊張感を与えるほどになる。入院中は、他患者に過干渉になっていないか、トラブルは起きていないかを観察する。
- 重度の場合、服を脱いだり、大声で歌を歌ったりと、トラブルにつながるような行動がみられることがある。そのような場合は、個室や隔離室を使用し、刺激を避け、一人で休息をとれる環境を整える。自ら休もうとしないため、睡眠・休息を十分とれるような薬物調

図2 ● 躁状態のアセスメントとケアのポイント

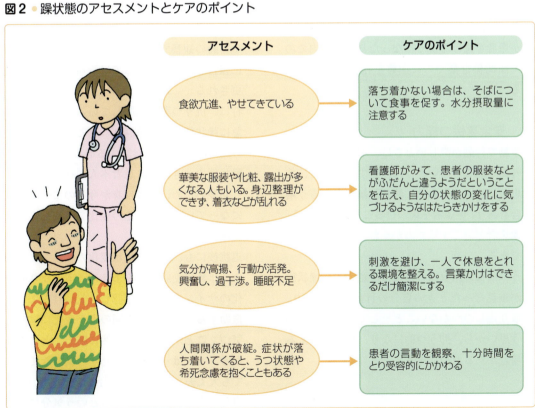

- 整も行う。
- 言葉かけは長い説明ではなく、できるだけ簡潔に要点を伝えるようにする。

②睡眠
- 睡眠をとらなくても、いくらでも動けるような気分になる。回復のためには睡眠が必要であり、睡眠薬を調整して眠れるようにする。眠る必要性を感じていないことも多い。夜間の睡眠と行動の状態を観察・記録し、適量の睡眠薬を調整できるようにする。

5. 孤独とつきあい
- 入院前までの間に、家や株などの大きな買い物を繰り返し、借金をして家計が立ちゆかなくなる人や、家族関係が悪化したり会社を解雇されたりと、症状のために人間関係が破綻(はたん)してしまう人もいる。しかし、薬物療法や入院による休息で躁状態が落ち着いてくると、現実に直面し、孤独感が強まり、うつ状態や希死念慮を抱くこともある。
- 回復期には、患者の言動を観察し、十分時間をとり受容的にかかわる。また、入院中の患者では、他患者に過干渉となるため、他患者が患者を避けるようになったり、病棟内での人間関係を築くのに困難を抱える場合もある。

6. 安全を保つ能力
- 多動で行動が激しいときは、不注意のうちに外傷を起こさないように注意する。また、他患者に過干渉になり、興奮し暴力をふるう場合もあり、他患者を傷つけることがないよう、他患者と過ごす場でのかかわりの観察も重要である。
- うつ同様、回復期の自殺に注意する。躁状態が重篤だったときの自分の行動を恥じたり、取り返しのつかないことをしてしまったという思いから、抑うつ的になり、自殺を考える場合があるためである。

C. 双極性障害
- うつ状態、躁状態(前項A、B)を周期的に繰り返す。入院中に躁状態に転じる、あるいは躁からうつ状態へ転じる場合もあり、活動・休息の変化を観察することは重要である。特に、薬物治療の効果が現れたころ、急激に変化する場合がある。
- 躁・うつのパターンは病型によりさまざまであり、その人個人の移行時期や、変化のパターン・特徴を踏まえ、患者本人や家族などが経過をモニタリング(観察)できるようにすることで、躁・うつが悪化するのを未然に防ぐ。

1. モニタリング
- 人によって、うつ・躁の病相の変化には差があり、年に数回以上、躁・うつを繰り返す人もいる。例えば、入院中であっても、化粧や着衣が派手になる、他者に物を買い与える、声が大きくなり他の者に注意されると怒る、などの行動をとり始めると、躁状態に向かっている、あるいはすでに躁状態になっていることが考えられる。看護師は、患者との会話や言動の観察で状態をアセスメントし、医師に報告し、場合によっては診察後処方薬が変更される。
- 特に、抗うつ薬を内服している人があるとき急に躁状態になる(躁転する)ことがあり、処方薬の種類と量を検討する必要が出てくる。躁状態のときは特に患者本人に病識がないことが多いため、患者自身が今どのような状態になっているのか、その変化を看護師の言葉で本人に伝えていく。
- 退院後にも、自分で症状変化のサインに気づき、早めに受診できるように、本人なりの変化のサインを一緒に確認し、気づけるように援助する。家族など周囲の人が変化に早期に気づくことが、悪化を未然に防ぐことにつながる。本人は「もう治ったから薬を飲まなくても大丈夫」「もう医者に行かなくていい」と、自分の力で何とでもできるという気分になっ

ているが、自己判断で内服を中止することは逆に症状を悪化させる危険があることを、家族にも説明する。
- 躁状態のときにつくった借金や家族関係の破綻など、躁状態のときに行ったことが、状態が落ちつくとともに現実問題として認識され、うつ状態ではそのことを悔い、自殺にまで至ることがある。
- 看護師は、患者の表情や言動の変化に敏感である必要がある。躁からうつ、うつから躁への状態の移行期に自殺が多いとされる。退院後も、外来治療、薬物療法の継続、その他の支援を継続できるようにする。
- 外来診察中の医師の前に座っている数分間では（がんばって）変化のない様子をみせていても、訪問看護中の会話の内容、家の中の様子、出費の様子などから、躁状態・うつ状態になっていることに看護師が気づくこともあり、早期の受診につなげていく。
- 躁・うつの変化が激しい患者や、状態が悪化し他者に影響がある場合などは、退院時から訪問看護を導入するなどし、継続的に患者の状態を見守る支援体制づくりも有用である。
- 外来看護でも、患者が内服を継続できるよう、服薬や生活の相談に乗る体制をつくるなど、支援していきたい。

2. 内服を継続する

- 躁状態の治療に効果のある気分安定薬（リチウム、バルプロ酸、カルバマゼピン）には双極性障害の再発予防作用もあることが明らかになってきた。内服中は、血中濃度が適切な範囲内となるよう、血中濃度の測定を定期的に行う。患者の病識が欠如している場合が多く、病相が反復することも多いため、退院後も気分安定薬を飲み続けることと、外来通院を続けることが重要であり、訪問看護による支援を継続することもある。

（角田　秋）

■文献
1. 秋山美紀. E 症状別の看護 11. 躁状態. ナースの精神医学　改訂 3 版, 上島国利, 渡辺雅幸, 榊惠子編, 中外医学社, 東京, 2011：215-217.
2. 幸田るみ子, 上島国利：精神看護エクスペール 7　救急・急性期Ⅱ　気分障害・神経症性障害・PTSD・せん妄. 中山書店, 東京, 2006：2-23
3. 日本精神神経学会　監修：DSM-5 精神疾患の診断・統計マニュアル. 医学書院, 東京, 2014.
4. 新納美美. E 症状別の看護 10. 抑うつ状態. ナースの精神医学 改訂 3 版, 上島国利, 渡辺雅幸, 榊惠子編, 中外医学社, 東京, 2011：211-215.
5. 野村総一郎, 樋口輝彦, 尾崎紀夫編：標準精神医学. 医学書院, 東京, 2010：289-315
6. 大熊輝雄原著：現代臨床精神医学(改訂第12版). 金原出版, 東京, 2013：370-399
7. 大森哲郎. 第 5 章 精神科治療学. 標準精神医学 第 5 版, 野村総一郎, 樋口輝彦, 尾崎紀夫他編, 医学書院, 東京, 2012：144.
8. 尾崎紀夫. 第12章 気分障害. 標準精神医学 第 5 版, 野村総一郎, 樋口輝彦, 尾崎紀夫他編, 医学書院, 東京, 2012：327.
9. 浦部晶夫, 島田和幸, 川合眞一編. 神経系に作用する薬剤44 抗精神病薬, 抗うつ薬, 気分安定薬, 精神刺激薬. 今日の治療薬 2014, 南江堂, 東京, 2014, 816-818.

精神障害をもつ人の看護

疾患の理解、アセスメントとセルフケア

パーソナリティ障害

疾患の理解

- パーソナリティ障害は、パーソナリティ機能の障害である。
- ICD-10(国際疾病分類第10改訂版)のパーソナリティ障害の全般的診断基準(**表1**)は、パーソナリティ障害の定義、そして基本的特徴の記述として重要である。
- ICD-10によると、パーソナリティ障害は脳の機能領域にかかわる障害であること、多くの生活状況で障害が生じること、発達期にさかのぼりうるほど長期にわたって持続する障害であることが確認される。

1. 障害の頻度と臨床的な意味

- パーソナリティ障害は、最近の構造化面接を用いた疫学的研究において一般人口の10〜15%の罹患率を示すことが明らかになっており、ごく一般的なものである。この精神障害はまた、それ自体が問題行動を発生させると同時に、他の精神障害の発生の素地、および臨床症状を修飾する要因などの臨床的意義のあることが知られている。

2. 障害の類型

- パーソナリティ障害には、**表2**に示されるようなさまざまな類型が措定されている。

3. 病因論、病態論

- パーソナリティ障害の発生には、遺伝的要因が関与していると考えられている。攻撃的行動に走る傾向といったいくつかのパーソナリティの特徴が、遺伝的に規定されている可能性が指摘されている。
- パーソナリティの特徴と生物学的特性との間にはさまざまな関連が見いだされている。例えば、反(非)社会性パーソナリティ障害や境界性(情緒不安定性)パーソナリティ障害などの患者では、その衝動性がセロトニン系の機能低下と関連しているという所見が認められている。このような所見は、パーソナリティ障害における特徴が生物学的に規定されていることを示している。
- パーソナリティ障害の成り立ちにおいては、発達過程や生育環境も重視されなければならない。特に、境界性パーソナリティ障害や反社会性パーソナリティ障害では、劣悪な養育環境(発達期の虐待、貧困や施設収容など)が病因として関与していると考えられている。

4. 治療・経過

- パーソナリティ障害は持続的であるが、けっして永続的な障害ではない。特に反社会性、境界性パーソナリティ障害は、30〜40歳代に至ると改善する場合が少なくない。
- 治療は個人精神療法・集団療法・薬物療法など多くの治療法が、しばしば組み合わされて用いられている。

(林　直樹)

表1 ● パーソナリティ障害の全般的診断基準(ICD-10・国際疾病分類第10改訂版)

G1. 内的体験や行動において対象者の示す特徴的・持続的なパターンが、文化的に要請され許容される範囲(つまり標準)から、全体として著しく偏っている証拠があること。その偏りは、次に示す領域の2項以上で明らかであること。(1)認知、(2)情動性、(3)衝動性の制御と欲求への満足感、(4)他者とのかかわりと対人関係の処理方法。

G2. その偏りは、個人的および社会的状況の広い範囲にわたって、変化しがたい・適応性のない・機能を障害する行動として明白に現れていること。

G3. G2項に示されたような明白な行動のせいで、自分自身が苦悩したり、社会環境と衝突したりすること。

G4. その偏りは、固定化して長く持続しており、小児期後期あるいは青年期に始まったという証拠のあること。

(G5とG6は、パーソナリティ障害のものとされる特性が他の精神障害、脳器質性障害によって説明されないという除外項目である)

表2 ● パーソナリティ障害の類型(ICD-10・国際疾病分類第10改訂版)

類 型	中心的特徴
①妄想性(猜疑性)パーソナリティ障害	広範な不信感や猜疑心、他者への疑念や不信。自らの正当性を強く主張し、周囲との摩擦を引き起こす
②統合失調症性パーソナリティ障害	感情表出に温かみが乏しい。非社交的、孤立しがちで、他者への関心が希薄
③反(非)社会性パーソナリティ障害	他者の権利を無視、侵害する反社会的行動。衝動的な暴力などの攻撃的行動。他者の感情に冷淡で共感を示さない
④境界性(情緒不安定性)パーソナリティ障害	暴力、浪費や薬物乱用など他者や自己を危険にさらす衝動的行動、自傷行為や自殺企図。コントロールできない激しい怒りや抑うつ、焦燥。孤独に耐えられず、周囲の人を感情的に巻き込む。理想化と過小評価の両極端の他者評価
⑤演技性パーソナリティ障害	周囲の人々の注目や関心を集めるための派手な外見や大げさな演技的行動。外見や身体的魅力にこだわる
⑥強迫性パーソナリティ障害	一定の秩序を保つことに固執。融通性に欠け、几帳面、完全主義や細部への拘泥、頑固。過度に良心的、倫理的、吝嗇、温かみのない狭い感情
⑦不安性(回避性)パーソナリティ障害	失敗することへの恐れ。周囲からの拒絶などの否定的評価や強い刺激をもたらす状況を避ける。対人交流に消極的。自己不確実感および劣等感
⑧依存性パーソナリティ障害	他者への過度の依存。自らの行動や決断に他者の助言や指示を常に必要とする。他者の支えがないと、無力感や孤独感を抱く

アセスメントとセルフケアの特徴

- パーソナリティ障害では、社会のルールを守ったり、他者や自己を尊重して生活することが難しく、本人と周囲とがともに苦しんでいることが特徴である。セルフケア能力は不安や怒りなどの感情により全般にわたって損なわれる場合が多く、その領域やレベルが病気の時期や周囲との関係によって変化することも特徴的である。
- アセスメントでは、今現在どのような領域にどのような問題が起こっているのかを具体的にとらえることが重要である。しかし、起こ

っている問題のみにふりまわされず、根底に患者のどんな不安や怒りなどの感情があってそれらの問題が起こっているのか、常に患者のその時点での感情に焦点を当てる。
- 患者の感情に焦点を当てるというのは、患者を追い詰めるということではない。不安や攻撃性などを看護師にぶつけたとき、そうせずにはいられない気持ちが存在することを看護師が理解し、お互いを傷つけないためにはどのように振る舞えばよいかを具体的に教えてくれるという体験を通じて、患者は自分自身でも感情を受け止め、受け入れる体験を積み重ねていくことができる。
- このような体験は家族の中で十分に行われていないことが大半であり、病院での安全な医療者との対人関係のなかで患者が学習していくことができるものである。
- 松田文雄は境界性パーソナリティ障害の看護のポイントを「患者の攻撃性に対して壊れない、復讐しない、見捨てない」こととしている。看護師にとって、攻撃的な患者を前にこのような安定した態度をとることは難しいことである。
- 疾患を理解し、患者にかかわる人々と十分なコミュニケーションのもとに連携することにより、患者に安定した対人関係のモデルを提供することが患者の回復に向けて大きな力となる。
- ここでは、オレム・アンダーウッド理論の6領域（p.5）を用いて、アセスメントとセルフケアの特徴を述べる。

1．空気・水・食物

- 境界性パーソナリティ障害では、摂食障害を伴っていることも多い。
- 拒食は、女性では月経が停止し、生命の危険を招くほどのるいそう状態を招くことがある。過食では、病棟でほかの患者の食事や食品を盗んで食べたり、食べたものを嘔吐することがある。
- 拒食・過食いずれの場合も自分の体がやせている、または太っていると感じるボディイメージの変化を伴っており、本人の認識と、看護師がもつ患者の体格への印象がかけ離れている場合が多い。食物をめぐってほかの患者との間にトラブルが起こることも多い。
- 過食・嘔吐を繰り返すうちに窒息して死亡することもあるため、患者の食行動の観察と危険防止が必要である。
- 患者は食行動の異常を自分でわかっていてもやめられない場合もあり、苦しいとか恥ずかしいという思いをもつ。そのため、看護師は患者の行動の改善を指導するだけではなく、その行動によって苦しんでいる感情に対して共感的に介入することも大切である。
- 患者のもっている強い不安が、感情レベルで看護師によって理解されたと感じる体験を積み重ねることによって、拒食や過食という、食をめぐる問題行動で表現される不安や怒りなどの感情が、言葉によって社会に受け入れられる形で表現されるようになる可能性もある。
- 患者の体重、BMI値、月経の状態や血清総タンパク、電解質、ヘモグロビンなどの値は定期的に把握し、生命の維持のためにどの程度の行動制限や、栄養・水分補給のための処置が必要であるかを常に把握し、患者にも伝えることが重要である。

2．排泄
①便秘・排尿障害

- 摂食障害を伴う場合、拒食症では経口摂取する食物が少ないために便秘になることが多い。過食症では、嘔吐や下剤の使用によって体重増加を防止しようとする場合がある。いずれの場合にも、排便の回数、腹部の状態について本人から情報を得るとともに、触診や聴診を行って情報を得る。
- 患者の問題行動にばかり目を奪われて、身体的な状況を見逃すことも多い。「おなかが張ってつらい」などの状態を表現することは適切なコミュニケーションであり、患者の体験

している小さな「つらさ」を手がかりにして、気持ちを表現することを練習することもできる。

②排泄、性に関して
- 女性性や男性性の獲得に障害がある患者では、月経や夢精、自慰などの性行動について嫌悪したり、または過剰にこだわるなどの問題を抱えている場合もある。
- 強迫的な不潔恐怖などを伴う場合では、極端な場合では便器の中に排泄することができなかったり、排泄物を適切に始末したり、流すことができないなどの行動の問題をもつ場合もある。
- トイレの使用方法を患者の困難さに共感しながら話し合い、技術を向上させていくことは、集団生活のなかでルールを守ることのトレーニングにもつながる。セルフケアレベルをアセスメントし、その患者に応じたアドバイスやケアを行う。

3．個人衛生
①身だしなみや個人衛生
- 強い不安を感じている状態では、身だしなみをふだんどおり、自分らしく保つことが困難になる場合がある。
- 性的な逸脱行動がみられる場合には、異性を意識して、場にふさわしくない華美な服装や過剰に露出する服装をすることがある。服装や身だしなみは個人差が大きいので、家族や本人から通常の様子についての情報を得ておき、現在どのような変化が起こっているのかをアセスメントする。
- 基本的には、個人衛生を保つための基本的な技術や能力がないわけではない。むしろ不安や怒り、睡眠や食事などをめぐる問題によって、関心を払うためのエネルギーが低下しているととらえられる。したがって、高圧的な指導をするよりも、本人が自分の今の状態をとらえられるように援助することが必要である。

②身体管理
- 体重測定などは、患者は自分の問題を直視することになるために、何かと理由をつけて避けようとすることがある。
- 血液検査やバイタルサインの測定についても同様である。患者は抗不安薬や睡眠薬を服用していることも多く、その場合には薬の副作用による起立性低血圧やふらつき、便秘、口渇などの症状を伴うこともある。
- 患者には、定期的に身体管理のための情報を得ることが必要であることを明確に伝え、患者の行動に左右されずに体のアセスメントを定期的に行う必要がある。これらについては患者と「約束」する形で日々のスケジュールを組んでおくことも有効である。

4．活動と休息
- 不安や怒りが強い状態では、十分な時間の質のよい睡眠をとることが困難である。
- 感情のコントロールが難しい状態では、同室者とのさまざまなトラブルが起こることも多い。金品を盗むといった問題行動を起こすこともある。
- 看護師は患者の感情と活動のパターンの関係性をアセスメントし、患者自身が今どのような感情を体験し、それが活動と休息にどのように反映しているか自覚することができるよう援助する。
- 眠れないときや休めないとき、患者はときとして看護師に攻撃的になり、暴言を浴びせる場合がある。このようなときに看護師もその怒りや不安の感情にのみ込まれそうになる。しかし、一緒に激しく怒ったり不安になったりしていては、患者の変化やパターン把握が困難になる。不適切な言動をいかに場にふさわしい、適切な表現にすることができるか、適切な心理的距離を確保しながら把握する。
- 患者が適切な言動をとれたときにはそれをサポートし、強化するための働きかけも重要である。「休めなくてつらい」と訴えてきたとき、衝動的な行動をとるのではなく言語化できた

ことを支持し、今後も適切に状況を言語化できるよう援助することも重要である。

5. 孤独とつきあい

- 患者は自分の感情や要求を通常のコミュニケーションで伝えることが困難で、何らかの問題行動（acting out）を起こして注目を集めようとすることが多い。不安定なコミュニケーションを繰り返しているうちに信頼できる人の信頼や愛情をなくし、またはなくしてしまうのではないかという強い不安を抱え、コミュニケーションがさらに不安定になる場合もある。
- 看護師とのやりとりは、患者の現在抱える問題を最も反映している。看護師には、患者に対する陰性感情に支配されて患者を避けたり、自分自身が攻撃的になったりせず、患者にできるだけ具体的に、どうすれば他者から受け入れられるコミュニケーションがとれるようになるかを伝える役割がある。
- 適切に表現できたときには、小さなことであっても認め、支持し、適切なコミュニケーションが可能になるよう患者をサポートする。
- 病棟では、社会生活技能訓練（SST：social skills training）などの活用も効果的である。病棟で適応的な行動がとれるようになれば、さらに退院後に向けて家族とどのようにコミュニケーションをとればよいかを、家族への教育も同時にすすめながら計画する。

6. 安全を保つ能力

- 衝動性のコントロールが十分でなかったり、感情を適切に表現することができないという困難から、自傷他害行為におよぶことが多い。
- 盗癖、盗食、暴言、暴力、他者に衝撃的なことを言ってどのように振る舞うかを試す操作的な言動、他者の争いを招くような操作的な行動など、多彩な行為がみられる。そのような行為の表の姿に目を奪われて振り回される限りは、その行為の裏にある患者の本質的な問題や感情に、患者自身も、看護師も気づくことはできない。そればかりか、看護師が自傷他害を繰り返す患者の様子にうんざりし、そのような気配を感じた患者が再び行動をエスカレートさせるという悪循環に陥ることも少なくない。
- 患者が起こす自傷行為が致命的な結果を招くこともある。過食症をもつ患者が嘔吐物を詰まらせて亡くなったり、他者の関心を引くために自分の首を絞めていたら窒息して死亡するなどの事故が起こることもしばしばある。
- 患者には、一貫して感情や怒りは言語化するように働きかける必要がある。しかし、これは患者のこれまでの行動パターンを変えなくてはならない作業であり、長期間を要する。
- 患者がこのような取り組みを始めようとしても、身についた行動様式を変えるのは大変な困難を伴い、失敗を繰り返すこともある。失敗へのいらだちで症状が悪化することもある。
- 看護師は常に、こうした行為の裏に患者がどのような感情を体験しているかということに焦点をあてて、患者とかかわるようにする。
- これは医療チームの主治医、看護師、PSWなど、患者とかかわるすべてのスタッフが共通の理解をできるように常に話し合い、ケア提供者自身の感情の処理などができる機会を確保しながら行わなければ不可能である。患者、看護師ともに根気のいる作業であることを知ってかかわる必要がある。

（萱間真美）

■文献
1. 松田文雄：境界性人格障害（境界例）．人格障害．精神看護エクスペール15 思春期・青年期の精神看護．坂田三允総編集，中山書店，東京，2005：117.
2. 松下正明，広瀬徹也 編：TEXT精神医学 第2版．南山堂，東京，2002
3. WHO編，中根允文他訳：ICD-10 精神および行動の障害 DCR研究用診断基準．医学書院，東京，1994

精神障害をもつ人の看護

疾患の理解、アセスメントとセルフケア

器質性精神障害

疾患の理解

- 器質性精神障害の主要なものとして、認知症とせん妄を挙げて概説する。

A. 認知症

- 認知症は、全般的で持続的な知的能力の低下や記憶力の障害が持続する、慢性の脳器質性障害である。ここには、パーソナリティや気分状態の異常も伴われていることがある。

1. 発生頻度
- 疫学調査では、65歳以上の人の約5％、80歳以上の約20％が軽度以上のアルツハイマー病や脳血管性などの認知症であるとされている。

2. 発病原因
- 認知症は一般に中枢神経系の重大な障害によって引き起こされる。認知症の主な発生原因を表1に示す。

3. 代表的な認知症
- 認知症を生じる代表的な疾患を表2に示す。

4. 治療
- 認知症の原因が治療可能なものであれば、その治療が優先される。
- 現在、アルツハイマー病に対してコリン系の機能を向上させる塩酸ドネペジルや、グルタミン酸受容体（NMDA受容体）阻害作用のあるメマンチンなどが使用されている。患者の呈する不安や興奮、幻覚や妄想に対しては、抗精神病薬が用いられることがある。また、失われた機能の回復を目指して、リハビリテーションが行われる。

B. せん妄

- せん妄は、急性で全般的な脳の機能障害に由来する、意識障害を基本とする精神障害である。そこでは、幻覚や妄想、不安症状が加わることが一般的である。高齢者や重篤な身体疾患の患者に生じることが多い。

1. 発生原因
- せん妄の主要な原因を表3に示す。

2. 臨床症状
- せん妄の基本的症状は、意識障害に由来する注意力の障害、および記憶や見当識の障害である。一般に夜間に悪化する傾向がある。
- 回復後、せん妄の時期の記憶は損なわれていることが多い。せん妄の精神症状や意識状態は、経過のなかで動揺することが一般的であり、症状が時間的に動揺することはせん妄の診断のために参考となる特徴である。
- せん妄に伴って、不安や抑うつ、焦燥や恐怖感、困惑が訴えられることがしばしばある。錯視や幻視、体感幻覚や幻聴、妄想の出現もまれではない。
- ICU・人工透析室といった常時明るい騒音に満ちた環境や、逆に感覚刺激の乏しい環境がせん妄を悪化させることがある。

3. 治療
- せん妄の原因となった身体疾患や身体状態の

表1 ● 認知症の主要な原因

①アルツハイマー病などの老人性変性疾患
②脳血管障害(脳出血、脳梗塞、くも膜下出血など)
③中枢神経系の感染症(脳炎や髄膜炎など)
④低酸素状態
⑤ビタミンB群の不足
⑥薬物中毒(アルコール、重金属など)
⑦脳の外傷や脳外科的手術など

表2 ● 代表的な認知症性疾患

精神状態	アセスメント
①アルツハイマー病による認知症	認知症のなかで最も多いものであり、全般的な神経細胞の脱落が見られる変性疾患である。多くが記銘力障害で発症し、徐々に進行する。さらに、人格の深みが乏しくなり、自発性が低下する人格変化が生じることがある
②血管性認知症	脳血管障害によって生じる認知症である。ほかに脳血管性障害による神経学的症状(深部腱反射の亢進や歩行障害、運動麻痺など)がみられることが多い。血管性障害の発生によって認知症が段階的に進むことが観察される。精神機能の障害に領域ごとに差が出やすく、それが大きいと、まだら認知症とよばれる。パーソナリティは比較的保たれるが、感情面で不機嫌、易怒的になること、感情失禁がみられることがある
③レビー小体型認知症	レビー小体と呼ばれる異常な構造物が神経細胞の中に形成されることから命名された、変性疾患による認知症である。パーキンソン症状が出現しやすいこと、幻視などの幻覚、妄想、易怒性といったいわゆる周辺症状が前景に出ることが特徴である
④前頭側頭型認知症(ピック病など)	発症がアルツハイマー病よりも若年で、側頭葉・前頭葉・頭頂葉など脳の特定の部位の萎縮が著しい、変性疾患による認知症である
⑤ハンチントン病による認知症	ハンチントン病では舞踏運動と進行性の知能障害(認知症)、性格変化などの多彩な症状がみられる。常染色体優性遺伝をする
⑥パーキンソン病による認知症	パーキンソン病に伴って発生する認知症
⑦HIV(ヒト免疫不全ウィルス)感染による認知症	エイズ発症に伴って中枢神経系が侵されて神経症状とともに生じる認知症
⑧進行麻痺	梅毒に感染後数年から十数年経過して生じる知能障害(認知症)と、人格崩壊を主症状とする精神疾患。神経学的所見として、瞳孔の左右不同、辺縁は不正円形でアーガイル・ロバートソン瞳孔、言語の構音障害を示す。深部腱反射は亢進することが多い(ただし梅毒が脊髄を侵す脊髄癆では腱反射が消失する)。梅毒感染の治療にはペニシリン療法が行われる

表3 ● せん妄の主要な原因

①薬物の急性中毒(抗コリン薬・抗てんかん薬など)
②薬物(アルコール・抗不安薬など)の離脱症状
③代謝性疾患(尿毒症・肝不全・呼吸不全・心不全・低血糖など)
④全身の感染症(肺炎・敗血症など)
⑤中枢神経系の感染症(脳炎・髄膜炎など)
⑥脳内の病変や外傷(脳血管障害・脳腫瘍・脳圧亢進)
⑦てんかん(てんかん重積状態・てんかん発作後の意識障害)

改善を図ることが第一の課題である。
- 適度な感覚刺激で睡眠・覚醒のリズムをつけること、さらに見当識の不安定な患者に状況の説明を繰り返し行うことなどによって不安を和らげることが重要である。
- 薬物療法は、身体状態を悪化させないこと、意識レベルを下げないことに配慮して、せん妄に伴う不安や興奮の改善を目的として行われる。

（林　直樹）

アセスメントとセルフケアの特徴

- 認知症を中心に、アセスメントとセルフケアの特徴を述べる。
- 認知症の原因となる疾患にはアルツハイマー病による認知症、血管性認知症、レビー小体型認知症などがあり、原因疾患の病態や病気を理解して対応する。

A. アセスメント

1. 援助が必要な状況
- 精神科において入院治療を行う場合は、周辺症状や人格の変化などによって家族や介護関連施設の職員などが対応できず、日常生活に困難が生じている状況にあることが多い。
- 認知症の治療に加えて身体疾患の治療が必要な場合は、その病状に応じた治療・看護を行う。認知機能の障害から、言葉で身体症状を適切に伝えることができないことがあるので、身体面の観察も行う。

2. 患者に接する基本姿勢
- 認知機能障害や記憶障害がある場合でも、本人自身がそのことを自覚していることがあり、自分らしさを失うことや分からなくなることへの不安や恐怖を抱えている。
- 記憶障害や認知機能の低下があっても、生活習慣や礼節を維持していることが多い。

図1 ● 患者への声のかけ方

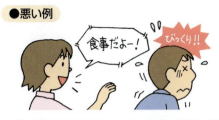

●悪い例

患者の後ろから声をかけたり、命令口調だったりすると、不安感や不快感を高める。

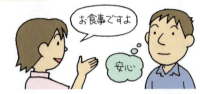

●良い例

患者の視界に入り、ていねいな口調で話しかけるようにする。

- これらのことから、患者の尊厳やその人らしさを大切にして、丁寧に対応をする。
- 患者に声をかける場合は、相手の視界に入るようにする。後ろから声をかけることはしない（**図1**）。
- 命令的で相手を責めるような口調はしない。患者は不快な気持ちから拒否、不機嫌に始まり、興奮に至る場合がある。本人の気持ちをくみとり、行動を誘導するような声かけをするとよい。

3. アセスメントの視点
- 看護師は記憶障害、認知機能の障害などの中核症状や周辺症状（**表4**）が、どの程度セルフケアに影響を与えているのかアセスメントする。また、患者の生活歴についても情報収集し、その情報を活用して日常生活を整えるよう支援すると効果的である。
- 麻痺がある場合や車いすを使用している場合は、患者のADLに合わせ援助を行う。

表4 ● 中核症状と周辺症状

中核症状	記憶障害、判断の障害、見当識障害、失語、失認、失行などがあり、脳の神経細胞の脱落や脳の萎縮により直接引き起こされる症状のこと
周辺症状	せん妄、幻覚、妄想、不安、抑うつ、攻撃、徘徊、異食などがあり、中核症状に随伴して生じる可逆的な症状のこと。これらの症状は、BPSD(Behavioral and Psychological Symptoms of Dementia：認知症に伴う行動的、心理的症状)と同じ意味で使われている

B. セルフケア

- ここでは認知症症状、精神症状、人格変化がセルフケアに与える影響について述べる。

1. 空気・水・食物

- 他の精神疾患と同様に、患者自身の精神状態によって食事摂取が難しくなることがある。食事に集中できず、途中で席を立ったり、拒食をしたりすることがある。
- うつ状態では、食事摂取量が減り、食事をしなくなる。記憶障害により食事をしたことを忘れてしまうこともある。そのときの状態に合わせて対応していく。
- 患者の健康状態を把握するため、日ごろから食事摂取量の観察や定期的な体重測定、検査データからの栄養状態のアセスメントを行うことが望ましい。
- 向精神薬の副作用による咀嚼障害や誤嚥の有無を観察する。必要以上に食物を口の中に詰め込み誤嚥することもあるため、食事の行動を観察し注意する。

2. 排泄

- 排泄の介助を必要とする場合は羞恥心に配慮し、その人に合わせた援助を行う。自立していても、注意力や関心の低下により衣類に排泄物が付着していることに気づいていない場合は、更衣をすすめる。
- 向精神薬を内服している場合は便秘になりやすい。患者自身が排便したことを覚えていないことがあるため、患者の訴えだけでなく腹部の聴診、触診を行い、客観的に排便状況を把握する。

3. 個人衛生

- 意欲の低下や関心の低下によって身だしなみが整っていないことがある。整容や入浴などの清潔ケアを行うときは患者の表情を観察しながら実施し、無理に行わない。
- 身体面では、自分の健康状態について正確な訴えができないため発見が遅れ、重症化してしまうことがある。ふだんと違う徴候を見つけたときは、バイタルサインの測定やフィジカルアセスメントを行う。

4. 活動と休息

- 日中は、日光浴、散歩、レクリエーションへの参加など活動を勧める。これは夜間せん妄を防ぐために有効である。
- 長時間の徘徊は体力を消耗する。適宜、声をかけて休息を勧める。
- せん妄時には不安、抑うつ、焦燥感、恐怖、幻覚がみられ、精神運動興奮、徘徊、他の患者とのトラブルなどを引き起こすこともある。
- 不穏時は看護師自身が患者を刺激してしまうこともあるので無理に説得せず、患者の行動を見守る。患者はときに思わぬ行動をとることがあるので患者の安全面に配慮し、患者を一人のまま放置しない。精神保健指定医の診察により隔離室の使用または身体拘束を行う場合もある。

5. 孤独とつきあい

- 精神症状や人格変化は脳の損傷部位と関連している。例えば、前頭葉の損傷では、あつかましく無遠慮になり社会的逸脱行為が多くなるということがある。患者の症状が対人関係に与える影響についてアセスメントをする。

- 周囲への関心の低下、意欲の低下から、患者は一人で過ごすことが多い。また、衝動性、易怒性から、ささいなことで怒ったり、発作的に興奮することもある。このようなときは他の患者とトラブルになることもあるため、適切に介入していくことが必要である。反対に、突然不機嫌となり引きこもることもある。そのつど、患者の症状に応じた対応をしていく。
- 患者および家族は、思いがけず精神科で治療を受けることが少なくない。患者や家族は精神科を受診することへの戸惑いを見せることもあるため、治療がスムーズに導入できるよう配慮が大切である。
- 家族は患者の変化に困惑していることもあるため、家族を支援していくことは欠かせない。家族が今の状況をどのように受け止めているのかを把握し、予後や今後の見通しについて、医師、看護者、その他かかわりのある職種と連携し、患者や家族への説明を統一する。

6. 安全を保つ能力

- 患者は注意力の低下、集中力の低下などのため、周囲の環境を把握することが難しい場合がある。さらに身体機能の障害もある場合は、より安全面に配慮する必要がある。事故防止の視点から転倒や日常生活において危険となるものを除く。
- 転倒・転落の防止など患者自身が安全を保てないという理由での身体拘束は廃用症候群を引き起こす。また、倫理的な観点からこのような対応は望ましくない。身体拘束を行わない方法をカンファレンスなどで話し合い、スタッフ間の連携や環境調整を行うなど対応を工夫する。

(柿島有子)

■文献
1. 仁明会精神衛生研究所監修, 大塚恒子総編集：老年精神医学 高齢患者の特徴を踏まえてケースに挑む. 精神看護出版, 東京, 2013.
2. 上島国利, 渡辺雅幸編著：ナースの精神医学 改訂3版. 中外医学社, 東京, 2011.
3. 松下正明, 広瀬徹也 編：TEXT精神医学 第2版. 南山堂, 東京, 2002
4. 中島紀恵子責任編集：認知症の人々の看護. 医歯薬出版, 東京, 2014.
5. 日本精神科看護技術協会監修, 宮本眞巳編：精神看護学. 中央法規出版, 東京, 2000.
6. WHO編, 融道男, 小見山実, 大久保善朗 他訳：ICD-10 精神および行動の障害 臨床記述と診断ガイドライン（新訂版）. 医学書院, 東京, 2005

精神障害をもつ人の看護

疾患の理解、アセスメントとセルフケア
てんかん

疾患の理解

- てんかんとは、てんかん発作を主徴とする神経疾患である。これには精神症状をしばしば伴うという特徴がある。てんかんは原因によって3種類に大別される（**表1**）。

1. 発生頻度
- 真性てんかんと続発性てんかんの発生頻度はほぼ同じで、合わせて一般人の約0.3〜0.5%である。疾患によって生じる障害が長期にわたって持続するのは、そのうちの約1/5である。

2. 発病原因
- 真性てんかんでは、その発症に遺伝的要因が関与していると考えられている。
- 続発性てんかんでは、小児期の発症ならば外傷や先天性奇形や代謝疾患が原因であり、成人期の発症ならば脳血管障害・外傷・認知症が原因であることが多い。

3. 症状・病型
- てんかん発作は、全般性発作と部分発作に大別される。発作の持続は多くが数分以内である。てんかん発作が短時間に繰り返し生じたり、持続したりする状態は、てんかん重積状態と呼ばれる。全般性発作中の出来事は、患者が想起できないことが多い。
- 部分発作は、全般化して強直間代性けいれんや意識消失発作に発展することがある。発作型による分類を**表2**に示す。
- てんかん発作のそれぞれの類型の特徴を**表3**に示した。従来、これらの意識消失発作、ミオクローヌス発作、脱力発作の3者は、小発

表1 ● てんかんの原因による分類

①真性てんかん	特別の外的要因が認められないもので、多くは若年期に発症する
②続発性てんかん	過去の中枢神経系の疾患に引き続いて生じるもので、成人期に発症したてんかんは、続発性であることが多い
③症候性てんかん	重篤な身体疾患や中枢神経系疾患に付随するてんかんである。原因となる疾患は、尿毒症・感染症・脳血管障害・脳腫瘍・脳炎などさまざまである

表2 ● てんかん発作の分類（ILEAの分類［1981］を簡略化したもの）

1. 部分発作もしくは焦点から発する発作	2. 全般性発作もしくは焦点から発しない発作
単純運動発作、単純感覚発作（意識障害を伴わない） 複雑部分発作（意識障害を伴う） 二次的な全般化を伴う部分発作	強直間代性けいれん 意識消失発作（欠神発作） ミオクローヌス発作 脱力発作

表3 ● 全般性てんかん発作の類型の特徴

①強直間代性けいれん （大発作）	最も一般的なけいれん発作である。これは、強直性けいれん（数秒〜十数秒間の全身の筋肉の収縮）から始まり、そして間代性けいれん（約十数秒間の筋肉のリズミカルな収縮と弛緩）、次いで睡眠に至るという経過をたどる
②意識消失発作 （欠神発作）	急激に生じる数秒間の意識消失の発作であり、発作中の行動は停止して視線が固定する、話が急に中絶する、持ち物を落とすといったことが起こる
③ミオクローヌス発作	体の一部にミオクローヌス様の動き（急激な筋肉の粗大な運動）が生じる発作である
④脱力発作	急激に生じる筋肉の脱力発作である。患者は尻もちをついたり、卒倒したりする

作と呼ばれていた。
- 部分発作もしくは焦点から発する発作の臨床的特徴は次のようなものである。
- 単純運動発作、単純感覚発作（意識障害を伴わない）：これには、体の一部の不随意運動、幻視や幻聴、体感幻覚などさまざまな運動・感覚の発作が含まれる。
- 複雑部分発作（意識障害を伴う）：側頭葉を中心とする部位に焦点のあるてんかんであり、不安感や恐怖感、幻覚などの知覚の障害、めまいや頻脈、腹部の違和感などの自律神経系症状、思考や記憶の障害、自動運動などの運動がみられる。従来、これらは精神運動発作あるいは側頭葉てんかんと呼ばれていた。

4．診断
- 診断は、てんかんの臨床発作に基づいて行われる。さらに、続発性てんかんを起こす可能性のある中枢神経系疾患の診断を進める必要がある。
- 脳波検査は、てんかんの診断を確認し、焦点の有無やその部位など、発作型についての情報などをもたらす重要な検査である。

5．治療
- てんかんの治療は、薬物療法によって発作を抑制することが中心である。それぞれの発作型ごとに有効な抗てんかん薬のあることが知られている。
- 発作の誘因となる過労や睡眠不足などを避けるように指導することも重要である。

- てんかんの焦点のある患者では、焦点を外科的に取り除く手術が行われることがある。
- 症候性てんかんの治療では、薬物療法も行われるが、原因となる疾患の治療が優先される。

（林　直樹）

アセスメントとセルフケアの特徴

A．アセスメント

1．援助が必要な状況
- 精神科における入院治療を受けている患者では、てんかん発作だけではなく、パーソナリティ障害、知的障害、精神症状等の合併により家庭や職場などで社会生活に支障をきたしている場合がある。

2．患者に接する基本姿勢
- 従来、てんかんの患者は話がまわりくどく、几帳面で細部にこだわるという特徴があるとされていた。しかし、てんかんの発症年齢や知的障害、精神障害などの合併の有無によって、患者の状況は大きく異なっている。患者の個別性を踏まえて援助していく。
- てんかん発作が起きたときには発作時のケア（p.391）を行う。日常生活では発作を引き起こす要因となるものを避けるようにするが、必要以上に禁止はしない。
- 精神障害がある場合は、その状態に合わせた看護が必要であるが、精神症状を引き起こす

表4 ● てんかん発作時の看護のポイント

観察のポイント	看護のポイント
1. けいれんの型 2. 発作が始まった部位 　どのように発作が進行しているか 　発作の持続時間 3. 意識障害の有無 4. 呼吸状態 　回数、深さ、顔色、チアノーゼの有無 5. 他のバイタルサイン 　血圧、脈拍 6. 前駆症状の有無 7. 随伴症状の有無 　四肢の麻痺、失禁など	1. 患者の安全を考え、周囲の環境に危険がないか確認する 2. 患者の衣類の襟元を広げ、ベルトをゆるめる 3. けいれんがおさまった後、気道を確保し、吐物などの誤嚥を防止する。呼吸の再開を確認する 4. バイタルサインをチェックし、観察する 5. 口腔内の唾液をふき、失禁がある場合は更衣を行う 6. 患者の行動を見守り、静かな環境で安静にするよう促す 7. 医師から注射などの指示がある場合はそれを行う

発作もあるため、症状の変化を観察する。
- 発作後にもうろう状態が出現することがある。このときに易刺激性、易怒的、不穏、幻覚妄想状態、躁うつ状態などがみられる。このときは患者の安全に配慮し、患者を刺激しないよう行動を見守り、静かな環境を整える。この状態は数時間から数週間におよぶ場合がある。

3. アセスメントの視点
- 入院中に抗てんかん薬の調整を行う場合は、発作の頻度や抗てんかん薬の副作用に注意する必要がある。
- 小児の場合は成長発達や学校生活への影響、成人では就職・結婚・出産・育児など日常生活や社会生活への影響を考慮する。

B. セルフケア

1. 空気・水・食物
- 食事の制限はないが、暴飲暴食は避ける。また、過飲水は発作を誘発しやすい。飲酒は禁止する必要はないが、発作を誘発しやすいので飲み過ぎないようにする。

2. 排泄
- 発作時に失禁することがある。意識障害を伴わない発作や、発作後に失禁していることに患者自身が気づいている場合もある。患者の羞恥心に配慮した対応が必要である。

3. 服薬
- 服薬はてんかん発作を防ぐうえで非常に重要である。てんかんは慢性疾患であるため長期間の薬物療法を必要とする。薬の飲み忘れ、自己調整や中断は発作を引き起こす危険がある。
- 患者が納得して服薬できるように患者の理解力に合わせて援助をしていく。また、薬の副作用についても説明をしていく。

4. 活動と休息
- てんかん発作は過労や睡眠不足のときに起こりやすいため、規則正しい生活を勧める。
- 激しい運動や水泳も避けたほうがよいが、発作が抑制されていれば運動の内容や同伴者の有無などを考慮して主治医と検討してよい。運動後は十分に休息をとるように勧める。

5．孤独とつきあい

- てんかん発作はいつ起こるかわからない。また、患者は発作中のことは覚えていない。患者にとって発作は大きな心理的負担になっていることを理解し、患者が主体的に治療を続けることができるように援助していく。
- 精神障害や知的障害により、対人関係のトラブルや迷惑行為など日常生活において問題行動がある場合は、問題行動の背景をアセスメントし、社会生活に適応することができるように援助していく。
- 日常生活や社会生活に支障がある場合は、精神障害者保健福祉手帳の申請ができる。申請にあたっては医師の診断書が必要である。

6．安全を保つ能力

- 発作時に転倒して頭部を強くぶつけたり、やけどを負うなど二次的傷害を起こすおそれがある。そのため、発作の前駆症状や発作が起きやすい状況を知り、発作を予防することが大切である。

7．発作時のケア

- 患者が発作を起こしたときには発作が終わるまで見守り、その場を離れない。発作が起きた時刻、発作がどこから始まりどのように進行しているのか、発作後の状態を観察する。これは大脳の興奮が生じた部位や広がりを知る手がかりとなり、医師が診断を行ううえで重要となる。
- 発作時の看護のポイントについて**表4**に示した。
- 発作時には誤嚥をする危険があるため、顔色、チアノーゼの有無など呼吸状態に注意する。けいれん時は呼吸が停止しているため、脳は低酸素状態になる。そのため、けいれんが長時間続くときは機能障害を起こす可能性がある。以前は、咬舌を予防するためバイトブロックを使用したこともあったが、看護師が指をかまれることや患者が誤嚥をする危険性があるため行わない。
- 10分以上経過してもけいれん発作が改善しない場合、重積状態の可能性がある。このときは治療薬投与のため血管確保が必要であり、さらに気管内挿管、人工呼吸、昇圧薬の投与などが行われる。
- 家族へは退院後の発作時の対応や重積状態の時の対応についてあらかじめ話し合い、決めておくとよい。

（柿島有子）

■文献
1．上島国利，渡辺雅幸編著：ナースの精神医学　改訂3版．中外医学社，東京，2011．
2．兼子直　編著：てんかん教室　改訂第3版．新興医学出版社，東京，2012．
3．松下正明，広瀬徹也 編：TEXT精神医学 第2版．南山堂，東京，2002

精神障害をもつ人の看護

疾患の理解、アセスメントとセルフケア
発達障害

疾患の理解

- 発達障害とは、乳幼児期または小児期に発病すること、中枢神経系の機能発達の障害であることを特徴とする精神障害である。ここでは、自閉スペクトラム症（自閉症スペクトラム障害）と学習障害を取り上げる。

A. 自閉スペクトラム症

- 自閉スペクトラム症は、従来の小児自閉症とそれよりも広い概念である広汎性発達障害を併せた概念である。特に小児自閉症は、自閉スペクトラム症の重症典型例である。

小児自閉症

- 小児自閉症は、米国のカナー（L. Kanner）により、1943年に「情緒接触の自閉的障害」として記述された発達障害である。現在は、発達的な脳機能障害によって生じる病態として位置づけられている。
- 主要症状は、「社会的コミュニケーションおよび対人的相互反応の持続的な欠陥」と「行動または興味、活動の限定された反復的な様式」である（表1）。

広汎性発達障害

- 広汎性発達障害とは、小児自閉症の主要症状をさまざまな程度に併せもつ精神障害の総称である。広汎性発達障害は、小児自閉症を中

表1 ● 自閉スペクトラム症の主要症状（DSM-5の診断基準 A、Bの要約）

①複数の状況における社会的コミュニケーションおよび対人的相互反応の持続的な欠陥	(1)対人的情緒的関係をつくることができない。 　例えば、相手に異常に接近する、通常の会話のやりとりができない、興味・感情を相手と共有できない。 (2)社会的関係において非言語的コミュニケーションを用いることができない。 　例えば、言語的コミュニケーションと非言語的コミュニケーションがずれている、アイコンタクトと身体を使ったコミュニケーションができない、身振りを理解したり使用したりできない。 (3)人間関係を発展させ、維持し、理解することができない。 　例えば、さまざまな社会的状況に自分を適合させられない、想像上の遊びを仲間と一緒にできない、友人をつくることができない、仲間に興味を抱けない。
②行動または興味、活動の限定された反復的な様式	(1)常同的または反復的な身体運動または物の使用、会話。 　例えば、おもちゃを一列に並べるといった単調な常同運動をする、反響言語や独特な言い回しをみせる。 (2)同一性への固執、習慣への頑固なこだわり、または言語的・非言語的な儀式的行動。 　例えば、小さな変化を嫌う、変化に適応できない、儀式のようなあいさつをする、毎日同じ道順を選択したり、同じ物を食べたりする。 (3)興味が異常に限局され、固定化されている。尋常でない興味の強さやこだわりを示す。 　例えば、一般的ではないものに強い愛着を抱き、没頭する。 (4)感覚刺激に対して過敏または鈍感であり、環境の刺激に並外れた興味を抱くことがある。 　例えば、自分の痛みや体温に無関心である、特定の音または触感を嫌う、光または動きを見ることに熱中する。

日本精神神経学会（日本語版用語監修），高橋三郎・大野裕 監訳：DSM-5 精神疾患の診断・統計マニュアル．医学書院，東京，2014：49．

心として、それに近縁の障害を含む障害ということができる。
- 代表例がアスペルガー症候群である。これは1944年にアスペルガー（H. Asperger）により自閉的精神病質として報告され、最近になって世界的に注目されるようになった。
- アスペルガー症候群は、言葉の発達の遅れが目立たず、知的発達が保たれている広汎性発達障害である。特に独特な抑揚をもつ会話が特徴とされる。この患者は、共感性に乏しく、他人との情緒的な交流をもつことが困難である。関心の幅は狭いが自分の関心のある事柄には熱中することができる。

1. 発生頻度
- 自閉スペクトラム症は、男児に多く、子どもの人口の1％以上の割合で出現すると報告されている。

2. 病因
- 自閉スペクトラム症の原因としては、中枢神経系の高次機能の障害が想定されている。原因を親の性格や養育の不適切さに求めることは誤りである。

3. 臨床症状・診断
- 自閉スペクトラム症の診断には、主要症状（**表1**の①と②）が小児期までに出現していることが必要である。さらに、それ以外にもさまざまな異常が随伴する。
- 小児期では、多動、睡眠障害、偏食などの異常行動、思春期・青年期ではてんかん、強迫様症状の増強や気分障害などの精神障害の併発がありうる。また、半数以上に重度・中等度知的障害が合併する。

4. 治療・予後
- 自閉スペクトラム症に対する治療の中心は、子どもおよび家族や周囲の人々に対する治療教育と薬物療法である。
- 治療教育は、異常行動の改善、適応行動の習得、自閉スペクトラム症児の気持ちや行動を理解したうえで認知と情緒の発達を促すこと、積極的な社会参加を援助することを目的とする認知行動療法、認知発達治療などから構成されている。
- 薬物療法は、症状の緩和を目的にして対症療法的に行われる。興奮、不穏、不眠、過剰なこだわり、多動、自傷、常同行動、パニックなどが標的症状となる。
- 合併している精神障害に対する薬物療法も重要である。てんかん発作があれば、一般のてんかんに対する薬物療法が行われる。強迫症状には、SSRI（selective serotonin reuptake inhibitor：選択的セロトニン再取り込み阻害薬）や抗不安薬が使用される。気分変調や気分の不安定さに対しては、気分調整薬が有効なことがある。
- 親に対する療育のガイダンスや、親の精神保健に配慮した援助も重要である。自閉スペクトラム症児の不適応行動に対する親の対応への助言、家族療法的介入や環境調整が行われる。
- 自閉スペクトラム症患者は社会適応に問題が生じることが多い。独立した生活ができず、施設に入ったり、人の助けを大幅に借りなければならない者の比率は半数から70％に及ぶ。

B. 学習障害
- 学習障害とは、一般知能に大きな障害が認められないにもかかわらず、認知障害のために学習過程に異常を示す病態を指す。特に、学習面では、読字、書字、算数、運動といった特定の領域で障害を示すものが知られている。
- 学習障害の治療に関しては、そこに知覚、運動等の神経心理学的障害を想定し、そのプロセスを訓練によって補正することで学習が可能になるとするアプローチが代表的である。
- プロセスの訓練をするのでなく、読字、書字、

表2 ● アセスメントの視点

重症度 (障害の程度)	自閉スペクトラム症の場合は、自閉度を測る小児自閉症評定尺度東京版(CARS-TV：Childhood Autism Rating Scale-Tokyo Version)などがある。 CARS-TVでは15項目(人との関係、言語と運動の模倣、情緒、身体の使用、人間でない対象に対する関係、変化への適応、視覚的反応性、聴覚的反応性、近接受容器での反応性、不安反応、言語的コミュニケーション、非言語的コミュニケーション、活動性の水準、知的機能、全般的な印象)を測定し、合計得点によって重症度を評価する
発達の程度	知能検査、あるいは発達検査によって測定される知能指数、あるいは発達指数で表される。アセスメントする際には、全体的レベルの程度、および領域による偏りの有無をアセスメントする
現象の観察	生活の仕方(起床、洗面、食事、排泄、睡眠、整理整頓、生活のリズムなど)、行動、感情表出、表現、表情、言動、会話、対人関係(仲間関係、家族関係)、遊び、学習状況、集中力をアセスメントする
合併の有無	てんかん、行動の障害(攻撃的行動、自傷行為など)、神経症的症状、心身症的症状の有無をアセスメントする
登校・登園 拒否の有無	広くは、学校・保育園・幼稚園に登校・登園しない状態があるかないかをアセスメントする。 文部科学省の学校基本調査においては、「不登校児童生徒」とは「何らかの心理的、情緒的、身体的あるいは社会的要因・背景により、登校しない、あるいはしたくともできない状況にあるため、年間30日以上欠席した者のうち、病気や経済的な理由による者を除いたもの」と定義されている
問題行動の 有無	自傷、他害、破壊、異食、常同、癇癪、固執などの問題行動の有無をアセスメントする

算数などの学習の遅れが生じている領域に系統的課題を設定し、指導を行う方法も提唱されている。

(林　直樹)

アセスメントとセルフケアの特徴

- 発達期(多くは胎生期、あるいは生後の早い時期)にさまざまな因子が作用して、脳機能障害が生じる結果、認知、言語、社会性および運動などの発達が障害される状態を発達障害と総称する。このなかには、脳性麻痺など小児神経疾患も概念的に含まれるが、児童精神科領域では、主として精神発達に問題を有するものを発達障害とする。
- 主要な障害は、認知、言語、運動あるいは社会的技能の獲得において存在し、大きくは次の3つに分けられる。
- 知的発達障害のような全体的な遅れ。
- 特異的発達障害のように、特定の領域の技能獲得において遅れあるいは進歩しないこと。
- 自閉スペクトラム症のように、正常な発達の質的なひずみが多くの領域に存在すること。
- 発達障害の経過は、慢性の傾向があり、障害のいくつかの特徴は安定した形で(寛解または悪化の時期がなく)成人期まで持続する。重症の発達障害は永続的であり、多くの軽症型では、適応あるいは完全な回復が生じうる。

1．アセスメントの視点

- アセスメントの視点としては、**表2**が挙げられる。

2．アセスメントが必要になる状況

- 次のような場合には、入院治療が必要となることが多い。
- 自己や他者を傷つけるおそれがあるとき。
- 極度の家族病理が子どもの発達課題の達成を妨げているとき。
- 身体的および情緒的障害があり、それぞれの子どもの困難に関する貢献と相互作用が不明であるとき。
- 行動が進行性に悪化しているとき(退行、精

表3 ● 問題行動への対応の原則

- 原因を推定し、可能ならそれを除去する
- 他の行動に関心を移す
- 運動負荷を与える
- 軽度なものは無視する
- 行動療法的対応
- 抗精神病薬の使用

神病など）。

3．アセスメントの留意点

- 経過は、年齢とともに発達的変化がみられ、障害の特徴が軽度となり、悪化はしないことが原則である。悪化したようにみえても、発達的変化がその背景にあることが多く、発達的観点からみると異常でないことが、異常にみえる場合がある。また、状況によって症状や状態が変動することがある。
- 発達には個人差があり、同じ診断名でも経過には大きな差がある。また、同じ児童期のなかでも、年齢と発達水準により症状の現れ方が異なることがある。
- 周囲の対応が大変なために、問題行動は注目されることが多いが、問題行動には子どもの関心・興味に基づく行動が適切に表現されずに生じるという側面がある。
- 身体的苦痛や環境などの変化が、問題行動を生じさせることもある。攻撃的行動や自傷行為などは、合併した自閉スペクトラム症の執着的傾向から生じることが多い。

4．セルフケア支援の要点

- 支援する際には、次のようにかかわるとよい。
・発達障害について、親や周りの人が正しく理解できるよう支援する。

・支援者として、疾患の特徴を踏まえたうえで、対象児についてどこが障害されているのか、そしてその障害はどの程度か把握する。さらに、障害されていない部分はどこかを明確にする。
・対象児が理解しやすい、あるいは受け入れやすい方法で支援する。具体的には、次の通りである。

①単純化して行動を示す、あるいは具体的に説明する。

②してもよいことと、してはいけないことを明確に（対象児が理解できるように）説明する。

③新しい行動を身につけてほしい場合、対象児が興味をもてることを利用して、行動ができたら褒める。してほしくないことをした場合には、無視する。

④察してほしい状況や場面であっても、具体的に説明する。

- 臨床場面での対応が多いと思われるため、問題行動への対応の原則を表3に記す。

（廣島麻揚）

■文献
1．松下正明, 広瀬徹也 編：TEXT精神医学 第2版. 南山堂, 東京, 2002
2．WHO編, 融道男, 中根允文, 小見山実, 他訳：ICD-10 精神および行動の障害 臨床記述と診断ガイドライン（新訂版）. 医学書院, 東京, 2005

精神障害をもつ人の看護

疾患の理解、アセスメントとセルフケア

素行症と注意欠如・多動症

疾患の理解

- 小児期および青年期に発症する行動および情緒の障害のなかで主要なものとして、素行症と注意欠如・多動症を取り上げて概説する。

A. 素行症

- 素行症は、小児や少年にみられる反復し持続する反社会的、攻撃的あるいは反抗的な行動パターンを特徴とする精神障害である。その行動は、年齢相応に期待されているものを大きく逸脱している。

1. 臨床症状・診断

- 素行症で問題となるのは、怠学、万引、薬物（有機溶剤・アルコールなど）乱用、喫煙、性的逸脱行動（売春も含む）、いじめなどの非行のほか、限度を超えた喧嘩やいじめ、動物への残虐行為、所有物へのひどい破壊行為、繰り返し嘘をつくこと、学校のずる休みや家出、ひどい癇癪、反抗的で挑発的な行動、持続的で激しい反抗などである。
- 診断のためには、これらの反社会的行動の程度が激しく、持続が長いことが必要である。
- 亜型として、家庭内に限られる素行症、非社会化型（グループ化されない）素行症、社会化型（グループ化された）素行症、反抗挑発症などに分かれる。
- 素行症は、しばしば不満足な家族関係や、学校での失敗を含む不利な心理的社会的環境と関連している。
- 素行症の患者の多くは成人期を迎えると反社会性パーソナリティ障害へと移行する。
- 鑑別診断としては、発病時期に非行が前景に出ることのある統合失調症や双極性障害を考慮する必要がある。

2. 治療・経過

- 素行症の治療では、衝動コントロールや現実検討の能力、患者の治療意欲の程度を勘案しつつ、患者と話し合いのうえ、治療目標の設定と治療計画を策定することが必要である。
- 他方、問題行動の常習性や反社会性が高い場合は、少年鑑別所や少年院といった司法施設で処遇されるのが一般的である。
- 素行症の患者では、治療関係が不安定になりやすいことが特徴である。自己破壊的行動や周囲への暴力のために入院治療が必要になることが少なくない。
- 逸脱行動に走る傾向のある患者は、病棟内でさまざまな問題行動を起こし、周囲を振り回して混乱させ、治療環境全体を損う傾向がある。そのため、治療スタッフには、ふだんからミーティングなどによってスタッフ間のコミュニケーションや協力関係を培っておくことが必要になる。
- 適切な治療環境のなかで、患者はさまざまな対人関係を形成し、そこから多くの学習体験を得ることができる。
- このほか、家族や関係者へのサポートや心理教育は、患者の対人関係を安定させ、心理的成長を促すうえで重要な介入である。特に、家族や学校、警察などの関係機関との間の協力によって、非行を防止するために対策が講じられるべきケースもある。
- 患者に社会的経験を積む機会を与えるために、

デイケア治療の導入などが考慮されることがある。
- 薬物療法は、抑うつ状態や感情不安定などの症状に対して行われることが多い。例えば、気分不安定には炭酸リチウムなどの気分調整薬、興奮や衝動性を減じるためには抗精神病薬が用いられる。
- 素行症の患者の多くは、成人期の反社会性パーソナリティ障害、境界性パーソナリティ障害に移行したり、気分障害、アルコール・薬物の乱用・依存症を発展させたりする可能性が高い。このような患者では、長期的視野に立って経過を追うことが必要である。

B. 注意欠如・多動症（多動症）

- 注意欠如・多動症（attention deficit / hyperactivity disorder：AD/HD）は、注意の障害、多動・衝動性の症状が小児期に出現し、かつそのために社会適応の障害が生じている場合に診断される精神疾患である。ここでは簡略化して「多動症」と呼ぶことにする。

1．発生頻度
- 多動症の頻度は、学齢期で3〜9％程度であり、男児に多く、性差が4〜9対1である。

2．病因・病態
- 多動症の病態としては、中枢神経系における何らかの機能不全が想定されている。特に、中枢刺激薬が多動症に特異的に有効であることから、前頭前野の機能により媒介される実行機能の障害と、それに関連するドーパミン系やノルアドレナリン系の機能低下が考えられている。

3．診断・臨床症状
- 多動症の診断は小児期に出現する不注意、多動・衝動性という症状が、学校や職場、家庭、友人関係などの多くの生活状況でみられることが必要である（**表1**）。

表1 ● 多動症の主要症状

①不注意 （注意の障害）	学業などに注意の集中ができない
②多動・衝動性	座っていても落ち着きなくじっとしていられない／よく考えてから行動することや、待たねばならないときに待つことができない

- 多動症では、気分障害、不安障害などの精神障害が出現する率が一般の子どもより高い。ほとんどのケースで行動面の症状とともに、不安、劣等感、不達成感などの心理的問題が認められている。また、言語や学業や運動に関する学習障害の合併率も高い。

4．治療・経過
- 多動症に対しては、心理教育、認知行動療法、薬物療法、家族や関係者に対する介入が行われている。そこでは、注意の維持、落ち着いて物事に取り組むこと、感情や行動をコントロールすることなどの訓練が行われる。ここでは、達成感を高め、自己コントロールの能力を強めることが重要なポイントである。
- 親へのカウンセリングや心理教育も、家族関係を整え、家庭内の緊張を和らげるうえで重要である。
- 多動症の薬物療法としては、中枢刺激薬である塩酸メチルフェニデートの徐放剤が用いられており、その有効率は60〜70％といわれている。さらにノルアドレナリンの再取り込み阻害薬である塩酸アトモキセチンの使用も普及しつつある。
- 衝動性や攻撃性が高い場合には、炭酸リチウム、カルバマゼピンなど気分調整薬や鎮静作用のある抗精神病薬が使われる。合併精神障害が認められる場合には、それに対する薬物を選択する必要がある。
- 予後としては、成人期になると約1/3で症状が消失し、半数程度で症状が持続するが、よい社会適応を示すとされている。ただし、約1/6の適応がよくないとされている。

- 思春期・青年期に、境界性パーソナリティ障害や反社会性パーソナリティ障害に移行したり、統合失調症、気分障害、アルコール・薬物の乱用・依存が生じるケースがあることに注意が必要である。

（林　直樹）

アセスメントとセルフケアの特徴

1．アセスメントの視点

- 多くの場合、問題行動が注目されるが、次のような視点で検討を行う。

①背景にある疾患の識別

- パーソナリティ障害を背景にしているとき：問題の原因が不明確で、心理的葛藤があまり見られない。
- 知的発達障害が背景に存在するとき：思考、判断、問題解決能力などの未熟さが存在する。
- 精神病性障害、神経発達障害などが疑われるとき：被害関係妄想、精神運動興奮、強迫行為、反復行為、チック、常同行為、自傷が大きな問題となっているとき。

②子どもにとっての問題行動の意味

- 問題行動の背景にある子どもの抱える心理的葛藤、トラブル、言葉にできない思いの有無およびその内容。

2．アセスメントの留意点

- 児童・思春期の年代の思考形式や精神的反応などが、病的でない反応状態をより重篤な精神障害のようにみせることがある。また、親の問題が子どもの問題として提示されることがある。

3．セルフケア支援の要点

- 問題行動がある場合、臨床場面での対応の困難さが存在する。そのため、対応する際は以下のような心構えを持つ。
・子どもの側面と大人の側面をもつことを理解する。

表2● 発達期にある子どもへの治療的対応の方針

- 親との関係を発展させ、親が子どもの長所と短所を正確に理解するように助ける。
- 親が効果的な行動的介入法を学習することと、それらの介入の原理を理解することを助ける。
- 親が治療チームの活動的なメンバーになることを励ます。
- 子どもがより適応的な対処技能を獲得することを助ける。
- 子どもが、自分の気持ちを、援助可能な建設的な方法で表現するのを助ける。
- 子どもと親に、肯定的で建設的な相互作用を経験する機会を提供する。
- 子どもが他人と関係を発展させるのを助ける。
- 子どもが自分や他人を傷つけるのを防ぐ。
- 子どもが身体的健康を保つのを助ける。
- 子どもの適切な現実検討能力を育成する。
- 子どもが効果的にコミュニケーションするのを助ける。

・子どもなりの表現方法、発達としてとらえる。
・枠組みをつくる（いいことと悪いことをはっきりさせる）。

- 小児期、児童期、思春期、青年期の障害の場合、子どもの発達をふまえた対応が必要となる。また、親とのかかわりが重要となることが多い。そのため、発達期にある子どもへの治療的対応の方針を**表2**に示す。
- 注意欠如・多動症児は学校という集団のなかで問題とされることが多い。学校保健において、看護師、保健師、カウンセラーが、問題とされる児童との対応を依頼された場合には、児童への個別の対応より、問題とされている児童と教員、また児童と集団をつなぐようなリエゾン的役割を果たすとよい（**図1**）。つまり児童が学校生活のなかで教員および他の児童とうまくかかわっていけるように、また教員が児童を理解し、教員が集団のなかに入っていく児童をうまく支援できるようにする。
- 素行症や注意欠如・多動症児の支援をしている際には、支援者自身が感情的になってしまったり、対象児や家族に対して陰性感情をもってしまったりすることもある。このような

図1 ● 学校保健における看護師、保健師、カウンセラーの役割

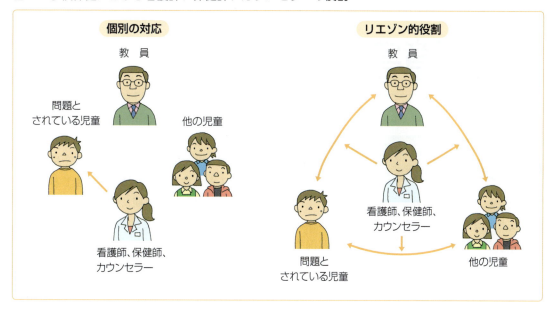

場合、支援者の仲間に、支援者自身の感情について話を聞いてもらったり、あるいは共有しながら支援にあたれるとよい。

（廣島麻揚）

■文献
1．松下正明，広瀬徹也 編：TEXT精神医学 第2版．南山堂，東京，2002
2．WHO編，融道男，中根允文，小見山実，他訳：ICD-10 精神および行動の障害 臨床記述と診断ガイドライン（新訂版）．医学書院，東京，2005

精神障害をもつ人の看護

疾患の理解、アセスメントとセルフケア
不安障害

疾患の理解

1. 定義
- 不安とは漠然とした不快な感情で、身体症状を伴うものである。不確実、不安定な状況では、人間が不安を感じるのは自然である。不安が強く本人の苦痛が強まったり、生活に支障が起きると、「不安障害」と呼ばれる。
- 従来は、心理的葛藤との関連を重視して「神経症」と総称されていたが、最近のアメリカ精神医学会による症状的診断基準（DSM-5）では、「不安症群／不安障害群」と呼ばれている。
- かつては不安障害のなかに、強迫性障害も含まれていたが、DSM-5では独立して記載された。

2. 不安障害群の分類
- DSM-5では、不安障害群は**表1**のように分類される。

表1 ● DSM-5による不安障害群の分類

- 分離不安症／分離不安障害
- 選択性緘黙
- 限局性恐怖症
- 社交不安症／社交不安障害（社交恐怖）
- パニック症／パニック障害
- 広場恐怖症
- 全般不安症／全般性不安障害
- 物質・医薬品誘発性不安症／物質・医薬品誘発性不安障害
- 他の医学的疾患による不安症／他の医学的疾患による不安障害
- 他の特定される不安症／他の特定される不安障害
- 特定不能の不安症／特定不能の不安障害

①分離不安症／分離不安障害
- 家や親など、愛着をもっている人や場所から離れるときに恐怖または不安が生じること。
- 症状はしばしば小児期に発症するが、成人期を通して症状が表現されることもある。

②選択性緘黙（かんもく）
- 自宅などでは話すにもかかわらず、話すことを期待される社会的な状況（学校など）において話すことができない。
- 話せないことによって、学業や教育上の障害を引き起こす場合がある。

③限局性恐怖症
- 特定の対象に恐怖を抱き、回避するものを恐怖症と呼ぶ。これは、最も広くみられる不安性障害で、治療を必要としない場合も多い。恐怖の対象としては、虫や犬や猫などの動物、高所（ビルなど）や閉所（エレベーターなど）、尖ったもの（ナイフ、針など）、雷などの自然現象などがある。
- 幼少時の恐怖体験が何らかの心理的理由によって残存し、これらの対象が、恐怖症を引き起こすのではないかと考えられている。
- 妄想や幻覚の場合と違って、不安障害の患者は、不安が、合理的・現実的ではないことを自覚している。これを現実検討があるという。ただ、不安が生じること自体は変わらない。

④社交不安症／社交不安障害（社交恐怖）
- 従来わが国で「対人恐怖」とよばれてきた病態である。
- ①自分の言動、表情、視線などがもとで他人に変に思われたり、悪く思われたり軽蔑されるのではないかと不安になって恐怖感を抱き、②そういった社交的状況を回避することである。

- 他人の注視を浴びる機会、例えば社交的な交流（雑談や知らない人に会う）や人前で話すといった状況に関して恐怖を抱き、不安がり回避する。
- 人前に出ると緊張しすぎて、思うように話ができない、頭のなかが真っ白になってどうしたらよいのかわからなくなる、体が震え冷や汗が出る、などの症状が現れる。

⑤パニック症／パニック障害

- パニック障害では、目立ったきっかけがないのに、急激な不安に襲われる。不安は強く、激しい動悸、胸の圧迫感、呼吸困難感、めまい、ふるえ、冷汗、手足のしびれ感などの身体症状を伴うため、患者は心筋梗塞や脳卒中などの身体的疾患が発生したと思って救急センターを受診したりする。また、過呼吸、過換気がみられることもある。
- 発作は通常、20分から1時間くらいの経過をとる。この発作を「パニック発作」という。
- パニック発作は、強い恐怖または不快を感じる、はっきり他と区別できる期間で、そのとき、表2の症状のうち4つまたはそれ以上が突然に発現し、10分以内にその頂点に達する。パニック発作が起きた患者は、いつまた発作に襲われるのかという不安（予期不安）を抱くことがある。
- パニック発作はくつろいでいるときや睡眠中といった、きっかけや引き金がないときに起こるもの（予期されない）と、特定の状況で起こるような予期されるものがある。

⑥広場恐怖症

- もしもパニック様症状が現れたり、何もできなくなった場合、逃避できなかったり助けてもらえないかもしれないと考え、そのような状況を恐れている。
- 予期不安のために、公共交通機関、高速道路、渋滞する道路、レストラン、映画館など、自分の自由がきかない場所への外出に対して恐怖が強まる。広場恐怖の「広場」とは、広い場所という意味ではなく、「公共の場所」という意味である。

表2 ● DSM-5によるパニック発作の特定用語

①動悸、心悸亢進、または心拍数の増加
②発汗
③身震いまたは震え
④息切れ感、または息苦しさ
⑤窒息感
⑥胸痛または胸部の不快感
⑦嘔気または腹部の不快感
⑧めまい感、ふらつく感じ、頭が軽くなる感じ、または気が遠くなる感じ
⑨寒気または熱感
⑩異常感覚（感覚麻痺、または、うずき感）
⑪現実感消失（現実でない感じ）、または離人感（自分自身から離脱している）
⑫抑制力を失う、または"どうかなってしまう"ことに対する恐怖
⑬死ぬことに対する恐怖

日本精神神経学会（日本語版用語監修），高橋三郎・大野裕 監訳：DSM-5 精神疾患の診断・統計マニュアル．医学書院，東京，2014：212.

⑦全般不安症／全般性不安障害

- 身体的な健康、仕事や家庭、異性問題、学業成績など、日常生活全般のさまざまなことについて、過剰に不安や心配を感じる。

3．治療

- 不安障害の治療では、主に薬物療法と認知療法が用いられる。
- 薬物療法の目的は、不安をコントロールすることであり、認知療法の目的は、同じ刺激でも不安が惹起されないようにしたり、不安が強化されないように防ぐことである。

①薬物療法

- 社会不安障害の患者には、抗不安薬、抗うつ薬に加え、心悸亢進、震え、発汗などの自律神経症状に有効なβ遮断薬も使われる。
- 抗不安薬としては、ベンゾジアゼピン系抗不安薬が広く用いられる。パニック障害や強迫性障害、あるいは抑うつ症状を伴った不安性障害に対しては、SSRI（selective serotonin reuptake inhibitor：選択的セロトニン再取り込み阻害薬）などの抗うつ薬が用いられることもある。

②認知行動療法

- 不安障害の患者には、一般に、ある刺激に対して、ネガティブな結果を予想してしまうような認知パターンがみられる。
- パニック障害の患者に対する認知の修正の例は、「心臓発作だ！もうだめだ！」という瞬間的反応を、「ちょっと待てよ、ただの動悸か」という情報処理過程に変化させていくことで、パニック発作を起こさせないようにする。
- 社会不安障害の患者では、恐怖場面での不安のコントロール法を教え、予期不安や回避行動を減少させるように訓練する。

③行動療法

- 少しずつ恐怖に慣れさせるという行動療法もある。例えば、電車に乗れない場合には、地上で一駅ずつ同伴し、徐々に駅を増やして、単独の地下鉄の利用へと進めたりする。行動療法を行う際に、薬物療法も併用して、前もって抗不安薬を内服させたり、不安症状出現時に服用できるようにもっていくことを勧める場合もある。

④森田療法

- 森田療法は、森田正馬が考案した独特の治療法である。患者を合宿させ、徹底した臥褥や軽作業を通して、心配や「心配している自分」へのとらわれからの解放を目的としている。

（秋山　剛、山本沙織）

アセスメントとセルフケアの特徴

- ここでは、全般性不安障害、パニック障害、恐怖症のアセスメントとセルフケアの特徴について取り上げる。
- 不安障害は一度病状がよくなった後、再発することも多く、慢性に経過しやすい。また、有病率は高く、他の精神疾患に比べて軽くみられがちであるが、本人の個人的・社会的負担は大きいといわれている。
- 他の精神疾患を合併することも多く、これらも不安障害の経過に大きな影響を与える。本人のケアを行うにあたってはこれらを踏まえ、それぞれの不安障害の特徴を理解し、ケアにあたる必要がある。

A. 全般不安症／全般性不安障害

1．主な症状と援助が必要な状況

- 全般性不安障害の患者は、状況によらずさまざまな事柄に対して不安が高まる。息切れ、動悸、震え、発汗過多、めまい、口渇、血圧上昇などの自律神経症状が生じたり、緊張して落ち着きなく、集中困難、過剰な警戒心、不眠などが伴い、日常生活に支障をきたす。

2．アセスメントの視点

- 本人の不安を軽減するために、まずこのような症状の有無を観察し、不安がどのような症状として現れているのか、その症状の程度等、不安のアセスメントを行う。
- 本人の生活にどのような影響を与えているのかを知り、本人のセルフケア能力を査定する。ストレス因や、本人が症状をどう認識し、どう対処しているのか、などのアセスメントも行う。

3．セルフケアへの援助

- 不安からくる自律神経症状や、緊張、不眠、過敏性、集中困難などが、本人のセルフケア能力をどの程度障害しているのか、セルフケアの各行動についてアセスメントする。
- 自立して行えている部分についてはそれを評価して自信につなげ、援助が必要な部分については、不安の軽減を図りながら、本人と症状への対処法について一緒に考える。
- 本人が対処方法を身に付け、行動がとれるように段階的に支援していく。

4．不安の高まりに気づく

- 不安が強くなってきたとき、それに本人が気づくことができれば、不安がコントロールできなくなる前に対処することができる。不安

が高まっていく前兆に気づく方法を一緒に考える。

5．不安の対処方法についての知識を提供する

- 不安症状が出てきたときの対処法に関して、本人の知識が不足していることも考えられるため、対処方法を一緒に確認することは大切である。
- 処方された薬を飲んでみることや、精神科のクリニックや病院、危機状況に対応してくれる施設・機関・サポーターの電話番号などの情報を手帳などに書いておき、不安のコントロールができなくなった際、必要な支援を得やすいようにしておく。
- 本人が不安を認識し、それに対してどのように対処していけばよいかという知識を、言葉で語ることができるように支援する。

6．不安への対処能力を高めていく

- 患者は自分自身の精神面、身体面に対する不安や、身の回りのさまざまな事柄全般について不安を表出してくるので、ケアにあたる者は、それらに次々と振り回されないようにする。
- 現在ある本人のストレス因に注目し、それらへの対処法も一緒に考えながら、本人が不安への対処能力を高めていけるように支援する。

7．治療への支援

- 薬物療法・精神療法が主体で、精神療法では、状況を傾聴して不安の環境要因を探り、支持的に接することで本人の洞察を促していく。生活の改善や不安への対処方法を学習させる。
- 看護ではこれらがうまく進んでいくように、日々のかかわりのなかで支援していく。服薬に不安がある患者には、薬によって早く症状が改善し、つらさが軽減されることを伝えていき、副作用などの心配に対しても丁寧に説明をしていく。

B．パニック症／パニック障害

1．主な症状と援助が必要な状況

- パニック障害は、予期しないときに「パニック発作」が繰り返し起こるのが特徴で、一度発作を体験した後、また発作が起きるのではないかという予期不安や、発作が起きて心臓が止まるのではないかなど、発作の意味について深刻な心配が続く。そのため、生活のなかで行動がとれなくなったり、精神面にも大きな影響がある。

2．アセスメントの視点

- 本人がどのような状況でパニック発作を起こしているか、パニック発作について本人はどう認識しているのかを観察する。パニック発作に関係している、本人自身が抱えているストレスと、発作の引き金となる外的な刺激要因は何かを知る。
- 本人は発作が生じたときにどのように対処しているのかをアセスメントする。

3．セルフケアへの援助

- パニック発作が生じることによって、本人のセルフケアのどの部分がどの程度障害されているのかを査定する。援助が必要な部分については、パニック発作への対処方法も習得してもらいながら、少しずつ自立して行えるよう支援する。
- 本人の症状に合った支援方法を探り、できているところは自信につなげ、不安を軽減しつつ次第に行動を広げていく。

4．パニック発作の予測

- 発作の引き金となった外的刺激に焦点をあてながら、本人とパニック状況について話し合い、分析する。
- 本人がパニック発作に関連した自身のストレスや外的刺激を認識し、それを語れるようになることは、患者がパニック発作を予測し、やがて発作をコントロールするために役立つ。

I　精神障害をもつ人の看護／疾患の理解、アセスメントとセルフケア●不安障害

5．パニック発作時の対応

- パニック発作時の対応として、すぐ本人を腹ばいで横にさせるか、腰かけている場合は頭を膝の間に入るほど低くして前かがみにさせる。これにより、自律神経の安定と過呼吸を防止することができる。
- パニック発作であることをはっきり意識させ、死につながる病気ではないから大丈夫であることを伝え、落ち着いた小声で安心させる声かけをしていく。
- 生理的反応を変えるために、例えば深呼吸をするなど指示したことを行わせ、不安を軽減し、本人をリラックスさせ、本人が発作にとらわれないよう、別のことを考えさせる。
- 本人に発作について質問するときは、不安を増大させないように注意しながら行う。

6．パニック発作への対処方法を身に付ける

- パニック発作は、強い恐怖感や不安感があるときに突然生じるので、本人の不安を軽減させる方法を探ることが大切である。深呼吸やさまざまなリラクセーション法、その他不安の対処に役立つ方法を患者と一緒に見つけ、発作時にそれらをどのように使っていけばよいか話し合い、本人が対処法を身に付けられるように支援する。
- 本人がいざというときに相談できる支援環境を整え、不安が増大してきたときに助けを求められるように、本人に情報提供と支援の求め方を教える。

7．パニック発作と回避行動

- パニック発作が生じることによって患者はどのような回避行動(例えば電車に乗ると発作が起きるので電車には乗らないなど)をとっているのか、日常生活にどのような支障が出ているのかを知る。
- 不安の軽減を図りながら、少しずつ行動がとれるように、達成可能な目標設定をしてひとつずつ自信をもたせながら、段階的に行動の範囲を広げていく。

8．パニック障害の治療とその支援

- 抗うつ薬のSSRI(選択的セロトニン再取り込み阻害薬)とベンゾジアゼピン系抗不安薬を中心とした薬物療法と認知行動療法などの精神療法が行われる。
- 看護師は本人がどのような治療を受けているか理解し、治療に対する不安がないように話を聞き、日常生活のなかで治療が生かせるように支援する。

C．恐怖症

1．主な症状と援助が必要な状況

- 恐怖症には、広場恐怖、社会不安症、特定の恐怖症などがある。広場恐怖は、パニック障害と関連が深く、パニック発作が起きるのではないか、あるいはパニック以外にも、例えば突然下痢が起きて対処に困るのではないか、などの不安のために、電車に乗る、一人で外出する、一人で家にいる、といったさまざまな状況を回避することである。
- 恐怖心を起こす状況が特定の状況に限定されていれば「特定の恐怖症」という診断になる。
- 社会不安障害は、人前で恥をかくような状況に対する強い不安を中心症状とし、特に人と話をするときに不安が誘発されることが多い。

2．アセスメントの視点

- 本人の回避行動の有無や回避行動の程度、恐怖症によって日常生活にどのような支障が出ているのかを知る。また、本人が恐怖症をどのように感じ、認識しているかを観察し、それらを語れるように支援する。

3．セルフケアへの援助

- 本人の恐怖症による症状や回避行動によって、セルフケア能力のどの部分がどの程度障害されているのかを査定する。査定によって、どの程度の支援が必要かプランを立て、本人の

強い不安への対処方法を探りつつ、自信をもたせながら段階的に行動を促していく。

4．不安の認識を促す
- 本人が恐怖症は不安によって起こっていることを認識できるよう援助し、恐怖症として置き換えられている不安の原因を明らかにする。
- 本人とのコミュニケーションは、状況を傾聴し、症状にこだわらせず、適切な判断・行動がとれるように支持的に接していくようにする。

5．不安のコントロールと行動療法
- 恐怖症は薬物療法や精神療法などで治ることを説明し、不安のコントロールに役立つリラクセーション技術を指導したり、コーピングスキルを習得してもらう。
- 不安を軽減する方法を身につけながら、回避行動をとっていた状況について、達成可能なレベルの行動から段階的に目標設定し、少しずつ恐怖に慣れさせる行動療法が行われる。

（立石彩美）

■文献
1．Benjamin J. Sadock, Virginia A. Sadock，井上礼一，四宮滋子監訳：カプラン臨床精神医学テキストDSM-IV-TR診断基準の臨床への展開．メディカル・サイエンス・インターナショナル，東京，2006：641-668
2．Copel,L.C.，比嘉勇人訳，岩瀬信夫監訳：不安障害．DSM-IVに基づく精神科看護診断とケアプラン，南江堂，東京，1999：128-156.
3．貝谷久宣，山中学：パニック障害と強迫性障害．看護のための最新医学講座　第12巻　精神疾患，加藤進昌編，中山書店，東京，2002：303-317.
4．勝久寿，中山和彦：神経症性障害の治療―不安障害を中心に．精神看護エクスペール　救急・急性期II　気分障害・神経症性障害・PTSD・せん妄，坂田充編，中山書店，東京，2005：64-73.
5．日本精神神経学会監修：DSM-5 精神疾患の診断・統計マニュアル．医学書院，東京，2014.
6．西園文：疾患の理解―神経症とは何か、神経症圏の疾患とは何か．精神看護エクスペール　救急・急性期II　気分障害・神経症性障害・PTSD・せん妄，坂田充編，中山書店，2005：56-63.
7．野村総一郎，樋口輝彦，尾崎紀夫編：標準精神医学．医学書院，東京，2010：208-228
8．大熊輝雄原著：現代臨床精神医学(第12版)．金原出版，東京，2013：274-284
9．佐々木隆一：5-4恐怖症．パニック障害と全般性不安障害．精神疾患の治療と看護，安西信雄，青木民子編，南江堂，東京，2003：110-114.

精神障害をもつ人の看護

疾患の理解、アセスメントとセルフケア

強迫性障害

疾患の理解

- 強迫症／強迫性障害とは、自分では不必要でやめたいと思っていながら、やめると不安になるために、自分でばかばかしいと思う考えやイメージ（強迫観念）が浮かんできて止められず、それをコントロールしようとして同じ行為（強迫行為）を何回も繰り返してしまう疾患である。
- 患者は、自分自身でも、そういった考えやイメージ、行為が合理的でないことを認識しているが、考え・イメージ・行為を止めることができない。

1．症状

- 強迫観念（思考）と強迫行為がみられる。
- 強迫観念は、①常同的な形で繰り返し患者の心に浮かぶ考えや衝動やイメージで、②患者に不安・恐怖・不快感をもたらすもので、③患者はその思考に抵抗し、取り払おうと思っても取り払うことができず、④本人の意思に反したものであるが、自分自身の思考であることがわかっているもの、である。
- 強迫観念は、「汚い」「間違い」「悪い」など、患者にとってネガティブな意味合いをもっている。具体的には、「排泄物（尿・便・唾液）のイメージが頭に浮かぶ、排泄物が体についたのではないか」「ばい菌に感染したのではないか」「正確な手順をとれなかった」「卑猥な言葉が頭に浮かぶ、口にしそうになる」「自分が他人を殺しそうになる」などの訴えがよくみられる。
- 重症になると、「（実際には）安全に道を渡れたけれども、渡っていたときに十分な確認をしなかった。もし車が来ていたら、自分たちが死んでいた可能性があった」という、起きなかった事態に対して強迫観念がみられることもある。
- 強迫行為は①何度も繰り返される常同行為で、②強迫観念による不安や恐怖や不快感を一時的に軽くしようとする行為である。
- 具体的な行為としては、「汚染から逃れるための過剰な、儀式化された手洗いやシャワー」「鍵やスイッチの頻回な確認」「布団を敷くのに、決まった手順、角度が正確に保たれるようにこだわる」「決まったやり方で数を数える」「決まったやり方で、道を歩くことにこだわり、途中で乱されると初めからやりなおす」などがみられる。
- 強迫行為を行っているときには、表情、声、感情の表出が単調になる。強迫行為が邪魔されると、攻撃的になったり、行為がさらに頻回に繰り返されたりする。
- 強迫行為を何回繰り返しても、患者は本当に「安心」することはできない。「安心が得られない」のが、患者の病理の根源なのである。
- 強迫行為は、通常患者自身が行うが、なかには、「家族に強迫行為をさせる」というタイプもみられる。この場合、当然ながら家族の負担が高まる。

2．原因

- 一般の精神疾患の場合と同じように、強迫性障害の原因には、遺伝、素因、生育、心理社会的ストレスなどが複合的に関与していると考えられる。
- 生物学的要因としては、治療にセロトニン系

の薬物(クロミプラミン、イミプラミン、SSRIなど)が有効であることから、セロトニンの調節障害が考えられている。
- 脳の尾状核、被殻、淡蒼球、視床、前頭葉眼窩面は強迫症状と関連があることがわかっている。
- 病前性格として強迫性人格が重要視されている。強迫性人格とは、きちょうめんで秩序を重んじ、良心的で責任感も強いが、融通性、柔軟性に乏しく、自己不確実性をもち自信にも欠け、ささいなことにこだわり、強迫症状を示しやすい人格である。
- 精神分析の創始者フロイトは、「強迫性障害の患者は、精神性的発達における肛門期に固着しており、そのために、清潔さ、秩序、禁欲、金銭などに強くこだわる性格が形成される」と考えた。

3．好発年齢、経過と予後
- 強迫性障害の半数以上は突然発症する。発症には、妊娠、性的問題、近親者の死亡といったストレスが関係することがあり、しばしば対人関係上の困難が患者の不安を増強し、さらには症状を悪化させる。
- 好発年齢は後期思春期から青年期といわれている。多くの場合、患者は症状があってもそれを隠しながら、なんとか生活しており、発症から治療機関の受診まで、相当の時間を経過していることが多い。
- 強迫性障害の予後は、症状の強さによってさまざまである。精神科を受診するような重症例では、回復までに、数年の時間を要する場合が多い。
- 強迫症状が進んでくると、不安や不快感が起こりそうな苦手な状況を避けるようになり、生活全般にわたって消極的になってくる。その結果、仕事に行けない、家事ができない、家から外に出ることができない、など日常生活がしづらくなり、まったく自由を失った状態(制縛状態)に至ることもある。
- 症状が強迫性格とからんでいるほど、慢性化しやすい。患者が強迫症状を不合理だとか、ばかばかしいとみなさない(強迫意識がない)ことは予後不良の指標である。何か特定のストレスに関連しているようであれば、それだけ予後はよくなる。

4．治療とかかわり
①薬物療法
- 薬物療法としては、SSRI(selective serotonin reuptake inhibitor：選択的セロトニン再取り込み阻害薬)、クロミプラミンなどの抗うつ薬が主に用いられるが、それだけで強迫観念が消えることはない。
- 通常、不安症状を伴っているので、抗不安薬も使用される。

②精神療法
- 一般的な精神療法としては、「強迫をやめること」ではなく、「自分がやりたいこと、楽しめることを増やす」ことができるように働きかける。
- 患者が自分自身について、「不完全」「間違い」と思っている点について、自己受容できるように援助する。

③行動療法
- 行動療法は強迫性障害患者に対して、薬物療法と同等の効果があり、その効果はより長時間持続する。
- 行動療法では、曝露反応妨害法という技法を用いる。これは、これまでの回避行動や強迫行為によって不安を下げるという悪循環のパターンを変えるための方法で、不安を感じる

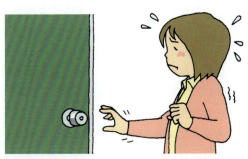

不潔恐怖の曝露反応妨害法では、触った後、一定時間は手を洗わずに我慢する。

場面にわざと自分をさらし(不潔恐怖・洗浄強迫の例では汚いと思うものに触る)、そこで生活を妨害している行動を行わず(手を洗うのを我慢する)、それまで行ってきた習慣的行動をとらなくても安全であることを体験させ、反復して訓練する方法である。

(秋山　剛、山本沙織)

アセスメントとセルフケアの特徴

1. 主な症状と援助が必要な状況

- 強迫症/強迫性障害の患者は、自分の意に反して生じてくる思考や衝動(強迫観念)に対して、不安や苦痛が生じ、それを打ち消そうとする。例えば、頻繁に手を洗う、確認する、数を数える、などの強迫行為を繰り返し、本人の時間を浪費させ、日常生活や他者との人間関係に支障をきたしている。
- 強迫性障害の患者のセルフケア能力を高め、症状の改善を支援するために、患者の症状やセルフケア能力、患者を取り巻く環境や生育歴、家族に対するアセスメントを行い、個別的な支援を行っていく。

2. アセスメントの視点

- 本人にどのような支援が必要か判断するために、本人のセルフケア能力についてアセスメントしていく。
- 本人の強迫観念・強迫行為がどのようなものであるか、その程度・頻度、患者の強迫行為や強迫観念が本人の体や心、周囲にどのような、どの程度の影響を与えているかを把握する。
- 本人が不安を増大させ、強迫的行動の引き金になる状況はどのようなものか、状況または物事に対する患者の非現実的な見方、家族やその他周囲のサポート環境などを把握することも本人を支援するうえで役立つ。
- 強迫性障害の患者は同時に、うつ病や他の不安障害など、他の精神障害を合併している場合もある。それらの程度と強迫症状との関係についてのアセスメントも行う。

3. セルフケア全般についてのアセスメント

- 本人のセルフケア全般についてアセスメントし、セルフケアのどの部分が障害され、どの程度の援助によってそれを補うことができるか評価する。
- 強迫性障害患者のセルフケア能力に対する主なアセスメントの視点を**表1**に挙げる。

4. 本人に接する基本姿勢

- 強迫性障害の患者の看護にあたっては、強迫行為を繰り返す本人の苦しみを十分に理解して共感的に接することが大切である。
- 強迫観念や強迫行為について、看護師の価値観で批判したり、無意味な行動として禁止しない。危険であったり大きな障害となるような状況以外は、過度に禁止せず、本人の自尊心を損なわないように対応する。
- 強迫性障害の患者は、ほかの精神障害よりも軽症に見えやすく、論理的に説得しがちであるが、否定的な態度をとらず、包容力のあるかかわりで不安を高めないように接する。
- 本人が自分の言葉で苦しみや不安を言語化できるように促していく。
- 本人が看護者に、強迫的に確認を求めてくるときは、本人を安心させる声かけだけではなく、なるべく本人に判断させるように促していく。
- 本人の強迫観念が妄想的な場合、現実について伝えていく。
- 本人と接するなかで、いつのまにか本人の強迫症状に巻き込まれていることもある。患者のペースに巻き込まれないように注意して、こちらが冷静に判断できる距離を保って接する。
- 患者は強迫的にこだわることで、さらにこだわりを増していくため、患者がこだわりから自由になり、ほどほどでよしとする心構えを

表1 ● 強迫性障害患者のセルフケア能力に対するアセスメントの視点

本人のできているセルフケア能力や強みにも目を向けながらアセスメントする。

呼吸	● 息切れ、咳、呼吸困難などの症状の有無 ● 呼吸に関する強迫観念・強迫行為の有無 ● どのようなときに出現するか
食事摂取行動	● 食事に対するこだわりの有無 ● 摂取量 ● 拒食・過食 ● 吐き気・嘔吐の有無
飲水行動	● 飲水へのこだわりの有無 ● 摂取量 ● 過飲水・脱水
排泄行動	● 排泄に対する本人のこだわりの有無 ● 便秘・下痢の有無 ● 下剤の服用の仕方、乱用の有無
個人衛生	● 清潔に関する行為へのこだわりの有無 ● 洗面・更衣、入浴が適切に行えているか ● 手洗いの頻度・時間 ● 身の回りの整理・掃除の状況とそれにかかる時間
活動と休息のバランス	● 強迫行為による休息・睡眠への影響 ● 強迫症状によって妨げられている活動の有無
対人関係	● 強迫症状による対人関係への影響 ● 困難と本人の不安
安全を保つ能力	● 危険行為の有無 ● 危険を適切に回避したり、助けを求めたりする能力の有無 ● 強迫症状による危険に対する過剰な反応・行動と、それによる日常生活への支障
本人の病気（強迫性障害）についてのとらえ方と対処	● 本人の病気についてのとらえ方 ● 服薬についての理解、服薬行動 ● 強迫観念による不安が増大したときのコーピング（対処行動） ● 非効果的な患者のコーピング ● 調子を崩したときの援助希求行動、受診行動
精神的発達段階・家族関係	● 本人の精神的発達段階 ● 本人の自立度 ● 依存的な関係の有無 ● 患者の家族に対して抱いている思い ● 家族の、患者の強迫行為への巻き込まれ ● 家族の不安
ライフイベントやストレッサーの影響	● 患者の人生におけるライフイベントやストレッサーの有無と、それらの強迫観念・強迫行為への影響

体得させるように援助する。また、スタッフ自身もこだわりのない、さらりとした態度でかかわるようにする。

5. 支援の方向

- 本人と信頼関係を築きながら、強迫行為と不安に対処する方法について一緒に考える。
- 強迫観念や強迫行為によってセルフケア能力が障害されている部分に対し、不安に対処しつつ、少しずつ自立して行えるように援助し、本人の自信を高めていく。
- 清潔・排泄などのセルフケアの自立を促進することは、本人の強迫行為や強迫観念を少なくさせていくことにつながっていく。
- 本人の障害されていないセルフケア能力についても目を向け、その部分の自立を支援し、患者が自信をもつことは、障害されているセルフケア能力を高めることに役立つ。
- 本人が強迫的行動の引き金になる状況について把握できるように援助する。強迫的行動につながる状況が理解できれば、不安へのよりよい対処に役立てることができる。
- 服薬の必要性を理解し、服薬を継続していくことができるように支援する。
- 強迫行為に費やす時間をある程度認めたうえで、それ以外の趣味活動などを計画していく。
- 本人にリラクセーション法を習得してもらったり、気分転換となるような活動を勧める。それらの行動により、不安を引き起こす刺激にうまく対処できるよう支援する。
- 強迫行為が少しずつ減っていく傾向であるならば、その傾向を支援する。強迫行為に代わる行動をとることで、不安に対処できるよう支えていく。
- 治療グループなどに参加することで、恐怖感を言葉で表現したり、対処方法についてフィードバックが得られるようにする。
- 家族と十分にコミュニケーションが図れるように支援する。

6. 家族ケア

- 強迫性障害の治療において、家族の果たす役割は大きい。そのため家族とのコミュニケーションは十分に図っていく。
- 家族に強迫行為を手伝わせようとするなど、本人の強迫行為が家族を巻き込んでいるケースも多く、本人と家族の両者が不安を強め合う悪循環も認められる。したがって、両者の不安を減らしていく介入が必要となる。
- 家族が強迫性障害と治療についてどのように理解しているかをアセスメントし、家族の状況に応じた情報提供とアドバイスを行う。
- 不安が増大するときを見分ける方法と、本人がその不安に対処できるように支援する方法について、家族が日常生活上で使えるような情報提供を行っていく。
- 本人や家族が利用できる社会的資源や、必要なときにそれらの援助を求める方法について家族の知識を確認し、アドバイスを行う。

（立石彩美）

■文献
1. Benjamin J. Sadock, Virginia A. Sadock, 井上礼一, 四宮滋子監訳：カプラン臨床精神医学テキストDSM-IV-TR診断基準の臨床への展開. メディカル・サイエンス・インターナショナル, 東京, 2006：669-677
2. Copel,L.C., 比嘉勇人訳, 岩瀬信夫監訳：強迫性障害. DSM-IVに基づく精神科看護診断とケアプラン, 南江堂, 東京, 1999：137-143.
3. 林直樹：5-5 強迫性障害精神疾患の治療と看護. 精神疾患の治療と看護, 安西信雄, 青木民子編, 南江堂, 東京, 2003：115-119.
4. 日本精神神経学会監修：DSM-5 精神疾患の診断・統計マニュアル. 医学書院, 東京, 2014.
5. 野村総一郎, 樋口輝彦, 尾崎紀夫編：標準精神医学. 医学書院, 東京, 2010：208-228
6. 大熊輝雄原著：現代臨床精神医学(第12版). 金原出版, 東京, 2013：284-286
7. 櫻庭繁, 久保正子：神経症性障害の看護ケア. 精神看護エクスペール7 救急・急性期Ⅱ 気分障害・神経症性障害・PTSD・せん妄, 坂田三允編, 中山書店, 東京, 2005：74-82.

精神障害をもつ人の看護

疾患の理解、アセスメントとセルフケア
身体合併症

疾患の理解

- 身体合併症への対応は、精神科スタッフの重要な業務である。精神障害を有する患者が、精神科治療を受けながら身体疾患の治療や療養を続けていることは少なくない。
- 高齢社会を迎えて、身体疾患の入院治療中に高齢者がせん妄を起こしたり、認知症を顕在化させたりすることが多くなっている。
- 精神障害者の身体合併症の治療は、精神障害者の身体合併症治療施設もしくは総合病院において実践されている。そのどちらでも身体診療科と精神科の両方の医療スタッフの関与が必要になる。後者における精神科スタッフの業務は、特にコンサルテーション・リエゾン精神科医療と呼ばれている。ここでは、このような身体合併症医療について概説する。

1．治療の対象

- 精神障害者の身体合併症治療で扱われるのは、通常の身体疾患の治療に加えて、精神疾患に対する十分な配慮が必要となる患者である。

①精神疾患に身体疾患を併発した患者
- 精神疾患に罹患しているうえに、内科や外科をはじめとする一般身体診療科で扱う病気を併発した患者である。
- 典型的なのは、精神科病院に入院中に身体疾患を発症した患者である。精神疾患と身体疾患の組み合わせの種類は、さまざまある。

②症状精神病
- 中枢神経系以外の身体疾患、もしくは全身疾患を基礎として出現する精神病を症状性精神病という。せん妄・意識障害が基礎にあることが多いが、幻覚妄想状態・うつ状態・躁状態など多様な病像を呈する(表1)。
- 治療は、原因となった身体疾患や身体的状態の治療を進めることが基本である。著しい精神症状に対しては、それに応じた薬物療法が行われる。

③身体治療に伴って生じた(顕在化した)精神障害
- 最も典型的なのは、せん妄や認知症である。特にせん妄は、さまざまな身体疾患やそれに対する治療によって誘発されやすい。また、不安・焦燥・不眠のような、身体疾患に罹患

表1 ● 症状精神病の原因となる身体疾患

①分泌性疾患	バセドウ病(甲状腺機能亢進症)、甲状腺機能低下症(粘液水腫。うつ状態が生じやすい)、クッシング病(躁状態が生じやすい)など
②膠原病	全身性エリテマトーデス、関節リウマチ、皮膚筋炎などの膠原病
③薬物治療(薬物治療の副作用)	ステロイド療法・インターフェロン療法・ジギタリス過量投与・抗結核薬投与など
④重篤な全身疾患	糖尿病・肝不全・尿毒症(透析患者)・心不全・呼吸不全による意識障害など

したことに対する反応として生じる精神症状への対応も、しばしば必要となる。

④自傷行為、自殺企図
- 自傷行為、自殺企図は、精神障害者に比較的多く認められるものである。それによって重篤な身体損傷が引き起こされた場合、精神科治療に加えて身体診療科の治療が必要となる。

⑤抗精神病薬の副作用によって生じた身体疾患
- 悪性症候群は、抗精神病薬によって引き起こされる重篤な副作用の一つである。
- 抗精神病薬の長期服用によって便秘が慢性化し、さらにイレウスや巨大結腸症が生じることがある。
- 抗精神病薬の副作用による嚥下障害から誤嚥性肺炎が生じることはまれでない。このほか、水中毒による低ナトリウム血症が精神科患者にみられることがある。

2．援助の留意点
①十分なコミュニケーションと観察の必要性
- 患者のコミュニケーション能力には、もともと障害があることがまれでない。このため、診断や援助の際には、十分な観察や他覚所見をとることが重要になる。
- 患者の理解力に応じて丁寧にコミュニケーションを図ることや、医療や医療スタッフへの不信感を軽減するようなアプローチを心がける必要がある。

②インフォームドコンセント
- 身体合併症治療では、検査・症状の説明・治療などの事項を患者や家族が理解できるように説明し、その同意を求めるインフォームドコンセントの手続きが必要である。
- 患者の同意能力や自己決定能力に問題がある場合には、家族や後見人の代諾が必要になることがあるが、それでも患者自身の理解と同意を求めることが必要である。
- インフォームドコンセントにおいては、承諾書に記入してもらうなどの一定の形式を満たす必要がある。

3．コンサルテーション・リエゾン精神医学
- コンサルテーション・リエゾン精神医学とは、精神科医療の従来の枠組みから離れて、身体診療科を舞台として精神科医療を実践することによって患者の治療を促進しようという医療の領域である。
- コンサルテーションとは、医師や看護師などの医療スタッフから相談を受け、それに対して精神科スタッフの立場から助言することである。
- リエゾンとはもともと、つながりという意味である。ここでは、他科の医療スタッフと連携・協力をしながら医療を進めることを意味している。
- この領域では、精神科スタッフが診療スタッフ間の人間関係や患者の家族関係などの患者を取り巻く環境を把握し、それらの調整・改善を図ることが重要である。その際にしばしば問題になるのは、精神障害者に対する医療スタッフの偏見である。偏見によって医療スタッフが患者の治療に不安を抱き、十分な治療が施せなくなることもありうる。
- コンサルテーション・リエゾン精神医学の課題のひとつは、身体診療科の医療スタッフの精神科治療への理解を深めるように努めることである。
- 近年の先端的医療のなかで、例えば臓器移植といった身体的・心理的に負担の大きい治療の際に、精神障害が発生する可能性が高まることが知られている。これへの対策は重要な課題となっている。
- サイコオンコロジーに基づくがん患者へのケア、終末期医療（ターミナルケア）など、精神科的治療の展開が期待される新しい領域が広がりつつある。

（林　直樹）

アセスメントとセルフケアの特徴

- 精神科において、精神症状と同じように身体疾患の症状をみてケアすることはとても重要である。事実、精神疾患患者の半数近くは何らかの身体疾患を併発しているという研究報告があり、統合失調症患者の平均寿命は一般に比べ10年ほど短いといわれる。
- 統合失調症患者の主な死因としては、虚血性心疾患などの身体疾患があり、心血管疾患のリスク因子の発生率が一般の人に比べて高くなっている。
- その原因としては、疾患そのものによる意思疎通の難しさや独特の表現方法、幻覚・妄想などの精神症状から自覚症状や気分を訴えにくく、的確に医療を受けられていない現状があることが挙げられる。
- 抗精神病薬の弊害として、知覚や痛覚が正常な反応を示さないことが多く、本人が身体的異常を認知しづらい場合もある。
- 身体的健康管理に対する自己管理能力を得にくいという点も考えられる。具体的には、甘いものや脂質の多い偏った食生活、喫煙、運動不足、経済的困難などが問題となる。各種統計や研究報告によると、一般の人と比較した心血管疾患のリスク因子の発生率は、肥満が約2倍、喫煙は約4倍、糖尿病は約2倍の発生率となっている（図1、図2）。
- このことは精神疾患患者の特徴としてとらえてもよいのではないかと考えられ、身体的健康問題の予防と早期発見における看護師の役割が、非常に大切であることがうかがえる。
- 精神科においても精神症状の観察やケアだけではなく、ジェネラルな身体疾患の知識や技術の必要性はあり、身体疾患はあるものと常に念頭において看護を行うことで、早期発見・治療など適切な初期対応を行い、身体疾患の重篤化や重症化を防ぐことができる。

1. フィジカルアセスメントの重要性

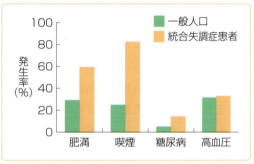

図1 統合失調症患者の平均寿命と死亡原因

	一般	統合失調症
寿命（年）	76	61
死亡原因		
自殺（％）	1	10
虚血性心疾患（％）	33	50〜75

Hennekens,C.H.et al.:Am.Heart J.,150(6),1115-1121,2005(Table1より作成）

図2 統合失調症患者における心血管疾患リスク因子の相対的発生率

1. American Heart Association. Heart Disease and Stroke Statistics—2005 Update. AHA; 2005; 2. Wirshing,D.A.:J.Clin.Psychiatry,65:13-26,2004; 3. de Leon, J.et al.:Schizophrenia Research,56,47-54,2002; 4. Dixon,L.et al.:Schizophrenia Bulletin,26,903-912,2000; 5. CDC. National Diabetes Fact Sheet. 2003. Rev ed. Atlanta, GA;

- フィジカルアセスメントとは、文字どおり、体のアセスメントである。患者の呼吸音、腹部音、心音、検査データ、セルフケアレベル、家族、生活環境や生活歴、病歴などあらゆるところから情報を得て、それに対し、何が考えられるか、何をしなければならないかを導きだしていくことである。専門的な病気の知識はなくても、症状や状態などからアセスメントしていくことはできる。そのためには基礎医学、病態生理、解剖などの知識を身に付けておく必要がある。
- 打診や聴診などで呼吸音や腹部の蠕動音などを聞き分けるフィジカルイグザミネーションが重要視されているが、正常レベルは個人によって違うため、一度だけで聞き分けることは非常に困難である。日々のトレーニングや積み重ねがあって判断できるようになってくるということである。
- フィジカルアセスメントで個別性を考える際に、排便数や便の性状を例にとると非常にわ

かりやすい。ある人は毎朝排便があるが、3日に1回が普通という人もいる。便がふだんより緩い人もいる。排便の状況は一律に考えてしまいがちだが、もともとの腸の長さや水分の吸収能など、個人個人でだいぶ違いがあると思われる。

- 患者は、認知機能の低下やコミュニュケーションの困難、薬物の影響などにより、痛みや不快な感覚など身体的な不調を自覚し、的確に訴えることができにくい状態にある。そのため、精神科のふだんのケアのなかで、フィジカルアセスメントが必要になってくる。患者の精神症状だけでなく、精神疾患を患った方として、その人自身を包括的にみるという考え方で、身体的疾患の要素も含めて積極的にかかわっていくことが必要である。

2. 精神科看護の対象となる身体疾患

- 精神科における身体合併症には、p.51のようにさまざまな成因がある。そのため、多岐にわたる難しいアセスメントが必要となる。
- また、身体疾患の発生に注意しなければならない場面として、**表2**のような状況が挙げられる。

①関節拘縮（こうしゅく）

- 精神科入院患者に顕在化している問題として、高齢化がある。身体合併症に加えて寝たきりで、すべての日常生活において介助を受けている人もいる。このような入院患者では、拘縮や骨粗鬆症（こつそそうしょう）が高度となり、何気ない日ごろのケア（おむつ交換や、ベッドから車いすへの移乗など）での骨折や筋断裂などの問題が生じることがある。例えば完全に寝たきりで下肢に屈曲内転拘縮がある人の場合、以下のようなケースがある。

・膝に強い屈曲拘縮がある人

- おむつ交換時に陰部を清潔にしようとして、あるいはおむつ交換を終えて、良肢位を保持する目的で膝の後ろにクッションをはさもうとして、伸びにくい膝を強引に伸ばしたときに、大腿骨遠位部等の骨幹が折れてしまう。

表2 ● 身体合併症が発生する可能性のある場面

（a）薬物療法開始時　　（e）生活習慣
（b）長期薬物投与中　　（f）閉鎖治療環境
（c）精神疾患初発の入院時（g）高齢化、長期臥床（がしょう）
（d）無為自閉

・股関節に強い内転拘縮がある人

- おむつ交換時に陰部を清潔にしようとして、あるいはおむつ交換を終えて、良肢位を保持する目的で両膝の間にクッションをはさもうとして、開きにくい股関節を広げたときに、大腿骨頸部が横に折れてしまう。もしくは大腿骨骨幹が、らせん状に骨折する。
- 拘縮は下肢だけではなく、四肢や手指などすべての関節に生じる。拘縮している関節の動かし方や移乗時の動作、入浴介助など、危険性の存在を認識したうえでケアの方法を考えなければならない。

②サルコペニア

- サルコペニアは、筋量の減少と筋力の低下として定義されている。サルコペニアでは筋細胞内外に脂肪滴が沈着し、細胞間結合組織や細胞外液の割合が増加する。このような骨格筋内組成の変化が、筋力発揮機能や代謝機能を減少させ、加齢関連疾患の大きな要因となることが示唆されている。
- 精神科では薬物の影響で活動性が低くなり、また病棟内での生活が中心となり、必要な運動がなされないということが長期化される。特に長期在院者においては、糖分の多い飲料や嗜好品を過剰に摂取するなどの食生活が持続した結果、肥満・高脂血症・糖尿病だけでなくサルコペニアが問題になっている。
- 肥満体型だがBMIは正常値内にあるような患者の場合、太鼓腹で、手足が体幹に比べて異常に細く、実質的な体重の数値のほとんどが脂肪によって占められている。
- 日常生活に必要な筋肉量が維持できていないため、活動することができず、そのなかでも食べるという行動はなくならないため、さら

表3 ● 抗精神病薬の副作用

①錐体外路症状：ジストニア、アカシジア、パーキンソニズム、ジスキネジアなど ②自律神経症状および心循環器系障害 　・抗コリン性副作用 　・抗ノルアドレナリン性副作用 　・心筋虚血性障害 ③内分泌障害	④悪性症候群 ⑤けいれんおよび脳波異常 ⑥離脱症状 ⑦その他、スティーブンジョンソン症候群、肝機能障害、顆粒球減少症、アレルギー性皮膚炎など

に脂肪が付いて筋肉が減少するという悪循環が生じる。今後とも非常に考えなければならない生活習慣である。

③身体疾患に起因する精神症状

- 急性期症状では、身体疾患に起因した、幻覚・妄想、せん妄状態などの精神症状がみられる場合もある。
- 代表的な疾患としては、脳神経系では脳腫瘍やループス脳炎、自己免疫疾患では全身性エリテマトーデス（SLE）、ベーチェット病。内分泌系では甲状腺機能亢進症、クッシング病。代謝性疾患ではウィルソン病、肝性脳症などが挙げられる。
- 入院時に重症例が多いため、初発の新規入院の患者では、医師の多くも身体疾患の鑑別のため非常に注意を払って診察する。

3．抗精神病薬の薬理と副作用

- 精神科における薬物には、従来型の第1世代の定型抗精神病薬と、第2世代・第3世代の薬物がある。抗精神病薬は治療に必要不可欠なもので、神経伝達物質を抑制することで精神症状を鎮静するが、副作用もある。特に定形抗精神病薬においては、非常に多くの副作用があり、錐体外路症状や高プロラクチン血症などがみられる。第2世代に関してもオランザピン、クエチアピンは体重増加や血糖異常、クロザピンに関しては無顆粒血症などの副作用もあり、モニタリングが必要になる（表3）。

4．身体合併症にみられる薬物の影響と考えられる疾患・症状

①麻痺性イレウス

- 向精神薬は、腸管の蠕動など自律神経系に直接作用するため、アウエルバッハ神経叢に主に作用し、機能的な問題を引き起こす。そのため、下剤の連用という悪循環をきたす。腸内環境が悪化し、善玉腸内細菌が減少しているのも排便困難につながる。

②誤嚥性肺炎

- 自律神経系支配域に関係しているため、呼吸筋の運動が抑制される。そのため、誤嚥した際に咳嗽反射がうまく機能せず肺炎を生じてしまう。嚥下の際にサブスタンス-Pという物質が関連しているが、これが精神科薬のドーパミン抑制によって相互的に減少し、不顕性に誤嚥が生じる場合の原因と考えられている。同様に老人性誤嚥にも関係し、生態的な機能の低下によってサブスタンス-Pの分泌が減少するためといわれている。

③Q-Tの延長

- 心筋に直接作用しているため、心電図上確認をする必要がある。突然死の原因のひとつとして重要視されている。

図3 ● QT延長

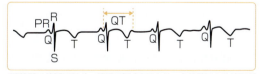

QT時間は徐脈で長く、頻脈で短くなるため、心拍数による補正が必要となる。修正QT時間（QTc）＝QT（秒）÷√RR（秒）であり、0.35〜0.44が基準

④糖尿病
- 薬物の直接的な要因ではないが、食事の関係で、糖尿病をはじめとする生活習慣病の患者が多くなっている。
- 実際、精神障害をもつ患者の多くは、何らかの生活習慣病を抱えている。特に、糖類の多い清涼飲料水を多量に飲んでいたり、食事の後にカップラーメンを食べている患者を見かけることがある。食生活が乱れている患者は少なくない。
- 非定型薬のオランザピン、クエチアピンなどは血糖異常が生じる可能性が高いため、糖尿病の患者には禁忌となっている。

⑤悪性症候群
- 高熱、筋緊張、異常発汗、亜混迷、CPK高値などの症状を呈する病態像が合致したときに診断される症候群である。
- 初期または大量の抗精神病薬の投与などの際に見られる。最近は、上記病態像がはっきりしない不顕性の場合がある。そのため、治療が遅れる場合があり観察が必要である。

5．アセスメントの視点

- 精神障害者は認知障害といわれるが、成長発達過程で何らかの学習をしてきたことによる表現や反応は、個人によってさまざまである。
- 一般的な看護よりも個人の範囲が広く、受け止める看護師の度量の範疇を超えてしまうことがたびたびある。例えば、大腿骨頸部骨折の場合、多くの人は疼痛が著しく、歩くことは困難あるいは不能になるが、精神障害者は同程度の骨折であっても、疼痛がありながらも歩いたり動かしたりできる。
- 副作用による痛みの閾値の問題が生じるが、身体を評価する看護師の判断を狂わせてしまう可能性がある。評価は慎重にしなければならず、不要と思われる検査もしなければならない。例えば以下のようなケースがある。
- 大腿骨頸部骨折で術後肺梗塞になった患者がいた。術後数日が経過していた。日中は問題がなかったが、夜、急に精神状態が活発になり、大声で叫んだり激しく抵抗したりと不穏化した。不穏時薬などの投与を行ったりしたが、いっこうに精神状態は改善しない。次第に呼吸も荒くなり、冷汗が多量に出ている状態になった。
- 簡易式酸素飽和度測定を行うと、低値を示している。興奮などさまざまな要因によって末梢血管が収縮することも考えられるが、そのような呼吸状態ではなく、明らかに苦しそうでチアノーゼの出現もあった。呼吸音は一部減弱しているのが聴かれた。医師の診察でも呼吸器系に何らかの異常があるが不明であり、確定するために動脈血ガスの検査を行う必要があった。
- 検査の結果は肺梗塞特有の血液像であり、すぐに挿管し人工呼吸器管理となった。急性発症疾患だが、さぞ苦しかっただろうと思われる。このように患者の身体状態の悪化を見過ごし、精神状態の悪化で済ませてしまうことがある。

①表現方法
- 患者の訴えと症状の現れ方が定型的でないことが多い。身体疾患を患う患者の訴え方はふだんの訴え方とは違う。まして、訴え方は患者個人によって違い、非常に不思議な訴え方をする。同じ疼痛にしても、情緒的な感じを受けたり、詩的な訴え方だったり患者の感性によってさまざまである。このように微妙な変化を看護師は感じなければならない。
- 例えば、仙骨部に褥瘡のある患者がいた。創部の治癒が進むと知覚が現れ、痛みを伴う場合もある。患者は「お尻をヒヨコが突いている」と言っていた。また、麻痺性イレウスで腹痛がある患者は、「雷さんがおなかにいる」と訴えていた。
- 合併症病棟にいればわかるというわけではなく、患者の訴えには何らかのメッセージが隠されている場合がある。

②誰にも知られたくないという感情
- 体の表面に出る悪い変化には気づきがちである。患者自身も変化に気づけば隠そうとする。

- 特に性的なことに関しては隠そうとする傾向が強い。
- 特に女性特有の身体変化に関しては敏感で、乳がん患者の場合、がんの進行に伴う身体変化を隠そうとする傾向が強い。変化が表面に出ない場合は気づかないが、病状が進行し、乳房のしこりや変形など表面に変化が現れるような場合、患者はやはり見られたくないので隠す。
- 患者が無防備になる入浴時などは、下着などの衣類に滲出液(しんしゅつえき)や血液が付着してないかなど観察する絶好の機会だが、日ごろより観察していないと、その瞬間を見逃すことが少なくない。患者がふだんと異なる行動をとったときは要注意である。

③患者は現在の状態を査定している

- 身体的に必要な治療や検査などのインフォームドコンセントをすることで、患者は自分の身体的な状態を把握する。その受け入れの過程で、さまざまな反応や受け入れ方がある。
- 精神障害をもたない人でも、危機的な状態を理解し受け入れるためにさまざまな防衛機制をとり、逃避や否定などの反応や、泣きじゃくったり怒ったりといった行動をとりながら受け入れていく過程がある。
- 患者も同様に、受け入れの行動の際に妄想に逃げたり、精神症状が悪化したりすることがある。このような行動や状態は精神障害のある人の精神症状と同じであるが、ニュアンスの違う防衛機制で、必要な過程ではないかと考えられる。
- 患者は決して理解できないわけではなく、自己決定をしようとしている。このことを踏まえ、医療者は患者が理解できる方法でインフォームドコンセントを行って、その反応に応じて対応することが必要である。
- 「理解できないから」「すぐ精神状態が悪くなるから」といった理由でインフォームドコンセントを行わなければ、さらなる精神状態の悪化や、医療者との関係性悪化につながると考えてよい。ここで、ひとつの事例を挙げる。
- 胃潰瘍で胃の全摘出が必要と診断された、統合失調症の患者がいた。絶えず上腹部痛や吐血などの自覚症状があり、状態がよくないこともわかっていた。点滴管理や安静、禁食などのケアや管理は受け入れていた。
- しかし、病状や手術の必要性に関して外科医師からの説明を受ける際になると、幻聴に聞き入り独語が活発になってしまい、その後の夜勤では不眠状態がみられた。看護師からも、幾度となく手術の説明や術後の経過について話をするが、理解しているようには感じられなかった。
- 手術の2日ほど前に、患者の方から「手術の際はどうしたらよいのか?」「手術したらどうなるのか?」などと聞いてくるようになった。しかし、手術のことを受け入れているようなニュアンスではなく、他人事のような感じであった。
- 手術の経過は良好であった。しかし点滴内に維持量の抗精神病薬が混合されていたにもかかわらず、日を追うごとに患者の精神症状は悪化し、幻聴も活発となった。「こんなの聞いていない」「いつになったら食事ができるんだ」「こんな点滴なんかいらない」など否定的で攻撃的な言葉や行動が続き、話を聞くと「手術はしたくなかった」「自分では手術をするとは言っていない」などと言うのであった。
- この事例では、治療における自己決定がとても重要であることがわかる。患者は、自分の病状や症状を理解し、手術前の治療やケアについては受け入れていた。だが手術後の治療やケアについては同意が得られていなかった。術後の疼痛や厳しい管理が患者本人を追いつめたことも否めない。しかし患者が本当に納得していないにもかかわらず手術を進めた結果、その後の治療や関係性の修復に時間を要してしまうことになった。

(相原友直)

■文献
1．相原友直他：合併症ケアで求められる観察の目．精神看護 1998；1（4）；16-19．
2．相原友直：身体の異変を見逃さない　精神科で必要なフィジカルアセスメント．精神看護　2012；15（6）；41-45．
3．青木民子，相馬厚，篠原昇子：身体合併症をもつ精神科患者へのアプローチ　東京都立松沢病院の看護実践から．精神看護出版，東京，2003．
4．家保英髙：精神障害老の相対死亡比　精神障害者の死亡と死因に関わる社会医学的要因，1989
5．松下正明，広瀬徹也 編：TEXT精神医学 第2版．南山堂，東京，2002
6．長嶺敬彦：抗精神病薬の「身体副作用」がわかる．医学書院，東京，2006
7．大塚製薬：統合失調症患者さんの身体疾患リスクを軽減する　http://www.nextchallengeprogram.jp
8．坂田三允 総編集，萱間真美 他編集：精神看護エクスペール3　身体合併症の看護．中山書店，東京，2004
9．精神医学研究所附属東京武蔵野病院看護部 編：精神科急性期看護のエッセンス．精神看護出版，東京，2003
10．田中宏暁：サルコペニアの実態把握と予防方法の検討，上原記念生命科学財団研究報告集2012；vol.26．
11．樽本尚文，住吉秀律，冨田洋平他：当院における精神障害者の身体合併症治療に関する現状と今後の展望．広島医学　2010；63（11）
12．吉田佳郎．精神疾患に併発する身体疾患への対応．精神疾患・身体疾患の併発と看護，吉田佳郎，平澤久一，長谷川正美，医学書院，東京，2001：4．

精神障害をもつ人の看護

検査
脳波

定義と目的

- 脳波（EEG：electroencephalogram）は頭皮のさまざまな部位に電極を配置し、頭皮上で発生している電気的刺激を脳波計により時間軸に沿って記録する。
- 脳波は振幅数によってα波（図1）、β波、γ波、θ波、δ波に分類される。
- 記録された脳波の特性を示すパターンを観察することにより、脳の機能異常を検出する。
- てんかん性の脳波異常には、鋭波、棘波、棘徐波複合などがある。
- 異常脳波の賦活法としては、過呼吸、閃光刺激、睡眠などがある。
- 体への負荷が少ないので繰り返し実施が可能である。

アセスメントが必要な状況・現象

- てんかんの診断や類型の判別の補助。
- てんかんの治療の経過をみる場合。
- 器質性精神障害の除外診断（例えば、てんかん発作との判別が必要となるような解離性障害による症状を呈した場合など）。
- 意識障害の判定や経過の評価など。

アセスメントの視点

- 脳波は精神状態や、薬物により変化することがあるため、検査時の患者の状況や環境を留意して評価する。
- CT、MRIなどの画像検査などと組み合わせて評価する。

アセスメントの留意点

- 脳波に影響を与えることのないよう、検査時は患者の緊張を取り除く。
- 髪飾りやヘアピンなどは外す。
- 検査は安静閉眼時を基本として行う。
- 検査後、電極の配置に用いたペーストをよく拭き取る。
- 症状により異常脳波の表れ方が異なるため留意する。

（瀬戸屋雄太郎）

■文献
1．大熊輝雄：臨床脳波学　第5版．医学書院，東京，1999．

図1 ● 正常脳波（例：α波）

精神障害をもつ人の看護

検査
画像

意義と目的

- 精神科診療では、ほぼルーティンに画像検査が行われる。その目的は、第一に脳器質性疾患の有無を確認するためである。
- 患者の訴える幻覚妄想や抑うつ気分といった精神症状の背後に脳出血、脳梗塞、脳腫瘍、慢性硬膜下血腫、認知症といった脳器質性疾患があり、それによって精神症状が産出されていることが少なくないからである。特に脳器質性疾患は、身体的に重篤な事態を生じるおそれがあるので、その有無をよく検討することが必要である。
- どの種類の画像検査を行うかは、患者の病態や、診療が行われる医療機関でどのような検査が行えるかで決まってくる。本項では、わが国で広く普及しており特に診療上の有用性の高いX線CT、MRIを取り上げることにした。

主な画像診断と方法

1．X線CT（X線コンピュータ・トモグラフィー）

- この検査は、多数の方向から頭部をX線で走査し、通過したX線量を測定してコンピュータ処理を行い、脳の断面像を構築するものである。現在、脳器質性疾患を診断するために最も基本的な検査となっている。
- この検査では、造影剤を使わずに無処置で行う場合と、造影剤を静注して行う場合がある。造影CTは、血管分布領域とそれ以外の領域のコントラストを強めることが必要な場合に用いられる。例えば、脳腫瘍は血管が豊富であるため、その診断には造影CTが有用なケースがある。

2．MRI（核磁気共鳴イメージング）

- MRIは核磁気共鳴を利用した画像診断である。強い磁場が発生している大きい筒の中に人体を入れて外部から電波を与えると、体内の水素原子が共鳴する。電波を止めることで水素

図1● X線CT 正常像

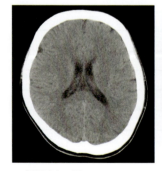
a. 側脳室レベル

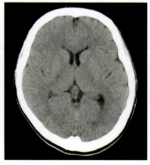
b. 視床レベル

図2● X線CT 脳血管障害

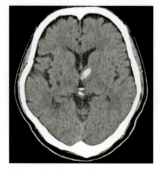
脳出血（左視床出血）

原子から微弱電波が出るので、それを受信しコンピュータで画像処理をして断面図を描く画像診断がMRIである。
- MRIは脳の鮮明な画像を得ることを可能にし、脳器質性疾患の診断を格段に進歩させた。放射線を使わないので、放射線被曝の危険性を考慮せずに検査を行える利点がある。
- この検査では、X線CT検査同様に造影剤を使う場合と使わない場合がある。造影剤はガドリウムが用いられ、転移性の脳腫瘍の診断に役立てられている。

強調画像、FLAIR画像などがある。その種類によって描出できる脳の構造が異なるので、画像の種類を組み合わせることで、詳しい診断が可能となる。
- T1強調画像では灰白質が低信号であり（黒く映り）、白質が高信号となり（白く映り）、T2強調画像では灰白質が高信号、白質が低信号となる。またFLAIR画像は脳脊髄液と病変部の区別が明瞭となる。

アセスメントの実際

- X線CTでは、X線吸収度の高い部分が高密度（高信号）で白く映り、低い部分が低密度（低信号）で黒く映る。例えば、頭蓋骨は白く描出され、髄液が満ちているくも膜下腔や脳室は黒く描出される。また、脳出血（出血直後）、脳腫瘍、石灰沈着は白く映るが、脳梗塞は時間が経過すると空洞になるので黒く映る。
- MRIの画像の種類には、T1強調画像、T2

アセスメントの留意点

- X線CT検査は、ほとんどの施設で施行可能であり短時間で検査が行えるという利点がある。
- MRIは、解剖学的な描出力に優れるためX線CTでは異常を認めなくとも脳器質性疾患の所見を見出すことができるケースが多い。ただし急性期の脳出血の診断では、X線CTの方がMRIよりも優れている。
- MRIはX線CTに比べて検査時間が長くかかること、そして心臓ペースメーカーや磁性体となる金属を入れる手術の既往のあるケースは、検査できないことが欠点となっている。

（押久保　岳、林　直樹）

■文献
1. 樋口輝彦、福田正人、松下正明、他：精神疾患と脳画像. 中山書店. 東京. 2008：2-4
2. 大熊輝雄：現代臨床精神医学 第12版. 金原出版、東京、2010：123-129

図3 ● MRI正常像　T2強調画像

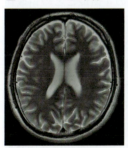
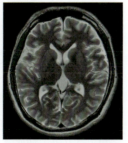

左：側脳室レベル
右：視床レベル

図4 ● MRI 脳腫瘍

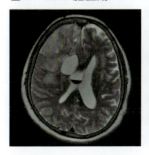
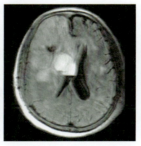
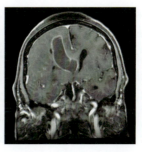

左：T2強調画像
中：FLAIR画像
右：ガドリニウム造影

精神障害をもつ人の看護

検査
知能検査

定義と目的

- 「知能」には専門家によりさまざまな定義がある。しかし、知能は一次元でとらえられるものではなく、多次元であるという点では一致していると考えられる。
- 次元としては、例えば、情報処理能力、記憶力、抽象的思考能力、適応能力、遂行機能、言語能力、空間認知能力などがある。知能検査はこれらの能力を総合的に評価し、IQを算出する。
- 「IQ（Intelligence Quotient：知能指数）」には、精神発達が何歳相当かを示す精神年齢と生活年齢との単純な比であるIQ、同年齢集団の中での相対評価をとらえることのできる偏差知能指数DIQがある。DIQは平均が100、標準偏差が15または16になるように標準化されている。
- 知能検査には多くの種類があるが、ここでは代表的な知能検査である田中ビネー知能検査とウェクスラー式知能検査法について紹介する。その他、わが国で広く使われている検査を表1に示す。
- 知能検査の目的のひとつは、知的障害（精神遅滞）の診断の補助である。アメリカ精神医学会の診断基準（DSM-5）では、知的障害の基準のひとつを、個別施行による知能検査で、およそ65〜75（70±5）のIQとしている。
- 知能検査の目的はそれだけにとどまることはなく、対象者の発達の特徴を明らかにし、得意とする伸ばすべき能力や、不得手であるため補う必要のある能力を把握し、今後の治療やリハビリテーションの計画を立てるのにも用いられる。

知能テストの種類

1．田中ビネー知能検査

- 1905年にフランスのビネーによって世界で初めて開発された知能検査をもとに、1947年に田中寛一が日本語版を作成したものである。現在は第5版である、田中ビネー知能検査Ⅴが発売されている。
- 特徴としては、対象年齢が2歳から成人であり若年でも使用できること、発達年齢級ごとに問題があり、精神年齢、IQを測定できること、などがある。
- 田中ビネー知能検査Ⅴからは13歳以上にDIQを採用している（精神年齢、IQも算出できる）。また、「結晶性領域」「流動性領域」「記憶領域」「論理推理領域」の4領域ごとの領域別DIQも示している。

2．ウェクスラー式知能検査

- 1939年のウェクスラー・ベルビュー知能検査に端を発している。これをもとに1955年にWAIS（Wechsler Adult Intelligence Scale）がアメリカで作成された。日本語版は1958年に標準化された。現在は三訂版であるWAIS-Ⅲが使用されている。子ども版（5〜16歳）のWISC-Ⅳ、幼児版（7歳以下）のWPPSIもある。
- 特徴としては、全検査IQに加え、言語性IQ、動作性IQ、および「言語理解」「知覚統合」「作動記憶」「処理速度」の4つの群指数が算出されること、各下位検査も評価点が算出され、個人ごとの知的発達状態のプロフィールが描

表1 ● 代表的な知能検査

名称	特徴
田中ビネー知能検査	わが国の代表的な個別式知能検査のひとつ。教育機関から保健所、病院などで利用され、2歳から成人までの一般知能を測定する。2003年に現代の子どもの発達に適した尺度に改め、「田中ビネー知能検査Ⅴ」に改訂された 田中ビネー知能検査Ⅴ （写真提供／財団法人 田中教育研究所、田研出版株式会社）
ウェクスラー式知能検査	成人版はWAIS-Ⅲ。言語性、動作性、全検査の3つのIQに加え、言語理解、知覚統合などの群指数も測定できる 子ども版（5〜16歳）のWISC-Ⅳも広く使われている。幼児版（7歳以下）のWPPSIもあるがあまり使われていない 日本版WAIS-Ⅲ成人知能検査 （写真提供／株式会社 日本文化科学社）
K-ABC (Kaufman Assessment Battery for Children)	知的能力について、「認知処理能力」「継次処理能力」「同時処理能力」に分け測定する
グッドイナフ人物画知能検査 (DAM；Goodenough Draw-A-Man Test)	人物画を描いてもらい、50の採点項目より精神年齢を算出する。人を一人描いてもらうだけなので実施が簡便である
長谷川式認知症スケール(HDS-R)	認知症のスクリーニングテストとして広く使われている。5〜10分程度で実施可能であり簡便

かれること、などがある。

アセスメントが必要な状況・現象

- 知的障害が疑われたとき。
- 事故・病気・加齢などにより、知的能力の低下が疑われたとき。
- 優れている能力、不得手な能力を把握したいとき。

アセスメントの視点

- 全検査IQだけで判断するのではなく、各下位検査や、各項目にも注目する。
- 欠けている能力にのみに注目するのではなく、その人ができている点、優れている点にも注目する。

表2 ● WAIS-Ⅲの下位検査

	群指数	下位検査	測定する能力
言語性下位検査	言語理解	単語	言語発達水準
		類似	論理的な思考力
		知識	一般的事実の知識量、長期記憶力
		理解	実際の知識の応用力
	作動記憶	算数	計算能力、短期記憶力
		数唱	聴覚的短期記憶力
		語音整列	注意力、聴覚的短期記憶力
動作性下位検査	知覚統合	絵画配列	時間の概念、予測力
		絵画完成	視覚刺激への敏捷性、視覚的長期記憶力
		積木模様	空間認知能力、全体を部分に分解する能力
		行列推理	推理力、帰納的思考力
	処理速度	符号	動作の敏捷性、視覚的短期記憶力
		記号探し	視覚的探索の敏捷性
		(組合わせ)	部分間の関係を予測する力、思考の柔軟性

＊「組合わせ」は、ある下位検査の実施が困難な場合の代替検査

アセスメントの留意点

- 知能検査は、検査時の状況や本人の状態により大きく結果が異なる。本人が検査をまじめに受けていたかどうか、調査時に症状等が調査に影響していなかったかどうかを留意する。
- 被験者が服薬を受けている場合、検査時に副作用などで手が動かしにくい、発声がしにくいことなどがないか留意する。
- 特に児童においてはIQ値が変動しやすく、成人においても測定誤差があるため、一度の検査結果を信頼しすぎてはならない。
- 心理検査は刺激や負荷の強いものもあるため、検査中の被験者の状態や、検査後の状況に留意し、場合によっては中止したり、終了後休息したりできるようにする。

(瀬戸屋雄太郎)

■文献
1. 藤田和弘, 前川久男, 大六一志他：日本版WAIS-Ⅲの解釈事例と臨床研究. 日本文化科学社, 東京, 2011.
2. 一般財団法人田中教育研究所編：田中ビネー知能検査V. 田研出版, 東京, 2003.
3. 小林重雄, 前川久男, 山中克夫他：日本版WAIS-Rの理論と臨床－実践的利用のための詳しい解説. 日本文化科学社, 東京, 1998.
4. 品川不二郎, 小林重雄, 藤田和弘他：日本版WAIS-R成人知能検査法. 日本文化科学社, 東京, 1990.

精神障害をもつ人の看護

検査
人格検査

定義と目的

- 人格検査とは、面接あるいは質問紙による検査により、その人のパーソナリティ・性格を評価しようとするものである。
- 人格検査は数多くあるが、大きく分けて3つの方法がある。すなわち、質問紙法、投影法、作業検査法である。
- 人格検査と症状尺度の区分は明確でないが、症状尺度についてはp.84参照。

1．質問紙法

- 質問紙法は、測定しようとする概念と関連したいくつかの質問項目に、被験者が回答するものである。利点としては、一部を除き測定時間が短く簡便であること、解釈が比較的容易であることなどがあり、欠点としては、被験者が回答を操作できること、読解力に問題のある人には実施困難であること、などがある。代表的なものを**表1**に示す。

2．投影法

- 投影法は、インクのしみなどのあいまいな刺激を与え、それについて被験者を自由に反応させることにより、そこに投影された被験者の人格を測定しようとする検査法である。
- 利点としては、何を測定されているかわからないため、被験者が回答を意図的に操作することが難しいこと。
- 欠点としては、解釈に熟練が必要であること、実施時間が長いこと、などがある。代表的なものを**表2**に示す。

3．作業検査法

- 作業検査法は、一連の作業を行うことにより、被験者が作業するときの能力や、その作業をするときの特徴などを測定する。代表的なものに内田クレペリン作業検査がある。

アセスメントが必要な状況・現象

- 被験者の人格を把握し治療に役立てたいとき。
- 診断の補助としての使用や、検診等でのスクリーニング。
- 治療効果の測定。

アセスメントの視点

- 1つの検査の結果だけで評価するのではなく、いくつかの検査を組み合わせて、多面的、包括的に判断する。
- 検査結果についての臨床心理士の報告書を読むだけではなく、検査の各項目にも目を通すこと。臨床に生かせる、より具体的な示唆を得ることができる可能性がある。

アセスメントの留意点

- 心理検査は被験者だけでなく環境などにも影響を受ける。そのため、検査時に検査者と被験者に信頼関係があったかどうか留意する。事前に検査についてよく説明し、不安を取り除いたうえで検査をすることが望ましい。
- 検査時に被験者に問題がなかったか、検査環

表1 ● 質問紙法による主な人格検査

名称	特徴
MMPI	質問数が550項目あるので質問紙法としては実施に時間がかかる。4つの妥当性尺度と10の臨床尺度（例：抑うつ性、ヒステリー）をもつため、人格特徴を多面的にとらえることができる
YG性格検査 （矢田部・ギルフォード性格検査）	120の項目から、性格特性を示す12の尺度得点（例：協調性、社会的外向性）を算出する。12尺度のプロフィールより5つの類型に分けて性格を評価する。やや一般向けで、臨床場面ではあまり用いられていない
TEG（東大式エゴグラム）	交流分析を理論的基礎に置いている。人格を3つの自我、5つの区分に分け、それぞれの区分の心的エネルギー量を折れ線グラフ（エゴグラム）で示す。55項目と簡便
POMS気分プロフィールテスト	抑うつや不安など6因子の感情の状態を評価する

＊症状尺度に近いものは除外した

表2 ● 投影法による主な人格検査

名称	特徴
ロールシャッハテスト	世界的に有名な、10枚のインクのしみが何に見えるかを被験者に自由に答えてもらう検査。回答の内容などから被験者の人格を分析する
TAT（絵画統覚検査）	ある場面の絵を見せ、それについて被験者に自由に語ってもらう検査
SCT（文章完成テスト）	「私の父は、」など短い発句を与え、それに続く文章を被験者に答えてもらう。具体的な内容が得られるため、その後の治療の手がかりになる内容を得ることができる
バウムテスト	1本の木を描いてもらうという簡便な検査。木の形態などから人格を分析する
H-T-Pテスト	家屋・樹木・人物を被験者に描いてもらい、その後一連の質問をする
風景構成法	1969年に中井久夫によって考案された。山や川などを画用紙に描いてもらう

境に問題がなかったか留意する。また、被験者が故意に回答を曲げていなかったか注意を払う。

- 心理検査は侵襲的な内容も多いため、検査中、検査後は被験者の様子をよく観察し、必要に応じて休憩したり、中止したりする。検査後被験者が調子を崩してしまうことがたまにある。特に急ぎでないときは状態が安定するまで検査を待つことも重要である。

- 使用された尺度に信頼性（その尺度が安定しているかどうか）および妥当性（その尺度が測定したいものを測れているかどうか）があるか留意する。信頼性・妥当性のない尺度は用いないことが望ましい。

（瀬戸屋雄太郎）

■文献
1．塩見邦雄：心理検査ハンドブック．ナカニシヤ出版，京都，1998．

検査

認知

定義と目的

- 「認知」という概念は、精神医学や心理学など、学問領域や専門家によって用いられ方がさまざまである。総合してとらえると、「対象との相互関係のなかで、知的過程を踏む、多面性をもつ統合体であり、人間と現実的世界との媒介物としての社会的な機能をもつもの」である。また、「知的過程」の結果、「得られた知識」そのものを意味することもある。
- 「知的過程」とは、知覚、記憶、注意、思考、言語、感情、意志なども含めた広い過程を意味する。
- 個人の認知は、環境的要因、社会文化的要因、身体的要因、精神的要因などに影響を受ける。
- 認知は、個人の身体面・精神面の機能を含めた社会生活機能全般に影響を及ぼすものである。さらに、社会生活機能は、認知に影響を及ぼす要因ともなりうる（図1）。

検査の方法

- 認知はさまざまなとらえ方ができるため、どう定義するかによって検査内容も変わってくる。
- 臨床でよく用いられるものとして、ここではWAIS-Ⅲ成人知能検査（Wechsler Adult Intelligence Scale-Third Edition）、改訂長谷川式簡易知能評価スケールを簡単に紹介する。

1. WAIS-Ⅲ成人知能検査

- WAIS-R成人知能検査の全面改訂により、2006年6月から販売されている。
- 成人の知能を個別に診断し、知能構造を明らかにすることが可能である。
- 知能障害の診断や指導などに役立てることができる。
- 適用年齢は、16～89歳である。
- 所要時間は60～95分である。
- 言語性IQ、動作性IQ、全検査IQの3つに加え、「言語理解」「知覚統合」「作動記憶」「処理速度」の4つの群指数も測定できる。いっそう多面的な把握や解釈が可能となっている。

2. 改訂長谷川式簡易知能評価スケール

- 1974年に開発されたものの改訂版で、1991年に発行された。2004年に「痴呆」が「認知症」に名称変更されたことに伴い、2005年に「長

図1 ● 認知と影響要因

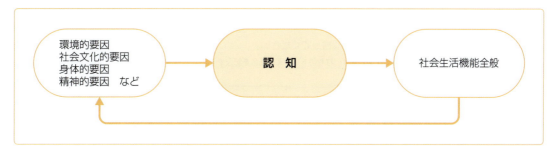

谷川式認知症スケール(HDS-R)」と改称された(**表2**)。
- 高齢期の認知症をスクリーニングする目的で用いられる。
- 適用年齢は50歳以降である。
- 所要時間は5～10分である。
- 9つの質問により構成される。正しい答えの場合には1点、誤った場合は0点で加算していく。
- 30点満点で、20点以下の場合は、認知症が疑われる。

(岡田佳詠)

■文献
1. 氏原寛ほか共編：心理臨床大事典．培風館，東京，1992

表2 ● 長谷川式認知症スケール(HDS-R)

	質問内容
1	お歳はいくつですか？ ＿＿＿歳 （2年までの誤差は正解）＋ －
2	今日は何年の何月何日ですか？ 何曜日ですか？ ＿＿＿年 ＿＿＿月 ＿＿＿日 ＿＿＿曜日 （西暦でも正解）＋ － ＋ － ＋ － ＋ －
3	私たちが今いるところはどこですか？ ＿＿＿＿＿ ＋ － （正答がないとき約5秒後にヒントを与える） 家ですか？ 病院ですか？ 施設ですか？ ＋ －
4	これから言う3つの言葉を言ってみてください。 あとでまた聞きますので、よく覚えておいてください。 （次の系列から選び、使わない系列を横線で消す） 系列1： a)桜 b)猫 c)電車 a) ＋ － b) ＋ － c) ＋ － 系列2： a)梅 b)犬 c)自動車 正答できなかったとき、正しい答えを覚えさせる。（3回以上言っても覚えられない言葉は横線で消す）
5	100から7を順番に引いてください。 100－7は？ （93） ＋ → それから7を引くと？ （86） ＋ － （問6へ） －
6	私がこれから言う数字を逆から言ってください。 6－8－2 （2－8－6） ＋ → 3－5－2－9 （9－2－5－3） ＋ － （問7へ） －
7	先ほど覚えてもらった言葉をもう一度言ってください。 a) ＋ － b) ＋ － c) ＋ － （正答がでなかった言葉にヒントを与える） （ヒント：植物）↓ （ヒント：動物）↓ （ヒント：乗り物）↓ ＋ － ＋ － ＋ －
8	これから5つの品物を見せます。それを隠しますので何があったか言ってください。 （1つずつ名前を言いながら並べ覚えさせる。次に隠す）（5つの品名を記入し、答えられなかった品名にカッコをする） （さじ、くし、サイコロ、はさみ、眼鏡など） 正答数： 0 1 2 3 4 5
9	知っている野菜の名前をできるだけ多く言ってください。 （途中で詰まり、約10秒待ってもでないときは、打ち切る）（答えた品名を記入する） ＿＿＿ ＿＿＿ ＿＿＿ ＿＿＿ ＿＿＿ ＿＿＿ ＿＿＿ ＿＿＿ ＿＿＿ ＿＿＿ （重複したものは除外） 正答数：～5 6 7 8 9 10

三京房　承認済

精神障害をもつ人の看護

検査
服薬時の血液検査

意義と目的

- 精神科診療で血液検査を実施する目的は、①診断のため（全般的な患者の身体的状態を把握し、患者の訴えや精神症状の原因となりうる身体的な病的状態や疾患の有無を確認するため）および②精神科薬物療法の管理のため（薬剤によって身体的な副作用が生じていないかどうかを確認し、血中濃度を測定することによって、薬物療法をどのように進めるかを判断するため）である。本項では、後者の「精神科薬物療法の管理のために行われる採血検査」を中心に、その要点を述べることにしたい。

主な血液検査の種類とその概略

1．一般的な血液検査
- 精神科診療では**表1**のような項目の血液検査が一般に行われている。これらは、重要な身体疾患や身体的状態を診断、評価するために不可欠のものである。

2．薬物の血中濃度検査
- 薬物血中濃度の測定（血中濃度モニタリング。Therapeutic Drug Monitoring：TDM）は、次のような薬剤で行われている。
- **気分安定薬**：炭酸リチウム（Li）
- **抗てんかん薬**：カルバマゼピン（CBZ）、バルプロ酸ナトリウム（VPA）、フェノバルビタール（PHB）、フェニトイン（PHT）、クロナゼパム（CZP）
- これらの薬剤の血中濃度を定期的にモニターしなくてはならない主な理由は、薬の治療域が狭く、治療域と中毒域が近い（過剰投与による副作用の危険性が高い）ためである。
- 予防のために使用している薬剤では、それが有効であるかどうかの判断の一助として血中濃度の測定が行われる。

データからのアセスメントの実際

1．一般血液検査の所見と向精神薬の副作用
- 向精神薬の重要な副作用およびその診断根拠となる血液検査所見を**表2**に示す。副作用が見出されたなら、原因薬剤を特定してその処方の停止もしくは減量を行う。さらに副作用が持続するようなら、その治療を中止することになる。

2．薬物血中濃度モニタリングによる薬物療法の管理
- 薬物血中濃度モニタリング（TDM）における留意点を**表3**に示す。精神科臨床では、血中濃度、臨床症状（気分障害の症状やてんかん発作）、副作用を考慮しながら診療を進める。もしも血中濃度が有効濃度域を上回る場合には、その薬剤の減量が行われ、有効濃度域を下回る場合には、その薬剤の増量か、投与の停止かの判断が行われる。

表1 精神科で行われる一般的な血液検査

	検査項目	特徴
全血球検査 （血算）	白血球数（WBC）	感染症や炎症性疾患などで上昇
	赤血球数（RBC）	貧血をはじめとする血液疾患の診断において重要な指標
	ヘモグロビン（Hb）	
	ヘマトクリット（Hct）	
	血小板（Plt）	
血液凝固検査	プロトロンビン時間（PT）	血液凝固能の指標
	活性化部分トロンボプラスチン時間（APTT）	
	D-ダイマー	1.0μg/mL以上になると体内に血栓が生じていることを示唆する。肺塞栓の予防のための重要な検査
生化学検査	総タンパク質（TP）	栄養状態の指標
	アルブミン（Alb）	
	コリンエステラーゼ（ChE）	肝臓内にある酵素で、肝機能障害で上昇。特にALPは胆道系の障害を、CK、AST、ALTなどは筋肉の損傷の指標ともなる
	乳酸脱水素酵素（LDH）	
	AST/GOT（アスパラギン酸トランスフェラーゼ/グルタミン酸オキサロ酢酸トランスアミナーゼ）	
	ALT/GPT（アラニンアミノトランスフェラーゼ/グルタミン酸ピルビン酸トランスアミナーゼ）	
	ガンマグルタミルトランスペプチターゼ（γ-GTP）	
	アルカリホスファターゼ（ALP）	
	クレアチンキナーゼ（CK）	
	総ビリルビン（T-Bil）	ビリルビンは赤血球の構成物質で、血液中の濃度が高くなると黄疸になる。総ビリルビンから直接ビリルビンを引いた値が間接ビリルビン。間接ビリルビン上昇は血球破壊（溶血）、直接ビリルビン上昇は胆道系の障害の指標
	直接ビリルビン（D-Bil）	
	間接ビリルビン（ID-Bil）	
	アミラーゼ（Amy）	膵臓の機能障害の指標
	尿素窒素（BUN）	腎機能障害の指標
	クレアチニン（Cr）	
	総コレステロール（T-Cho）	脂質代謝の指標で、高値だと脂質異常症（高脂血症）を示唆する。ただしHDL-Cには動脈硬化を防止する作用がある
	中性脂肪（TG）	
	HDLコレステロール（HDL-C）	
	LDLコレステロール（LDL-C）	
	尿酸（UA）	高尿酸血症の指標。痛風で高値となる
	カルシウム（Ca）	カルシウム代謝、骨疾患の指標となる電解質
	リン（P）	
	ナトリウム（Na）	血液中の基本的な電解質で、腎疾患をはじめとする多くの身体疾患の影響を受ける。正常値から外れると重篤な状態となることが多い
	カリウム（K）	
	クロール（Cl）	

	検査項目	特徴
炎症反応検査	C反応性タンパク（CRP）	炎症疾患の指標
血糖検査	グルコース（Glu）	糖尿病を診断する際の重要な指標
	ヘモグロビンA1c（HbA1c）	
内分泌学的検査	遊離サイロキシン（FT4）	甲状腺疾患（甲状腺機能亢進症・低下症）の指標
	遊離トリヨードサイロキシン（FT3）	
	甲状腺刺激ホルモン（TSH）	
	コルチゾール（CORT）	副腎皮質機能などの指標
	副腎皮質刺激ホルモン（ACTH）	
	プロラクチン（PRL）	脳下垂体から分泌される乳腺刺激ホルモン。高値だと乳汁分泌が起きる

表2 ● 血液検査で診断される向精神薬の重要な副作用

副作用	原因となる薬剤	検査所見（臨床症状）	備考
肝機能障害	広い範囲の薬剤によって生じる	ChE↑、LDH↑、AST（GOT）↑、ALT（GPT）↑、γ-GTP↑、ALP↑、CK↑	原因となる薬剤や身体疾患の特定が困難なことが少なくない
アレルギー性皮膚疾患（薬疹）	広い範囲の薬剤によって生じる	しばしば肝機能障害を伴う（皮疹）	皮疹はごく多様であり、その原因にもさまざまなものがある
無顆粒球症・顆粒球減少症	クロザピンやその他の抗精神病薬や抗うつ薬、抗てんかん薬でも、まれに生じる	WBC↓↓、CRP↑（高熱、肺炎などのさまざまな感染症）	クロザピン以外はごくまれ。炭酸リチウム（気分安定薬）での好中球増加も知られている
糖尿病、脂質代謝異常（高脂血症）	第二世代抗精神病薬をはじめとする抗精神病薬や気分安定薬、抗うつ薬	BS↑、HbA1c↑、T-Cho↑、TG↑、LDL-C↑（食欲亢進・体重増加）	メタボリック症候群を発生させる。他のさまざまな合併症を発展させる恐れがある
高プロラクチン血症	一部の抗精神病薬	プロラクチン↑（月経異常、乳汁漏出、性機能障害）	リスペリドンなど特に発生させやすい薬剤がある
深部（下肢）静脈血栓症（重篤な肺塞栓症に発展することがある）	抗精神病薬（さらに、抑制・隔離といった行動制限によって生じることがある）	D-ダイマー↑（むくみ、発赤）	診断には肺や下肢の造影CT検査や下肢超音波検査が必要
低ナトリウム血症、SIADH	抗精神病薬、抗てんかん薬、SSRIなど	Na↓（意識障害、けいれん）	水過飲によってNa↓が起きることがある
悪性症候群*	抗精神病薬など	CK↑（肝機能障害の指標となる酵素の多くは筋肉にもあるので横紋筋融解症によって上昇する）（高熱、発汗、筋強剛、意識障害）	重篤な状態に発展すること、感染が加わることがある

*類似の症状を示すものにセロトニン症候群がある。これは選択的セロトニン再取り込み阻害薬（SSRI）を断薬したときに生じやすい。高熱、発汗、筋強剛に加えて、クロヌス、腱反射亢進が特徴である。

表3 気分安定薬、抗てんかん薬の有効血中濃度と副作用

	有効血中濃度	半減期（時間）	副作用
炭酸リチウム	0.4〜1.2mEq/L	10〜24時間	意識障害（2mEq/Lを越えると発生する）、甲状腺機能低下、副甲状腺機能亢進症、体重増加、腎性尿崩症
カルバマゼピン（CBZ）	5〜10μg/mL	36時間（単回投与） 16〜24時間（反復投与）	眠気、運動失調、倦怠感や脱力感、複視（かすみ目）、めまい・立ちくらみ、頭痛・頭重、食欲低下や吐き気、発疹、皮膚粘膜眼症候群（スティーブンス・ジョンソン症候群）
バルプロ酸ナトリウム（VPA）	50〜100μg/mL	非徐放製剤 6〜12時間 徐放製剤 8〜16時間	傾眠、運動失調、ふらつき、消化器症状、悪心、嘔吐、食欲不振、全身倦怠感、脱毛、体重増加、致死的肝障害（ライ症候群）、高アンモニア血症（意識障害、羽ばたき振戦）、血小板・顆粒球減少症、催奇形性
フェノバルビタール（PHB）	15〜25（〜40）μg/mL	72時間	知覚障害・過敏、構音障害、眠気・ふらつき、運動失調、めまい、頭痛、食欲不振、吐き気、皮膚粘膜眼症候群、中毒性表皮壊死症（ライエル症候群）
フェニトイン（PHT）	7〜20μg/mL	濃度依存：成人 20〜60h、小児 4〜10h 急に上昇することがある	眼振、構音障害、運動失調、眼筋麻痺等、歯肉増殖、多毛症、注意力・集中力・反射運動能低下、中毒性表皮壊死症、皮膚粘膜眼症候群、SLE様症状、血小板・顆粒球減少症、催奇形性
クロナゼパム（CZP）	20〜70ng/mL	30〜50h	眠気、ふらつき、脱力感

※カルバマゼピン以下は、抗てんかん薬であるが、カルバマゼピン、バルプロ酸ナトリウム、クロナゼパムは気分安定薬としても使用されることがある。

日本精神学会監修，「てんかん治療ガイドライン」作成委員会編：てんかん治療ガイドライン2010．医学書院，東京，2010（有効血中濃度に関する参考資料として）

アセスメントの留意点

- 血液検査で異常所見が認められても、向精神薬以外の原因を検討することが必要である。例えば血液異常所見が、他の医療機関から処方されている薬剤や、肥満やアルコール過飲によって生じている所見かどうかを考慮する。
- また、向精神薬の不規則な使用や一般的な身体的状態の問題（例えば脱水）も、向精神薬の副作用発生に影響する要因である。さらに副作用の発生を防ぐために生活指導を行うべきケースがある。例えば、体重増加を防止するために身体運動を習慣とするといった指導である。
- 他方、向精神薬には、血液検査に所見が出ない副作用が多くあることに注意が必要である。鎮静作用の強い抗精神病薬や抗うつ薬では、起立性低血圧が生じやすいし、三環系抗うつ薬や抗精神病薬は、心電図のQT延長を生じさせて、不整脈を起こすことがある。
- 多くの向精神薬にある抗コリン作用による便秘、口渇、尿閉、視力調節障害や、抗精神病薬によるパーキンソン症状といった副作用は、患者にとって不快な症状であり、服薬中断の理由となることが多い。血液検査所見のみに留まらず、患者の身体的な所見や訴えに配慮を怠らないことが重要である。

（森山由佳理、林　直樹）

■文献
1．福井直樹，染矢俊幸：向精神薬による副作用モニタリング：現状と問題点．臨床精神薬理　2014；17：3-10．
2．古郡規雄：向精神薬と内分泌．臨床精神薬理　2014；17：31-37．
3．久住一郎：向精神薬による糖脂質代謝障害のモニタリング．臨床精神薬理　2014；17：21-26．
4．西﨑祐史，渡邊千登世：とんでもなく役立つ検査値の読み方．照林社，東京，2013．
5．山田和男：リチウムの副作用と中毒．臨床精神医学　2013；42（11）：1397-1404．

治療
薬物療法

意味と位置づけ

- 精神疾患の見立て、特にさまざまな症状をどのような視点で眺めるか、あるいはいかなる治療観・看護観で精神科疾患をとらえるかによって、診断は異なってくる。
- 異なる診断によって薬物が選択されることもあるし、診断は異なっても、症状に従って薬物が選択されることもある。
- 複雑なのは、薬物療法が無条件に選択されるわけではないことである。他の治療法と一緒になって効果をより発揮することもある。最初から薬物療法が見捨てられたり、途中から薬物療法がその真の意味を発揮しないだけでなく、有害であるとされて、中断することもある。
- 精神障害はなぜ生じるのであろうか。1番目は、何らかの身体的疾患によって精神疾患が生じる場合である。例えば頭部外傷によって知的機能や性格に変化を生じたり、薬物やアルコールあるいは中毒性物質などを過量に飲むことで、中枢神経系に何らかの侵襲を及ぼすような身体的要因による精神疾患がある。
- 2番目は、統合失調症や気分障害のように、原因が判明しておらず、それぞれの疾患に固有な何らかの要因があると想定されるような内因性疾患である。
- 3番目に、その人の性格や人格形成、取り巻く環境や状況に起因すると考えられる心因性疾患等があるとされている。
- それぞれに優位な要因に従って便宜的に分類しているだけであり、身体的要因や外部からの何らかの侵襲、疾患に固有に潜む内因、さまざまな状況因や心因などが複雑に絡み合ってその人特有の精神疾患が生じると考えられる。そのため、それぞれの疾患に優位な要因に従ってさまざまな治療法が対象とされ、実践されることとなる。
- 例えば、心因性あるいは社会文化的要因の色濃い神経症圏内のものには、精神療法やカウンセリングが用意される。
- 身体疾患によるものや、生物学的あるいは脳科学的な要因に働きかけるものとしては薬物療法が選択される。
- 内因性疾患にはあらゆる要因が考えられるため、薬物療法はもとより、いわゆる社会療法としてのリハビリテーションなどが必須とされる。
- 薬物療法は、すべての精神疾患に適用されてよいことになる。しかし、薬物療法で治りきらない、あるいは完治しにくいものとして、知的障害やパーソナリティ障害、あるいは他のさまざまな発達障害などがある。さらに経験的に、また客観的なEBMからみれば、内

図1 ● 精神科疾患の要因と治療

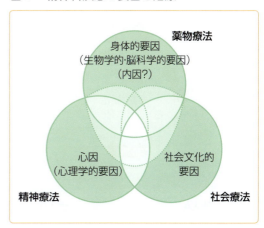

因性疾患にも薬物療法の限界があると考えられる（図1）。

（藤村尚宏）

看護と薬物療法のために

- 看護師は、精神疾患に対して医師が行う薬物療法にどのように関与すべきであろうか。
- 精神疾患を主要な統合失調症と気分障害にしぼり、筆者の仮想図によってそれらの精神病理を考えてみる。
- 精神病理の観点から薬物療法をどのように理解すればよいかを示す。看護師が薬物療法で果たすべき役割のひとつが、服薬教育（服薬指導）でのかかわりである。

1. 自己とは何か

- そもそも自己とは何であるのか、自分と他人を区別するとはいかなる事態であるかを、自己機能図を想定して考えてみる（図2）。
- 個人は、誰にも見えない、あるいはときとして自分にもわからないでいる内的な自己と、他人や外界といやおうなく接する外向きの自分から成り立っている。健全な自分、健全な自己機能は、自分とさまざまな他人とがお互いの間にそれぞれの主観性（間主観性）をもって、接触・近接したりあるいは遠ざかったりと、アメーバのような伸縮自在な自己機能をもって関係しあっているといえる。
- 自己機能が病的になるとは、さまざまなストレス、状況因、あるいは、身体的・脳器質的・生物学的・内因的要因（脆弱性を含む）、社会文化的要因等によって、外向きの自分自身がいびつになりすぎたり、自己の壁が希薄になったりすることである。同時に、あるいはそれによって、内的自己が変形して窮屈になり、その結果、自分自身の無意識の内部の情動・

図2 ● 自己機能の模式図と精神病理

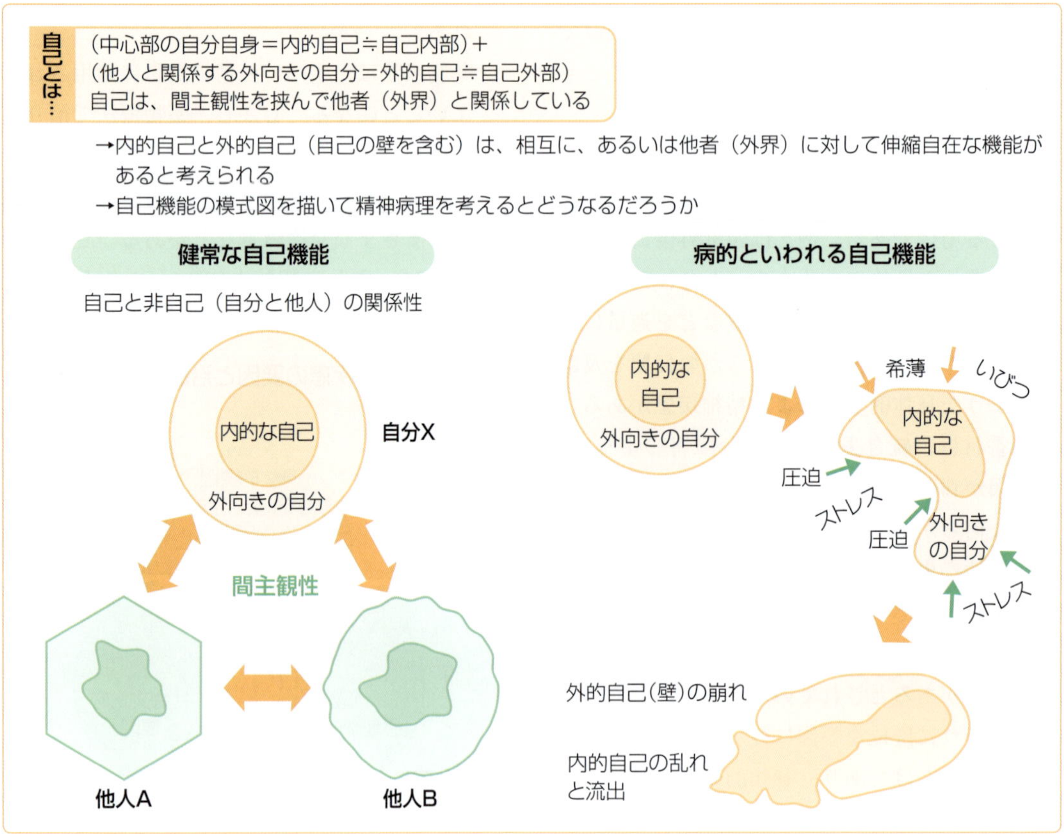

自己とは…
（中心部の自分自身＝内的自己≒自己内部）＋
（他人と関係する外向きの自分＝外的自己≒自己外部）
自己は、間主観性を挟んで他者（外界）と関係している

→内的自己と外的自己（自己の壁を含む）は、相互に、あるいは他者（外界）に対して伸縮自在な機能があると考えられる
→自己機能の模式図を描いて精神病理を考えるとどうなるだろうか

健常な自己機能
自己と非自己（自分と他人）の関係性

内的な自己／外向きの自分　自分X
間主観性
他人A　他人B

病的といわれる自己機能
内的な自己／外向きの自分
希薄　いびつ
圧迫　ストレス　圧迫　ストレス
内的な自己／外向きの自分
外的自己（壁）の崩れ
内的自己の乱れと流出

感情・思考・欲動・行為等の流出・噴出(興奮、錯乱、思考障害、行動化など)を示すことである。

2．統合失調症

- 統合失調症では、このように自分と他人を区別する、内的自己と外的自己からなる自己機能そのものが、さまざまな要因によってゆがめられてしまう。
- ふだんは、自己の内部は外界と接する自分の外部(壁)との間で、また自己外部は他人との間で、柔軟性に富んだやりとりができている。しかし、あるときを境に(屈曲点ないし不連続点)、漠とした、しかし強烈な恐怖あるいは原発的な不安が強大になる結果、自己の壁が薄くなり、ひびが入り、決壊する事態にまで展開する。したがって、自己内部の感情・思考・欲動・行動などが外へ向かって容易に流れ出し、考想伝播、考想奪取、妄想、精神運動興奮や抑制などの症状が出現する。
- 希薄化ないし破れた自己の壁を通して、外界の物音や声が異常に過敏に感じられる。さらに、見られている、のぞかれる、盗聴される、盗撮されるなどの訴えとなったり、あるいは悪口を言われているなど、ありもしない異常な意味づけを伴った幻声、幻聴を聞いてしまったりすることになる。
- 自己(自分)と非自己(他人)との間が筒抜け状態となるから、容易に自分のなかに他人や周囲の事象が入り込み、あやつられ体験が生まれ、自己同一性を失う結果となる(図3, 4)。
- このようなときに、薬物療法、精神療法、さらにリハビリテーションを中心にした社会療法が、破壊された自己の壁の修復に役立ちうると考えられる(図5)。
- その際の看護師の役割は、それら3つの治療を24時間みる看護でつなぎ、それぞれを中心に担う、医師、薬剤師、精神保健福祉士、作

図3 ● 統合失調症病理のシェーマ的理解

《自己 ＝ 自分自身の存在を意識し、他を区別し、自己・他者・外界をも制御する機能の総体⇒ 自己内部と外部（壁を含む）の二重構造で示す》

自己の壁＝他とを区別する、心理的・身体的な外側面・接触性と表層的な身体性（心身一如）

- 自己の壁
- 自己外部
- 自己内部
- 原発性不安の極限的増大
- ストレス
- 状況因

＊ふつうは、自己の内部と外部（自己の壁）は相互に、あるいは外界と、柔軟性と修復性に富んで機能している

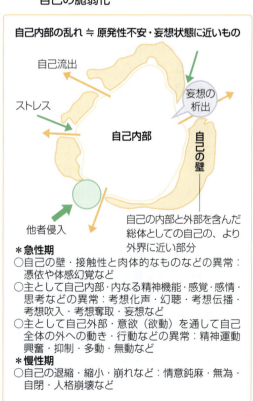

図4 ● 自己内部の乱れと自己外部(壁)の希薄化、自己の脆弱化

自己内部の乱れ ≒ 原発性不安・妄想状態に近いもの

- 自己流出
- ストレス
- 妄想の析出
- 自己内部
- 自己の壁
- 他者侵入
- 自己の内部と外部を含んだ総体としての自己の、より外界に近い部分

＊急性期
- ○自己の壁・接触性と肉体的なものなどの異常：憑依や体感幻覚など
- ○主として自己内部・内なる精神機能・感覚・感情・思考などの異常：考想化声・幻聴・考想伝播・考想吹入・考想奪取・妄想など
- ○主として自己外部・意欲(欲動)を通して自己全体の外への動き・行動などの異常：精神運動興奮・抑制・多動・無動など

＊慢性期
- ○自己の退縮・縮小・崩れなど：情意鈍麻・無為・自閉・人格崩壊など

図5 ● 薬物・精神・社会療法による自己内部・外部（壁）の強化

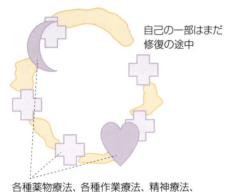

明らかな薬物服用による異和感・不快感、あるいは副作用は、凸凹の自己境界・間隙・裂孔などで示す

自己の一部はまだ修復の途中

各種薬物療法、各種作業療法、精神療法、民間療法や宗教などの治療的アプローチ

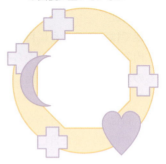

*慢性期　依然として「図2」の本来の円滑な自己の内部・外部（壁）の回復に至っていない

リハビリテーションの必要性と限界

業療法士などとの連携をも滑らかにすることである。それは、最終的に患者の自己の強化をもたらすことに貢献することになる。

3．気分（感情）障害

- 統合失調症では思考障害が主であるのに対して、気分障害は、気分・感情の障害が優位なものである。
- 躁状態では、内的自己の主たるものを感情性、情動性と仮に想定したとき、その感情が高揚し、気が大きくなり、テンションが高くなる。このとき、周囲の外的な自己は、急速に大きくなり、風船が今にも破裂寸前にまで膨らむように、自己の壁が薄くなってしまう。
- こうして、内的な自己も外的な自己も大きくなり、ついには、肥大化した内部感情から思考さえも誇張されてしまい、誇大妄想と成り果てる。反面、あまりに大きなことを言い過ぎると、不意に不安に襲われて、周囲から狙われているような被害関係妄想を抱いてしまうことも比較的多いものである（**図6**）。
- 躁状態には、伸びて広がり薄くなった自己機能を小さく抑えるための、抗躁薬、気分調整薬を用いることになる。
- 他方、抑うつ状態ないしうつ病は、きわめて几帳面な、あるいは、きわめて秩序だった、序列性を重んじる、あるいは熱中しやすいような性格の方が、何らかの誘因によって、あるいは誘因なしに、抑うつ気分に転落するものである。
- 抑うつ状態となると、坂道を転がるように、内的自己は窮屈に狭く、小さく、さらに閉じ込められてしまい、下へ下へと気分を沈め込み、何もかもが重たくおっくうになり、他者との行動もほとんどとれなくなる。自己の内部も外部も中心に向かって凝集化し、濃密化し、極小化してしまうので、間主観性は自然に遊離されることになる。その結果、周囲との接触性は凍りつくかのように頑（かたく）なとなり、接触さえもとれなくなることが多い。
- 沈みっぱなしでいる間は、おっくうであり、行動は無動化している。しかし、気分が最低まで落下しきった後、わずかに上昇すると同時にエネルギーが発現する兆しをみせるので、不意に希死念慮の実行＝自殺企図に至ることも多い。
- 抗うつ薬剤を中心に投与されると、厚く凝縮した自己の壁は軟化され、薄くなることになり、気分の上昇が期待されることになる。
- 看護師も、抑うつの程度を医師とともに見極めて慎重な言動で接触することが要請される。

（藤村尚宏）

図6 ● 気分障害を理解するための試論

統合失調症に比して気分障害は「気分性の異常≧思考性の異常」であると仮定する

気分障害では、自己内部での気分や感情などの喜怒哀楽や気持ちの厚さ・薄さなどが異常に変動する⇒統合失調症と同じように、自己内部・外部（壁）の自己機能が外界に対しても相互に変化するものとして表現できるだろう

健全な状態

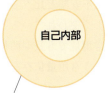

自己外部（壁）
自己内部を区別し、内と外からのさまざまなこと・ものを防御したり、取り入れたりする機能をもつ

躁状態

内部の気分性が圧倒的に高まると、自己内部の気分の機能性は風船のように膨張し外へと広がり、自己の壁を押し広げ浮き上がる

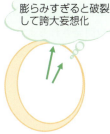

膨らみすぎると破裂して誇大妄想化

自己内部が外側へあふれ出ると、自己は不安になる。外部からの圧倒的雰囲気・こと・もので頭を押えられると、被害関係化しやすい

うつ状態

自己内部の気分性が重くなり、ますます縮んで下がってしまう

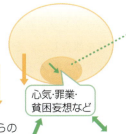

自己内部への沈潜とあらゆる自己の凝縮は、罪業妄想や貧困妄想などの抑うつ性妄想を析出しやすい

心気・罪業・貧困妄想など

自己外部（壁）は外界からのあらゆる刺激をブロックするあたかも鋼鉄の塊のような接触困難性（統合失調症への入り込み難さ以上のかたさ、頑なさがある）

自己内部の重さと苦悶が、自己外部（壁）の防御化よりもより早く強まれば、容易に自己外部や外界へ向かっての表現となり、焦燥性ないし激越性うつ病を示す

自己内部と外部とのさまざまなやりとり、かかわり合いは、内部の気分性の色合いによって、あるときは心気的訴えにもなるし、自律神経性の訴えにもなる

薬物療法の歴史

1. 抗精神病薬

- 現代的な精神科薬物療法は1952年のクロルプロマジンの発見によって始まった。フランス海軍外科医ラボリは、抗ヒスタミン薬であるプロメタジンを投与した術後患者が痛みも不安も感じない、独特の平静を保つことに気づいていた。フランスの精神科医であるドレーとドニケルは、そこに注目し、クロルプロマジンを統合失調症に単剤で使用し、効果をあげた。数年のうちに世界中に広まり、日本でも1955年にはウインタミン®、コントミン®の商品名で発売された。
- 1958年にはベルギーの製薬会社ヤンセンの2代目ヤンセンによって、ハロペリドール（セレネース®）が合成された。抗幻覚、妄想作用に重点をおいて開発された。
- これら抗精神病薬は、ドーパミンD_2受容体遮断作用をもつことがわかった。作用機序を解明したカールソンは2000年にノーベル生理学・医学学賞を受けた。
- このころ、ドーパミンD_2受容体遮断作用に加えて、セロトニン$5\text{-}HT_{2A}$受容体遮断作用をもつセロトニン・ドーパミンアンタゴニスト（セロトニン・ドーパミン拮抗薬、SDA）として、1996年にはリスペリドン（リスパダール®）、2001年にはオランザピン（ジプレキサ®）が開発された。非定型抗精神病薬、第2世代抗精神病薬とも呼ばれている。

2．抗うつ薬

- 1952年、抗結核薬であるイソニアジドに気分高揚作用があることが発見された。その後、アメリカのクラインの功績により、モノアミン酸化酵素阻害薬（MAOI）が抗うつ薬として多数開発されるようになった。しかし、さまざまな副作用があることが判明し、現在は使われていない。
- 1956年スイスのクーンは、統合失調症にはあまり効果のなかったイミプラミン（トフラニール®）をうつ病に使い、抗うつ効果をもつことを発見した。その構造から三環系抗うつ薬と呼ばれる。
- 最近は、さらに副作用の少ない、SSRI（選択的セロトニン再取り込み阻害薬）やSNRI（セロトニン・ノルアドレナリン再取り込み阻害薬）が開発、使用されている。

3．気分安定薬

- リチウム（リーマス®）は19世紀中ごろから痛風の治療に使われていた。1949年オーストラリアのケードが躁状態に対する効果を発見し、1954年のスコーの報告以降は広く使われるようになった。
- カルバマゼピン（テグレトール®）は1957年に向精神作用と抗けいれん作用の両方を目的として合成された。1971年わが国の竹崎と花岡によって抗躁効果が報告された。大熊は病相予防効果に注目した。
- バルプロ酸（デパケン®）は化学物質の溶媒として合成されたが、後に抗けいれん作用が判明した。1980年代に入って抗躁作用があることがわかった。

4．抗不安薬

- 1903年にバルビタールが、1912年にはフェノバルビタール（フェノバール®）が合成された。しかし、バルビツール酸系薬物は依存を形成すること、常用量の10倍で昏睡に至ること、などの危険性から使用が限定されている。
- 1955年にはメプロバメートが発売され、爆発的に売れたが、これもバルビツール酸系薬物と同様の副作用があることがわかり、現在は使用されていない。
- ベンゾジアゼピン系薬物は、1960年にクロルジアゼポキシド（バランス®）が、1963年にジアゼパム（セルシン®）が発売された。それまでの抗不安薬と比べると安全性が高く、今日までよく使われている。しかし一方で、現在では常用量でも長期間使用すると中断しにくいという常用量依存などの問題も知られている。

5．抗てんかん薬

- 1857年イギリスのロコックは、ブロムカリがけいれん発作に有効だとの報告をした。それから半世紀以上が経ち、1912年にはドイツのハウプトマンが、フェノバルビタールの有効性を報告した。そして、1930年代後半にはプットマンとメリットによりフェニトイン（アレビアチン®）が開発された。実験方法のすばらしさや、現在までよく用いられていることなどから、この2人の功績は称えられている。
- 1963年にはジアゼパムとカルバマゼピンの、1964年にはバルプロ酸の治験が行われた。ジアゼパムは不安を抑える薬として用いられるが、筋の緊張を和らげ、けいれんを抑える作用もあるため、てんかんにも有効である。

（仁王進太郎）

介入の方法

1．抗精神病薬

- 抗精神病薬は、大きく従来型の定型抗精神病薬と、新しい非定型抗精神病薬の2つに分けられる。
- 非定型抗精神病薬は、それまでの薬物の抗幻覚・妄想作用、鎮静作用はそのままに、錐体外路症状などの副作用を起きにくくしたものである。
- わが国の薬物療法の悪しき特徴として、欧米に比べて定型抗精神病薬の処方率が高く、さ

図7 ● 抗精神病薬における受容体占拠率

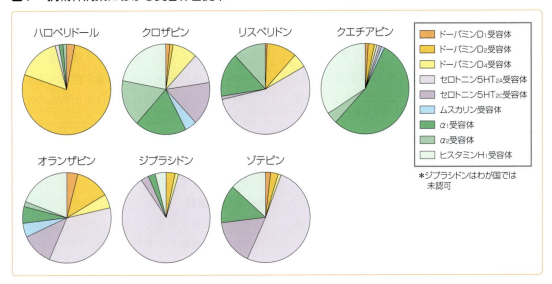

*ジプラシドンはわが国では未認可

表1 ● 主な定型抗精神病薬

フェノチアジン系	クロルプロマジンは最初に発見された抗精神病薬であり、抗幻覚・妄想作用と鎮静作用をもち、現在も使われている。 レボメプロマジン(ヒルナミン®、レボトミン®)はさらに鎮静作用を強くしたものであり、フルフェナジン(フルメジン®)は抗幻覚・妄想作用を強くしたものである
ブチロフェノン系	フェノチアジン系に比べると、抗幻覚・妄想作用が強く、鎮静作用が弱い。ハロペリドールが代表である
ベンザミド系	スルピリド(ドグマチール®)は元来抗潰瘍薬として開発された。少量では抗うつ作用が、高用量では抗精神病作用を有する

らに多剤大量であることが指摘されている。非定型抗精神病薬の導入と、単剤化が求められている。

- 脳内の神経細胞どうしは、神経伝達物質によって情報のやりとりを行っている。抗精神病薬の作用機序は、どの薬物がどの受容体にどの程度遮断するか、刺激するかによって説明されることが多い(**図7**)。しかし、神経伝達物質や受容体の様子が、巡り巡ってどのような精神状態をもたらしているかについては、その間にいまだ大きな隔たりがあり、さらなる研究が必要とされている。

①定型抗精神病薬
- 定型抗精神病薬の主なものを**表1**に挙げる。

②非定型抗精神病薬
- 1972年に開発されたクロザピン(クロザリル®)は、副作用が起きにくく、治療抵抗性の統合失調症に対して有効である。2009年にわが国でも使用可能になったが、致死性の無顆粒球症が起きることがあるために注意する必要がある。
- クロザピンに似た薬剤として、わが国ではオランザピン(ジプレキサ®)、クエチアピン(セロクエル®)が使用可能である。しかし、いずれも体重増加が起きやすいことなどから、糖尿病を合併、既往のある患者には禁忌となっている。
- 統合失調症者では、長期間の経過で脳萎縮が起きることがあることが知られているが、オランザピンの服用を続けていると、その萎縮を防ぐことができることが知られている。これを神経保護作用という。

- ドーパミンD_2受容体とともにセロトニン5-HT_{2A}受容体をも遮断する抗精神病薬は、セロトニン・ドーパミンアンタゴニスト(SDA)と呼ばれ、リスペリドン(リスパダール®)が代表である。同様の効果をもつ薬剤として、わが国では、ペロスピロン(ルーラン®)が開発された。
- アリピプラゾール(エビリファイ®)は、ドーパミンD_2受容体部分アゴニスト作用を有する。

③剤型

- 抗精神病薬の剤型は、錠剤(崩壊錠を含む)、散剤、注射剤(デポ剤を含む)、液剤などがある。
- 崩壊錠は、口の中に入れるとそのまま溶ける。水がなくても服用できて簡便であるが、包装から取り出すときに崩れやすいので注意を要する。
- 液剤は、そのまま服用するか、水に溶かして飲む。錠剤に比べて効果発現が速いという特徴がある。ただし、非告知のまま秘密投薬に使われる危険性をもつ。
- デポ剤は成分を油に溶かした注射剤で、一度打つと2〜4週間程度効果が持続する。数週間に一度注射をするだけで、経口からの服用をしないですむ。自分では服薬管理ができないが、外来には通うことができる患者に向いている。
- デポ剤において、効果が持続するということは、副作用が出るとそれも続いてしまうので、特に導入時には気をつけなければいけない。

④副作用

a)錐体外路症状

パーキンソン症状:寡動、筋固縮(強剛)、手指振戦など。動きが鈍くなり、筋肉が固まり、指が震える。

アカシジア:静座不能。むずむずして、じっとしていられなくなり、立ったり座ったり、歩き回ったりする。

急性ジストニア:眼球上転、舌の突出、頸部の後屈、体幹の捻転など。

遅発性ジスキネジア:数年間継続して服用した後に出現する。舌、口、頬などの不随意運動。舌がうねったり、口をもぐもぐさせたりする。

- 錐体外路症状が出たときには、抗精神病薬の投与量を減らすか、種類を切り替える。やむを得ずに抗パーキンソン病薬を使用することがあるが、それ自体にも副作用があるので安易にするべきではない。
- 定型抗精神病薬に比べて錐体外路症状が出現しにくい、非定型抗精神病薬を使用することが推奨されている。

b)悪性症候群

- 抗精神病薬を服用して数日以内に、高熱が出て、筋が固縮し、発汗、頻脈、CK(クレアチンキナーゼ)の上昇などがみられることがある。これを悪性症候群といい、腎不全、心不全、呼吸不全などから死に至る可能性の高い危険な状態である。

c)その他の副作用

- 非定型抗精神病薬がうまく活用されると、従来の定型抗精神病薬が主であった過去に比べて、錐体外路症状が問題となることはそう多くはない。オランザピン、クエチアピンでは体重増加をきたしやすく、糖尿病のある患者には禁忌となっている。
- その他、女性では月経不順、男性では勃起・射精障害など性機能障害や、長期間服用者での骨密度低下などがある。

2. 抗うつ薬

- 従来の抗うつ薬と、新しい抗うつ薬に分けられる。それぞれの抗うつ薬によって、副作用の出方に違いがある。いずれも、服用を始めてから効果が出るまでに少なくとも2週間程度かかる。十分量を一定期間投与してから効果判定をすることが大切である。

①従来の抗うつ薬

- 化学構造から三環系、四環系抗うつ薬などと呼ばれる。三環系抗うつ薬には、最初に発見されたイミプラミンや、アミトリプチリン(トリプタノール®)などがある。三環系抗うつ薬の副作用を少なくしようと開発されたのが四

図8 ● SSRIの作用機序

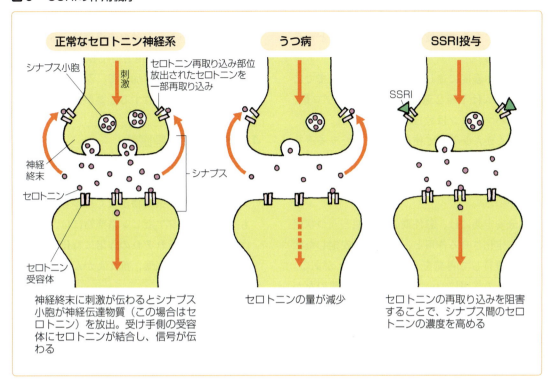

環系抗うつ薬で、マプロチリン(ルジオミール®)やミアンセリン(テトラミド®)などがある。
- 従来の抗うつ薬は、口渇、目のかすみ、便秘、排尿困難などの抗コリン性の副作用が起きやすい。

②新しい抗うつ薬
- SSRI(selective serotonin reuptake inhibitor：選択的セロトニン再取り込み阻害薬)は、脳でのセロトニンの働きを高める作用がある(図8)。うつ病だけでなく、全般性不安障害や強迫性障害にも効果がある。
- 強迫性障害には、比較的高用量が使われる。わが国ではセルトラリン(ジェイゾロフト®)、パロキセチン(パキシル®)とフルボキサミン(ルボックス®)が使用できる。服用初期に吐き気などの消化器症状が出やすく、注意を要する。また、特に投与初期に焦燥、攻撃性などが出現することがあり、アクチベーション・シンドロームといわれている。

③副作用
- 一般的に、抗うつ薬の副作用として特に気を

つけないといけないのは、抑うつ状態の改善からさらに調子が高揚してしまい、躁状態となってしまうことである。これを「躁転」という。このような患者は、そもそも単極性のうつ病ではなく、双極性障害であった可能性があり、気分安定薬の投与が望まれる。
- SNRI(serotonin noradrenaline reuptake inhibitor：セロトニン・ノルアドレナリン再取り込み阻害薬)は、脳でのセロトニンとノルアドレナリンの働きを高める作用がある。わが国ではミルナシプラン(トレドミン®)、デュロキセチン(サインバルタ®)が使用できる。服用を始めてから効果が発現するまでが比較的速い。ときに男性に排尿障害が起きることがある。

3. 気分安定薬
- 気分安定薬としては、金属元素であるリチウム(リーマス®)と、抗てんかん薬であるバルプロ酸(デパケン®、セレニカ®など)、カルバマゼピン(テグレトール®)が使われる。

- 血中濃度と効果の間に密接な関係があることが知られており、必ず血中濃度を測定し、一定以上になるまで投与量を増加することが必要である。
- 有効血中濃度に達してから効果が出るまでにリチウムは1〜2週間かかり、バルプロ酸、カルバマゼピンは数日間以内である。
- 抗てんかん薬として使用されていたラモトリギンにも気分安定作用があることがわかり、現在は認可・使用されている。

①リチウム

- 気分安定薬には、急性期の躁状態とうつ状態を安定化させる作用と、いったん安定した状態を維持して再発を予防する作用とがある。いずれの作用についても、気分安定薬のなかではリチウムが最もよく検証されている。有効血中濃度は0.4〜1.2 mEq/Lである。
- 有効血中濃度を越えると、中毒症状を引き起こす血中濃度に至る。リチウムはそれら血中濃度が近接していることが特徴で、振戦や多飲、多尿といった副作用が起きやすいので注意を要する。特に、過量服薬のときには透析が必要な場合があり、相当の施設へ入院することになる。
- 妊娠中、特に初期3か月以内の投与によって、心奇形の発生率が増加する。
- 双極性障害では経過とともに脳萎縮が起きることが知られているが、リチウムを継続して服用するとその萎縮を抑えることができる。これを神経保護作用という。

②バルプロ酸

- 1年に4回以上躁状態とうつ状態とを繰り返す者を「**ラピッドサイクラー（急速交代型）**」というが、そのような例にはリチウムよりもバルプロ酸が有効なことがある。
- 有効血中濃度は、抗てんかん薬として使われる場合と同じ40〜120μg/mLである。リチウムのように有効血中濃度と中毒濃度が近接していないために、比較的副作用が起きにくいという特徴がある。妊娠中に投与すると、脊椎分離症などの発生率が高まる。

③カルバマゼピン

- バルプロ酸と同様、元来抗てんかん薬として使用されていた。有効血中濃度は、5〜10μg/mLである。副作用としては、投与初期にめまい、ふらつきに加えて、湿疹、無顆粒球症の出現に特に注意する必要がある。

4. 抗不安薬、睡眠薬

- 歴史的にはバルビツール酸、メプロバメートが登場したが、安全性の高さから現在ではベンゾジアゼピン系薬物がよく用いられる。そもそもベンゾジアゼピン系薬物には、以下の作用があり、それぞれの作用に特化したものが抗不安薬、睡眠薬、抗てんかん薬として用いられている。
  ①抗不安作用
  ②鎮静・睡眠作用
  ③抗けいれん作用
  ④筋弛緩作用
- ベンゾジアゼピン系抗不安薬と睡眠薬を作用時間によって分類し、代表的な薬物を挙げる（**表2**）。
- ベンゾジアゼピン系薬物の副作用としては、翌朝への持ち越し、健忘、呼吸抑制、ふらつき、転倒、依存などがある。そのなかでも「常用量依存」に注目が集まっている。常用量依存とは、通常の臨床用量でありながらも、長期間にわたって服用を続けた後に中止すると、離脱症状が現れ、容易に中断できない状態に陥ってしまうことである。
- 欧米各国に比べてわが国のベンゾジアゼピン系薬物の処方頻度は突出している。1960年代に登場したベンゾジアゼピン系薬物は、それまでの薬物に比較してすぐれた効果と安全性をもっているため、爆発的に処方が増加した。しかし、1970年代以降欧米各国ではすでに乱用や依存への懸念のために処方は激減している。特に1990年代にSSRI（選択的セロトニン再取り込み阻害薬）が、うつ病だけでなく各種不安障害の薬物療法の中心となることで、ベンゾジアゼピン系抗不安薬の処方はさらに

表2 代表的な抗不安薬、睡眠薬

ベンゾジアゼピン系抗不安薬

作用時間	一般名（かっこ内は商品名）
短時間型（6時間以内）	エチゾラム（デパス®）
	クロチアゼパム（リーゼ®）
中間型（12～24時間）	ロラゼパム（ワイパックス®）
	アルプラゾラム（ソラナックス®、コンスタン®）
長時間型（24時間以上）	ジアゼパム（セルシン®、ホリゾン®など）
	クロルジアゼポキシド（コントール®、バランス®）
超長時間型	ロフラゼプ酸エチル（メイラックス®）

ベンゾジアゼピン系睡眠薬

作用時間	一般名（かっこ内は商品名）
超短時間型（6時間以内）	トリアゾラム（ハルシオン®）
短時間型（6～12時間）	ブロチゾラム（レンドルミン®）
	ロルメタゼパム（ロラメット®、エバミール®）
中・長時間型（24時間前後）	フルニトラゼパム（サイレース®、ロヒプノール®）
	ニトラゼパム（ベンザリン®、ネルボン®）
	エスタゾラム（ユーロジン®）
長時間型	フルラゼパム（ダルメート®、ベノジール®）

減り、SSRIへ切り替わっている。
- それに対してわが国では、依然としてベンゾジアゼピン系薬物の処方件数は群を抜いて多く、SSRI導入後も減っていない。

5. 抗てんかん薬

- てんかんは、全般性か、局在関連性かによって二分される。全般性とは脳の広い範囲に放電が及んでてんかんになることをいう。強直間代発作、定型欠神発作などが観察される。
- 局在関連性とは、脳の特定の部位に放電が起こることを意味する。寝ているときだけに発作がある、明らかな前兆がある、発作後に神経学的症状が残るなどの特徴がある。
- 全般てんかんには、バルプロ酸から、局在関連てんかんにはカルバマゼピンから処方されることが多い。ただし、てんかん発作が起きていて、ただちに抑制したいときにはジアゼパムの静注や、小児の場合にはジアゼパムの坐薬が使用される。フェニトインの静注を行うときには、血管炎を起こさないように数十分間以上かけること、効果を保つために不必要な混注を避けることに注意する。

6. 抗認知症薬

- 認知症のひとつであるアルツハイマー病に対して、ドネペジル（アリセプト®）という薬物が使用される。ドネペジルは、アセチルコリンの分解酵素であるアセチルコリンエステラーゼの働きを抑えることによって、記憶障害や認知障害の進行を遅らせることができる。
- 記憶障害、認知障害が認知症の中核症状であるが、被害関係妄想、精神運動興奮など副次的な精神症状に対しては、少量の抗精神病薬が使用されることがある。ただし、急死のリスクを上げるとの報告があり、慎重に投与すべきである。
- NMDA受容体拮抗作用をもつメマンチン（メマリー®）、アセチルコリンエステラーゼ阻害作用とともにアセチルコリン産生を促進する作用ももつガランタミン（レミニール®）、リバスチグミン（イクセロン®パッチ、リバスタ

ッチ®パッチ)が使用できる。

7．漢方薬

- 精神科領域では、漢方薬の使用はまだまだ少ないのが現状である。しかし、うまく使えば有効であるだけでなく、西洋医学的、分析的な方法論に凝り固まってしまっているわが国の精神医学の思考法に、心身一元論やホメオスターシスの調整など包括的な視点を与えることでも意義深い。
- 認知症の幻覚、妄想、精神運動興奮など周辺症状に対して抑肝散が、慢性期の統合失調症には補中益気湯が、パニック障害には柴胡加竜骨牡蠣湯が、月経前症候群には加味逍遙散が使われることがある。

(仁王進太郎)

図9●自己記入式うつ性尺度(日本版SDS)

	ないかたまに	ときどき	かなりのあいだ	ほとんどいつも	点 数
1．気が沈んで憂うつだ	1	2	3	4	
2．朝方はいちばん気分がよい	4	3	2	1	
3．泣いたり、泣きたくなる	1	2	3	4	
4．夜よく眠れない	1	2	3	4	
5．食欲はふつうだ	4	3	2	1	
6．まだ性欲がある(異性に対する関心がある)	4	3	2	1	
7．やせてきたことに気がつく	1	2	3	4	
8．便秘している	1	2	3	4	
9．ふだんよりも動悸がする	1	2	3	4	
10．何となく疲れる	1	2	3	4	
11．気持ちは、いつもさっぱりしている	4	3	2	1	
12．いつもとかわりなく仕事をやれる	4	3	2	1	
13．落ち着かず、じっとしていられない	1	2	3	4	
14．将来に希望がある	4	3	2	1	
15．いつもよりいらいらする	1	2	3	4	
16．たやすく決断できる	4	3	2	1	
17．役に立つ、働ける人間だと思う	4	3	2	1	
18．生活は、かなり充実している	4	3	2	1	
19．自分が死んだほうが、ほかの者は楽に暮らせると思う	1	2	3	4	
20．日頃していることに満足している	4	3	2	1	
				合計点	

20の質問から構成されている。各項目に答えて、点数を合計する。
点数が高いほど抑うつ性が高いことを示す。
40点未満：抑うつ性は乏しい
40点台　：軽度抑うつ性あり
50点以上：中等度以上の抑うつ性あり

三京房 承認済
福田一彦，小林重雄：SDS-自己評価式うつ性尺度(使用手引き)．三京房，京都，1983．より転載

精神症状の評価方法と治療ガイドライン

1．精神症状の評価方法

- 患者本人による自記式質問表と、観察者による症状評価尺度の2つに分かれる。前者が患者による主観的な尺度であるのに対して、後者は客観的なものといえる。
- 自記式質問表には、全般的な精神健康度を測るコーネル・メディカル・インデックス(CMI：cornell medical index)、うつ状態を評価するベックうつ病評定法(BDI：Beck depression inventory)、自己記入式うつ性尺度(SDS：self rating depression scale、図9)などがある。
- 観察者による症状評価尺度には、全般的な評価であるグローバルアセスメント・オブ・ファンクショニング(GAF)、統合失調症で使われる陽性・陰性症状評価尺度(PANSS)、抑うつ状態でのハミルトンうつ病評価尺度(HAM-D)、モンゴメリー・アズバーグうつ病評価尺度(MADRS)、躁状態でのヤング躁病評価尺度(YMRS)などがある。
- いずれも精神症状を点数化するものであり、その経時的な変化を追うことで、そのときに行われた薬物療法がどの程度効果を示したかの参考とする。
- 主観的な評価と、客観的なものの間には隔たりがある可能性のあること、そもそも精神症状を数値化することの限界について注意しないといけない。

2．治療ガイドライン

- 本来精神科の治療ガイドラインとは、生物・心理・社会的それぞれの視野を含む包括的なものである。そのうち、薬物療法だけを取り上げたものを特に**薬物選択アルゴリズム**と呼ぶ。
- 1991年に国際精神薬理アルゴリズム計画(IPAP)が始まり、現在ではさまざまなアルゴリズムが存在するが、特にアメリカ精神医

図10 ● 大うつ病の薬物治療アルゴリズム

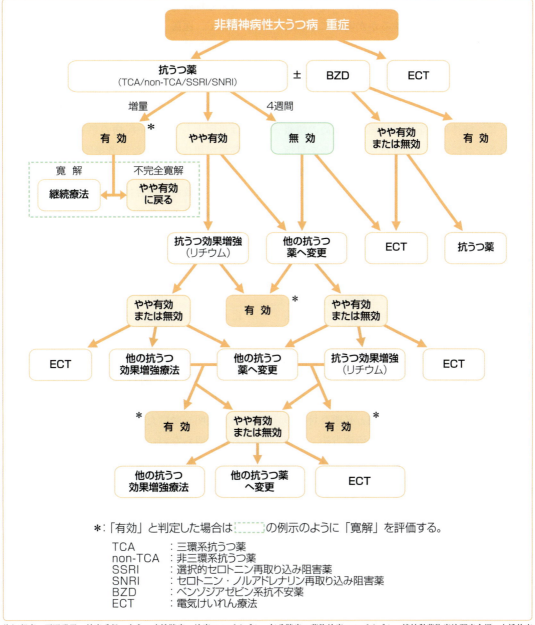

塩江邦彦, 平野雅己, 神庭重信：大うつ病性障害の治療アルゴリズム. 気分障害の薬物治療アルゴリズム. 精神科薬物療法研究会編, 本橋伸高責任編集, じほう, 東京, 2003：39. より引用

学会（APA）によるプラクティス・ガイドラインがよく使われている。

- わが国においても独自なアルゴリズムがつくられている（図10）。治療の標準化に役立つ一方で、一度決まってしまった診断の見直しがされにくいなどの指摘もある。

（仁王進太郎）

薬物療法における看護の役割

1. 服薬指導・服薬心理教育等の位置づけ

- 薬物療法が、精神科医療において中心的治療となっている現在、看護師のとるべき薬物療法における役割は大きい。服薬指導や服薬心

理教育にとどまらず、患者自身が「あるべき健康な状態」をどう考えているか、それに対してどのような援助をするかが明確にされなければならない。
- 単に疾病からの回復ではなく、人生の回復を考え、患者それぞれの自己実現やその求める生き方を主体的に追及するプロセスに役立つように、精神症状を自己管理するための情報と技術を身につけ、リカバリーゴールを目指すさまざまな心理社会的介入プログラムが開発、実践されている。
- なかでも服薬心理教育は、患者や家族に、精神疾患や症状について正しい知識、それに対する薬物療法の意味などの理解を深めて、心身ともに、より健康な生活が送れるような対応や技術を学んでいくものである。
- インフォームドコンセント（説明と同意）に基づいた医療のなかで、患者中心の医療が行われるためにも、患者は自分の苦しんでいる状態や生活を難しくしている症状をまず理解する必要がある。
- 次いで、それらに関する情報と必要な対処の方法、それらの症状に対する治療方法、その有効性や有害性などを学ぶことで悩みや困難を克服し、さまざまな症状に対応できること、さらには患者自ら、疾病からの予防と健康に責任をもつことになる。
- インフォームドコンセントの確認や取り直しも含めて、あるいは病名や状態像の把握の程度や告知の有無を確認しながら、患者の現状を「自己の病への構え方」と「健康への価値観」の2つの軸でとらえる。すなわち、患者自身の「病識、薬物療法や薬剤の知識と自分の置かれている社会的な状況の認識」を患者も看護者も振り返り、お互いにすくい取っていく必要がある。
- 他方では、患者が「あるべき健康的な状態」をどう考えているのかをはっきりさせることで、薬物療法に対して主体的にかかわるような行動変容を期待する。

2．服薬心理教育の実際

- 服薬心理教育は、いつも患者が主体的にかかわれて、医師、看護師、薬剤師、さらには精神保健福祉士や作業療法士をも巻き込んだチーム医療の一環として行われることが望ましい。毎週ないし隔週、1回60分程度のセッションが4回ないしそれ以上、個別的、あるいは集団として（同一疾病の患者集団、ないし各種疾患の混合した患者集団であれ）行われることが多い。
- 服薬心理教育の内容は、まず「精神科の病気、心の病とは？」の話から始まり、疾患の症状について、あるいはその考えられるきっかけや原因などの知識が与えられる（図11）。
- 薬物療法における薬の情報、自分が服用している薬剤の主作用と副作用について薬理学的にわかりやすい説明をする。「服用方法」や「服薬上の注意点と対処法」「生活（習慣）のなかで注意する点」などの情報を、患者と共有しながら指導する（図12）。
- 患者は、たとえ自分の疾病や服用する薬について説明を受けたとしても、それを受け容れるとは限らない。むしろ病識もままならないことも多いので、どれほどさまざまな情報提供や生活指導を行ったとしても、数回の学習機会で実践すること、継続していくことは難しい。できるだけ患者グループによる話し合い、語り合いのなかで、十分に傾聴し、共感し、受容しながら、患者のその時々の気持ちや考えを受け止め、疾病や薬剤情報をわかりやすく伝える努力が必要である。
- 次いで、「薬によってどのように症状が治まっていっているのか？　副作用等の有害事象はないのか？」を患者自らが認識できるように、看護者や医者、あるいは薬剤師に主体的に伝えられるような展開が期待される（図13）。
- 入院中・退院後・通院中も、服薬の動機づけや再発予防の観点から、服薬継続の必要性を説明して理解されなければならない。それには、「服薬することで患者にとってどんな利

図11 ● 服薬指導の例① 病気と治療

A 病気と治療

1. 精神科の病気の症状
   ・ ....

   感覚（知覚）に症状が出れば：
   ・ ....

   考え（思考）が普通と違ってくれば：
   ・ ....

   気分が不安定になれば：
   ・ ....

   行動がおかしくなれば：
   ・ ....

   調子が悪くなる前に前ぶれ（前駆症状）として：
   ・ ....

2. 病気の種類、原因、治療
   1）病気の種類
   ・ ....
   2）原因
   ・ ....
   3）治療
   ・ ....
   ☆入院治療はどのように役立つのでしょうか？
   ・ ....
   ☆薬は、どのように役に立つのでしょうか？
   ・ ....
   ☆薬のほか、（集団）精神療法、作業療法、デイケアなど
   ・ ....

点があるのか」「服薬によってどのように患者の生活や人生の目標に沿いやすく、近づきやすいことになるのか」などを患者と話し合っていく必要がある。このようなプロセスをたどるうちに、患者は、自分で健康の大切さを認識するばかりか、人生や生活の希望や目標を達成するにあたって、健康を自分で管理することを知ることになる（図14）。

- 医療者側が決めた薬剤と服用方法を、患者側がきちんと守って飲んでいるか？　という服薬遵守性と訳される**コンプライアンス**は、もともと、「人の言いなりになること、従順さ、追従」という意味が含まれており、患者側の視点が抜けた言葉であった。

- その後、患者が治療に能動的に参加できて、実行可能な治療内容（薬物療法など）である必要性から、「精神的な固守、遵守、忠実な支持」という意味の**アドヒアランス**が用いられることが多くなった。

- さらに、英国で発展した考え方に、**コンコーダンス**（concordance, concord＝意見・利害などの一致、呼応）がある。これは、服薬コンプライアンスやアドヒアランスの向上のために、服薬に関して患者の考えを尊重する話し合いの後に患者と医療者が到達する合意、一致を見いだせるような治療同盟を結べる関係を指すものである。

- 服薬心理教育はチーム医療の一環として行われているが、より専門性を生かした説明と責任の必要性から、疾病については医師が、薬剤そのものの情報提供については薬剤師と医師が行う。

- 一方、看護師は常に、患者の「自己選択と決定、自己責任」による行動変容、すなわち病に対する正しい構えを身につけて自律・自立した生活（態度）を達成できるように、どんなときも患者に寄り添い、共感し、傾聴し、語りかけ、反復し、承認し、確認し、評価していくような看護スキルを生かして援助を継続する、そしてコンコーダンスに至ることが望まれる。

（藤村尚宏）

■文献
1. American Psychiatric Association. *Diagnostic and Statistical Manual of Mental Disorders, Fourth Edition, Text Revision (DSM-IV-TR)*. Washington D.C.: American Psychiatric Association ; 2000
2. 英国保健省・英国王立薬剤師会. concordance, adherence and compliance in medicine taking. *Report for the National Co-ordinating Centre for NHS Service Delivery and Organisation R & D (NCCSDO)*. 2005 ; 12.
3. 福田一彦, 小林重雄：SDS－自己評価式うつ性尺度（使用手引き）. 三京房, 京都, 1983.
4. Heinz Häfner. 精神病理学の基本概念としての過程と発展. ドイツ精神病学アンソロジー：鈴木茂訳. 木村敏編・監訳. 分裂病の人間学：医学書院；1981：1-81
5. 川野雅資 編：精神看護学Ⅱ［第3版］精神臨床看護学. ヌーヴ

図12 ● 服薬指導の例② 精神科の薬の作用と副作用

B 精神科の薬の作用と副作用 ── 精神科で使われている薬の分類とはたらき

1．メジャートランキライザー（精神安定剤）
　★主な作用
　　・…………
　　・…………
　　定型抗精神病薬　　　　非定型抗精神病薬
　　　・…………　　　　　　・…………
　　　・…………　　　　　　・…………

2．マイナートランキライザー（抗不安薬）
　　・…………
　　・…………

3．抗うつ薬
　　・…………
　　・…………

4．気分調整薬
　　・…………
　　・…………

5．抗てんかん薬
　　・…………
　　・…………

6．睡眠薬
　　・…………
　　・…………
　★主な副作用
　　＜錐体外路症状＞　・…………
　　＜抗コリン作用＞　・…………
　　＜悪性症候群＞　　・…………
　　＜そ の ほ か＞　　・…………
　★副作用を和らげるために使う薬
　　・…………
　　服薬上の注意
　　・…………
　　もし飲み忘れたら
　　・…………
　　薬の保管
　　・…………

―今のんでいる薬―

（処方箋を貼りましょう）

　　ェルヒロカワ，東京，2003．
6．萱間真美，野田文隆：精神看護学　こころ・からだ・かかわりのプラクティス．南江堂，東京，2011：218-225．
7．木村尚美：心理教育で，病気を知る，薬を知る，対処法を知る．精神看護2008；11（6）：60-71．
8．木村敏：生命のかたち／かたちの生命．青土社，東京，1995：25-42, 195-214
9．木村敏：分裂病の詩と真実．河合文化教育研究所，名古屋，1998：43-95
10．村崎光邦 他編：臨床精神医学講座 第14巻 精神科薬物療法．中山書店，東京，1999．
11．野村総一郎，樋口輝彦 編：標準精神医学（第3版）．医学書院，東京，2005．
12．大熊輝雄 編：現代臨床精神医学 改訂第10版．金原出版，東京，2005．
13．大森哲郎：精神障害に対する薬物療法の意義と役割．精神障害の臨床．日本医師会雑誌2005；131（12）：82
14．精神科薬物療法研究会：気分障害の薬物治療アルゴリズム．じほう，東京，2003．
15．多田富雄：免疫の意味論．青土社，東京，1994：11-50
16．竹林滋，小島義郎：ライトハウス英和辞典．研究社，東京，1992：19, 276, 281.
17．東京武蔵野病院C-3病棟服薬学習グループ研究チーム：服薬学習グループ．2005：1-16

図11, 12, 13, 14は，東京武蔵野病院C-3病棟服薬学習グループ研究チーム：服薬学習グループ．2005：1-16を参考に作成

図13 ● 服薬指導の例③ 薬とのつきあい方

C 自分の調子の変化と薬とのつきあい方 ── 自分の体調や具合を知りましょう

1. **入院して薬を飲んで、何か変わってきましたか？**
   ☆自分の体調や具合で変わってきたことはありませんか？
   ・…………
   ☆入院して変わったことはないと思っている方へ
   ・…………
   ☆入院時に納得がいかないと思っている方へ
   ・…………
   ☆それでも入院が役に立つのはどうしてでしょうか？
   ・…………

2. **どうして薬は役に立つのでしょうか？**
   ・…………
   ・…………
   ☆薬を飲むことで、心配なことはありますか？
   ・…………
   ・…………
   ☆副作用のこと
   ・…………
   ・…………

3. **薬とのつきあい方で大事なこと**
   医師とよく相談してきちんと薬を飲み続けることです。
   服薬中断は再発のもと!!

   ＜おうちで薬を飲むときの7か条＞
   1) 朝薬、昼薬、夕薬、寝る前の薬、区別に気をつけましょう。
   2) 落ち着いて、薬包または錠剤をよく見て確認してから飲みます。
   3) 粉末の場合、こぼさないようにゆっくり袋を開けましょう。
   4) 飲み残しがないか確認して、袋を捨てましょう。
   5) 小さなカレンダーを用意して、その日の分を飲んだら印をつけておきましょう。
   6) 薬局には、「一包化してください」と頼んでみましょう。
   7) もし、飲み残しが見つかったら、必ず主治医に報告しましょう。

図14 ● 服薬指導の例④ 退院後

D 退院後の生活で大事なこと

薬を飲みながら、自分にあった暮らし方をすれば
↓
自然治癒力を高め、自分自身を強めることになるでしょう
↓
ささいなことで調子を崩さなくなるでしょう

1. **「服薬の継続」はどうして必要なのでしょうか。**
   …………
   　再発予防…………
   　少量（維持量）
   　…………
   ・「どうして自分で中断してはいけないのですか？」
   　・…………
   　・…………
   　・自分だけで判断してやめると、
   　　再発 ➡ 再入院
   　　ということになりやすいからです。
   　・…………
   　・…………
   　・…………

2. **退院後の生活のコツ**
   ・…………
   ・…………
   ・…………

   ＜調子が悪くなるきっかけは？＞
   Q&A　　1. 薬を飲むこと
   　　　　　・…………
   　　　　2. 副作用のこと
   　　　　　・…………
   　　　　3. からだのこと
   　　　　　・…………
   　　　　4. 日常生活のこと

精神障害をもつ人の看護

治療
電気けいれん療法

意味と位置づけ

- 電気けいれん療法（ECT：electroconvulsive therapy）は、患者の頭部へ短時間電気を流す通電刺激により、人工的にけいれん発作波をつくり出し、精神疾患を治療する療法である。
- 統合失調症の患者が（例えば頭部外傷などにより）てんかん発作を合併すると症状が少なくなることは、観察記録によって知られていた。1934年にハンガリーのメドゥナ（L. von Meduna）が薬物で人工的な発作を誘発して治療することを試み、1938年にはイタリアのツェルレッティ（U. Cerletti）とビニ（L. Bini）が電気刺激を用いて人工的な発作の誘発を試み、その有効性が示された。
- ほどなくして統合失調症だけでなく気分障害にも使用されるようになり、ヨーロッパをはじめとする各国に普及し、現在に至るまで70年余りの歴史を数える。
- 1950年代には薬物療法が登場し、より簡便で有効な治療が行えるようになったことと、メディアや反精神医学団体などの議論の対象になるなどの経緯があり、一時その使用は下火となった。
- 1980年代になると、全身麻酔・モニター管理下で筋弛緩薬を使用することで脳内の発作波のみを誘発し、実際の筋けいれんを起こすことのない修正型電気けいれん療法（modified ECT：m-ECT）などが登場し、安全性が大きく向上した。また一部の薬物治療抵抗性への病態にも優れた効果を示すことなどから、再評価がなされるようになり、現在も精神科治療の重要な一端を担っている。

実施方法

1．m-ECTの適応

- 気分障害（うつ病・双極性障害）におけるうつ状態・躁状態、統合失調症の特に緊張病状態を含めた急性期症状において効果を示すことが知られている。
- これらの疾患には薬物療法による治療が行われることが一般的であるが、**表1**に示す場合にはm-ECTが第一選択として検討されることとなる。
- なお、気分変調性障害、不安障害群、薬物乱用、摂食障害、パーソナリティ障害など、ほかの精神疾患に対して電気けいれん療法による治療が試みられてきたことはあるが、現在、有効性を積極的に支持するエビデンスはない。
- 一般身体疾患においては、パーキンソン病、神経遮断薬悪性症候群、下垂体機能低下症、難治性てんかんなどにおいてその使用が報告・検討されている。

2．m-ECTの禁忌

- m-ECTにおいては、絶対的な禁忌というものは存在せず、患者の身体面・精神面の状態により個別に判断がなされるが、特に**表2**の状態は危険因子となることが知られており、m-ECTを安全に施行できるか、あらかじめ専門家にコンサルトを行うことが望ましい。

3．m-ECTの刺激用量と施行回数

- m-ECTにおいては、通電刺激が一定の閾値以上であると有効なけいれん発作が誘発され、閾値以下であると不発となる。閾値を大きく

- 超えた通電刺激は特に認知機能における有害事象と関連するために、適切な刺激用量を設定する必要がある。
- 刺激閾値は、**表3**に示す場合に影響され、個人差も大きいため、刺激用量、頻度、内服の継続、電極の配置などを個別に検討しなければならない。
- 施行回数は、1日1回、週に数回程度の頻度で行われ、その効果が通常緊急を要する場合にはその頻度をせばめ、副作用に留意する場合にはその間隔を開けることが一般的である。全体の施行回数にあらかじめ決められた治療回数はなく、臨床効果をみながら判断される。

4. 生理的変化と副作用

- 一定の閾値以上の通電刺激が行われると、脳内の発作波が生じて、それに応じた全身全般性の強直間代けいれんが引き起こされる(これは筋弛緩薬の使用により軽減される)。このとき自律神経系においても、まず迷走神経(副交感神経)の緊張が生じ、数秒間の徐脈や血圧低下などをきたし、次いで交感神経系が優位となり頻脈と血圧の上昇などをきたす。
- 電気けいれん療法における有害事象は、**表4**に示されるように、通電刺激による中枢神経系などのもの、強直間代けいれんによる筋骨格系などのもの、交感神経系の変動に伴う循環器系などのものに大別される。
- 全身麻酔・モニター管理下でのm-ECTは、筋弛緩薬による筋骨格系の有害事象を軽減するだけでなく、交感神経系の変動に伴う循環器系の副作用を防ぐことにも大きな意義がある。

表1 ● m-ECTの適応となる状態

- 精神面や身体面から迅速な改善の必要性がある場合(例えば、自殺企図が切迫している場合、摂食ができず衰弱している場合など)
- 薬物療法による有害事象がm-ECTによる有害事象を上回る場合
- これまでの病歴から薬物療法への反応が乏しく、m-ECTによる効果があると期待される場合
- 患者自らの強い希望がある場合

表2 ● m-ECTのリスクを高める合併症

- 急性期の心筋梗塞、心不全、不整脈
- 頭蓋内占拠性病変(脳腫瘍、頭蓋内血腫など)、頭蓋内圧亢進
- 不安定な動脈瘤や血管奇形
- 褐色細胞腫
- 不安定な骨折、重度の骨粗鬆症
- 麻酔の危険が高い状態
- 妊娠・高齢(ただし、妊婦や高齢者では薬物療法よりもm-ECTの方が安全かつ有効な場合がある)

表3 ● 通電閾値への影響

	発作閾値の増加	発作閾値の減少
年齢	高齢	若年
性別	男性	女性
薬物の使用	ベンゾジアゼピン系薬 バルビツレート系薬 抗けいれん薬など	リチウム 抗うつ薬 フェノチアジン系薬など
電極配置	両側性 接触不良	片側性 接触良好
けいれん発作	過去のECT治療の回数 (特に直近の発作)	

表4 ● m-ECTの有害事象

通電刺激によるもの	前向性健忘、見当識障害、せん妄、記銘力低下、通電部位の熱傷など
けいれんによるのもの	頭痛、顎痛、筋痛、口腔内の損傷、胃内圧上昇、眼圧上昇など
交感神経系の変動によるもの	徐脈、頻脈、血圧変動、洞停止、期外収縮、唾液分泌量の増加、誤嚥、発汗など

図1 ● m-ECTの施行

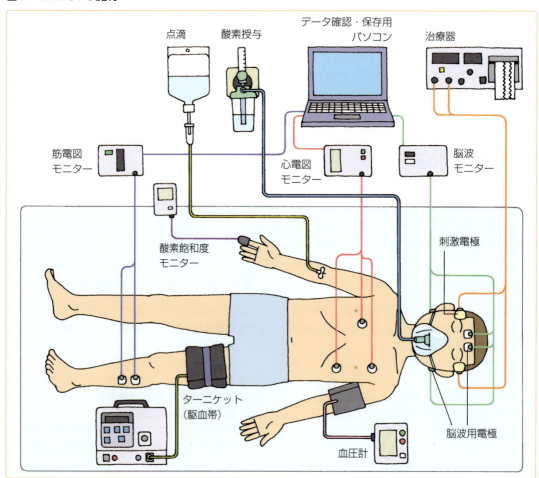

m-ECTの看護の実際

- 以下に、m-ECTを実施するうえでの看護上の手順や注意点などの例をあげる。

1. m-ECT実施前の確認と準備

①適応となる疾患や状態像、インフォームドコンセントの確認や情報共有を行う

- 麻酔科医や手術室など多くのスタッフがかかわる場面であり、本人の状態や同意能力、「誰にどのような説明がなされたのか」をしっかりと共有して、本人や家族の不安や混乱が生じないように努める必要がある。

②術前検査と危険因子を把握する

- 身体的な侵襲のある一般的な手術と同等に、術前検査と危険因子をしっかりと施行・把握して、麻酔や施術前後の管理にあたる必要がある。

③絶飲食、投薬、処置などを行う

- m-ECT施行前は、胃内圧亢進から嘔吐が誘

発されるために、手術の前夜～当日にかけては絶飲食となる。本人の理解力や精神状態によっては看護ケアが必要となる。
- 薬物療法の変更や麻酔管理のため抗コリン薬や交感神経遮断薬の前投薬が行われることもあり、その指示や投薬方法を主治医に確認する必要がある。通常、絶飲食中の投薬は、少量の水で行われることで問題とはならない。また、片側性の電極配置では毛髪を除去する必要が生じる。

2．m-ECTの実施と実施後の観察
①手術室への搬入
- 当日は、静脈ルートの確保、状態観察、事前準備の確認、不安の軽減などを行い、手術室への搬入付添と引き継ぎを行う。
- 元来の精神症状からくる不穏、麻酔・治療処置後の呼吸抑制やせん妄などをきたすことも多く、情報と対応方法を十分に引き継ぐ必要があり、付き添いや送迎に精神科スタッフを含めた複数名を要することもある。

②手術室での準備と施行
- 手術室入出後は、酸素の投与、血圧・酸素飽和度・心電図・脳波・筋電図モニターの装着、刺激電極の装着、治療器の設定の確認、四肢のひとつにターニケットを装着するなどの準備を行う。
- すべての準備が完了した後に麻酔の導入、呼吸管理、施術が短時間の間に行われる。これらは医師や手術室スタッフによって行われるが、精神科スタッフもその手順や意義を理解しておく必要がある。
- ターニケットと筋電図モニターの使用は必ずしも必須ではないが、筋弛緩薬の投薬直前にターニケットを作動させて阻血し、筋弛緩作用が行き渡らない部位をつくり出すことで、けいれんを肉眼的に観察できる。

③実施後の観察
- m-ECT終了後は、自発呼吸の再開まで麻酔科による呼吸管理が行われ、十分なバイタルサインの安定を観察・確認した後に病棟に帰棟する。有害事象の予防のために、安静・酸素化・補液は継続される。
- 十分に覚醒するまでの間は、意識がもうろうとしていること、唾液分泌量が増加していることなどから呼吸状態や誤嚥に配慮をする必要がある。
- 覚醒直後は、必ず傍らに付き添い、処置が円滑に終了したことを声かけして不安を軽減するだけでなく、健忘・見当識障害・せん妄・元来の精神症状の有無を観察し対処する必要がある。
- m-ECTを施行することで精神症状の改善や変化がみられはじめ、認知機能への有害事象などがみられることがあるために、併せて症状への対応や行動制限を変更するなど、看護対応を展開していく必要がある。

（初瀬記史）

■文献
1. Abrams Richard著，一瀬邦弘他監訳：電気けいれん療法．へるす出版，東京，2005．
2. 米国精神医学会電気けいれん療法検討委員会監修，日本精神神経学会電気けいれん療法の手技と適応基準の検討小委員会監訳：米国精神医学会タスクフォースレポート　ECT実践ガイド．医学書院，東京，2002．
3. Mehul V. Mankad他，本橋伸高，上田諭監訳：パルス波ECTハンドブック．医学書院，東京，2012．

精神障害をもつ人の看護

治療

精神療法

定義と概要

- 精神療法とは、心理的背景のあるさまざまな障害に対する心理学的方法を用いる治療の総称であり、そこには、広い領域に及ぶさまざまな治療方法が含まれている。
- 精神療法的なかかわりは、人間に基本的なごく普遍的な活動であり、ほとんど有史以来ずっと記述されてきたものである。それはきわめて長い歴史をもっているといえる。このようなかかわりは、近代になって医学そして精神医学のなかに組み入れられて、精神療法として特別の発展を遂げることになった。
- 精神療法とは、ウォルバーグ（L.R. Wolberg）の教科書の定義に従うなら、表1のような条件を満たすものである。

基本的要素

- 精神療法の基本的な治療的要因には、次のようなものが挙げられる。

1. 面接状況・援助する（援助を受けられる）状況

- これはすべての精神療法に共通する要素であり、精神療法が作用を発揮するための土台となるものといってよい。
- 援助を求める者と援助を志す者とが面接を行うだけでも、ある程度の治療効果が期待できる。ここで求められているのは、患者の訴えを傾聴すること、患者の内的状況を理解し、それに共感しようとすること、患者のあり方を尊重することといった基本的な治療者の構えである。

2. 治療同盟（therapeutic alliance）

- 精神療法は、患者と治療スタッフとが協力して進めるものである。しかし、精神療法では、治療が順調に進められないことはまれでない。
- 例えば、治療のなかで患者と治療者は患者の好ましくない面に直面したり、不安に立ち向かう作業に取り組まなくてはならないことがある。このような厳しい局面を乗り越えるために、治療における必要な協力関係を支えるのが、この患者と治療スタッフとの間に形成される治療同盟である。

表1 ● 精神療法の定義

①心理的手段を用いた治療法であること
②心理的問題を扱うための治療法であること
③特定の目標を有すること（目標としては、a. 症状の軽減、b. 障害された行動パターンの改善、c. 人格の発展を促進すること、d. 現実検討の向上、e. ストレスや症状に対する対処行動の育成、f. 自尊心の向上、g. 認知および経験における学習体験などが挙げられる）
④専門的な訓練を受けた人物によって行われること
⑤計画的に形成された人間関係のなかで進められるものであること

- 治療同盟とは、治療の目標を達成するために患者と治療者の間で結ばれる、互いの協力を約束する一種の同盟関係のことである。一般に、この治療同盟が強固であれば、それだけ治療はスムーズに進むと考えることができる。

3. 患者の問題への理解や自己洞察を利用すること

- 多くの精神療法では、患者の問題の自覚や自己洞察が自らの心理的問題を克服する鍵となると考えられている。患者が自らの問題への洞察を深めることによって、その問題に一層効果的に取り組むことができるようになるからである。
- 精神療法では、患者が自分の問題を自覚し、内面の洞察を深めることができるように援助が行われる。

4. 転移・逆転移(治療関係への理解を深めること)

- 転移とはフロイト(S. Freud)による概念であり、患者の発達期における重要対象との間の関係が治療関係のなかで再現される現象を意味している。ここには、患者との治療関係や患者の対人関係の問題が凝縮されているといってよい。そのため、治療関係で生じている転移を検討することは、患者の問題のありかを知るための重要な情報となる。
- 逆転移とは、治療者の側に治療のなかで生じる感情を指す用語である。これには、患者の特性に反応して生じたものと、治療者の個人的事情から生じるものとがある。それを治療者が自覚的に分析することで、治療関係の性質についての情報を得て、治療関係を整えるために利用することができる。
- このような基本的な要素のうえに、それぞれの学派ごとに特徴のある問題理解や問題解決の方法が適用されて精神療法が営まれている。

精神療法の分類と特徴

- 現在多数の種類の精神療法が実践されている。精神療法の分類とそれぞれの特徴を表2に示す。

表2 ● 精神療法の分類

分類	含まれる精神療法の種類	目標	標的	技法
支持的精神療法	支持的精神療法(精神療法的マネジメント)、カウンセリング[*1]、カタルシス、説得、保証	現存の適応能力の強化、自己コントロール方法の洗練、適応状態の改善	症状、状況的問題、葛藤や態度、意識的・前意識的内容	明確化、ガイダンス、示唆、外部環境への介入、社会資源の活用
教育的精神療法	行動療法、認知療法、対人関係療法、サイコドラマ、SST(社会生活技能訓練)、人間学的精神療法	再適応や問題の修正のための技能の習得。目標が明確に設定されること。現存の適応能力の活用、適応方法の教育。洞察の有無にはこだわらない	訴えの基礎にある問題、対処行動、意識的・前意識的内容	患者の適応的パターンの強化、非適応的パターンの消去
精神分析的精神療法	古典的精神分析、精神分析諸学派、精神分析的精神療法、交流分析	無意識の葛藤への洞察、人格構造の変更を求めること、新しい適応能力の開発によって人格的成長を目指す	主に無意識的内容、防衛[*2]、空想、象徴	洞察を深めること、夢分析、自由連想

[*1] カウンセリングはさまざまな意味で使われる用語である。一般に精神療法よりも広義であり、ここには、教育相談やガイダンスといった治療以外の活動も含まれる。他方、狭義のカウンセリングは、精神療法とは独立に発展してきたものであるが、内容的にはほぼ同じものといってよい。
[*2] 自らを守ろうとする自我の機能。ときに病的なものとなり、精神症状を産み出す。

Wolberg, L. R.: The technique of psychotherapy, Fourth edition. Grune & Stratton, 1988より引用改変

1. 支持的精神療法

- 個人面接から、家族への援助など外部環境への介入までを含む治療である。その定義は緩く、さまざまな種類の介入の応用が許される間口の広さがある。そのような特徴をもつだけに、この種の精神療法はごく一般的に実施されており、精神科治療のすべてにこの支持的精神療法の要素が認められるといってよい。
- 薬物療法などのさまざまな治療方法をまとめる扇の要の役割を担うということで「精神療法的マネジメント」と呼ばれることがある。このような特性のある支持的精神療法は、すべての精神科スタッフにとって基本的技能だといえる。

2. 教育的精神療法

- ここには、精神障害を一定の理解を当てはめることによって治療しようとする治療が含まれている。例えば、認知療法では精神障害の原因として、非適応的な認知図式の存在を想定して治療が行われる。
- 行動療法では、非適応的な行動パターンが学習されていることが問題だとされる。ここでは、そのような理解に基づいて「教育的」な介入が行われる。

3. 精神分析的精神療法

- 現代の多くの精神療法の礎となったフロイトの精神分析に源を発する精神療法である。
- フロイトは、数多くの精神活動を理解するためのモデルを作成した。それらは、後の世代に引き継がれて発展している。
- そのモデルには、無意識と前意識、意識を分ける「局所論的モデル」、精神を超自我、自我、イドに分ける「構造論的モデル」、口唇期、肛門期、男根期、エディプス期などと漸成的な発達を措定する「発達論モデル」、リビドーの増減によって精神活動を理解する「経済論的モデル」などがある。この治療における治療機序としてはさまざまなものが考えられているが、無意識を意識化すること、つまり自己洞察を深めることが特に重視されている。

さまざまな精神療法の形式

- 上記のほかにもさまざまな精神療法の分類がある。例えば、個人精神療法と集団精神療法の区別である。また、治療で行われる活動によって芸術療法、遊戯療法、作業療法などと分類されることがある。このほか、心理教育や家族療法も重要な精神療法の様式である。これらでは、それぞれに独自の技法や考え方が発展してきている。
- 近年では、さまざまな様式の精神療法を組み合わせて実施することで、治療効果を上げようとする試みが重ねられている。その実例としては、SST（social skills training：社会生活技能訓練）と個人精神療法の組み合わせ治療や、さまざまなプログラムが行われるデイケアでの治療を挙げることができる。

〔林　直樹〕

■文献
1. Wolberg, L.R. *The technique of psychotherapy*, Fourth edition. Grune & Stratton; 1988

精神障害をもつ人の看護

治療

行動療法

定義と目的

- 行動療法とは、行動理論（あるいは学習理論）に基づいて、問題となっている症状（例えば、不適切な考え方、感じ方、行動）を適切に変化させる試みを総称するものである。
- 行動理論の鍵となる概念は「条件づけ」。人の言動は後天的条件づけの結果できあがったものという考え方があり、環境や刺激を加減して行動変容を起こさせる方法である。
  例）親から「あなたはよく勉強するいい子ね」と褒められると、より勉強する子になる。
- 条件づけには、レスポンデント条件づけ、オペラント条件づけの2種類がある（図1）。
- 行動療法に代表される行動的アプローチと、認知療法等の認知的アプローチが1970年代に統合され、認知行動アプローチ、いわゆる認知行動療法が成立した（図2）。

介入が必要な状況・現象

- 不安障害、うつ病、アルコール依存症など、適応範囲は広い。

介入の方法

- レスポンデント条件づけに基づくもの（感情や態度を変容させる技法）、オペラント条件づけ（行為やスキルを変容させる技法）の2つがあり、両者が重なる部分もある。まず、レスポンデント条件づけに基づく技法として系

図1 ● レスポンデント条件づけ、オペラント条件づけ

レスポンデント条件づけ
- 古典的条件づけともいわれる
- パブロフの犬の実験
  ベルの音を聞かせた後、食事を短時間間隔で繰り返し与えると、ベルの音だけで唾液反応が出現
- **無条件反射**：
  食物（無条件刺激）をとることで唾液が出る
- **条件反射**：
  音（条件刺激）に対して生じた唾液分泌
- 感情や態度の条件づけ

オペラント条件づけ
- 道具的条件づけともいわれる
- ある行動（部屋を片付ける）に伴う刺激を操作する（褒める）ことにより行動変容がもたらされる過程
- 教育現場や薬物の効果測定など、幅広く活用
- 行為、技能の条件づけ

図2 ● 認知行動療法の成立

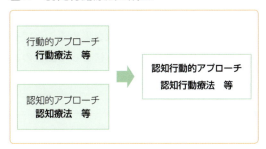

図3 ● レスポンデント条件づけに基づく系統的脱感作法の手順

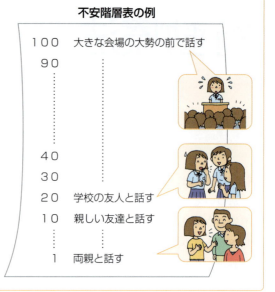

統的脱感作法を紹介する。
- 簡単な手順を図3に示す。
- 不安階層表は、不安を感じる場面や状況の程度を1～100の数字でランク付けし、数字の高いほうから並べて作成する。
- 不安状態とリラックスした状態とを組み合わせ、繰り返し不安に直面することで、その程度を軽減していく。無理をしないでできそうだと思うことから始め、成功体験を積むことが大切である。
- 次に、オペラント条件づけに基づく技法として、トークン・エコノミー法（token economy）を紹介する。
- トークン・エコノミー法は、新しい行動学習をする場合、効率よくかつ適切に行動を強化することができる方法である。トークンとは代理貨幣を意味し、一定数を集めることでその額に応じてクライエントにとって価値のあるもの（例：外泊）と交換する。このように、トークンを正の強化として用い、クライエントの行動の変容、習慣の形成や維持を行う。
- トークン・エコノミー法を用いる場合の留意点として、クライエントとの間で、トークンを集めることでどのような価値と交換できるのか、事前に確認しあう必要がある。また、必ずしもトークンを用いる必要はなく、クライエントに応じて、シールやカードなどに置き換えたほうがよい。

（岡田佳詠）

■文献
1. 國分康孝編：カウンセリング辞典．誠信書房，東京，1990：182，274
2. 坂野雄二監修，鈴木伸一，神村栄一著：実践家のための認知行動療法テクニックガイド 行動変容と認知変容のためのキーポイント．北大路書房，京都，2005：1-54．
3. W.Dryden, R.Rentoul編，丹野義彦監訳：認知臨床心理学入門 認知行動アプローチの実践的理解のために．東京大学出版会，東京，1996．

精神障害をもつ人の看護

治療
認知療法

定義と目的

- 認知療法とは、1960年代に、米国ペンシルバニア大学の精神科医アーロン・ベック（Aaron T. Beck）により開発された短期精神療法のひとつである。
- 主な目的は患者のものの見方・考え方（認知）に働きかけることにより、「身体」「気分」「行動」面の症状の消失・改善を図ることである。

認知療法の適用

- うつ病、躁うつ病、不安障害、アルコール依存症、摂食障害、パーソナリティ障害、統合失調症等の精神疾患患者。
- がん、生活習慣病などの身体疾患患者。
- 現在、アメリカ精神医学会の治療ガイドライン、イギリスのNICE臨床ガイドラインで適用が推奨されている。
- 日本でも2010年度から診療報酬化された。

介入の方法

- 認知療法では、生活のなかで体験するさまざまな事柄・問題を、5つの領域から考える。
- 5つの領域、すなわち「環境（または状況）」「思考」「気分」「行動」「身体」のそれぞれの領域は、ほかのすべての領域に影響を及ぼしている。例えば、考え方は気分や行動、身体に影響し、また行動することで、考え方や気分が変わることもある（図1）。
- 介入では、患者の3つのC、すなわち認知（Cognition）、コントロール感覚（Control）、

図1 ● 5つの領域の関連性

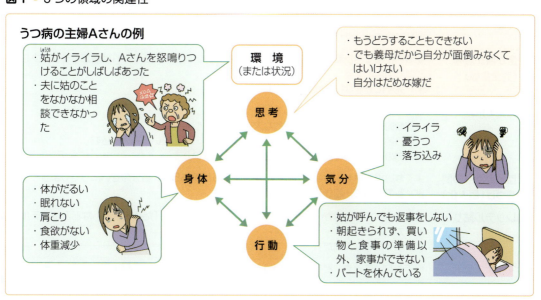

コミュニケーション（Communication）に注目し、主に思考面、行動面から改善を試みる。

- 思考面では、ある状況に対して、患者がそれをどうとらえるかが気分や行動、身体状態に影響することから（**図2**）、そのとらえ方を検討して修正し、バランスのとれた考え方にすることが、介入のポイントになる。
- とらえ方の特徴として、うつ病の患者には、**図1**の「思考」で示すような、極端に悲観的で非合理的な思考パターンがみられる（**表1**）。
- 行動面では、抱えている問題に対して現実的に解決策を考え行動を起こせるように働きかける。

（岡田佳詠）

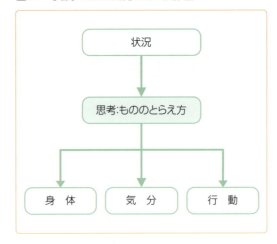

図2 ● 状況のとらえ方による影響

■文献
1. D. Greenberger, C.A. Padesky著，大野裕監訳，岩坂彰訳：うつと不安の認知療法練習帳. 創元社，大阪，2001.

表1 ● うつの思考パターン例

①すべき思考	「～すべきだ」「～しなければならない」と必要以上にプレッシャーをかけてしまう考え方。自分自身を追い詰めてしまう 例）「私がやらなければならない」
②部分的焦点づけ	自分が着目していることだけに目を向け、短絡的に結論づける 例）「やはり人から嫌われている」
③一般化のしすぎ	1つのよくないことから、「何をやっても同じだ」と結論づけたり、この先も同じことが起きると思ってしまう 例）「私はいつも失敗する」
④拡大解釈と過小評価	自分の欠点や失敗、関心のあることは拡大してとらえるが、自分の長所や成功などはことさら小さく見る 例）「試験でよい点がとれたのは、たまたま簡単だったからだ」（過小評価）
⑤全か無か思考（完全主義）	物事を極端に白か黒かのどちらかに分ける考え方。完全にできなければ満足できず、少しのミスで全否定する 例）「完全にできなければ無意味だ」
⑥結論の飛躍	理由もなく悲観的な結論を出してしまう ・悲観的占い：理由もなく悲観的な未来を信じ込む ・心の読みすぎ：理由もなく人が悪く思っている、感じていると思い込む 例）「あの人は私のことを悪く思っているに違いない」
⑦自分自身への関連づけ(個人化)	よくない出来事を、さまざまな理由があるにもかかわらず、自分のせいにしてしまう 例）「私のせいで、起きてしまった」
⑧レッテル貼り	ミスやうまくできなかったことを、冷静に理由を考えず、「だめな人間」などとレッテルを貼ってしまう 例）「私はだめな人間だ」
⑨マイナス思考	何でもないことや、どちらかというとよいことなのに、悪くすり替えてマイナスに考えてしまう

精神障害をもつ人の看護

治療
家族療法

定義と目的

- 家族療法は1950年代に米国で生まれ、1980年代にわが国にも紹介された心理療法である。
- 一般的な個人心理療法が、基本的にセラピストとクライエントとの1対1の治療構造で行われることから、家族療法というと、家族全員を集めて行う心理療法と思われがちである。しかし、家族療法とは、必ずしも家族全員を集めて行う面接の形態を指すのではない。
- 個人の示すさまざまな症状や問題行動、あるいは夫婦関係や親子関係における問題や葛藤を、主として家族という文脈を通して理解し、家族がもっている潜在的な資源に働きかけ、家族の関係性が変化することによってそれらを解決しようとする治療法である。
- 現在、家族療法に分類される治療法は世界に数十存在するが、システムとして家族をとらえる点では共通しており、システムズ・アプローチとも呼ばれる。

家族療法の適用

- すべての家族は開放システムであり、家族を取り巻くさまざまな環境や社会システム（拡大家族システム、学校システム、職場システム、コミュニティなど）と相互影響関係にある。つまり、家族はそれだけで存在するのではなく、さまざまなシステムから影響を受け、家族もそれらのシステムに影響を与えている。
- 家族内でも、メンバーどうしの相互影響関係がみられる。例えば、抑うつ状態にあるメンバーの問題は、夫婦関係や親子関係の葛藤を表現しているのかもしれないし、職場の人間関係や過重労働の問題かもしれない。また学校でのいじめや実家の親が亡くなったことと関係しているのかもしれない。
- 家族療法では、症状や問題を原因−結果という直線的因果律で理解するのではなく、ある原因はある結果をもたらし、その結果がまた原因となって新たな結果をもたらすという循環的因果律で理解する。つまり、「悪いのは誰か」とか「何が原因か」という犯人捜しや原因探しはせず、症状や問題をめぐる悪循環やパターンを理解し、変化させることがより重要になる。
- このような認識に基づく家族療法では、ある家族メンバーが何らかの症状や問題行動を抱えていたとしても、そのメンバーの精神病理の問題として切り離されるのではなく、家族システムがさまざまな理由から十分に機能できていないというSOSを表現していると見なされ、そのメンバーは**IP**（identified patient：患者と見なされた人）と呼ばれる。

介入の方法

- 家族療法における最も基本的な技法であり、かつセラピストの基本的態度として重視されているのは、「ジョイニング（joining）」と「**多方向への肩入れ**（multidirected partiality）」である。

1．ジョイニング

- ジョイニングは、セラピストが家族の語りを

丁寧にたどり、家族のこれまでのスタイルや価値観を尊重し、権威的な専門家としてではなく一人の仲間として家族に加わることを意味する。とりわけセラピーの初期には重要である。

2．多方向への肩入れ

- 多方向への肩入れとは、セラピストが（セッションに出席していないメンバーも含めて）家族メンバー一人ひとりに積極的にかかわり、それぞれのメンバーの苦しみや痛み、あるいは悲しみや怒りといった感情や体験を受容し、共感的な応答を返していくことである。それによって、それまで対立していた家族、あるいはお互いを誤解し合っていた家族に新たな対話が生まれ、家族はお互いに自分たちで支え合えるようになっていく。

3．ジェノグラム（図1）

- ジェノグラム（genogram）は、とりわけ歴史的プロセスを重視する多世代家族療法で活用される技法である。
- 3世代以上の家族メンバーに関する情報と、メンバー間の人間関係を図示することによって、問題や症状がどのようなプロセスを経て形成されてきたか、人間関係の葛藤やパターンとどのように関連しているかを視覚的に理解することが可能になる。

4．リフレーミング

- リフレーミング（reframing）は、通常は問題とされている内容そのものを変えずに、その枠組みを変えることによって全体の意味づけを変え、家族の認知的情緒的行動的変化をもたらすものである。
- 例えば、思春期の子どもの"反抗的な態度"は、子どもから大人になろうとする"自立への試み"である。そうした子どもへの親の"苛立ち"は、子どもに対する"心配と愛情"と見なすことができる。
- 単なるプラス思考や言い換えではなく、受容と共感的理解をベースにしたプロセスが必要である。

介入の留意点

- 家族療法は、家族の病理を治療する方法と考えられがちであるが、むしろ病理を追求することよりも、どのように理解し介入することが家族の変化につながるかが重視される、成長志向のアプローチである。

（野末武義）

■文献
1．日本家族研究・家族療法学会編：家族療法テキストブック．金剛出版，東京，2013．

図1 ● ジェノグラム

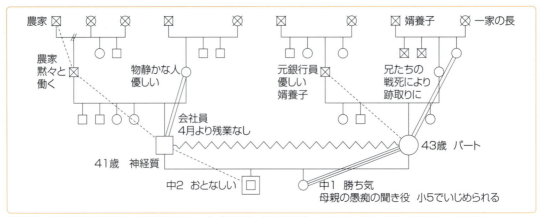

野末武義：文脈療法における事例．心理療法プリマーズ　家族療法，亀口憲治編著，ミネルヴァ書房，京都，2006：82．より引用

治療

作業療法(OT)

定義と目的

- 1965年施行の「理学療法士及び作業療法士法」によると、「作業療法」とは、「身体または精神に障害のある者に対し、主としてその応用的動作能力または社会的適応能力の回復を図るため、手芸、工作その他の作業を行わせることをいう」と定義されている。
- 作業療法の対象は「身体または精神に障害のある者、またはそれが予測される者」とその「生活」であり、それを支える「基本的能力」「応用的能力」「社会的能力」「環境資源」「作業に関する個人特性」が具体的対象となる。
- 精神科作業療法は、疾患により生活が障害された人に対し、個別あるいは他の人たちとのかかわりや、具体的・現実的な作業活動(遊び、創作的なものから日常生活に関連するものまで)を利用し、精神機能の向上、対人関係の改善、作業能力の改善などを図り、人々がよりよい生活を送れるように指導・援助する役割を担っている。目的は、日常生活や社会生活上の障害を予防、回復、改善・維持することである(図1)。
- 作業を通して、患者のなかに残されている健康な心身の力に働きかけることによって、低下している基本的な機能の回復と改善を図る。
- 項目として、陶芸、絵画、皮細工、七宝焼、手芸、園芸、清掃、配膳、料理、買い物、金銭管理、音楽、スポーツ、ゲームなどがある。

介入が必要な状況・現象

- 作業療法士は医師からの処方・依頼、またはケアマネジャーや行政機関等からの紹介・依頼に基づいて、対象となる患者の作業療法を行う。
- 生活リズムの調整、作業能力の向上、精神機能の向上、対人関係の改善・育成、社会参加などが治療目標となる。看護師は、作業療法士に日常生活面や治療面での情報提供を行い、作業療法士とともに治療目的を共有し、連携して援助を行う。作業療法が円滑に進められるための環境調整も行う。
- 一般的には安静を要する急性期を過ぎた患者を対象としているが、状況はさまざまである。それぞれの患者の回復状態に合わせたケアプランを作業療法士と共有し、実施・評価する必要がある。
- 一対一で行う作業もあれば、集団で行うものもある。作業療法を行う場は、行動制限のある患者の場合は病室内・病棟内で行うこともあるが、作業療法室で行ったり、社会参加をめざす患者には、地域社会で実際に社会資源を利用して行うことがある。

介入の方法

1. 作業療法が円滑に行われるための環境調整

- 刺激となるもの(室温、騒音、他の患者との接触、スタッフの言動)を調節する。
- 患者の状態を観察し、状態が悪い場合は、作

図1 ● 作業療法の流れ

予防期	急性期	回復期	維持期
日常の生活に支障をきたさないように、疾病や傷害を予防する	症状に合わせて心身の基本的な機能の改善を補助するとともに、新たな機能の低下を予防する	生活していくために不足している機能を改善し、人それぞれに応じた生活の方法を習得する	社会のなかで人それぞれが生きがいを見つけ、豊かに生きるための生活の実現を図る

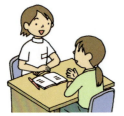
健康な人にも、健康増進の観点から関与する

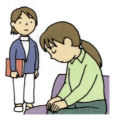
十分な休養の後に、安心できる環境で心地よく体を動かしたり、人と交流したりする

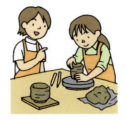
作業能力を向上させ、具体的な生活技能の練習につなげる

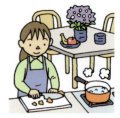
自分に合った生活を組み立てる。社会、教育、職業への適応能力の回復・獲得を援助するとともに、社会参加を促進する

一般社団法人日本作業療法士協会編著：作業療法ガイドライン簡易版，一般社団法人日本作業療法士協会，東京，2013：7．を参考に作成

業をできるか否かアセスメントし、作業療法士と相談する。
- 患者が作業療法を拒否した場合は無理強いをせず、なぜ行きたくないのか傾聴する。
- 時間や日にちをかけて、また作業療法の声かけをして、そのときの患者の様子を辛抱強く見守る。
- 行動制限がある患者には送り迎えを行う。患者を作業療法室に送り届けた際は、作業療法士に声をかける。
- 作業療法士に、病棟での様子や状態など情報を提供する。

2．生活リズムの調整
- 生活のリズムを考えて、作業療法士と相談し、一日の予定のなかで適切な時間に作業の時間を組み入れる。
- 自発的に作業療法を行える患者は見守り、自発的に行えない患者には状況に応じて声をかける。

3．作業能力の向上を支援
- 患者が集中しているか、持続できているか、作業中の表情、様子、どのように取り組んでいるか作業状況を観察する。
- 作業内容の説明を理解できているか観察し、どのくらいサポートを要するかアセスメントし援助する。

4．精神機能の向上を支援
- 本人が作業をどのくらいできるかアセスメントし、作業の負担感を少なくして、失敗感をもたせない。
- 作業で作った作品を見せてくれた場合、作品を完成させた労を認めて、ポジティブなフィードバックをして自信や意欲の回復を図る。
- 患者が現実的な世界で過ごす時間を増やせるような項目を、作業療法士と相談のうえ選択し、現実感の向上を目指す。

5．対人関係の改善・育成
- 他の患者との交流状況を観察する。
- 協調性があるかどうか観察する。
- 他の患者との接触が刺激となって、作業状況や状態に影響がある場合は、個別の作業などを考慮し、人的環境を整える。
- 作業を介した他者との関係のなかで、対象者自身が人に受け入れられ、自分を受け入れ、

人とのつきあいの距離や自分のコントロールの仕方を身につけるように援助する。

6．社会参加への援助

- 生活技能に関して、どこまでできるか、どんなところを援助したらよいか、作業をさまざまなレベルでとらえて獲得状況をアセスメントし、援助する。
- 治療における可能な範囲で、同伴が必要なら一緒に外出したり、公的機関を利用したりする。
- チーム内で作業療法士とともに、患者の強みや希望を生かせるように、退院後の生活、将来像について検討する。

介入の留意点

- 作業中は患者を急がせたりせず、焦らずに待つ。
- 躁状態の患者やパーソナリティ障害の患者には、約束事・行動の枠組みを設定して守るようにし、患者の言動に巻き込まれないように落ち着いて対応する。
- 自殺の危険性のある患者に関しては刃物の取り扱いに注意し、後片付けの際は使用した道具の数がそろっているか確認する。

（秋山美紀）

■文献
1．一般法人日本作業療法士協会編著：作業療法ガイドライン簡易版，一般法人日本作業療法士協会，東京，2013：2，7
2．朝田隆，中島直，堀田英樹：精神疾患の理解と精神科作業療法．中央法規出版，東京，2005：1
3．山根寛：精神障害と作業療法　治る・治すから生きるへ　第3版．三輪書店，東京，2010：58-60，97-101．

精神障害をもつ人の看護

治療
芸術療法

定義と目的

- 芸術療法は、作品製作・鑑賞や身体表現などの芸術的活動を通して患者の心理や病理を理解し、治療を促進させようとする、非言語的アプローチを用いた精神療法(心理療法)である。
- 芸術療法の目的は、その方法と種類に応じて、①精神病院のデイケアなどでリラクセーションを図ること、②作品を作ったり、歌ったりするなどの自己表現を実現すること、③作品を通して精神状態の変化や心身の統合を促すことの3つが考えられる。
- 作品を作る活動の場合には、そのプロセスにおいて、治療者と患者の信頼関係の構築も期待される。

介入が必要な状況・現象

- 統合失調症などの精神病や心身症、神経症、パーソナリティ障害などの精神科領域だけではなく、一般の医療現場、児童へのアプローチとして、自閉症児や心身障害児、非行少年(少女)へのアプローチとしての司法領域、認知症の高齢者、ターミナルケア領域でも適応される。
- 精神科領域では、精神病院のデイケアなどでのリハビリテーションや作業療法、レクリエーションで実施される。

介入の方法

- 芸術療法に用いる手段には、絵画、彫刻、陶芸、手芸、箱庭、コラージュ、写真、音楽、詩歌、読書、舞踊(ダンスセラピー)、心理劇、園芸、書道などがある。なかでも、絵画療法と音楽療法が広く実施されている。
- 患者の好みやパーソナリティ、病理のほか、人数(個人療法か集団療法か)、時間(どのくらいの間隔で実施するか、何分間かかるのか)、道具(簡単に用意できるものか、前もって十分に準備が必要か)、場所(ベッドサイドでできるものか、広い施設がないとできないか)、治療者としては誰が加わるのか(資格をもった者か、医療関係者か)なども考慮して方法が決定される。

1. 絵画療法

- 絵画療法は、絵画、描画を媒介とした精神療法(心理療法)である。診断と治療の両方が可能である。
- 診断目的として使用される描画には、風景構成法、バウム・テスト、HTPテスト、なぐり描き法などがある。また、ロールシャッハ・テストやTAT(thematic apperception test：絵画統覚検査)は描画ではないが、投影法を用いた心理テストである。
- 個人絵画療法と集団絵画療法がある。集団絵画療法は、集団レクリエーション活動の一環として行う場合や治療を目的とする場合もある。

2．箱庭療法

- 箱庭療法は言語的な表現が不十分な子どもへのアプローチとして有用である。砂を敷いた内側が青い色の72×57×7cmの箱の中に、人、動物、植物などの玩具を置いて、患者に自由に箱庭を作らせる技法である。

3．コラージュ療法

- コラージュ療法は、雑誌やパンフレットなどから目についた絵や文字などを切り取り、別の紙に貼り付け、できあがった作品を見ながら、タイトルを付けてみたり、物語を作ってみたりする技法である。
- コラージュ療法には、雑誌などから直接パーツを切り取って作品を作るマガジン・ピクチャー法や、治療者があらかじめ箱の中にコラージュに使うためのパーツを入れて、そこから選ぶコラージュ・ボックス法などがある。

4．ダンスセラピー

- ダンスセラピーは、ダンス療法、ダンス・ムーブメント・セラピーなどとも呼ばれる。体の動きを活用した非言語的アプローチである。
- ダンスの種類としては、ストレッチ体操、太極拳、社交ダンス、フォークダンス、盆踊り、クラシックバレエ、モダンバレエ、エアロビクスなどがある。日本では、個人のセッションよりも集団セッションが多く実施されている。

5．音楽療法

- 音楽療法は、音楽を治療的に利用した精神療法（心理療法）である。音楽を介して、自己表現や感情表現、そこでの体験の言語化を促すことを目的とする。
- 個人で音楽を聴く個人音楽療法と、グループをつくり、演奏したり合奏したりする集団音楽療法の2つの方法がある。また、受動的音楽療法と能動的音楽療法がある。
- 受動的音楽療法は、音楽を聴くことによって癒す方法である。最近では、音楽療法に適し

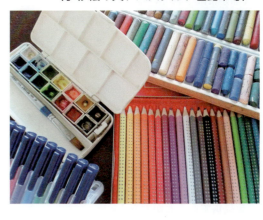

写真1 ● 絵画療法で使用する道具の例（水彩絵の具、パステル、色鉛筆等）

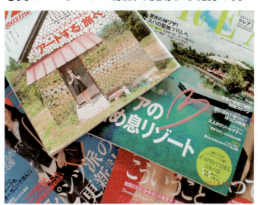

写真2 ● コラージュ療法で使用する雑誌の例

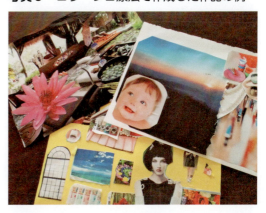

写真3 ● コラージュ療法で作成した作品の例

たバッハやモーツァルトなどの曲を収めたCDが市販されている。
- 能動的音楽療法は、患者自身が作詞、作曲したり、演奏したり、歌うことで癒しを得る方法である。演奏する場合は、集団で演奏する場合もある。
- ターミナルケア領域で実施される音楽療法では、音楽を介したリラクセーション法を使用し、痛みの緩和に役立っている。
- ホスピス、病院などにおける院内コンサートは、患者と医療スタッフなど皆で楽しめる場を提供することができる。

介入の留意点

- 躁状態にある人にダンスセラピーを行うときはどのような音楽を選ぶか、統合失調症患者に絵画療法を実施する場合には患者がどの症状の段階にいるかという状態像、箱庭療法を児童に行う場合には、その児童がどの発達段階にいるかなど、患者の症状や病状を理解し、その人に合った芸術療法を選ぶことが大切である。
- 作品の保管方法については、患者が持ち帰るのか、治療者が保管するのかに配慮する必要がある。

（大島なつめ）

■文献
1. 飯森眞喜雄, 中村研之編：芸術療法実践講座1　絵画療法I. 岩崎学術出版社, 東京, 2004
2. Jean-Pierre Klein著, 阿部惠一郎, 高江洲義英訳：芸術療法入門. 白水社, 東京, 2004
3. 高江洲義英, 入江茂編：芸術療法実践講座3　コラージュ療法・造形療法. 岩崎学術出版社, 東京, 2004
4. 徳田良仁, 大森健一, 飯森眞喜雄 他 監修：芸術療法1　理論編. 岩崎学術出版社, 東京, 1998

精神障害をもつ人の看護

治療
レクリエーション療法

定義と目的

- レクリエーションは、仕事や勉強などの疲れを癒し、元気を回復するために行う娯楽といわれる。それは身体活動や情緒的解放、社会環境、創造的表現、潜在的能力を高める機会となる。レクリエーションの原則は**表1**の通りである。
- レクリエーション療法とは、楽しむという効果を利用し、活動を通しての治療的な効果を期待して計画的に行われるものである。
  ①現実感の獲得
  ②社会性の獲得
  ③対人関係の改善
  ④意欲の向上
  ⑤気分転換
  ⑥生活のゆとり
  ⑦体力の維持・増強
  を目的としている。

介入が必要な状況・現象

- 患者によっては、入院の長期化によって社会生活から遠ざかっている場合や、行動制限を受けていることによって、外出範囲が限定されている場合がある。これまで対人関係においてうまく対応できずにいた患者も多い。
- そのため、自尊感情の低下や自信喪失などが生じている場合がある。元来レクリエーションは自発的なものであるが、そういった患者が自発的にレクリエーションを行うことは難しいため、そこに援助の必要がある。

表1 ● レクリエーションの原則

①心や体の疲れを、休養や娯楽により回復する（ゆとりの回復）
②楽しみとして自発的に行う（自発的動機）
③それ自体がおもしろく楽しい活動である（直接の心理的報酬）
④ほかの目的のために行わない（目的の直接性）

山根寛：精神障害と作業療法　第3版．三輪書店，東京，2010．より引用

- 医療者は患者の病状や障害されている部分にばかり着目しがちであるが、レクリエーションは、患者の健康的な部分・強みを表現する機会となりうる。患者が健康的な部分・強みを表出できる場をもつことは、その人の自尊感情や自信の回復に結びつくと思われる。

介入の方法

- 何を行うかについては、患者の性別、年齢、好み、身体・認知・対人機能などを考慮して検討する。できれば患者が自分で決められるのがいちばんよいが、状況に応じてスタッフが患者の選択をサポートしたり、患者とスタッフが相談のうえで決定することもある。その際、スタッフが何でも決めてしまったり、押しつけたりしないように留意する。また、計画立案に際しては、作業療法士などの他職種と連携するとよい。

1．ゲームなど（トランプ、オセロ、将棋など）

- 行動制限のある患者でも、病棟内で楽しむことができる。

- トランプやオセロは比較的ルールが単純なので、誰でもなじみやすいところに利点がある。学生実習の際も患者を誘って一緒に楽しみやすい項目である。

2．屋内で行うもの（カラオケ、料理会など）

- コーラスやカラオケも気軽に楽しめる。
- 昔、流行した歌を聴いて懐かしむことによって、快適さを感じたり、意欲をもたらしたりできる。
- 歌が得意な人にとっては、周りの人から賞賛されることは自尊感情の回復にもなる。また、皆で一緒に歌うことは、適応力や協調性の獲得にも有効である。声を出して発散することは情緒的解放につながる。

3．屋外で行うもの（散歩、ハイキング、キャンプ、運動会など）

- できれば計画から実施まで患者が主体的に行うのが望ましいが、参加する患者に無理がかからないように、必要に応じてスタッフがサポートする。
- 散歩は、行動制限がある患者にとって日々の楽しみとなり、運動の機会となる。桜や紅葉の季節の散歩は、季節感を感じられる機会となり楽しむことができる。

4．活動的なもの（卓球、ソフトボールなど）

- 体を動かして活動することによって、適度な疲労を生じて休息でき、さらに生活リズムを整えることができる。
- 卓球は屋内でも楽しめ手ごろなスポーツである。ソフトボールは、交代があったり打順を待つ間の待ち時間があるため、適度に休養をとりながら楽しめるスポーツである。

5．年間行事として季節感を感じる行事（書き初め、節分、花見、七夕祭、盆踊り、クリスマス会など）

- 入院中に生活の節目として楽しめる（図1）。七夕は短冊に願いを書くことで、自分の望んでいることを言語化する機会になり、飾りつけの製作など、細かい作業や集中力の練習となる。
- クリスマス会は、スタッフとのカード交換によって、思っていることを表現し伝える機会となる。ケーキ作りなど、集団で楽しんだり、創造する喜びを体験する場とすることもできる。

介入の留意点

- レクリエーションは、患者自身が楽しめるの

図1 ● レクリエーションの例

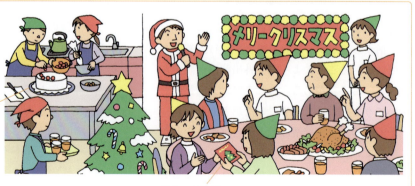

- ●季節を感じる行事 クリスマス会など。入院中の節目として楽しめる。
- ●ケーキ作り、かざりつけ 創造する喜び、作業に集中する機会となる。
- ●カード交換 思っていることの表現、伝達の機会となる。

が大前提であるが、それだけではなく、レクリエーション療法の目的を念頭に置きつつ実施し、個々の患者の目標にそって評価することが大切である。そして、レクリエーション全体の評価も忘れないようにする。

(秋山美紀)

■文献
1. 松村明編：大辞林　第3版．三省堂，東京，2006：2702.
2. 宇佐美覚：レクリエーション療法．精神看護技術　その手順と根拠　第2版，山本勝則，藤井博英編著，メヂカルフレンド社，東京，2006：372-376.
3. 山根寛：精神障害と作業療法　治る・治すから生きるへ　第3版．三輪書店，東京，2010：58-60，304.

精神障害をもつ人の看護

治療
心理劇（サイコドラマ）

定義と目的

- サイコドラマとは、モレノ（J.L.Moreno）によって創始されたもので、クライエントが演劇的方法を通して自らの行動−感情パターンを再編できるように援助する精神療法のひとつの方法である。
- 人々が睡眠中に見る「夢」が、その役割とプロセスにおいてサイコドラマと非常に類似しているということが近年徐々に明らかになってきた。いずれも過去のある場面を取り上げ、別のアプローチを探しながらシミュレーションを重ね、その結果を分類整理し、自らの行動レパートリーとして磨きをかける。
- その場合の査定の基準と原動力はいずれも情動である。取り上げられる場面が苦痛に満ちた場面であることが多いのを除けば、子どもの"ごっこ遊び"も同じであるといえる。そこで取り扱われているのは無意識のファンタジーなのである。
- サイコドラマは、10〜15人程度の参加者が適切といわれており、集団精神療法としての性格ももつ。一般的には30分ほどのウォーミングアップを経て主役が決まり、主役がもっている自らの問題点をもとにドラマが始められる。ドラマは監督によって進められ、主役のほかに補助自我とよばれる重要な他者を演じる人々によって即興的に演じられる。
- 補助自我は、監督かスタッフが行う場合もあるが、参加者のなかから主役に選ばせることが多い。ドラマはたいてい1時間半ほどで、そのあと30分程度のシェアリングが行われる。

適用される対象

- サイコドラマがどのようなクライエントにとって治療の選択となるかを一般的にいうのは難しい。サイコドラマは精神障害をもつ多くのクライエントに適用されているが、同時に健康な人々の人間関係の問題などに対する治療としてもよく行われている。
- 役割演技ができるだけの自我の強さがあり、自分の不安に直面するモチベーションがあり、かつサイコドラマに対する関心のあるクライエントが最もサイコドラマに適しているが、経験のある治療者が監督を行うのであれば、適用の幅はさらに広がるだろう。

サイコドラマの進め方

- ウォーミングアップを経て主役が決まると、ドラマはまず、主役の提示する過去のある場面が主役と補助自我によって演じられることから始まる。監督はそれを注意深く観察し、さまざまな技法を利用しながらドラマを進めていく。独白、ロールリヴァーサル、ダブル、ミラーなどの技法が利用される。
- **独白**は、主にドラマの始まりの部分で主役が場面を演じながら自分の状態を観客に説明するもので、自分の問題を明確化する端緒となる。
- **ロールリヴァーサル**は主役と補助自我が役割を入れ替えることにより、主役が自分自身を客観的に理解したり、相手の気持ちを理解したりすることを促進する。

- ダブルはやはり主役の自己理解を促進するためのもので、補助自我の一人が主役の隣に位置して主役と同じ行動をとり、同じ台詞を言う。ダブル役は演じている際に、ダブル自身には感じられるが、主役にはまだ言語化できていない感情があると思われれば、それを言語化する。主役の耳元で独り言のようにつぶやく場合もある。それによって主役が自分の感情に気づくことを援助する。
- ミラーは、補助自我に自分の役をやってもらい、主役はそれを離れたところから見るというものである。これも自らを客観視するのに役立つ。
- サイコドラマはひとつの場面を演じることだけでは終わらない。監督は主役のもつ問題点を把握したうえで、創造的な展開を行う。ある場面を上演するなかで、問題点の新たな側面が見えてきたら、別の場面設定を行い、新たなドラマを開始していく。ちょうど夢がいくつかのシークエンスからなり、いつの間にか別の場面になっているようなものである。
- 以上は主として認知的側面からのものである。サイコドラマの治療効果については認知的側面よりも感情的側面のほうが重要とさえいえる。それを言語的に説明することは難しい。

アクション洞察

- ケラーマン(P.F.Kellermann)は**アクション洞察**という概念を重視して、アクション洞察は突然の了解のフラッシュとして現れること、アクション洞察が起きるプロセスは創造的な問題解決のプロセスと似ていること、アクション洞察は人から人へ伝えることができず、説明によってクライエントに与えることもできない、ということを述べている。夢のなかで突然の問題解決が起きることがあるように、ここでも夢との共通性が見られる。
- モレノの有名なエピソードとして、フロイトに会ったときに「あなたは夢を分析しますが、私は再び人々に夢を見させるようにします」と語ったというものがある。また直接に夢をサイコドラマで取り上げる技法もある(夢のサイコドラマ)。

(柴田応介)

■文献
1．日本集団精神療法学会監修, 北西憲二, 小谷英文他編：集団精神療法の基礎用語. 金剛出版, 東京, 2003.
2．P.F.Kellermann著, 増野肇, 増野信子訳：精神療法としてのサイコドラマ. 金剛出版, 東京, 1998.

図1 ● サイコドラマの展開

- 参　加　者：10～15人
- 構成要素：①主役(状況を演じる)、②監督(治療者)、③補助自我(重要他者を演じる)、④観客、⑤舞台

【ウォーミングアップ】(約30分)
・演じるための準備時間。この間に主役を決める

【ドラマ】(約1時間半)
・主役の問題点をもとに展開。過去のある場面が主役と補助自我によって演じられる
・監督は演技を観察し、独白、ミラーなどの技法を利用しながらドラマを進めていく

【シェアリング】(約30分)
・参加者どうしで感想を言い、ドラマを振り返る

精神障害をもつ人の看護

治療

遊戯療法

定義と目的

- 子どもにとって「遊び」は生活そのものであり、遊びを通して成長していく。
- 子どもは自然に遊び、遊びを通して感情や自己を表現する。
- 遊戯療法（プレイセラピー）では、子どもと治療者の信頼関係を基盤とし、安全な環境であるプレイルームの中で、遊びを通して心の問題の治療を行う。
- 遊びにより、言語化できない感情や体験を表現し、自尊感情を育み、自己決定や自己統制の力がつくよう治療者は支援する。
- 遊戯療法は、言語を用いた心理療法が難しい年齢の子どもに利用できる方法である。
- 主な対象は幼児期～児童期の子どもであるが、親子や大人を対象とした遊戯療法もある。

介入が必要な状況・現象

- 虐待、両親の離婚、入院などによる情緒的適応改善や、緘黙、吃音、攻撃性の改善などに効果が示されている。
- 特に情緒的な不適応に有効とされるが、発達障害の子どもの二次的な不適応や人格の発達促進など、適応範囲は広い。

介入の方法

1．プレイルーム・遊具

- 掃除がしやすい内装とし、おもちゃを収納する棚や、子どもサイズのいすやテーブルを置く。
- 流し台、砂場、洗面所、マジックミラーなど、必要に応じて設置する。
- 部屋の中が、外からは見えないように、窓にはカーテンやブラインドを設置する。
- 決まった遊具が定められているわけではないが、子どもが自分を表現するのに役立つものを選択する（**表1**）。
- 遊具は常に使いやすいように手入れされ、いつも同じ場所に片付けられている必要がある。

2．設定

- 原則として週1回、50～60分。
- 時間と場所を固定し、基本的には変更しないことで、安心感を与える。
- 親との初回面接では、主訴、生育歴などを聞き、遊戯療法について説明を行う。
- 親とは、子どもと並行して面接を行うか、定期的に子どもの様子を話し合う場を設ける。

3．治療の進め方

- 与えられた時間をどのように使い、何をするかは全面的に子ども自身が決める。
- 治療者は子どもに寄り添い、子どもの遊びに参加する。
- 治療者は共感的な応答により、子どもを受け止め、認め、勇気づけるが、子どもを評価したり、ほめたり、誘導的な質問をしたり、意見を言ったりはしない（**表2**）。

介入の留意点

- 子どもやセラピスト、プレイルームや遊具を守るために制限が必要であり、自傷他害、物の破壊などは認められない。
- 子どもに制限を伝えるときは、やりたい感情は認めたうえで、制限について簡潔に伝え、代わりに許容できる選択肢を示す。
- 制限があることで、安心と安全を提供し、自己責任と自己コントロールの力を促進する。
- 銃やナイフなど、攻撃的な遊具が使われる場合、人や物を傷つけない方法で自分の気持ちを表現できるよう援助する。

（渡辺友香）

■文献
1. Charles E. Schaefer編著，串崎真志 監訳，プレイセラピー14の基本アプローチ おさえておくべき理論から臨床の実践まで．創元社，大阪，2011：68-89.
2. Garry L. Landreth著，山中康裕 監訳：プレイセラピー 関係性の営み．日本評論社，東京，2007：21-34, 41-66, 89-106.
3. M. Giordano他著，葛生聡 訳：プレイセラピー実践の手引き―治療関係を形成する基礎的技法．誠信書房，東京，2010：89-101.

表1 ● 遊具の例

現実生活を表現するおもちゃ
人形の家族、ドールハウス、パペット、レジ、哺乳瓶、食器、調理用具、電話、お医者さんセット、なりきるための衣装、自動車、トラック、飛行機
攻撃性を開放するおもちゃ
サンドバッグ、おもちゃの兵隊、ワニやライオンの人形、銃、ゴムのナイフ、手錠
創造的表現や感情開放のためのおもちゃ
粘土、砂、水、積み木、絵の具、イーゼル、黒板、チョーク、モール、クレヨン、新聞紙、色画用紙、はさみ、のり

表2 ● 子どもへの治療的な接し方（ゲリー・L・ランドレス）

①セラピストは子どもに純粋に関心をもち、温かく、気遣う関係を築く。
②セラピストは子どもを無条件に受容し、「何らかの点で子どもが違ったようであったら」とは望まない。
③セラピストがかかわるなかで、安全で寛大な感じを生み出すことにより、子どもは自由に探求し、自分自身を完全に表現する。
④セラピストは常に子どもの感情に敏感で、その感情を、子どもが自己理解を発展させられるよう、やさしく伝え返す。
⑤セラピストは責任をもって行動できる子どもの力を深く信じ、自分の問題を解決する子どもの能力を揺るぎなく尊重し、子どもに解決をさせる。
⑥セラピストは子どもの内的な志向性を信じ、すべてのかかわりにおいて子どもがリードすることを許し、子どもの遊びや会話を指示したいという衝動を抑える。
⑦セラピストは治療プロセスがゆっくり進むということを理解し、そのプロセスを急ごうとしない。
⑧セラピストは面接を現実に根づかせ、子どもが責任をもって個人的で適切なかかわりを受け入れられるようにする治療的な制限しか設けない。

精神障害をもつ人の看護

入退院時の対応

入院時オリエンテーション

定義と目的

- 入院時オリエンテーションとは、患者の入院に際して、その病棟で過ごすにあたって知っておくべきことを説明する行為である。
- 入院時オリエンテーションは、患者にとって入院医療や医療者との出会いの場となり、患者の入院に対する印象を方向づける場にもなる。
- 精神科に限らず、病院に入院する患者は、症状そのものに消耗し、自身の病状に対する不安を抱えて入院することが多い。また、病気とは認めたくない気持ちがあることもある。
- 地域での生活環境から(あるいは別の施設から)入院環境へと環境が変わることは、それだけで大きなストレスを与えるものである。
- 患者の入院時には、このような患者の心理状態を理解したうえで、その患者の状態に合わせ、誠実に対応する。医療者のペースで説明してしまうことのないよう、相手の反応を見ながら行う。相手が落ち着いたときに読めるよう、入院案内パンフレット(図1)などを渡すとよい。

介入が必要な状況・現象

- 入院時オリエンテーションは、入院が決まった時点から始まる。患者は入院の前に外来で医師の診察を受けている場合が多く、施設によっては外来診察室へ病棟看護師やPSW(psychiatric social worker：精神保健福祉士)が出向き、外来診察室で、あるいは病棟へ移動しながらオリエンテーションが始まる場合もある。
- 入院時オリエンテーションは、すべての患者およびその家族などの同伴者に対して行う。

図1 ● 入院案内パンフレットの例

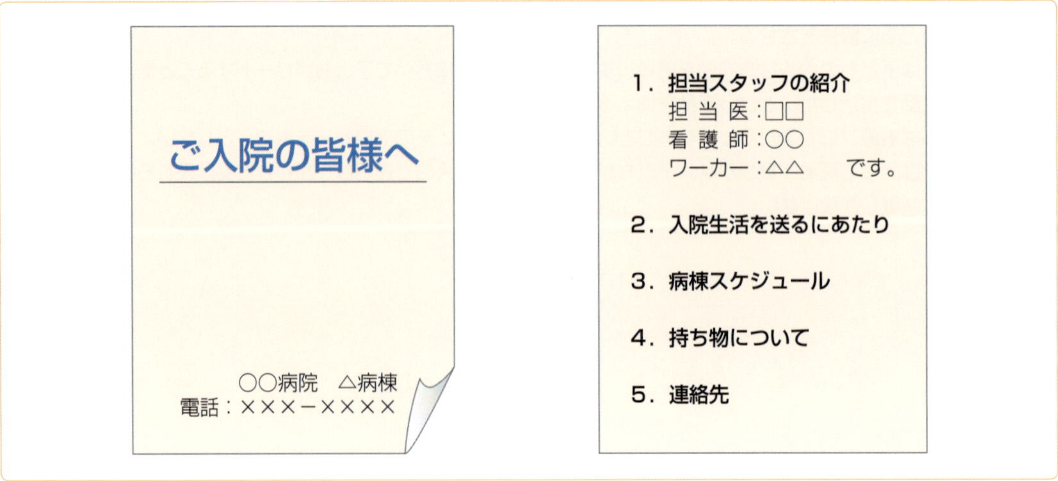

介入の方法

1．導入

- 意識レベルが低下していたり、意思の疎通が図れないようにみえたとしても、きちんとあいさつをする。自分がどのような職種の誰であるのかを自己紹介し、患者の名前を確認することから始める。
- 家族あるいは同伴者がいる場合には、その同伴者にも最初にきちんとあいさつをする。その患者の主治医は誰で、担当看護師、ワーカーは誰なのか、何か困ったことがあったら誰に言えばよいか、連絡方法はどうすればよいのかを患者および同伴者に伝える。
- 患者の状態を見ながら、入院生活および病棟での説明に入る。

2．入院生活や設備についての説明

- 入院生活(スケジュール)について案内する。特に療法日など、その病棟の特色があればそれについて説明する。
- 精神科では、医療上の必要に応じて外出、外泊などの行動や面会、電話について制限が加えられることもある。これらの行動制限などがある場合には医師から説明がなされるが、どのように治療が進んでいくのか、患者や家族にとってはイメージできないことも多い。このような制限がずっと続くわけではないことなど、患者や家族にわかりやすく説明する。
- 実際には制限がないにもかかわらず、本人や家族が面会をしてはいけない、外出はいけない、と思い込んでしまっていることもある。制限がなくても、面会時間や電話の時間帯などについての説明を行う。
- 入浴や洗濯などの方法や時間帯について説明する。病棟設備については、実際に病棟を案内して説明することが望ましい。

3．患者の持ち物について

- 精神科の病棟では、患者の安全を守るために、あるいは病棟で管理責任を負えないために物品の持ち込みを制限したり、使用時以外は預かったりすることがある。
- 病棟への持ち込みや使用を制限する物は危険物や貴重品など(表1)であるが、患者が所有している物を預かったり制限したりする行為は患者の権利を侵す行為でもあることに留意する。あくまでも「患者本人とその同じ環境に入院している他の患者の安全を守るために制限することに協力してもらう」という姿勢を忘れずに対応する。
- 物品の持ち込みの制限について説明をする際には、「これは持ち込み禁止物品です」などと一方的に言ってしまうことがないようにする。
- 病棟生活で必要性が高くないと思われる物品は、本人の同意を得て家族に持ち帰ってもらうとよい。
- これらの物品の持ち込みを制限する際には、その制限の意義および必要性についていま一度考える必要がある。
- 病棟ルールの説明をする際にも、高圧的にルールを押しつけるような態度にならないよう自戒する必要がある。

表1 ● 精神科病棟への持ち込みを制限することの多い物品

危険物	・はさみ ・ナイフ ・かみそり ・爪切り ・針(ソーイングセット) ・安全ピン ・ライター ・マッチ ・医薬品類 ・ひも類 ・コードのついた電気製品類
貴重品	・多額の現金 ・貴金属類 ・証書類
その他	・携帯電話

4．その他入院全般について

- 入院期間や病状の回復について、不確かな情報を伝えることは望ましくないが、おおよその目安があるのであれば、長い場合だとどれくらい、短い場合だとこれくらいでこのような状態になる、というようなおおまかな流れを話すことは、患者や家族の不安の軽減につながる。
- 診療計画の説明は基本的には医師が行い、看護師の説明が医師の説明と食い違うようなことのないようにする。
- 入院中の治療の流れと目標となる患者の状態の変化をわかりやすく示した、患者用のクリニカルパス（患者用パス）を作成し、入院時に患者および家族に渡して入院医療の説明をする医療機関も増えている。患者用パスを渡すことで、①患者・家族は治療の流れや経過の見通しを得ることができる、②治療への参加意欲が高まる、③退院へ向けた準備に取りかかりやすくなる、などの効果があると考えられている。患者用パスの例を図2に示す。
- 入院費用やその他の手続きについて、病院によってはワーカーや、医事課職員が担当している場合もあるが、看護師もおおまかな説明をできるようにし、詳しい情報については誰に相談すればよいのかを示す。

介入の留意点

- 患者や家族の入院に対する不安を軽減することが何より重要である。
- 入院に拒否的な状態にある患者に、入院の必要性について説得したりしないようにする。
- 患者の休息が必要な場合には、まずは休息をしてもらい、ころ合いを見計らってオリエンテーションをする。オリエンテーションは必ずしも一度で済ませる必要はない。

（宮本有紀）

■文献
1．藤村尚宏，蜂矢英彦 編著：精神科急性期病棟．金剛出版，東京，1998
2．日本精神科看護技術協会 監修：精神科ビギナーズ・テキスト すぐに役立つ基礎知識と実践ガイド．精神看護出版，東京，2004
3．坂田三允：統合失調症・気分障害をもつ人の生活と看護ケア．中央法規出版，東京，2004
4．田上美千佳：家族にもケア 統合失調症 はじめての入院．精神看護出版，東京，2004
5．精神医学研究所附属東京武蔵野病院看護部 編：精神科急性期看護のエッセンス．精神看護出版，東京，2003

図2 ● 入院時に渡す患者用クリニカルパスの例

○○○○様の入院治療の流れ　　　　主治医：△△　担当看護師：□□　PSW：○○

	月　日	月　日	月　日	月　日
日　付	入院当日	2〜3日目	3〜7日目	退院日
目　標	休息することができる	睡眠をとることができる		
検　査	検温・血圧測定 頭部CT・心電図・レントゲン 採尿・採血	検温 血圧測定		
治　療	薬物療法：○○・△△ 精神療法：□□			
活動範囲	棟内でお過ごしください			
説　明	治療方針に関する説明 入院生活に関するご案内			

＊患者の疾患や状態により、クリニカルパスに記載される目標や治療の流れは異なり、クリニカルパスが適応でない場合もある。また、クリニカルパスには必ずしも入院から退院までの経過が記されているとは限らない。

精神障害をもつ人の看護

入退院時の対応

精神科救急

定義と目的

- 精神科救急とは、精神科的な治療をただちに必要とする状態を指す。ただちに治療を必要とする精神科的な状態はさまざまであるが、幻覚妄想状態、精神運動興奮状態、混乱状態、不安焦燥状態、昏迷状態、自傷（自殺）の企図、あるいはそのおそれのある状態などが挙げられる。
- 精神科救急医療は、これらの状態にある患者が自分で希望して受診することもあれば、周囲がその様子を見て受診が必要だと判断し、受診につながることもある。
- 精神科救急の患者は、診察を受けて入院治療が必要と判断され入院することになる場合もあれば、外来診療だけで帰宅する場合もある。
- 一口に精神科救急といってもそのレベルはさまざまである。医師以外の看護師やPSW（psychiatric social worker：精神保健福祉士）などの訪問や、電話による対応で症状の悪化を防いだり、状態の安定につなげたりすることができる場合もある。ここでは、入院治療を必要とする精神科救急患者に対する入院時の対応について述べる。
- 精神科に入院する患者は、原則として精神保健福祉法に基づいて入院治療を受ける。精神保健福祉法に示される精神科の入院形態には、任意入院、医療保護入院、措置入院、緊急措置入院、応急入院の5種類がある。
- 入院に際しては、原則的には本人の同意に基づく入院である任意入院という形態が望ましいが、精神科救急では、患者に対する医療および保護のために入院が必要な場合には本人の同意がない場合でも入院が行われることがある。
- 精神科救急医療を必要として入院してくる患者は、精神の緊張や疲労が非常に大きく、また、心身ともに激しく消耗していることが多い。このため、精神科救急に際しての入院患者への対応時には、これらのことに留意した看護を展開する必要がある。

介入が必要な状況・現象

- ただちに精神科救急医療を必要とする患者の状態の例を**表1**に示す。ここに挙げた状態は、どのような疾患であってもなりうる状態である。
- 患者が精神科救急医療を必要とする状態にある際に起きることの多い現象や症状は多彩である。現れやすい現象を**図1**に示す。これらの現象は、単独で現れることもあるが、同時

表1 ● ただちに精神科救急医療を必要とする患者の状態の例

- 精神運動興奮状態
- 幻覚妄想状態
- 急性混乱・錯乱状態
- 過覚醒状態
- 躁状態
- 不安焦燥状態
- 昏迷状態
- 自傷・自殺のおそれのある状態

図1 ● 患者がただちに精神科医療を必要とするような状態にある場合に現れやすい現象

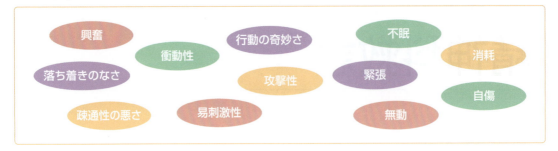

図2 ● 精神科救急状態にある患者の内面

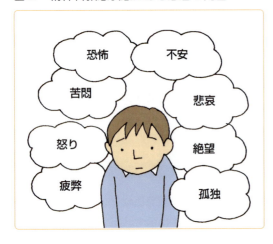

にいくつも生じることが多い。

介入の方法

1．情報収集
- 入院時および入院前の状況の情報収集を行い、アセスメントを行う。具体的には、身体機能およびセルフケア能力の評価と安全を保つ能力の査定、患者背景の把握を行う。
- 患者に直接尋ねることのできない場合も多いが、家族や関係者から、そして患者の外見（服装、個人衛生の状態、体型、顔色、持ち物など）からも情報を収集する。

2．安全な環境の提供
- 外界の刺激から患者を守る。医療者は緊張感を高めるような音や声を出さないよう注意する。病棟環境によっては、個室などの物理的に刺激から守られるような環境を提供する。
- 自分あるいは周囲への攻撃性や恐怖により、自己、あるいは他者の安全を保つことのできない患者には行動制限の必要性が判断される場合があり、場合によっては隔離や身体拘束が行われる。
- 行動制限中の患者については観察を特に密に行い、身体動作の制限による褥瘡や深部静脈血栓形成の防止、誤嚥や窒息などの事故の防止、拘束帯によるうっ血の防止のためのかかわりなどが必要になる[*1]。

3．身体管理
- 精神科急性期状態にある患者は、その精神症状のためにセルフケアレベルが低下し、低栄養状態、脱水状態で入院することも多い。
- 大部分の患者は休息が取れておらず、消耗した状態である。入院時には身体的アセスメントを行い、睡眠、栄養と水分の摂取の確保、排泄を優先した身体管理を行う。
- 患者のセルフケアレベルに応じて経管栄養や点滴、尿道カテーテルなどによる医療的処置が必要となる場合もある。カテーテル類の自己抜去を防止する必要がある。
- 精神科救急においては、鎮静薬等の向精神薬を用いて鎮静を行うこともある。その際には過鎮静、呼吸抑制などの発現に特に注意する。

介入の留意点

- 精神科救急においては、患者の安全の確保を

最優先する。精神科救急において患者の呈する状態像はさまざまであるが、患者の内面に生じている世界（図2）を推しはかり、保護的にかかわる。
- 入院に際して患者が医療者、あるいは精神科医療そのものから受ける印象は、その後の治療関係にも大きな影響を及ぼす。誠実な対応を心がけ、患者の訴えや思いに耳を傾ける。患者に話しかけ、医療スタッフは患者の援助をするための者、味方であることを示す。
- 処置などを行う場合には、必ず説明を行う。侵入されている感覚を相手に与えないように行動することが重要である。
- 時計を置く、窓を開けるなど現実感に働きかけ、見当識が保たれるよう援助する。
- 生命の維持、安全の確保に直接関係しないケアについては急がず、無理強いをしない。
- 行動制限をする場合には、患者本人およびその家族や保護者に、行動制限をする理由と期間を説明する。
- 患者の不安や恐怖を和らげるためにも、この状態は一時的なものであることを伝え、状態変化に応じて医療的処置や患者への制限を速やかに解除する。なお、医療者は行動制限を必要最小限にする努力を常にし続けなければならない[*2]。
- 医療保護入院にあたっては、「推定される入院期間」および「退院後生活環境相談員の氏名」を記載した「入院診療計画書」を入院届に添付し、保健所長を経て都道府県知事へ届け出ることが定められている。

（宮本有紀）

[*1] 隔離や身体拘束は精神保健指定医の指示で行われるものであるが、その隔離あるいは身体拘束の要因となった事象が消失したら速やかに解除しなければならない。また、隔離、抑制中の見回りは頻回に行う。

[*2] 精神科病院に入院中の患者における処遇に関して精神保健福祉法に述べられており、入院中の患者に対して信書の発信の制限や人権擁護に関する行政機関の職員等との電話や面会の制限は行うことはできない。患者の隔離や身体拘束に関しても、「厚生大臣が定める基準」として厚生省告示（昭和63年4月8日）により基本的な考え方や遵守事項が定められている。

■文献
1. 阿保順子 編：統合失調症急性期看護マニュアル．すぴか書房，埼玉，2004
2. 八田耕太郎：救急精神医学 急患対応の手引き．中外医学社，東京，2005
3. 日本精神科看護技術協会 監修：精神科ビギナーズ・テキスト すぐに役立つ基礎知識と実践ガイド．精神看護出版，東京，2004
4. 坂田三允 総編集：精神看護エクスペール6 救急・急性期I 統合失調症．中山書店，東京，2004
5. 精神医学研究所附属東京武蔵野病院看護部 編：精神科急性期看護のエッセンス．精神看護出版，東京，2003
6. 内村英幸・吉住昭 編：精神科保護室の看護とチーム医療．金剛出版，東京，2002

精神障害をもつ人の看護

入退院時の対応
家族への対応

定義と目的

- 精神障害をもつ患者の家族全員あるいは家族成員に対して、家族のエンパワメントを支え、家族の主体的な問題解決や自己決定を促すための教育的支援・情緒的支援を行うことにより、以下の点を支援する。
①家族が安心して患者の入院生活を支えることができる。
②患者と家族がよりよく生活できる。
③同居、別居にかかわらず、患者と家族の退院後の生活を構築することができる。
④最終的には家族が自らの力を発揮することができる。
⑤患者と家族が社会参加しながら生活することができる。
- 具体的な支援は、以下のようになる。
  ・家族の相談に応じる。
  ・家族の情緒的支援を行う。
  ・家族への心理教育的支援を行う。
  ・患者への対応方法についての支援を行う。
  ・家族関係の調整を図る。

介入が必要な状況・現象

1．概要
- 家族成員の精神疾患は、家族に心理社会的、身体的、さらに経済的な影響を及ぼす。
- 精神科への入院は、患者だけでなく家族にとっても衝撃的なことである。家族は混乱したり動揺したりしていることが多く、特に心理社会的な影響が大きい。
- 患者の入院に際して、家族の身体的健康にも影響が及んでいる場合がある。したがって、精神障害により精神科病院や精神科病棟に入院する際に、患者だけではなく家族に対しても適切な援助を要する。
- 医療保護入院に際しては、かつては「保護者」（主に家族）の同意が必要とされた。しかし家族の負担を軽減するために精神保健福祉法が改正され、「家族等のいずれかの者」の同意があれば医療保護入院が可能となった（詳しくはp.207）。

2．介入を要する状況や現象
- 家族への介入が必要なのは以下のような場合である。
  ・家族が不安を抱えたり動揺したりしているとき。
  ・家族の心身への負担が大きいとき。
  ・患者の疾患や疾患の及ぼす影響について、家族の知識や理解が乏しいとき。
  ・家族が患者への対応方法に困っているときや、対応が適切でないとき。
  ・患者の入院により家族の心身の健康問題が生じたとき。
  ・患者の入院により家族関係に問題が生じているとき。
  ・患者の入院により経済的な問題が生じているとき。
  ・初回入院のとき。

表1 ● 入院時オリエンテーション内容の例

- 患者を担当する医療スタッフの名前、受け持ちナースの紹介
- 入院の目的と意図
- 入院手続き
- 入院形態
- 病院や病棟の療養環境
- 病院に必要なものと、もってきてはいけないもの（危険物など）
- 病気についての説明や病気の状態と経過
- 入院期間の見通しと入院生活の流れ（1日および1週間のタイムスケジュールを含む）
- 面会時間や頻度。必要に応じて面会や電話の制限についての説明
- 人権擁護についての説明
- 患者の生育歴・家族歴、現病歴の聴取
- 入院生活を送るうえでの社会資源（精神保健医療・福祉）についての必要な情報の提供
- 家族の希望や期待、治療や看護への要望の確認

介入の方法

1. 基本姿勢

- 家族の心理や態度に添い、温かい態度で対応する。
- 家族の話に耳を傾ける。
- 入院させることができた労をねぎらう。
- 医療につながってよかったと家族が安心できるように、患者や家族へのケアを行う。
- 家族と協力し、協働できる体制を図る。
- 患者と家族と医療者とが理解し合い、合意のもとで治療やケアを行うよう根気強くかかわる。
- 家族が過剰な介護負担を強いられることなく、患者と家族が互いによりよい生活を送ることができるような援助を行う。
- 家族が患者の介護者であると同時に、家族自身も援助の対象者としてケアする。
- 家族が工夫しているところや努力していること、行えていることを肯定的に評価する。
- 家族の意志や決定を支える。
- 患者は退院して地域で生活することが基本であり、入院時から患者の生活の基盤が地域にあることを念頭に、家族へのオリエンテーションに臨む。
- 家族の心情をふまえたうえで、正確な情報を丁寧に提供する。
- 病気や治療・ケアについての説明は、一度にすべてを伝えるのではなく、家族の状況と理解度をふまえ、数回に分けて行う。
- 必要に応じてパンフレット・DVDなどを活用して、家族が理解しやすいオリエンテーションを工夫する。
- 介入は家族の面会時や、必要時に来院を依頼して行う。

2. 入院時オリエンテーションの内容

- 入院時オリエンテーションの具体的な例として**表1**を示す。これらを参考にして、患者の病状や家族の状況に合わせてオリエンテーションを行う。

介入のポイントと留意点

- 入院から退院までの時期に合わせた家族への介入のポイントや留意点を示す（**表2**）。

1. 入院時から退院までの全体を通して

- 家族の力を信じる。
- 家族の必要時に応じられる態勢を整えておく。
- 家族の理解と合意のもとに、治療やケアをと

表2 入院から退院までの家族へのケア項目

説明する項目	説明時期の目安
☐ 入院の家族の対応に配慮し、十分なオリエンテーションを行う	入院時
☐ 入院に必要な手続きについてわかりやすく説明する	入院時
☐ 入院の見通しについて説明する	入院初期および必要時
☐ 混乱期(患者の入院前後)の状態について説明する	入院時〜数日
☐ 混乱期から疲弊・過敏期へ(病状が落ち着き始めたとき)の状態について説明する	入院後〜疲弊・過敏期
☐ 退院へ向けて、退院後の生活や、回復期(退院準備期)について説明する	入院後〜回復期・退院前
☐ 病気と症状についてわかりやすく説明する	入院中必要時
☐ 薬物療法についてわかりやすく説明する	入院中必要時
☐ 外泊の目的についてわかりやすく説明し、外泊後の様子を確認する	入院中必要時
☐ 本人との接し方についてわかりやすく説明し、対応を検討する	入院中必要時
☐ 家族自身の生活についてわかりやすく説明する	入院中必要時
☐ 支援資源についてわかりやすく説明し、利用する支援や資源につなぐ	入院中必要時
☐ 患者と家族の権利や情報の提供などについてわかりやすく説明する	入院中必要時

田上美千佳：家族にもケア　統合失調症はじめての入院．家族への支援に役立つチェックシート．精神看護出版，東京，2004．より引用改変

もに行っていく。
- 家族が生活のバランスを整え、心身の健康を回復するよう、家族のセルフケア能力の向上を図る。

2. 入院時から入院初期
- 家族の心身の状態と、家族が病気や入院をどのように受け止めているかを知る。
- 家族の喪失からの回復のプロセスをともに歩む。例えば、患者の病気により失った患者への期待・家族の人生設計など、家族の語りたいことを聞く。
- 患者の療養生活や入院における、家族の困りごとを確認する。
- 家族の理解を確認しながら病気について説明し、理解を得る。

3. 入院中期から退院まで
- 外出や外泊で患者との生活を再体験し、生活上の心配事や不安なことを解決していく。
- 家族の意志決定をはぐくみ、実現する。例えば、複数の選択肢を示し、家族や患者とともに考え、家族の自己決定を尊重する。
- 家族への心理教育的支援を行い、地域の支援者や社会資源とつなぐ。
- 家族自身の生活を大切にすることができるよう、家族の不安や心配なことについて相談に応じ、必要な対応を行う。
- 服薬や通院の必要性について理解を得る。
- 家族のできているところ、工夫したところを認める、評価する。
- 家族が学びあい、支え合い、ゆとりをもち、家族だけで抱え込まないようにケアする。
- 家族が患者のできないところは援助し、できるところは温かく見守るような患者への対応の工夫ができるようにする。

（田上美千佳）

■文献
1. 田上美千佳：家族にもケア　統合失調症はじめての入院．精神看護出版，東京，2004．
2. 田上美千佳：統合失調症　家族ケアプログラム．精神看護エクスペール 11　精神看護と家族ケア，坂田三允総編集，中山書店，東京，2005：118-122．
3. 田上美千佳：家族に安心と希望をもたらすためのケア－家族とパートナーシップを形成しよう．精神科看護　2010；37：13-18．

精神障害をもつ人の看護

入退院時の対応

退院時オリエンテーション

定義と目的

- 患者と家族の同居、あるいは単身生活にかかわらず、退院時オリエンテーションとは、退院後、患者とその家族が地域社会でよりよい生活を継続するために行うものである。退院後に必要な健康や生活に関する知識、情報・技術、対処方法などの教育的・情緒的支援を患者や家族に対して行い、相談を受ける。
- 家族に患者との同居を要請したり、促進したりするためのものではない。
- 具体的な目的を**表1**に示す。

介入が必要な状況・現象

- 精神疾患での入院は、数か月から年単位と長期にわたることも多い。しかも、症状の残存や生活上の障害を抱えながら退院することもある。したがって、精神疾患をもった患者は退院することでケアが終了するのではなく、退院後も継続してサポートしていくことが大切である。
- 患者の地域生活が促進・継続され、患者と家族の生活がよりよく行われるためには、再発の予防や、症状悪化を早期に発見して対応することが重要である。
- 患者や家族が主体的に生活していくために、患者や家族ができることは見守り、できないことをできるように支援していくことが必要である。
- 介入によって具体的に次のようなことが行われることが必要である。

表1 ● 退院時オリエンテーションの目的

- 患者の地域生活の継続
- 患者の通院・服薬の継続
- 患者の再発の予防
- 症状悪化・再発の徴候の早期把握（症状マネジメントの促進）
- 患者と家族のセルフケア能力ならびに生活の質の向上
- 患者と家族の病気や日常生活に対する理解の向上
- 患者に対する家族の適切な対応
- 患者や家族の不安や負担の軽減

・患者にあった退院後の生活を行うこと。
・服薬や通院を継続すること。
・症状悪化の徴候やサインを把握すること。
・地域生活に必要な支援や資源の導入が行われること。
・自宅だけではない日中の居場所や、就労先などへつながること。
・患者と家族を支える人や相談相手を確保すること。
・退院後の生活の様子を把握すること。
・患者と家族、患者と周囲との関係が円滑であること。

介入の方法

- 退院時オリエンテーションは退院直前ではなく入院時から行う。退院して地域社会で生活することを念頭に置きながら、退院後の生活に向けての支援を行うなかで実施していく。
- 患者や家族が自らの力をより発揮することができるように調整する。
- 一度にたくさんのことを一方的に伝えるので

はなく、患者や家族と話し合いながら、それぞれに合った退院後の生活プランを考え、一つひとつ丁寧に実施する。
- 患者や家族の理解度や受け入れ度をアセスメントしながら行う。
- 外出や外泊を繰り返すなかで、退院後の生活を具体的で現実的なものにしていく。
- 患者にとってもよりよい地域生活の方向であり、家族にとっても負担にならないような計画を立てて実施する。
- 患者や家族の意向や希望ならびに選択や決定を尊重し、医療者からの押しつけにならないようにする。
- 患者だけではなく、家族にも行うようにする。
- 患者と家族が同席して行うことが有効な場合もある。

退院後の生活に向けての患者へのオリエンテーション内容

- 退院後の生活に向けてのオリエンテーションの例を**表2**に示す。患者・家族の状態や状況に応じて内容は変更される。

退院後の生活に向けての家族へのケア内容

- 患者の退院後に患者と家族がよりよく生活していくためには、次のような家族へのケアも重要である。
- 病気や治療、患者の状態についての理解を促す。
- 家族と自宅での生活や過ごし方について話し合う。
- 家族と話し合う場や機会を積極的にもつ。
- 患者への対応やかかわり方について助言・指導する。

表2 ● 退院後の生活に向けてのオリエンテーション内容の例

①退院後の具体的生活設計	●日常生活リズムの構築 ●日中過ごす場の確保や確認 ●セルフケア行動の確認（例：食事の方法、清潔や洗濯の方法） ●金銭管理の方法の確認 ●単身生活者の場合は特に生活の場（住居）や具体的な生活の仕方の確認 ●楽しみや息ぬきなど、気分転換の方法や頻度の共有
②通院	●通院の必要性の説明と患者の理解の確認 ●次回の通院日の確認 ●通院方法の確認
③服薬	●服薬の必要性の説明と患者の理解の確認 ●患者に確認しながら患者に適した服薬方法の調整 ●作用と副作用の確認
④症状マネジメント	●体調・症状のコントロール（調整）方法 ●体調、悪化のサインの把握方法
⑤対人関係や物事への対処・対応	●認知・思考の傾向、行動パターンの把握と理解 ●対処方法の習得
⑥相談機関・相談相手	●患者の相談相手や相談機関の確認 ●相談相手や機関の連絡先・連絡方法の確認と理解 ●緊急時・困難時の連絡先と連絡方法の確認
⑦家族	●家族が手助け・協力できることの確認 ●患者が自宅で行うことや家族の一員として行えることの確認

田上美千佳，長直子，新村順子他：統合失調症患者の地域生活に向けた援助の構造に関する研究．平成13年度～平成15年度科学研究費補助金（基盤研究C（2））研究成果報告書，2004：25-55．を参考に作成

- 家族の理解度や患者に対する受け入れの状況を知る。
- 家族に必要な知識や知識を得るための場を提供する。
- 患者への助言・指導を行うことにより、家族の負担を軽減する。
- 家族の気持ちや立場を受け止める。
- 家族自身が楽しみやゆとりをもつことを勧める。

介入のポイント

- 退院後の課題には優先順位をつける。
- 退院後の生活の見通しを伝えるとともに、退院後からしばらくの間の生活について具体的に話をする。
- 治療（通院）を続けながらの生活のリズムをつくる。
- 退院後は外来・訪問看護・デイケアなどで定期的に様子を確認し、必要な支援を提供する。
- 退院後、患者が困ったときや心配なときには、患者・家族や関係者から病院や病棟、あるいは地域支援機関に電話等の連絡ができることを保障する。

（田上美千佳）

■文献
1．田上美千佳，長直子，新村順子他：統合失調症患者の地域生活に向けた援助の構造に関する研究．平成13年度〜平成15年度科学研究費補助金（基盤研究(C) 2）研究成果報告書，2004：25-55.
2．田上美千佳，西園文：はじめての精神科入院．家族にもケア 統合失調症はじめての入院．田上美千佳，精神看護出版，東京，2004：12-20.

精神障害をもつ人の看護
入退院時の対応

在宅での服薬管理

定義と目的

- 精神科疾患に対する治療として主に行われており、効果があることが明らかにされているものに薬物療法がある。
- 精神科薬物療法の効果は大きく、現在の症状を緩和するだけでなく、服薬の継続による再発防止の効果や、再入院率を低下させる効果があることが明らかにされている。服薬の継続は、精神疾患を有する人が安定した地域生活を送るための重要な要素となっている。
- 入院中は、規則正しい生活や、看護師を含めた医療者の援助もあるため、服薬管理は良好に行われやすい。これに対して地域での生活では、食事の時間や就床の時間が不規則になったり、行動範囲の拡大や援助者の不在など、さまざまな理由によって服薬忘れや服薬間違いが生じることがある。
- 薬物には、主作用のほかに有害反応（副作用）を生じるものもあり、これらの有害反応によっては患者の日常生活に影響を及ぼしたり、その結果として生活の質が低下することがある。有害反応の存在のために、あるいは服薬への抵抗感から服薬を自分で中断してしまう患者も少なくない。
- 以上のことを踏まえ、退院後の地域生活で患者が安全に服薬を続けるための働きかけを入院中から行うことが重要である。

介入が必要な状況・現象

- 退院後の生活を考慮し、すべての患者に、入院時から、本人の服薬への思いや薬の「飲みごこち」を聞く。服薬管理能力についてアセスメントを行い、その特徴に応じた支援を行う。

表1 服薬管理能力および服薬中断のリスクのアセスメントをするうえで注意が必要な患者の特徴

患者の特徴	陥りやすい状態
● 認知機能に障害がある ● 精神症状により注意を持続することが困難 ● 視覚に障害がある	服薬間違いの起きやすい状態
● 生活リズムに乱れが生じている ● 行動パターンや生活時間が不規則 ● 服薬行為が習慣となっていない	服薬忘れが生じやすい状態
● 服薬行為が習慣となっていない ● 患者が有害反応に苦痛を感じている ● 薬の効果を感じていない ● 薬の作用に関する知識が不十分 ● 服薬に対して抵抗を感じている ● 提供されている医療に納得していない ● 医療者との間に信頼関係が築かれていない ● 以前にも服薬を中断したことがある	服薬を中断してしまう可能性のある状態

図1 ● 服薬の自己管理へと近づけていくステップ

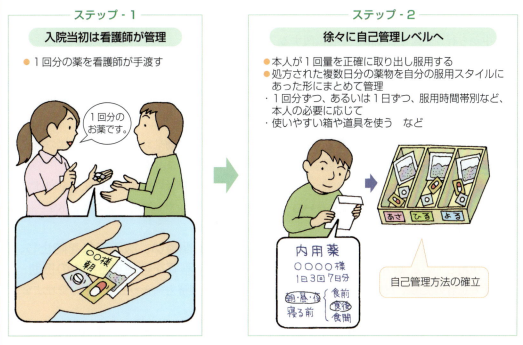

- 入院中の服薬自己管理に関しては、他の患者の安全を守るためにも、薬物の管理に注意が必要である
- 自己管理が確立されている患者の薬箱を看護室で預かっておいて服薬するときに取りに来てもらう方式、鍵のかかる床頭台やロッカーで管理してもらう方式など、施設ごとに工夫をしている。どの方式であれ、病棟内での薬物療法である以上、患者が服薬したことを定期的に確認する必要がある

- 服薬については、入院当初は看護師が管理し、服用する薬を1回分ずつ手渡すことが多い。しかし、入院中に徐々に服薬管理のレベルを自己管理レベルへと上げていき、退院時には退院後の服薬パターンに合った自己管理方法がある程度確立されているような援助をすることが望ましい（図1）。
- 患者が服薬を自己管理するための援助を行うにあたり、服薬管理能力および服薬中断のリスクのアセスメントをするうえで特に注意が必要な状態を表1にまとめた。

1．服薬間違いの起きやすい状態

- 認知機能障害、注意の持続困難、視覚障害などのある患者は服薬の手技（薬の袋を開けて、薬を取り出し、口に入れる等の動作等）が安定しないことも多く、服薬すべき薬の確認に困難をきたすなど、服薬間違いが起きやすい。

2．服薬忘れが生じやすい状態

- 入院環境では、看護師等の医療スタッフの援助もあるため、定期的な服薬を続けることはそれほど困難ではないが、地域生活で服薬を忘れてしまうことが多い患者は、服薬行為が習慣となっていなかったり、行動パターンや生活時間が不規則な状態にあることが多い。

3．服薬を中断してしまう可能性のある状態

- 精神科薬物療法の効果は個人により異なり、作用に対する認識も個人によって異なる。
- 服薬することによって生じるメリットが少ない、あるいは服薬することによって生じるデメリットが大きいと本人が感じると、服薬の中断が起きる可能性がある。
- 患者と医療者との関係性も服薬の継続に影響を及ぼす。

介入の方法

- 入院中から行う介入としては、薬物に関する理解を深めるための援助、服薬を継続するための信頼関係を築く援助、服薬を確実にするための援助が挙げられる。

1．疾患や薬物に関する理解を深め、服薬の意義を理解することで服薬継続につなげる援助

- 患者が自分の症状や障害と、「なりたい自分の姿」に治療が果たす役割を結びつけられるよう援助する。
- 患者が服用している薬の作用（効果や副作用）に関する患者の実感や「飲みごこち」を聞く。薬について理解を深めるための援助をする。
- 薬を服用していて起こりうる有害反応（副作用）について説明し、それらが起きたときに誰に連絡をするべきか知らせる。
- これらの援助は、医師、薬剤師、看護師らが協働して、あるいは個別に働きかける。施設によってはプログラム化された服薬教育を行っている場合もある。

2．医療者との信頼関係を築くような援助

- 患者が服薬への不安や不満を訴えた際には耳を傾ける。
- 患者が副作用症状の存在を訴えた場合には速やかに対応する。
- 薬物療法の効果および副作用症状の発現の有無を、常にモニタリングする。
- 医療者が患者の状態に常に注意を向けていること、いつでも対応することを示す。

3．服薬間違い、服薬忘れを防止し、確実に服薬を継続するための援助

- 患者の理解力に合わせた薬物の管理法をともに考える。
- 退院後の行動パターンや生活時間に合わせて服用できるよう、ともに考える。
- 複数種類の薬物の服用が難しい場合には、一包化も可能である。
- 服用し終えたのかどうかわからなくなってしまうような場合には、服薬カレンダー（**図2**）

図2 ● 服薬カレンダーの例

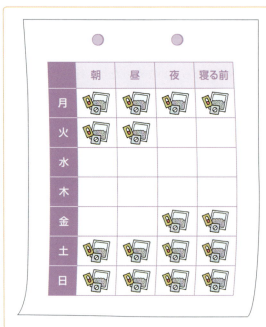

壁かけタイプ。
1週間分の薬がひと目でわかる

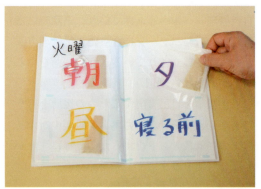

アルバムを利用したもの。持ち運びに便利

を使用したり、仕切りのついた箱を用いたりするなどの工夫をする。
- 薬をどこに保管すれば飲み忘れが起きにくいかについて、ともに考える。
- 生活の中で飲み忘れが起きやすい、服用がしにくい時間帯があれば、そのことを医師に相談するよう促す。
- 飲み忘れた場合にはどうしたらよいのかも伝えておく。

介入の留意点

- 安全に服薬することが最も重要であるため、認知機能に障害のある患者などについては必ずしも自己管理を目指す必要はない。
- 家族やサービス提供者など、退院後の支援者と話し合い、確実に服薬できる方法を考えることが重要である。
- 1990年代ごろまでは、治療を受ける患者に、医療者の指示したとおりに受療・服薬させる（コンプライアンスを高める）ための方法が議論され、治療に従わない患者に対して「コンプライアンスの悪い（医療者の指示を遵守しない）患者」というような表現が使われることもあった。
- しかし現在では、治療は医療者が一方的に強制するものではなく、患者の価値観や重視しているものと治療が調和（コンコーダンス）するよう患者と医療者が話し合い、患者が治療決定に参加し、患者が自分自身で決めたことを実施（アドヒアランス）することが重要と考えられている（コンプライアンス、アドヒアランス、コンコーダンスについて詳しくはp.362を参照）。
- 患者に服薬を強制することは看護ではない。患者が自分自身のために選択した治療（服薬）を安全に続けるための支援をするのだということを忘れないでほしい。

（宮本有紀）

■文献
1. Day, J. C., Bentall, R. P., Roberts, C. et al. Attitudes toward antipsychotic medication: The impact of clinical variables and relationships with health professionals. *Archives of General Psychiatry*. 2005；62, 717-724.
2. Osterberg L, Blaschke T.Adherence to medication. *The New England Journal of Medicine*. 2005；353, 487-497
3. 坂田三允：統合失調症・気分障害をもつ人の生活と看護ケア．中央法規出版，東京，2004
4. 精神医学研究所附属東京武蔵野病院看護部 編：精神科急性期看護のエッセンス．精神看護出版，東京，2003

精神障害をもつ人の看護

社会復帰への支援

ケアマネジメント

定義と目的

- ケアマネジメントとは、「地域で生活する障害者のもつさまざまなニーズと、多様な社会資源を結びつけ、サービスが継続して包括的に提供されるよう調整する機能」である。
- 障害をもつ人が、地域で自分らしい生活を送るには、医療・保健・福祉・就労・教育などの多種多様なサービスをうまく活用することが必要となる。しかし、それらのサービスは別々に提供されていることが多く、個々の障害者のニーズに十分応えられていなかったり、サービスが継続されないことも多い。
- 精神障害を抱える人は、自分に必要なサービスを見つけ、それらを調整して利用することが難しい場合も多く、ニーズとサービスを結びつけるケアマネジメントが必要とされている（図1）。
- 日本では、ケアマネジメントは高齢者領域で先行して開始されたが、もともとはアメリカにおいて、地域で生活する精神障害者がさまざまなサービスを円滑に利用できるように開発された援助方法である。アメリカの文献では、「ケースマネジメント」と記載されることが多いが、イギリスや日本ではケアマネジメントと呼ばれるのが一般的である。
- ケアマネジメントの目的は大きく2つあり、1つは個別の支援において、本人の権利を守りながら、援助サービスや制度を調整し、利用者本人のエンパワメントを目指すことである。もう1つは、個々のケアマネジメントを通じて、地域の連携を深め、ネットワークやよりよいシステムをつくり出すことである。

ケアマネジメントはこれらを通じて、ノーマライゼーション（障害の有無にかかわらず、すべての人が地域社会の一員としてその人らしい生活をすること）の実現を目指している。

日本の背景と現状

- 日本では、厚生労働省の検討委員会により2002年に三障害（精神障害、知的障害、身体障害）共通のガイドライン「障害者ケアガイドライン」がつくられ、市町村において障害

図1 ● ケアマネジメントの考え方

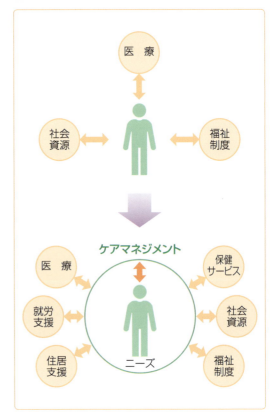

- 者ケアマネジメントが開始された。
- 2006年の障害者自立支援法（2012年改正）では、福祉サービスの利用手続きにケアマネジメントの方法が導入された。自立支援法は2013年に「障害者総合支援法*1」と名称が変更され、引き続きケアマネジメントの手法を用いた福祉サービスの提供が進められている。しかし、これは福祉サービスの利用に限定されており、医療・保健・教育といった幅広いサービスを含むものにはなっていない。
- 本章では、幅広いサービスを調整するケアマネジメントのモデルとして、「障害者ケアガイドライン」を中心に説明し、ケアマネジメントの基礎となる考え方、実施の流れ、活用できるツールなどを解説する。また、障害者総合支援法における実施方法についても紹介する。

対象

- ケアマネジメントは、すべての精神障害者が対象となるが、そのうち、いくつかのサービスを統合して、継続的に利用する必要がある人に対して提供される。
- 本人がニーズに気づいていなかったり、必要性を表出していない場合、また環境や状況の変化によって新たなニーズが生じる場合もあるため、ケアマネジメントが必要かどうかを常に考慮しながら接することが必要である。
- ケアマネジメントの原則は自己決定であり、利用者本人が情報を得たうえで、利用したいという意思をもっていることが基本となる。

ケアマネジメントを担う人

- ケアマネジメントを担う人は「ケアマネジャー」と呼ばれるが、介護保険における「ケアマネジャー（介護支援専門員）」との混乱を避けるために、「ケアマネジメント従事者」と呼ばれることも多い。ケアマネジメント従事者には、精神保健福祉士、社会福祉士、保健師などさまざまな職種の可能性があるが、精神保健福祉に関する幅広い知識と経験を有していることが求められる。そのため、ケアマネジメント従事者の育成や研修も重要である。
- 障害者総合支援法では、「指定特定相談支援事業者」の相談支援専門員が主に担当する。相談支援専門員には、一定の実務経験と研修の受講が必要である。

援助の内容と過程

- ケアマネジメントの基本過程は、アセスメント、ケア計画の作成、実施、再アセスメント、計画の修正であり、この流れは看護過程とも共通している。援助のプロセスを図2に示す。

1．申請

- 申請は、本人の意思に基づいて行われる。しかし、はじめから「ケアマネジメントを希望したい」という意思が表出されることは少ない。まず、本人の困っていること、やりたいと思うことなどの話を丁寧に聞き、信頼関係

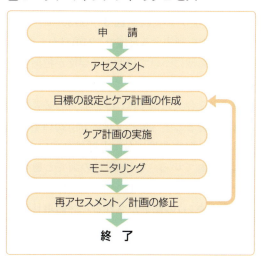

図2 ● ケアマネジメントのプロセス

を築くことが必要である。そして、ケアマネジメントや利用できる資源・制度等の情報を十分に伝えたうえで、本人が意思を表出できるようにかかわる。

2. アセスメント

- アセスメントは、利用者の状況を幅広くとらえ、社会生活上のニーズを把握する重要な過程である。医療、日常生活、社会生活、対人関係、就労・教育、経済状況、社会参加などのさまざまな領域について話を聞き、本人が何を望んでいるのか、どこにサービスが必要であるかを整理していく。
- 疾患や障害、できていないことだけでなく、利用者にどんな力があるのか、どんな資源が活用できそうかといった点も把握することが大切である。ケアマネジメントの原則はエンパワメントであり、本人のもっている力を伸ばすという姿勢が大切にされる。
- 情報収集や査定だけでなく、信頼関係を築く重要な機会ともなるため、利用者の気持ちを十分に聞き、利用者がケアマネジメントのプロセスに主体的にかかわれるよう支援する。
- 精神障害者ケアガイドラインでは、アセスメントを整理するための「ケアアセスメント票」が作成されている。ケアアセスメント票は、「本人の希望」「ケア必要度」「環境条件、個人の条件」「社会生活上の困難な問題(社会的不利尺度)」「ニーズのまとめ、ケア目標」からなる。「ケア必要度」(図3→p.136)は、援助の必要度を評定する尺度で、24項目からなり、8つの領域について援助の必要度が把握できるようになっている。
- 障害者総合支援法では、サービスの必要度を表す指標として「障害支援区分」(2014年3月以前は「障害程度区分」と呼ばれていた)が用いられている。全106項目の調査と総合的な判定を踏まえて、区分1〜6(区分6が必要度が高い)の認定がされる。評価項目については検討・見直しが行われているところである。

3. 目標の設定とケア計画の作成

- アセスメントに基づいて目標を立て、ケア会議を開催し、具体的なケアの計画を作成する。ケア会議は、ケアマネジメント従事者、各サービス提供者、利用者本人・家族が参加し、情報を共有して、お互いの役割を整理する場である。
- ケア計画では、誰が、どのような内容のサービスを提供するのか、できるだけ具体的に計画を立てる。ケアマネジメントでは、本人のセルフケアを重視しているため、単なるサービスの調整ではなく、本人のできること、本人の役割、を考慮して計画を立てる(図4)。
- ケア計画の作成にあたっては、本人の希望が十分に反映されることが必要であるが、自身の希望を表現したり、会議の場で発言することが困難な人も多い。そのため、本人が気持ちをうまく表現できるようサポートし、時には利用者の立場に立って代弁すること(アドボカシー)も必要となる。会議参加による精神的・身体的負担を考え、事前の準備や開催時間の調整などの配慮も必要である。

4. 実施とモニタリング

- ケア会議で決められたケア計画に沿って、それぞれのサービスが提供される。
- サービス実施後は、円滑にサービスが提供されているかどうかを定期的に確認(モニタリング)し、必要な場合には、再度ケア会議を開催してサービスの調整を行う。

5. 再アセスメント・計画の修正

- 利用者のニーズの変化や新たな支援の必要性を評価し、計画を修正する。また、必要性がなくなったと判断される場合には、ケアマネジメントを終了する。

6. ケアマネジメントと看護職

- 保健師や訪問看護師など地域で活動する看護職には、ケアマネジメントの役割が求められることも多い。看護の専門性を基盤として、

医療・福祉・教育・就労など幅広い知識と地域でのネットワークが必要とされるため、個別のケアを通じて関連機関・職種と連絡を取り合い、それぞれの特徴や役割を理解して、関係を築くことが大切である。

- 医療機関等で活動する看護職も、退院計画の作成やケア会議への参加を通じて、ケアマネジメントに参加する機会が多くある。症状への対処や服薬管理、身体管理など専門性を生かしたアセスメントを本人や他職種・他機関の人にも分かりやすく伝えること、さまざまな情報を統合して利用者を多面的に把握すること、関係者のなかでの自分の役割を明確にすることが大切である。
- ケアマネジメントは個別の援助技法であるとともに、システムとしての援助方法でもある。利用者を取り囲むサービス全体のなかで、自分はどこに位置し、どのような役割を担っているのかを把握して支援を提供することが大切である。

今後の課題

- 「病院から地域へ」という動きのなかで、地域のサービスを調整するケアマネジメントの役割は重要となっている。しかし、精神障害者が利用できる地域サービスはまだ十分に整っておらず、また近年の法律の改正に伴い、手続きや内容は年々移行している。
- 制度の変更時期にあっても、利用者が安心して継続的にサービスを受けられること、必要なサービスが整備されること、医療・福祉・教育など幅広い支援が総合的にマネジメントされる仕組みがつくられることなどが期待されている。

（瀬戸屋　希）

*1　「障害者総合支援法」の正式名称は「障害者の日常生活及び社会生活を総合的に支援するための法律」。

■文献
1．野中猛：図説ケアマネジメント．中央法規出版，東京，1997．
2．大島巌編著：ACT・ケアマネジメント・ホームヘルプサービス　精神障害者地域生活支援の新デザイン．精神看護出版，東京，2004．
3．高橋清久，大島巌編：ケアガイドラインに基づく精神障害者ケアマネジメントの進め方　ケアマネジメント従事者養成テキスト．精神障害者社会復帰促進センター，東京，2001．

図 3 ● ケアアセスメント票（記入例）

1 自立生活能力

	自立	ほぼ自立	*要援助 時に助言や援助	*要援助 強い助言や援助	*要援助 強力な働きかけ	不明・不詳
a. 身の回りのこと（パーソナルケア）						
a-1）食事をとる（偏りすぎない充分な量の食事をとることができる）	1	②	3	4	5	0
a-2）生活リズム（起床時間など自分なりの生活リズムが確立している）	1	2	③	4	5	0
a-3）個人衛生（洗面、整髪、ひげ剃り、入浴などを自主的に行う）	1	2	3	④	5	0
a-4）自室の清掃や片づけ（必要に応じて掃除や片づけができる）	1	2	3	④	5	0
a-5）金銭管理（1か月程度のやりくりが自分でできる）	1	2	③	4	5	0
b. 安全の管理						
b-1）火の始末（たばこ、こたつ、ストーブなどの火の始末ができる）	1	②	3	4	5	0
b-2）大切なものの管理（めったに大切な物をなくしたり、忘れたりしない）	1	2	③	4	5	0
c. 健康の管理						
c-1）服薬管理（適切に自分で管理している）	1	2	③	4	5	0
c-2）身体健康の管理（必要な療養行動や必要時の安静をとれる）	1	2	③	4	5	0
d. 社会資源の利用						
d-1）交通機関の利用（バス・電車等の未知の路線を利用できる）	1	②	3	4	5	0
d-2）公共機関・金融機関の利用（役所、郵便局、銀行などを利用できる）	1	②	3	4	5	0
d-3）電話の利用（必要に応じて電話を使用できる）	①	2	3	4	5	0
e. 対人関係						
e-1）となり近所との付き合い（あいさつなど最低限の近所付き合い）	1	②	3	4	5	0
e-2）協調性（近所・仕事場・施設等で他者と大きなトラブルを起こさない）	1	②	3	4	5	0
e-3）自発性（必要に応じて誰に対しても自分から話せる）	1	②	3	4	5	0
e-4）友人等との付き合い（自分から友人をつくり継続して付き合う）	1	②	3	4	5	0
f. 社会的役割・時間の活用						
f-1）自分なりの社会的役割をもつ（就労、作業所への通所などができる）	1	②	3	4	5	0
f-2）自由時間の過ごし方（趣味をもち、自主的に行っている）	1	②	3	4	5	0

自立生活能力に関する特記事項

*「要援助」の評価基準（専門職の総合的判断で評価）
1）問題なし（自立している）。
2）若干問題があるが、助言や援助は必要ない。
3）時々問題が生じ、助言や援助が必要。
4）たびたび問題が生じ、強い助言や援助が必要。
5）助言や援助を受け入れられず、強力な働きかけが必要。
（※具体的には「手引き」を参照のこと）

2 緊急時の対応

	自立	ほぼ自立	*要援助 時に助言や援助	*要援助 強い助言や援助	*要援助 強力な働きかけ	不明・不詳
g. 緊急時の対応						
g-1）心配ごと（ストレスを受けた場合）の相談（自分で援助を求める）	1	2	③	4	5	0
g-2）悪化時の対処（誰かに相談したり医療機関を訪れる）	1	2	③	4	5	0

緊急時の対応に関する特記事項

3 配慮が必要な社会行動

	ない	以前は見られた	最近たまにある	最近頻繁にある	常時配慮が必要な社会行動	不明・不詳
h. 配慮が必要な社会行動						
h-1）会話の不適切さ（会話の不適切さがない）	1	②	3	4	5	0
h-2）マナー（食堂や交通機関など公共の場所でマナーを配慮する）	①	2	3	4	5	0
h-3）自殺ないし自傷の念慮や行為（自殺を口にしたことがない）	1	2	3	4	5	⓪
h-4）その他社会的適応を妨げる行動（そのような行動が見られない）	①	2	3	4	5	0

注）おおむね上記の基準に沿って評価するが、「h-2マナー」については、「1.自立生活能力」の基準に従う。それ以外の項目も評価の詳細は「手引き」を参照のこと。

配慮が必要な社会行動に関する特記事項

4 ケア必要度得点の算出

	合計		0の数		ケア必要度
a. 身の回りのこと	16	÷（5−	0	）=	3.2
b. 安全の管理	5	÷（2−	0	）=	2.5
c. 健康の管理	6	÷（2−	0	）=	3
d. 社会資源の利用	5	÷（3−	0	）=	1.7
e. 対人関係	8	÷（4−	0	）=	2
f. 社会的役割・時間の活用	4	÷（2−	0	）=	2
g. 緊急時の対応	6	÷（2−	0	）=	3
h. 配慮が必要な社会行動	4	÷（4−	1	）=	1.3

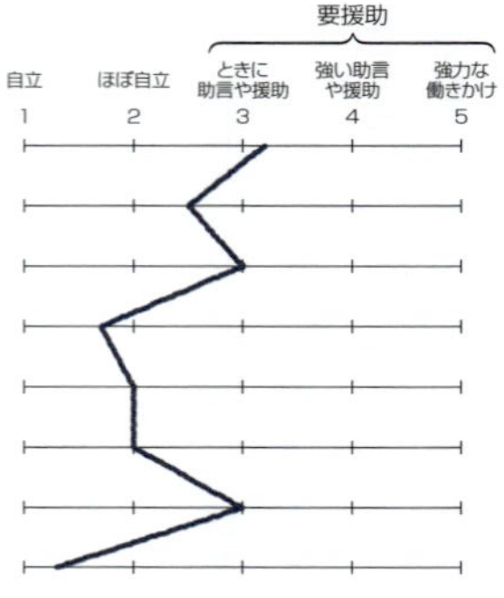

a〜hの8領域の評価項目について、援助がどの程度必要であるかを評定する尺度。本人・家族からの情報をもとに、評価者の観察や関係者からの情報を統合し、最終的には専門職が判断する。
高橋清久，大島巌編：ケアガイドラインに基づく精神障害者ケアマネジメントの進め方　ケアマネジメント従事者養成テキスト．精神障害者社会復帰促進センター，東京，2001：234-236．より許可を得て転載

図4 ● ケア計画分析表（記入例）

ニーズ・ケア目標	当面対応	対応する部門							本人の役割
		市区町村	保健所等県機関	医療機関	社会復帰施設	民間非営利組織	地域・親族家族	その他	
例)薬を忘れずに飲む	○		服薬教室に参加する	訪問看護を利用する			服薬の声かけをする		カレンダーを使って服薬の確認をする
例)具合が悪い時に相談する	○		電話相談を利用する		デイケアのスタッフに相談する				相談の仕方を練習する

└ニーズのうち、当面対応することが決定したものに○印を記入。または優先順位の番号を記入。

B. 満たされないニーズおよびその解決方法（ケアサービスの開発）

ニーズ・ケア目標	対応するサービス	ニーズ・ケア目標	対応するサービス

＊利用者のニーズ・ケア目標に対して、誰が（どの機関が）、どのような援助サービスを提供するかを整理する。また、満たされないニーズを整理しておく。

高橋清久，大島巖編：ケアガイドラインに基づく精神障害者ケアマネジメントの進め方　ケアマネジメント従事者養成テキスト．精神障害者社会復帰促進センター，東京，2001：243.より許可を得て転載

精神障害をもつ人の看護

社会復帰への支援

症状マネジメント

定義と目的

- 精神症状は長期に続く場合も多く、地域で生活を送るには、障害をもつ人自身が症状の変化や悪化のサインに気づき、対処できることが必要となる。症状マネジメントは、症状に対処する力を高めることで、本人の困難が軽減し、よりよい生活が送れることを目指す。
- 本人が症状をどのように体験し、捉えているかを把握し、必要な情報を伝え、認識に変化をもたらしたり、症状への対処をともに考えながら、本人の対処能力を高める援助を提供するのが、症状マネジメントの援助である。

対象

- 症状マネジメントは、困難な症状を長期的に抱える人にとって必要である。発症して間もない人、初めて入院や治療を受ける人、症状が変動しやすい人、再発や入院を繰り返している人は、高いニーズをもつ人たちといえる。
- 急性期の場合には、激しい急性症状がおさまり、セルフケアが安定する時期を目安に、かかわりの時期と方法を医療チームで判断する。
- 本人の生活を身近で援助する家族も、対象となる。

援助の方法

- 援助方法としては、個別のかかわりはもちろん、心理教育やSST(social skills training：社会生活技能訓練)のように援助方法が構造化されたものまでさまざまである。本稿では、心理教育やSSTを紹介しながら、個別の看護においても重要となるかかわりの方法とポイントを紹介する。

1．心理教育グループを用いた症状マネジメント

- 心理教育は、①病気や治療、利用できる資源についての情報を伝え、②障害によってもたらされるさまざまな問題に対処する力(対処技能)を伸ばすことを目指す援助プログラムである。
- 集団で行う場合や、1家族ごとに行う場合、個別に援助する場合などさまざまな形態がある。
- 参加者が数名〜10名程度の心理教育グループの場合、スタッフ3名前後(医師・看護師・PSW・薬剤師・心理士・作業療法士など)が担当し、対象者の状況に応じて、約30〜60分かけて行う。テキストや板書を用いて情報提供を行い、質問に応じたり、ディスカッションを交えて進めていく(図1)。
- 情報提供では、病気の症状と経過、ストレス対処、薬の作用と副作用、利用できる資源などについて伝える。
- 症状は個々で異なることを伝え、自分の体験している症状を話してもらう。本人が主体的にかかわれるよう、本人の用いている言葉を尊重し、苦痛に感じている症状は何か、生活に大きく影響している症状は何かを整理する。言葉で表現することが難しい場合には、いくつかの症状をわかりやすく挙げ、似たような症状を体験したことはあるかなどを尋ねる。

図1 ● 場の設定

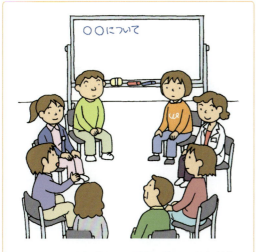

スタッフは、参加者と同じ平面に座り、参加者全員の様子が把握できるように役割分担をする。講義は、テキストやホワイトボードを使って視覚的にわかりやすい工夫を行う。参加者がリラックスして話しやすい雰囲気をつくることが重要である。

- 今ある症状だけでなく、具合が悪くなる前の状況（悪化のサイン）についても思い出してもらい、「眠れなくなる」「イライラする」「人の目が気になる」などの体調の変化に早めに気づき、そのような症状が現れたときにどうすればよいかを一緒に考える。
- 症状については、これまでどう対処してきたか、ほかにどのような対処ができそうかを皆で出し合い、対処方法を共有する。スタッフも自分のアイデアを出し、「家族に話す」「音楽を聴く」「薬を飲む」「医師に相談する」など、対処の幅が広がり、自分に合った対処方法を見つけられるよう援助する。
- このとき、すでに対処できていることにも目を向けて、本人にフィードバックする姿勢が大切である。症状に対して、自分は何もできないと感じていることも多いため、すでにさまざまな工夫や対処をしていることをねぎらい、「対処できる」という気持ちが高まるようかかわる。そのうえで、よりよい対処ができるよう支援する。
- 薬物療法に関しては、主な薬の効果と副作用を説明し、どのような目的で薬を飲んでいるかを個々に説明したり、困っている副作用はあるか、眠気や便秘などの副作用を軽減するために日常生活で工夫できることはないかなどをともに考える。
- 利用できる資源について説明することは、相談できる人や場所があるという安心感が得られ、また本人の意欲や希望を引き出すことにもつながる。

2. SSTを用いた症状マネジメント

- SSTは、ロールプレイや観察学習によって社会生活技能（生活するために必要な技能）を高めるリハビリテーションで、基本訓練モデル、モジュール、問題解決技能訓練などの種類がある。テキストやビデオ教材、スタッフのマニュアルなどがセットになっているモジュール方式には、症状の自己管理に焦点を当てた「症状自己管理モジュール」が作成されている。
- 参加者はビデオを見ながら、再発の注意サイ

図2 ● 注意サインの程度

注意サインの程度

技能領域1　再発の注意サインを見つける

あなた自身の注意サインをこの用紙の左半分に書きましょう。それから、トレーナーか共同トレーナーが、あなたの援助者の手助けを得ながら、あなたの注意サインの程度を定め、用紙の右側にそれを書きます。

注意サイン	程度
1.	重い
	中位
	軽い

自分に特徴的な再発の注意サインを、スタッフや家族と話し合いながら記入し、それぞれ軽度、中度、重度のときにはどのような状態になるのか記入していく。

川室優訳：症状自己管理モジュール（ワークブックp.3, 37, 43）. 自立生活技能（SILS）プログラム，安西信雄，池淵恵美総監修，丸善，東京，1994より引用改変

図3 ● 注意サイン評価記録用紙

注意サイン評価記録用紙

1. 「注意サイン評価記録用紙」にあなた自身の注意サインの程度を記録してください。
2. 毎日、重い、中位、軽い、なしの程度を表す用語で、自分の程度と最も近いものを選んで、注意サインを評価しましょう。それから、その日の日付と選んだ程度に該当する欄を塗りつぶしましょう。

	注意サイン																																
1	日付	1	2	3	4	5	6	7	8	9	10	11	12	13	14	15	16	17	18	19	20	21	22	23	24	25	26	27	28	29	30	31
程度	重い																																
	中位																																
	軽い																																
	なし																																

それぞれの注意サインについて、どの程度の症状が見られたかを、カレンダーに沿って記入し、症状の変動を観察する。

川室優訳：症状自己管理モジュール（ワークブックp.3, 37, 43）．自立生活技能（SILS）プログラム，安西信雄，池淵恵美総監修，丸善，東京，1994より引用改変

ンなどについて学び、続いて自分の再発の注意サインをシートに記入したり（図2）、症状の変動を記録して自分の状態の変化を把握する（図3）。症状をスケーリングすることは、自分の状態を客観的に捉えるのに有効であるが、症状を記録することが苦痛であったり、結果を悲観的に捉えやすい場合には、配慮が必要である。

- 「つらいと感じたとき、デイケアのスタッフに相談できるようになりたい」「薬の副作用が強いようなので、主治医に相談したい」といった課題については、ロールプレイを行い、相談の仕方や自分の気持ちを言葉にする方法などを練習する。ストレス対処などについては、皆でアイデアを出し合って共有する。
- 集団で行う場合には、「自分だけではなかった」「仲間がいる」という気づきが得られることも多く、グループワークのなかで「誰かの役に立った」という体験を得たり、障害を受け止める大切なステップとなることもある。
- 同じ体験をした人からの言葉は、医療者からの言葉とは異なった重みをもって受け止められることも多い。しかし、集団で過ごすことが困難な人もおり、対象によって参加の時期や方法を考慮することが必要である。

援助の留意点

- 症状マネジメントは、日常の個別的な看護の中で、日々行われるものである。体調を尋ねる、困っていることを聞く、薬の効果・副作用や必要性を伝える、症状の変化を一緒に振り返る、症状を軽減するためにできる生活上の工夫を考える、といったかかわりは、本人の症状への気づきを深め、症状への対処能力を高めるために重要である。本稿では、心理教育やSSTといった集団でのかかわりを紹介したが、情報提供の内容や伝え方、かかわりのポイントは、個別の看護においても同様である。
- 対象者が「症状を自分でコントロールできる」「自分で対処できる」という対処可能感をもつことが大切であり、このような感覚をもつことで、自分自身への評価が高まり、地域生活や活動への意欲も高まることが期待できる。そのためには、本人の体験に沿った言葉を用いることや、すでにできている対処行動をねぎらう姿勢が大切である。
- 症状への対処とは、必ずしも本人だけの力で対処することではない。適切に周りのサポー

トを得ること、自分の症状を伝えること、誰かに話せることも重要な対処である。本人や家族は、「自分たちだけでなんとかしなくてはならない」という気持ちをもつことも多い。誰かに頼ってよいことを保障し、サポート資源を紹介し、相談の窓口を明確にしておくとよい。

- 自分の症状について語ったり、具合の悪い時を思い出すことは、心理的な苦痛を伴うものであるため、かかわりの時期については医療チームで十分検討し、話しているときの表情やその後の体調変化を十分に観察することが必要である。

- 必要な情報や技能は個々によって異なる。看護師は、症状の種類や程度、生活への影響を専門的にアセスメントしたうえで、本人の体験や希望を尊重し、その人にとって必要な情報や技能を見極めてかかわることが求められる。

(瀬戸屋　希)

■文献
1. 安西信雄, 池淵恵美総監修：自立生活技能プログラム(SILS; Social and Independent Living Skills)症状自己管理モジュール. 丸善, 東京, 1994.
2. 後藤雅博編：家族教室のすすめ方　心理教育的アプローチによる家族援助の実際. 金剛出版, 東京, 1998.
3. 鈴木丈, 伊藤順一郎：SSTと心理教育. 中央法規出版, 東京, 1997.

精神障害をもつ人の看護

社会復帰への支援

精神科デイケア

定義と目的

- 精神科デイケア（以下、デイケア）は、社会復帰のために精神障害リハビリテーションを行う場である。
- デイケアの医療保険適用は1974年に始まるが、当初は診療報酬が低かったことと施設基準が厳しかったことから、なかなか普及しなかった。1995年の精神保健福祉法改正以降、精神障害リハビリテーションの充実が進み、デイケアも急速に増加した。
- デイケア導入当初は、慢性期の統合失調症患者を主な対象としていた。近年はうつ病患者の復職支援や統合失調症の前駆症状段階にある若年者への早期介入など、対象者を特化した、より細やかな支援プログラムへの取り組みがみられるようになってきている。

1. デイケアの背景にある理論モデル

- デイケアの前提となる理論モデルには、蜂矢英彦による障害モデル（図1）とリバーマン（R.P. Liberman）によるストレス－脆弱性－対処技能モデル（図2）がある。

図1 ● 精神疾患による障害モデル

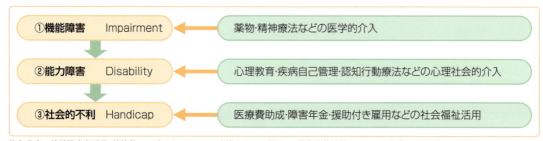

蜂矢英彦：精神障害者試論-精神科リハビリテーションの現場からの一提言-．臨床精神医学　1981；10(12)：1653-1661．より

図2 ● ストレス－脆弱性－対処技能モデル

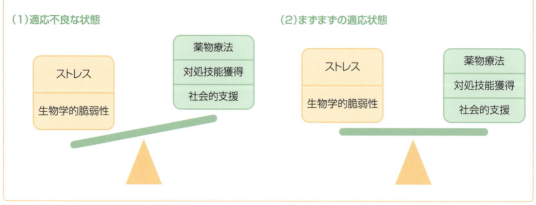

Liberman,R.P.et al.Social Skills Training for Psychiatric Patients;1989.を参考に作成

- 蜂矢は精神疾患による障害を、①機能障害、②能力障害、③社会的不利の3つに分け、「能力障害」と「社会的不利」をデイケアにおける治療対象として明確化した。
- リバーマンのモデルは、デイケアにおいて何をすべきかをより具体的に示している。ある個人がストレスにさらされたとき精神病症状を生じやすくなる生得的な特徴を「生物学的脆弱性」と呼び、この脆弱性を補強するための防御因子として、①薬物療法、②対処技能（社会および日常生活技能）の獲得、③社会的支援（本人を取り巻く環境の整備）を挙げている。

2．デイケアとは

- デイケアは、①薬物療法の効果をみながら、②生活技能訓練などを通して本人の対処技能を高め、③家族心理教育や社会制度の活用により周囲の環境を整え、脆弱性を補強し、社会復帰（就学、就労など）を進めていくための包括的治療プログラムである。

意義

- デイケアは、もともと収容型精神医療へのアンチテーゼとして発展してきた歴史がある。
- 入院という形で施設の中に患者を抱え込むのではなく、より地域に近いところに治療の場を用意していくことが、デイケアに課せられた役割であった。そのような環境下、デイケアでは薬物療法のみでなく、心理社会的治療を含む包括的治療が重視されるようになった。
- 実際、薬物療法によって幻聴などの急性期症状が治まっても、意欲低下や集中力低下などの陰性症状が持続し、生活の質が低下してしまうことも少なくない。
- デイケアでは、疾患による持続症状への対処法を学習して慢性期のつらさを上手に乗り切ったり、生活障害による対人的な不器用さを、人との上手なつきあい方について学習することで改善したりといった心理社会的介入が積極的に行われている。
- デイケアで仲間集団を体験することも、大きな意味がある。精神障害はしばしば若年で発病し、仲間集団をはぐくむ体験ができなかったり、集団からドロップアウトしたことで自尊心をもてなくなってしまったりすることが多い。
- 人間は社会的動物であり、社会の中で仲間を得ること、居場所をみつけること、何らかの役割をもつことがリカバリー（回復）のうえで重要である。しかし、精神障害を抱える人々はしばしば対人関係に不器用で、自分の力だけで他者と上手に関係が保てないことも多い。
- そこで保護的な集団であるデイケアが役に立つ。はじめはスタッフなどの手を借りながら集団の中で楽しむ体験がもてると、本人が生き生きしてきて、自分の苦手なことを克服しようという意欲にもつながってくる。

介入が必要な状況・現象

- 主な対象者は、急性期症状から脱した直後の統合失調症者である。
- 統合失調症者は、発病後の生活障害と慢性期の陰性症状の克服が、社会復帰を果たしていくうえで欠かせない。その他にも、重症の気分障害、物質関連障害などにおいても、対人技能を含む疾病管理技能に問題がある場合、デイケアの対象となりうる。

介入の方法

- デイケアのプログラムは通常週4～6日で実施されている。対人技能の獲得が重要な目標となるため、集団療法が中心となる。
- 集団療法に用いられるプログラムは、作業療法、料理、スポーツ、レクリエーションなど施設によってさまざまである。近年注目され

ているプログラムは、対人技能へ直接的に介入する「社会生活技能訓練(SST：social skills training)」、疾病自己管理能力を高めることを目指した「心理教育」、本人へのストレスを減らすために周囲の人たちの理解・協力を得ることを目指した「家族心理教育」である。

介入の留意点

1．まずは自尊心の回復を

- デイケアにおける介入で最も重要なのは、本人が自分に自信がもてるような体験を得られるかどうかである。
- 特に統合失調症者は比較的若年で発病し、発達段階上大切な体験をできなかった場合が多い。本人が集団のなかで楽しめる体験ができること、仲間として受け入れられた体験をすること、そのチャンスを引き出していくことが、デイケアスタッフにとって最も重要な役割といえよう。

2．自信がついてきたら苦手なところの克服を

- 本人が集団を楽しめるようになってきたら、本人の得意なところ、苦手なところを観察し、社会復帰に向けてどの点を強化し、どの点を改善していったらよいか、一緒に考えていくことが必要である。
- そのためには、デイケアの集団は保護的でありつつも、できるだけ一般の社会集団に近い形、すなわち、デイケアメンバーが自分たちの自治力を発揮できる形で運営していくことが望ましい。

（木村美枝子）

■文献
1．安西信雄 編著：地域ケア時代の精神科デイケア実践ガイド．金剛出版，東京，2006．
2．蜂矢英彦：精神障害者試論-精神科リハビリテーションの現場からの一提言-．臨床精神医学　1981；10(12)：1653-1661．
3．Mark Ragins著，前田ケイ訳：ビレッジから学ぶリカバリーへの道-精神の病から立ち直ることを支援する．金剛出版，東京，2005
4．宮内勝：精神科デイケアマニュアル．金剛出版，東京，1994
5．宮内勝：分裂病と個人面接-生活臨床の新しい展開．金剛出版，東京，1996
6．R.P.Liberman，W.J.DeRisi，K.T.Mueser著，池淵恵美監訳：精神障害者の生活技能訓練ガイドブック．医学書院，東京，1992：14-15．

精神障害をもつ人の看護

社会復帰への支援

就労継続支援A型、B型

定義と概要

- 障害者総合支援法*1に基づく就労系の障害福祉サービスは、「就労移行支援」「就労継続支援A型」「就労継続支援B型」に分類される（表1）。
- 就労継続支援とは、企業などに雇用されることが困難な障害者を対象とし、生産活動などの機会を提供し、就労に必要な知識や能力の向上のための訓練や支援を行う事業である。
- 就労継続支援A型と就労継続支援B型の主な違いは、雇用契約の有無である。A型では「企業などに雇用されることは困難であるが雇用契約に基づく就労が可能である人」が対象となり、B型では「企業などで雇用されることが困難であり、雇用契約に基づく就労が困難である人」が対象となる。
- 本人が自身の強みを生かして社会生活を営む力を維持し高めていくために、就労継続支援事業所の利用が有益となる場合がある。

援助の方法

- 精神疾患をもつ人が地域で生活していくうえで、就労継続支援事業所は最も身近なリハビリテーション拠点のひとつであり、医療、保健、福祉の面で重要な機能を担っている（表2）。
- 就労継続支援事業所への通所を開始するまでに、①ニーズを把握する、②適応をアセスメントする、③動機づけを支援する、④事業所に関する情報を収集し本人に合った事業所選択を支援する、⑤通所の手続きを支援する、という5段階の支援を行う（表3）。

援助の留意点

- 本人が各種の就労支援サービスを有効に活用して自分らしい地域生活を維持、拡大できるように援助する。
- 本人の目標や個性に合った事業所を、複数の候補から選択できるように援助する。
- 事業所に通所することによって得た肯定的な側面を見いだし、本人の目標と結びつけて意味づけを行うようにする。
- 本人の目標や意志に寄り添いながら現実的な目標を査定し、本人とともにじっくりと取り組む。
- 所属を超えて、看護師どうしの連携、医師など医療職との連携、保健・福祉職との連携に積極的に取り組む。

（林　亜希子）

---

*1　障害者総合支援法の正式名称は「障害者の日常生活及び社会生活を総合的に支援するための法律」。

■文献
1．浅井久栄, 瀬川聖美, 中村真紀：社会参加の場と活動. 精神看護エクスペール5　精神科リハビリテーション看護, 坂田三允 総編集, 中山書店, 東京, 2004
2．厚生労働省：障害者の就労支援対策の状況　http://www.mhlw.go.jp/bunya/shougaihoken/service/shurou.html

表1 ● 障害者総合支援法における就労系障害福祉サービス

	就労移行支援	就労継続支援A型	就労継続支援B型
対象	就労を希望する65歳未満の障害者で、通常の事業所に雇用されることが可能と見込まれる者	通常の事業所に雇用されることが困難であり、雇用契約に基づく就労が可能である者	通常の事業所に雇用されることが困難であり、雇用契約に基づく就労が困難である者
対象（例）	企業等への就労を希望する者	①就労移行支援事業を利用したが、企業等の雇用に結びつかなかった者 ②特別支援学校を卒業して就職活動を行ったが、企業等の雇用に結びつかなかった者 ③企業等を離職した者等、就労経験のある者で、現に雇用関係の状態にない者	①就労経験がある者で、年齢や体力の面で一般企業に雇用されることが困難となった者 ②就労移行支援事業を利用（暫定支給決定における利用を含む）した結果、本事業の利用が適当と判断された者 ③①、②に該当しない者で、50歳に達している者、または障害基礎年金1級受給者 ④①、②、③に該当しない者で、協議会等からの意見を徴すること等により、一般就労への移行等が困難と市町村が判断した者（平成27年3月末までの経過措置）
支援内容	①生産活動、職場体験等の活動の機会の提供 ②就労に必要な知識および能力の向上のために必要な訓練 ③求職活動に関する支援 ④その適性に応じた職場の開拓 ⑤就職後における職場への定着のために必要な相談	①雇用契約の締結等による就労の機会の提供および生産活動の機会の提供 ②就労に必要な知識および能力の向上のために必要な訓練等	①就労の機会の提供および生産活動の機会の提供 ②就労に必要な知識および能力の向上のために必要な訓練
利用期間	2年 ※市町村審査会の個別審査を経て、必要性が認められた場合に限り、最大1年間の更新可能	制限なし	制限なし
雇用契約	あり	あり	なし

表2 ● 就労継続支援事業所の機能

就労の場	● 事業所における生産活動は、経済的自立や社会貢献にもつながる
社会的体験の場	● 事業所内の安全な集団生活のなかで社会的な体験を重ねることによって、自己の存在感を確認し、対人関係を回復していく ● 社会的体験を通じて、自らの潜在能力を発見する ● 地域に開かれた事業を通じて、地域住民と交流する機会が増え、相互理解につながる
セルフヘルプ活動の場	● 事業所内外でのメンバー交流によって、同じような悩み、課題、喜びを分かち合い、互いに助け合う機会を得る
就労の支援	● ハローワークや障害者職業センターとの連携のもと、個々の能力や個性に合った就労が実現するように援助を受ける
危機対応の支援	● 日常的に対面し信頼関係が築かれている職員や通所メンバーに対して、不意に生じたトラブルや体調不良などを相談することができ、危機対応への助言を得ることができる ● メンバー個々の特徴を理解している職員によって、悪化の徴候が早期に発見され、支援を受けることができる
セルフケア能力向上の支援	● 家事、社会資源の利用、健康管理など、生活するうえで必要なさまざまな技術について、個々の生活スタイルに応じて相談し、助言を受けて生活の質を維持または向上させることができる ● 日中を過ごす場所に定期的に通うことによって生活リズムが規則的になる ● 食事・休養・服薬など、病状安定のために必要なセルフケアを習慣的に行いやすくなる

表3 就労継続支援事業所に通所するまでの支援

①ニーズを把握する	●就労継続支援事業所を利用するニーズは、「働く場として利用したい」「就職するためのステップとして利用したい」「生活リズムを整えたい」「友達が欲しい」「対人関係の練習をしたい」「自信をつけたい」「家以外の居場所が欲しい」など、多様な形で表現される ●本人の能力や長所を見出して肯定的に伝え、将来についてじっくり話し合う機会をもつことによって、潜在する個々のニーズの把握につながることがある
②適応をアセスメントする	●本人の症状および作業能力に応じて、就労継続支援事業所が時期的、機能的に適しているかをアセスメントする 〈症状〉 ●通院や服薬ができており、幻聴や妄想などの陽性症状が残存していても、それらの病的体験に著しく左右されずに集団参加ができる状態であれば、事業所への通所は可能であると判断する ●病的体験に左右されて自傷・他害のおそれがある場合、衝動性や攻撃性が高い場合、少人数の集団参加でも不安や緊張が極度に強い場合、短時間座っていることが難しい場合などは、事業所への通所は時期尚早であると判断する 〈作業能力〉 ●理解力、体力、集中力、持続力、注意力など、総合的な能力評価によって、本人にとってどのような作業が適しているかを判断する ●各種アセスメントツールによる検査データだけではなく、活動場面や日常生活場面での様子もふまえて総合的にアセスメントする
③動機づけを支援する	●本人の目標につながる現実的な小目標を共有し、それが事業所への通所目的と結びついていると動機が高まりやすい ●事業所に通所することが本人の目標達成のワンステップとなっていること、あるいは事業所に通所することによるメリットを本人が認識できることが、動機づけの持続につながりやすい
④本人に合った事業所選択を支援する	●保健所、セルフヘルプグループ、家族会などから、地域の事業所に関する情報を入手する ●事業所の活動内容、作業内容、通所経路、スタッフ・メンバー構成、工賃、医療機関・福祉施設・行政との連携状況、支援サービス内容、運営状況などについて情報収集し、本人に合った事業所を選択する
⑤通所の手続きを支援する	1）見学する 　本人だけでなく、家族、保健師、精神保健福祉相談員、訪問看護師、通院先の看護師や精神保健福祉士などと同伴するのが望ましい 2）体験通所する（1週間～1か月間） 　実際に通所してみて、本人が自分に合っているかを確認し、事業所側も、本人がメンバーや環境に適応していけるか、本人にとって活動内容が適切かについて検討する 3）通所の申し込みをする 　利用の申し込みを行い、通所の可否が決定される 4）通所を開始する 　本人と事業所との間で、利用契約書を交わす

精神障害をもつ人の看護

社会復帰への支援

就労移行支援・就労継続支援事業

定義と目的

- 就労移行支援とは、一般企業などへの就労を希望する65歳未満の障害者が受けることのできる支援である。
- 就労移行支援事業および就労継続支援事業は、旧制度では障害別に設置されていた福祉工場や授産施設などを、障害種別にかかわらず再編成するために制度化された。
- 一定期間、生産活動その他の活動の機会の提供を通じて、就労に必要な知識および能力の向上のために必要な訓練、求職活動に関する支援、職場の開拓、就職後の相談などを行う。
- 就労移行支援の目標は、多くの場合一般就労への移行である。
- 原則的に給与はないが、移行支援で模擬就労を行うことが多く、その過程で得られた収益から工賃が支払われることが多い。
- 標準的な利用期間は24か月（2年間）である。ただし、事情がある場合で障害支援区分審査会が認めた場合には、利用期間を1年間延長することができる。

援助が必要な状況

- 精神障害者で就労移行支援を利用する人は、就職に向けた意欲が高いことが多い。しかし就労していない期間が長い人が多いため、あいさつや欠勤に対する行動上の注意が必要なことがある。
- 精神疾患をもつ人は集中力が持続しにくいと感じることがあるため、就労していると理想と実際の違いに悩むことがある。
- 利用者は意欲が高くて自分の業務に集中しがちであるため、体調管理や対人関係への配慮が少なくなることがある。
- 一般事業所への就職を目指している人のなかにも、さまざまな目標があるため、利用者によって目的意識に違いがある。
- 就労への意欲や行動は、生活環境の影響を受けやすい。そのため友人との関係や金銭の収支バランスが悪化すると、就労にも影響が出ることがある。

援助の方法

- 一般就労などへの移行に向けて、事業所内や企業における作業や実習、適性に合った職場探し、就労後の職場定着のための支援を行う。
- 個別支援計画の進捗状況に応じ、職場訪問などによるサービスを組み合わせた支援を行うことができる。
- 就労移行支援では、就職先での職場定着を目的として、新しい職場でのコーチングを行うことがよくある。なお、職場定着を促進する支援として、IPS（Individual Placement and Support：個別就労支援プログラム）が行われることが多い。IPSではケアマネジメントの手法を用いて実践され、本人の好みや長所に注目した求職活動と同伴的な支援を継続する。

援助の留意点

- 利用者は、働くことに対して意欲と誇りをも

表1 就労移行支援での援助

援助内容	ポイント
【心と体の健康管理に関する相談】 職場で働く職員が一般的にそうであるように、継続して働くためには健康管理が重要である。そこで、以下のような相談をもつことがある ●医師との診察で自分の状況を話せているか ●生活環境でストレスになりそうな出来事はないか ●自宅での生活リズムは乱れていないか	●一般の事業所と同様に、健康診断で慢性疾患などの徴候がないかを知っておく ●医師との診察に不満がある場合には、処方薬にも不信感を抱くことがあるので、診察に不満をもっている場合には薬について聞いてもかまわない ●家事などの生活行動で困りごとがある場合、訪問看護やホームヘルパーについて情報提供する ●生活リズムの乱れについては、眠れているかを最初に聞くとよい
【現在の就労環境への援助】 就労するうえでのマナーや技能を獲得するとともに、やりがいや楽しさを感じることが重要である ●朝や夕方にあいさつをする ●作業ごとに声をかけてねぎらう ●作業について振り返る時間をもち、やりがいを感じているかを聞く ●体調がすぐれないように見えるときには、休むことを勧める ●2人以上で作業する場面をつくり声を掛け合うようにする	●休む場合には、周囲の職員や利用者に連絡するように助言する ●「自分ばかりががんばっている」という意識が強いと、利用者どうしが険悪な雰囲気になることがあるので、定期的に仕事を交換したりミーティングを開いたりするとよい ●朝に起きることが難しい場合には、移行支援と継続支援のどちらが適切かを、本人を交えて検討する
【将来への考え（就職後の定着）に対する援助】 ●希望する事業所の業種について聞く ●就職した場合、就職先の上司や同僚との人間関係について助言する ●過去に移行支援を利用して就職した先輩と交流する場をもつ	●利用者の自己決定を守るように、利用者の考えを整理するような援助をする ●職業安定所や職業センターとの連携を行う

っていることが多い。働く努力をねぎらう姿勢を見せることが重要である。特に学生として実習施設にいる場合は、すでに社会人として社会に貢献している先輩に接するような気持ちで臨む必要がある。

■一般に精神障害をもつ人たちは、自分の限界ぎりぎりまでがんばってしまう傾向がある。表情や行動に疲労が見える場合には、休息をとることを積極的に勧める。

■利用者が働くやりがいを見失うと、利用者どうしで働きを評価しあい、険悪な雰囲気になることがある。ふだんから、個々の利用者の働きについて誉めあうようにする。

■就労の場ではあっても、労働だけを行っていると利用者が心を閉ざしてしまう可能性がある。ミーティングやレクリエーションの機会をもち、楽しい気持ちを共有できるようにする。

（安保寛明）

■文献
1．増田一世：精神障害者の働きたいにどう応えるのか　精神障害者の就労問題を福祉工場の実践から考える．精神神経学雑誌　2006；108(1)：69-73.
2．中村俊二，宮内克代：福祉職場における業務標準化のためのマニュアルモデル　障害者施設版．東京都社会福祉協議会，東京，2006.
3．日本精神保健福祉士協会編：障害者自立支援法　地域生活支援の今後と精神保健福祉士の実践課題．へるす出版，東京，2006.

精神障害をもつ人の看護

社会復帰への支援
グループホーム

事業の概要

- 2014年4月、障害者総合支援法により、グループホーム（共同生活援助）とケアホーム（共同生活介護）がグループホームに一元化され、「介護サービス包括型グループホーム」と「外部サービス利用型グループホーム」になった。
- その背景として、今後、障害者の高齢化・重症化が進むことにより、介護が必要な障害者のグループホームの新規入居や、グループホーム入居後に介護が必要となるケースが増加することが考えられるからである。つまり積極的に、入院から地域への転換が進むことを視野に入れ一元化が行われたことになる。また、共同生活を行う住居でのケアが柔軟にできるように一元化された。
- これにともない、居宅介護事業者と連携することにより、利用者の状態に応じた柔軟なサービス提供を行うことができるようになる「外部サービス利用型指定共同生活援助」が創設された。

具体的なサービス内容

1. 介護サービス包括型グループホーム（図1）

- 利用者全体に必要な基本サービス（日常生活上の援助や個別支援計画の作成など）および介護サービス（例えば食事や入浴、排泄などの介護）も含めて、包括的なサービス提供をグループホームの職員が行う。利用者の状態像に応じて介護スタッフを配置している。障

図1 ● 介護サービス包括型グループホームのイメージ

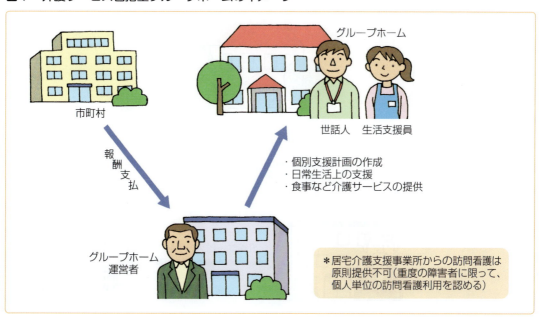

害支援区分にかかわらず、誰もが入所できる。
- 利用者30名にサービス管理責任者が1名、利用者6名に世話人が1名配置されている。利用期限はない。

2. 外部サービス利用型グループホーム（図2）

- グループホームに一元化されたことにより、介護が必要な利用者と必要でない利用者が、同じグループホームに混在することに対応したものである。
- 利用者全体に必要な基本サービス（日常生活上の援助や個別支援計画の作成など）は、グループホームの職員が行い、利用者ごとにサービスの必要性や利用頻度が異なる介護サービスについては、個々の利用者ごとに外部の居宅介護事業者に委託できる。障害支援区分にかかわらず、誰もが入所できる。
- 利用者に対するサービス管理責任者や世話人の人数、利用期限（無期限）については、介護サービス包括型グループホームと同じである。

3. グループホームの新たな支援形態（サテライト型住居）

- 地域生活への移行を目指している障害者や、現在グループホームを利用している障害者のなかには、精神障害の特徴である対人関係の難しさなどから、単身での生活を望む人がいる。一方で、「一人暮らしを始めたら、支えてくれる人がいなくなるのではないか」といった不安を抱える人も少なくない。
- そこで、共同生活を営むというグループホームの趣旨を踏まえつつ、一人で暮らしたいというニーズにも応え、地域における多様な住まいの場を増やしていく観点から、一人暮らしに近い形態のサテライト型住居の仕組みがつくられた（図3）。
- グループホームの新たな支援形態のひとつとして、本体住居との密接な連携（入居者間の交流が可能）を前提とし、ユニットなど一定の設備基準が緩和されている。

課題

- 利用期限がないため、利用者が住み慣れたグ

図2 ● 外部サービス利用型グループホームのイメージ

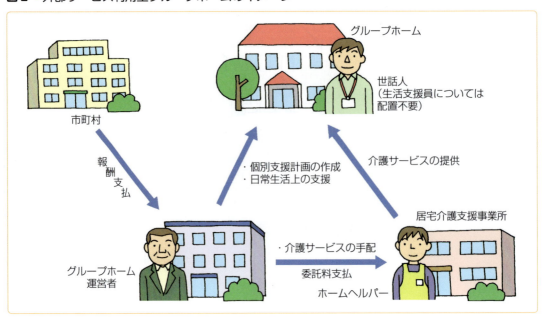

図3 ● サテライト型住居のイメージ

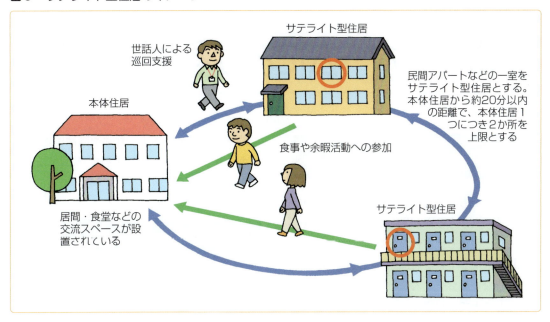

ループホームからの移行に消極的になることが考えられる。
- 利用者の望む暮らしを実現するために、広い視野で多面的な利用者像を把握する必要があり、利用者の夢の実現を目指した、サービス等利用計画の作成・実行が必要である。
- 利用者像にばらつきがあるため、個別性に応じた支援をする必要があり、個別支援計画の作成・実行が必要である。
- サテライト型住居も含めて、一定の地域にグループホームが乱立する可能性もある。
- 地域生活を営むうえでの必要な居住の場として、地域の社会資源を活用できる住居支援、地域住民の理解のうえで地域社会に統合された状態を目指すことが期待される。
- 同時に、地域住民の理解を図るための積極的な啓発活動も望まれる。

（東　美奈子）

■文献
1．厚生労働省　社会・援護局障害保健福祉部企画課／企画課監査指導室：障害保健福祉関係主管課長会議資料．平成26年3月7日
2．厚生労働省：ケアホームとグループホームの一元化について（障害者の地域生活の推進に関する検討会参考資料）．平成25年9月17日
3．坂本洋一：図説よくわかる障害者総合支援法．中央法規出版，東京，2013．

精神障害をもつ人の看護

社会復帰への支援

グループホームにおけるケア（支援）

定義と目的

- 精神疾患をもって入院している人々のなかには、その人がもともと住んでいた居住環境へ戻ることが難しい場合がある。
- 長期に入院している間にアパートを解約せざるを得ない場合や、入院前に家族と関係が悪化したことで、自宅で生活するのに居心地が悪いことが予想される場合などである。
- グループホーム（group home）とは、病気や障害などで生活に困難を抱えた人たちが少人数で、専門スタッフなど（表1）の援助を受けながら、一般の住宅に近い環境で生活するための支援形態のこと。グループホームは、正式には「共同生活援助」という事業で行われる。
- 部屋の定員は原則1人であり、建物全体での定員は基本的に6人以下である（既存の建物を使用している場合には、原則として定員20人以下）。
- 2014年から、グループホームの近くにある賃貸アパートなどを活用して、グループホームの一室とする形態（サテライト型）の実施も可能になった。
- 定員が10〜20名のグループホームの一般的な構造図を図1に示す。食堂や談話室があり、ホームで朝食と夕食を（有料で）提供する場合が多い。

グループホームの特徴

- グループホームは、地域社会で選択的に生きる障害者の生活の拠点である。従来は軽い支援を必要とする人しか利用できなかったが、2014年からは障害のある人であれば誰でも利用できるようになった。
- グループホームにおける入居者の日常生活は、指導・訓練的なものが最小限であり、管理性が排除されたものである。
- グループホームには世話人が配置されていて、家事支援、日常生活の相談などが受けられる。多くのグループホームでは、平日の朝夕食が世話人によって提供されていることが多い（食事の費用は、多くの場合実費）。利用制限は設けられていない。
- グループホームでは、世話人とは別にサービス管理責任者が設けられている。サービス管理責任者またはその責任者から任命された支援者が、個別支援計画の作成やサービス内容

表1 ● グループホームで支援に従事する人

世話人	● 入居者10人に対して1人以上の世話人が従事する必要がある ● 調理、洗濯その他の家事などの支援を行う。家事は原則として、利用者と従業者が共同で行うよう努めなければならない
サービス管理責任者	● サービスを受ける人30人ごとに1人以上 ● グループホームで提供される支援の管理を行うとともに、個別支援計画の作成を行う
管理者	● 兼務（非常勤）でも差し支えない ● グループホームの建物や世話人の維持運営を行う

図1 ● グループホームの模式図

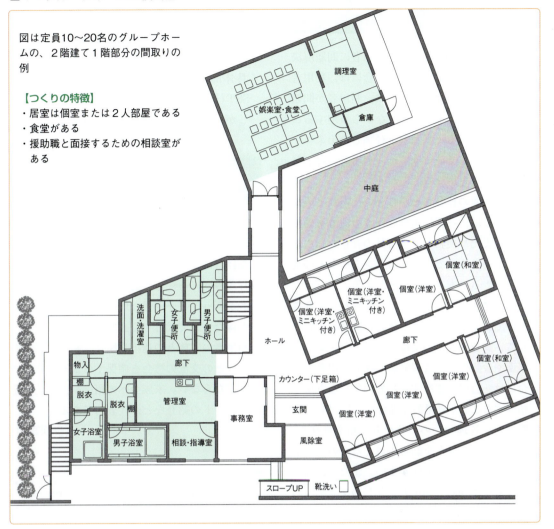

図は定員10～20名のグループホームの、2階建て1階部分の間取りの例

【つくりの特徴】
・居室は個室または2人部屋である
・食堂がある
・援助職と面接するための相談室がある

の評価、日中活動系の事業者との連絡調整などを行う。

援助が必要な状況

- グループホームに入居する人であっても、生活の意欲が高く日常生活には介助が必要でない部分が多い。すなわち、生活支援がどの程度必要なのかを見極め、不必要な（過度な）支援とならないように判断する必要がある。
- 新たな環境での生活のリズムを整える部分が必要である。
- 掃除や洗濯など、生活に必要な家事を習得する必要がある場合がある。
- それぞれの利用者がもつ生活習慣や価値観の違いのために、援助が必要になることがある。例えば、たばこの吸殻が片付かない、夜遅く部屋の近くで談笑している、お金やものの貸し借りをするなどの状況を他の入居者が気にする場合がある。
- 外来通院や服薬などの医療の継続について状況を見守る必要がある。服薬中断が病状の悪化を招く引き金になることが多い。
- 金銭の管理や入居費の支払いに関して助言や支援が必要な場合がある。

援助の方法

- グループホームに入居する利用者に問題解決が必要な状況が生じている場合には、利用者自身が問題解決できるように、利用者が問題と思っている出来事を聞きながら整理することが有効である。利用者が経験した出来事や問題を整理していくうちに、利用者自身が解決の方法を思いつくことが多い。
- 掃除や洗濯の仕方がわからない、慣れていない場合には、一緒に家事を行う方法も有効である。また、便利な家事用品の存在を知らないことがあるので、ホームセンターなどの情報を伝えるのも有効なことがある。
- グループホームの多くでは、調理室を使うことができる。そのため、休日に調理の実習をして、調理や食事の支援をすることがある。
- 服薬や金銭の自己管理経験が浅い利用者の場合には、自己管理をするための便利な方法を紹介することが効果的な場合がある。例えば、服薬自己管理のための薬仕分け箱を見せる、買い物のレシートを貼っておくためのノートを紹介するなどの方法がよい。または、別の利用者を紹介して利用者どうしの交流を深める方法も有効である。
- グループホームの別の利用者とのトラブルが発生した場合には、ミーティングを開催することが多い。ミーティングでの話題の変化を見守り、建設的な議論がなされるように配慮する。
- 具体的な対人関係の課題がある場合には、SST（社会生活技能訓練）の形式で利用者どうしがロールプレイを行う場合もある。

援助の留意点

- 支援従事者は他の障害福祉サービス事業所などとの連絡調整、余暇活動の支援などに努めなければならない。
- 行政機関に対する手続きなどについて、利用者が行うことが困難な場合は、利用者の同意を得たうえで代行する必要がある。
- 利用者の家族との連携を図り、利用者とその家族との交流の機会を確保するよう努めなければならない。家族会への招待や、普及啓発イベントの紹介などが代表的である。

（安保寛明）

■文献
1. 日本精神保健福祉士協会編：障害者自立支援法　地域生活支援の今後と精神保健福祉士の実践課題．へるす出版，東京，2006．
2. 谷野亮爾：精神保健法から障害者自立支援法まで．精神看護出版，東京，2005．

精神障害をもつ人の看護

社会復帰への支援
病院からの訪問看護

定義と目的

- 精神科訪問看護の目的は、医師の指示に基づき看護師が退院した患者に継続的なケアを提供することにより、再発防止や病状悪化の早期発見に努め、社会生活への適応を促進することである。また、疾患をコントロールしながら生活の維持、セルフケアの向上を図ることにある。
- 病院からの訪問看護では、退院前の訪問看護により退院後の生活環境に沿った支援や、退院準備として、再発防止のための疾病教育、薬の自己管理指導などを他職種と協力しながらかかわっていく。退院後は定期的に訪問看護を継続し、最終的には訪問看護の終了、生活の自立を目指すことになる。
- 長期にわたる訪問看護が必要とされる場合など、病院から出向く訪問から、地域の訪問看護ステーションが行う訪問看護へと移行が行われる。このように地域支援への移行は、精神障がい者の退院促進において重要であり、精神科病院と訪問看護ステーション等の地域関連機関と連携していくことが求められている。

1. 生活の主体は患者自身である

- 患者の居宅に看護師が出向いていく看護であり、療養環境を整備し指導するという入院中の看護とは相違がある。
- 生活の組み立てや主導権は患者にある。看護師は健康の回復につながるような生活環境の実現に向けて具体的な助言をするまでであり、実行するかの決定は患者自身となる。

2. 信頼関係を育てる

- 精神科看護ではコミュニケーションが主体であり、病状や生活上の問題、困っていることの相談など、看護師との信頼関係によって左右される場合も少なくない。
- 患者の病状や症状だけをとらえるのではなく、健康な部分をとらえて広げていく。患者が訪問や相談を必要とするときにはできるだけタイムリーに、早期に問題解決を図るようにかかわる。また患者とともに考え、患者の自己決定を尊重しながらできるところは見守り、できないところを支える援助をするなど、患者と看護師の信頼関係を育てていくことが大切である。

3. 病気とうまくつきあえる技術への援助

- 幻聴、不安感、不眠などの症状に対しては、生活していくなかで頓用薬を服用したり、気分転換を図ったりするなど、患者自身で対処していかなければならないことも少なくない。病状悪化の徴候などを患者自身が自覚し、適切に対応できれば早期に悪化をくいとめることも可能となる。
- 訪問看護では、患者の病状や薬の作用・副作用を観察し、生活していくうえで障害となる場合など適切な対応策を助言し、患者自身が病状に対処できるよう援助していく。
- このような援助や服薬の自己管理指導を通して疾患や薬に対する知識を提供し、患者自身が疾患に対する理解を深めてもらうようにする。

4. 家族へのかかわり

- 精神疾患は人間関係の病気ともとらえられるように、いちばん身近である家族との関係もぎくしゃくしていることも少なくない。
- その家族のなかに訪問看護師が入ることにより、家族間のコミュニケーションの仲立ちや、それぞれの葛藤を少しでも軽減できるよう話を聴くこと、ときには患者の代弁を担うなど、家族間を調整する役割もある。
- このような機会を通して、疾患（症状）や薬などの知識や情報を提供することも可能であり、家族の協力や疾患への理解が、患者本人への理解につながるように援助する。

5. 地域の社会資源の活用と他職種（機関）との協働

- 再発や再入院を防止し、地域での生活を維持していくため、訪問看護のほか、デイケア、共同作業所、グループホーム等の社会資源を利用する。
- ヘルパー、保健師、福祉等の関係機関と協働で生活を支援することも必要である。患者を中心に据え、多職種チームで関与する包括的地域生活支援（ACT等）においても訪問看護師の役割は大きい。

自立支援医療による訪問看護費用などの公費負担

- 障害者自立支援法に基づくサービスとして、自立支援医療（精神通院医療）がある。入院以外で行われる医療が対象となり、課税世帯の通院医療費用（処方薬の調剤を含む）と訪問看護費用（自己負担分）を、届出によって自治体が負担することができる。この制度を利用するためには、利用者および訪問看護事業者；

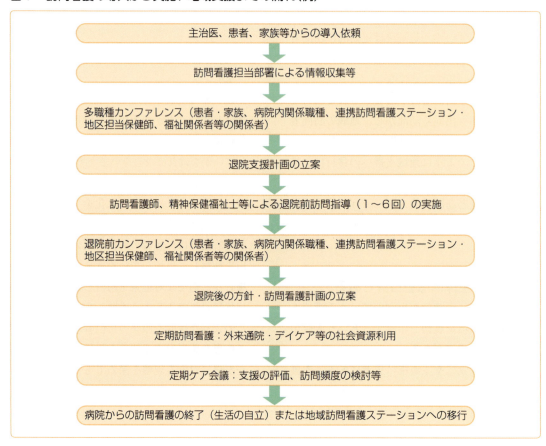

図1 ● 訪問看護の導入から実施、地域支援までの流れ（例）

指定自立支援医療機関（精神通院医療）療養担当双方の届け出が必要である。

援助が必要な状況

- 精神科訪問看護の対象は、①長期の入院によって社会性や生活能力が低下していることから退院後の生活に何らかの支障があるケース、②単身生活者など家族から十分な支援が得られないケース、③症状が不安定あるいは再発・再入院を繰り返している服薬や外来治療中断の恐れがあるケースなどである。
- 特に、③については服薬の中断や外来治療の中断など、危機介入が必要とされることが多く、病院からの訪問看護が適切である。

訪問看護の実際

- 訪問看護にかかわる職種としては、看護師のほか、精神保健福祉士、作業療法士、保健師がある。患者の生活環境や病状などによって、それぞれ機関や職種が協働、役割に応じて訪問を行っている。
- 訪問看護は、医師の治療方針と指示のもとに患者本人の同意を得て実施される。入院中においては、退院後の生活状況などを見据え、できるだけ早期に検討し、退院前訪問指導等による退院支援の取り組みが必要である。
- 多職種や関係者による退院前カンファレンスは、退院後の包括的な支援づくりに重要となる。患者・家族の参加のもと、病院と地域機関との連携、協力体制、それぞれの役割など調整の場として必要である。
- 退院後の訪問看護では、**表1**の観察項目をカンファレス等で定期的に評価し、精神状態や生活が安定した場合は訪問間隔をあけたり回数を少なくしたりするなど、医師の指示のもと患者の自立に向けた支援が必要である。

主な観察項目と対応のポイント

- 精神科訪問看護の主な観察項目とポイントを**表1**に示す。

訪問看護における危機介入

- 精神科訪問看護における救急対応は、精神症状の悪化により地域での生活が困難になったときや、身体的に緊急を要する状態があり、自殺など事故が起こっている（発生する）場合もある。
- 日ごろより精神症状への対処方法や悪化の注意サインを自覚できるように援助していくことや、食生活の指導、適度の運動を促すなど、成人病の予防を図っていくことが必要である。
- 病状が悪化傾向にある場合は、外来担当医と適宜、連絡をとりながら生活を見守っていく。また外来部門との情報交換や緊急時の対応など、体制を整えておくことが必要である。
- 自傷他害の恐れがあるときや、妄想、幻覚などにより行動が支配され身体的な健康が維持できない状態や、近隣からの苦情や自身の生活が大きく乱れたとき、家族が対応できなくなったときには入院を勧めることも必要である。

（田村　実）

■文献
1. 萱間真美：精神訪問看護・訪問指導ケースブック．南江堂，東京，2001．
2. 松下正明 総編集，松原三郎 編集：精神障害者のリハビリテーションと社会復帰　専門医のための精神科臨床リュミエール4．中山書店，東京，2008．
3. 野田文隆，蜂矢英彦：誰にでもできる精神科リハビリテーション 東京武蔵野病院精神科リハビリテーションマニュアル．星和書店，東京，1995．
4. 坂田三允 総編集，萱間真美 他編集：精神看護エクスペール8 精神科訪問看護．中山書店，東京，2005．

表1 ● 精神科訪問看護の主な観察項目とポイント

項　目	ポイント
①精神・身体面の観察	
●精神面の安定性、イライラ等の状態の把握 ●病的体験の有無、状態(幻覚、妄想、興奮、緊張、躁状態、うつ状態、不安など) ●病的体験による生活や対人関係などへの影響 ●睡眠状況の把握(睡眠時間、中途覚醒、入眠困難、不眠等) ●食事状況や体調など身体面の把握	●病的体験が重いものか、軽いものか、悪化しているのか、軽快しているのか、患者の病歴や病状のパターン、悪化の徴候等を把握する ●睡眠が不規則になると昼夜逆転の生活に陥りやすい。食事や服薬が適切にできるよう指導し、生活リズムを整える ●食欲の有無、特に糖尿病など合併症がある場合は食事の回数や栄養バランスに気をつけたい。また薬の副作用から口の渇きが強い場合もあるため、水分の摂取量についての指導も必要である
②服薬管理状況	
●薬の飲み忘れの有無 ●薬の飲みすぎや自己調整の有無 ●残薬の確認 ●頓服薬の使い方 ●副作用の種類や程度(歩行障害・便秘・唇や手指の震えなど)	●薬の効果(作用)、副作用などの説明や知識の提供 ●服薬カレンダーや服薬ボックスの使用、薬包に日付を記入するなど、薬の飲み忘れの防止や管理方法を工夫する ●副作用への対処方法を助言する。症状によっては外来担当医への相談を促すことや、看護師が同席し医師へ状況を適切に伝えることも必要である
③清　潔	
●入浴の頻度 ●洗濯 ●着替え ●掃除や室内の整理整頓 ●ごみの分別や出し方 ●身だしなみなど	●セルフケアの状況の把握 ●病状が不安定なときは、近隣への迷惑行為やトラブルに注意する ●高齢者では身体的能力の低下からセルフケアが不十分な場合もあるので、ヘルパーの導入など介護面を考慮する
④金銭管理	
●お金の使い方や内容 ●家賃や公共料金の支払いの確認 ●勧誘や訪問販売への対応など	●買い物や銀行、郵便局の利用などに付き添いながら、やがては一人でできるように支援する ●金銭管理に不安がある場合は、家計簿、出納帳などを利用し、助言・指導をする
⑤通院および作業等への出席状況	
●通院状況 ●デイケア、地域の作業所等への出席状況 ●ホームヘルプサービス、配食サービス等の社会資源の利用状況	●病状や生活に問題となっていることはないか、外来担当医、関係機関、施設関係者等と連絡や情報交換を行う ●訪問看護師がケアマネジメント的な役割を果たし、患者の生活を支えていく環境を整えることも必要である

精神障害をもつ人の看護

社会復帰への支援

訪問看護ステーションからの訪問看護

定義と目的

- 精神科訪問看護は、精神障がい者の地域生活におけるサポートシステムとして欠かすことのできない重要な役割をもっている。生活の主体である精神障がいをもつその人が「その人らしく生活できる」ように寄り添い、「生活の質（QOL）」を高めながら、安心して地域で生活できるよう自己決定を支援し、サポートすることである。
- 訪問看護の基本的な姿勢は、病院看護とは異なるものである。以下にそのポイントを挙げる。

・主導権は利用者にある（生活の主体は利用者である）。

・ケアの場として生活（在宅）をとらえる視点。医療は生活の一部であるが、在宅はその人の人生そのものである。

・生活の場をコントロールするのは本人と家族である。家族および利用者を取り巻く環境の調整が必要である。

・関係機関との連携、資源の活用が重要である。

・プライバシーの尊重・人権擁護・秘密の保持に関する意識をもつことが重要である。

援助が必要な状況

- 訪問看護ステーションからの援助が必要なケースと、主な観察項目と対応のポイントを、表1、表2に示す。

表1 ● 援助が必要な人

- 病気が治ったと思い、服薬や通院を中断して入退院を繰り返している人
- 精神症状が不安定なときに通院ができなくなってしまう人
- 依存症により生活が破綻してしまう人
- 精神症状が不安定で、身体的な不定愁訴の多い人
- 病気の理解がうまくできない人
- 病気を理解しているものの、高齢などの理由で合併症を抱えている人
- 陰性症状による引きこもりなどで、うまく他人を受け入れられない人
- 退院直後で在宅生活に不安のある人
- 多問題家族で、キーパーソンが不在な人
- 家族関係が複雑で調整が必要な人

表2 ● 主な観察項目と対応のポイント

項目	対応のポイント
①信頼関係の構築 　対人関係の支援	● ドアを開けてもらうことから始まる（待つ、見守る） ● 人とつながること（生活支援の基礎となる） ● あきらめないでかかわる
②日常生活（セルフケア）の支援 　生活技能の獲得・拡大	● ストレングス*視点（よさ、強み、できること）でかかわる ● 買い物、料理、洗濯、掃除、ごみ捨てなどの支援 ● お金に対する思いの確認
③自己決定の力（強さを育む） 　自助能力の向上と自信 　回復への支援（リカバリー）	● ストレングスアセスメントを行い、認めることから始める ● 利用者とともに考え、利用者が納得し、選択・行動することを支持する ● 利用者の思い・希望・願望を引き出し支援する
④精神症状・身体症状の悪化や 　増悪を防ぐ 　服薬支援（副作用）	● 医療継続の支援 ● 医療アセスメント ● 薬の飲みごこち、効き方、主治医とのコミュニケーションを図る ● 服薬コンプライアンスから服薬アドヒアランスへの支援 ● 病状悪化の予測と早期支援 ● 自分を知り病を知る ● 自分で自分を助ける支援
⑤危機介入	● 危機介入を起こさないことが重要：クライシスプラン作成 ● 利用者や主治医と、病状悪化のサインを共有する ● 問題が起きたときがチャンスととらえる ● サービスの密度、個別性を確保 ● 福祉・医療のネットワークで支える
⑥家族関係の調整・支援	● 多問題家族は、世帯全体を支援する（家族分離支援など） ● 家族のストレス軽減（相談・助言・ねぎらい） ● 病気や障害に対する知識の提供 ● 家族会や地域の資源の活用
⑦入院〜退院〜定着支援	● 入院中から退院準備についてかかわる（継続看護） ● 精神科病院との連携 ● 退院後の定着支援
⑧社会資源・社会活動参加への 　支援	● 地域の関係機関との連携（顔の見える関係をつくる） ● 多機関を紹介するときは、丁寧につなげる ● 利用者の思い・希望・願望を社会につなげていく

＊ストレングス（Strength）とは英語で「強さ・力」の意味である。
ストレングスモデルは、その人が元来もっている「強さ・力」に着目してそれを引き出し、活用するケースマネジメントの理論・実践の体系である（2章p.337も参照）。

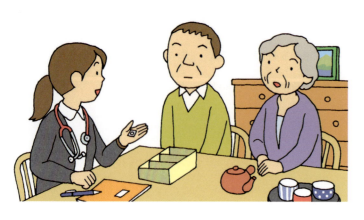

危機介入

- 訪問看護で救急対応をしなければならない状況は、①注射や処置を必要とする状況、②入院の判断と対応、③自傷他害行為に関する介入、④病状悪化・心理的混乱に対する介入、⑤副作用の悪化に対する介入などがある。
- このような状況は、訪問看護時に遭遇したり、本人・家族・関係機関からの連絡や、近隣苦情などによって判明したりするが、さまざまな地域ならではの対応が必要になる。日ごろから緊急時の連絡方法を確認し、主治医や関係機関との情報共有や家族支援を行うことが危機介入を防止し、本人にとって受け入れやすい対応（ときには、入院を勧める場合もある）を可能にする。
- 危機介入は、ないほうがいいし、本人も家族も望んでいない。危機介入を予防するためには、悪くなってからどうするかを考えるのではなく、本人と心身の調子がよいときに「クライシスプラン」（図1）を立てておくことが有効である。
- クライシスプランでは、次のような内容を明確にしている。①症状悪化の前兆を具体的にする、②前兆を感じたときに本人がどのような行動をとるか、③そのときに、どのような支援をしてほしいか、④どのような支援をしてほしくないのか。これらを本人と一緒に作成し、病気のセルフコントロールに教育的にかかわる。

（寺田悦子）

■文献
1. 玉置夕起子：精神科訪問看護に求められる視点．実践精神科看護テキスト　第12巻　精神科訪問看護，日本精神科看護技術協会監修，精神看護出版，東京，2007．

図1 ● クライシスプラン

クライシスプラン	＿＿＿＿＿＿＿＿＿と思ったときに	
日付：平成　年　月　日	名前：	ケースマネージャー：
私の調子が悪くなる前は （サインは）		

サインかなと思ったら（@_@）（複数ある場合は枠を作りましょう）

私のすること	
周りの人にして欲しいこと	
出来れば避けたいこと	

緊急電話番号 ＿＿＿＿＿＿＿＿＿　　　その他 ＿＿＿＿＿＿＿＿＿

訪問看護ステーション

伊藤順一郎：ACT研修配付資料，2012

精神障害をもつ人の看護

社会復帰への支援
ホームヘルプサービス

定義と目的

- 精神障害者を対象としたホームヘルプ（居宅介護）サービスは、障害者総合支援法における障害福祉サービスのなかの介護給付のひとつとして位置づけられている。
- 介護給付には、ホームヘルプ、重度訪問介護、同行援護、行動援護、重度障害者等包括支援、短期入所（ショートステイ）、療養介護、生活介護、障害者支援施設での夜間ケアなどがある。
- 障害者の自立を支援するために、義務的経費に位置づけられる自立支援給付があり、そのなかのひとつとして介護給付がある。介護給付費は利用者への個別給付である（**表1**）。

サービス開始の経緯と現状

- わが国におけるホームヘルプサービスは昭和30年代から始められ、高齢者を主な対象として実施されていた。
- サービス開始当初はホームヘルパーの不足という状況もあって、低所得の高齢者に限定され、家族と同居している高齢者はほとんど対象にならない時期もあった。しかし、その後高齢化が進み、家庭での介護に関する家族の負担の増大等の問題が大きく取り上げられるようになる。ホームヘルプサービスへのニーズが高まったため、寝たきりの高齢者や認知症の高齢者、さらに難病患者と対象の拡大が図られてきた。
- 精神科医療においては、長期入院患者の社会復帰の促進が図られ、地域で暮らす精神障害者の生活支援の重要性が認識されるようになる。精神保健福祉法に基づき精神障害者に対する地域福祉が進められるなかで、精神障害者に対するホームヘルプサービスのニーズも浮上してきた。
- 精神障害者を対象としたホームヘルプサービスは、精神障害者居宅支援事業（ホームヘルプ、ショートステイ、グループホーム）のひとつである精神障害者居宅介護等事業として、2002年（平成14年）から市町村を実施主体として行われていた。
- この事業がそれまでの精神障害者を対象とした地域生活支援サービスと大きく異なる点は、市町村が実施主体となっているところである。精神障害者がそれまでほとんど受けることができなかったホームヘルプサービスについて、

表1 ● ホームヘルプサービス事業費用負担

利用時間（時間）	身体介護（円）	家事援助（円）	行動援護（円）
～0.5	230	80	230
～1.0	400	150	400
～1.5	580	225	580
～2.0	655		728
～2.5	730		876
～3.0	805		1024
～3.5			1172
～4.0			1320
～4.5	市町村が特に必要と認めた場合 30分ごとに70円	市町村が特に必要と認めた場合 30分ごとに70円	1468
～5.0			1616
～6.0			
～7.0			
～8.0			

＊本資料の単価については、地域区分単価のうち丙地単価を示している。
＊福祉サービス利用料負担については、月額上限額が設定されている。
　生活保護：0円、低所得1：15,000円、低所得2：24,600円、一般：37,200円

身近な市町村の窓口で相談ができるようになったのである。

サービスの流れ

- 自立支援給付は障害者から申請があると、省令で定められた職員によって調査が行われる。市町村には審査会が設けられ、介護給付に関しては調査の結果をもとに障害支援区分の認定が行われ、支給決定の要否が判断される。支援が決定されると「障害者福祉サービス受給者証」が発行され、有効期間内においてサービスを利用できる（図1）。
- ホームヘルプサービスの内容は、障害者の居宅において入浴、排泄または食事の介護その他のサービスを提供することとなっている。
- 利用者像は、障害支援区分1以上である。

図1 ● 支給決定のプロセス　　　第22条第1項関係

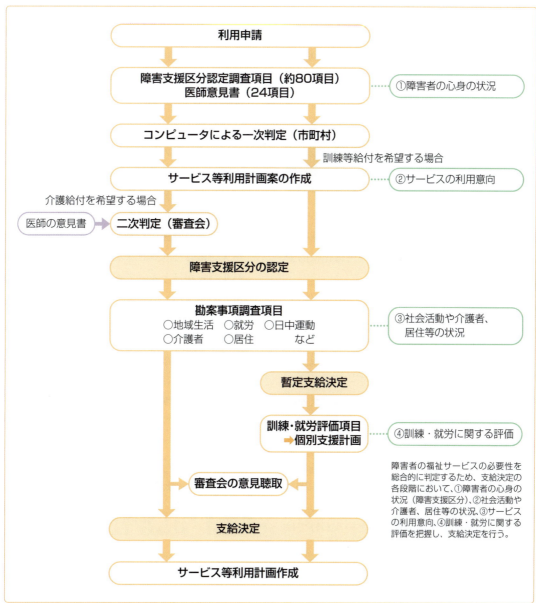

厚生労働省：障害者総合支援法参考資料より一部改変

表2 ● ホームヘルプの概要

目的	精神障害者が居宅において日常生活を営むことができるよう、精神障害者の家庭等にホームヘルパーを派遣して、食事、身体の清潔の保持等の介助その他の日常業務を営むのに必要な便宜を供与することにより、精神障害者の自立と社会復帰を促進し、もって精神障害者の福祉の増進を図る
実施主体	市町村
運営主体	市町村社会福祉協議会、社会福祉法人、医療法人等　サービス事業所
利用対象者	障害支援区分が1以上
サービス内容	①家事に関すること：調理、生活必需品の買い物、衣類の洗濯・補修、住居等の掃除・整理整頓、その他必要な家事 ②身体の介護に関すること：身体の清潔の保持等の援助、通院・交通や公共機関の利用等の援助、その他必要な身体の介護 ③相談および助言に関すること：生活・身上・介護に関する相談、助言
ホームヘルパーの要件	①心身ともに健全であること ②別に定める講習またはこれと同程度以上の講習であると市町村長が認めたものを修了していること ③精神障害者福祉の理解と情熱を有すること ④精神障害者の介護、家事および相談助言を適切に実施する能力を有すること

課題

- ホームヘルパーが精神障害の特性をとらえて自立支援することが望まれるが、精神障害者支援を得意とするホームヘルパーは比較的少ない。
- ホームヘルプサービスの利用者の増加に伴い、ホームヘルパーの不足と質の問題がある。
- 障害支援区分による支給量と介護保険による支給量に差があるため、利用者が65歳以上になり介護保険が優先されるとサービス支給量が減少することがあり、必要なサービスが受けにくくなる。
- 支給決定には市町村による差がみられ、地域格差がある。
- サービスを提供するホームヘルパーは、**表2**のような条件を満たしていなければならないが、精神障害者ケアの専門家というわけではない。そのため、安定した状態であっても時折医療的介入が必要になる精神障害者に対して、サービスを提供することに不安を感じているホームヘルパーも少なくない。
- 利用者との関係づくりやコミュニケーションを大切にしたサービスを提供しているホームヘルパーがほとんどであるが、薬の相談や病気とのつきあい方など、対応に限界があることも事実である。
- 医療機関や訪問看護スタッフ、市町村の保健師、相談支援事業者などとの連携を図り、精神障害の特性にあわせたサービス提供を行うことが必要である。

（東　美奈子）

■文献
1. 大島巌, 平直子, 岡上和雄編著：精神障害者のホームヘルプサービス－そのニーズと展望. 中央法規出版, 東京, 2002.
2. 坂本洋一：図説よくわかる障害者総合支援法. 中央法規出版, 東京, 2013.
3. 谷野亮爾, 井上新平, 猪俣好正 他編：精神保健法から障害者自立支援法まで. 精神看護出版, 東京, 2005.

精神障害をもつ人の看護

社会復帰への支援

アウトリーチ型サービス（ACT、精神科重症患者早期集中支援管理料）

定義と目的

1．定義

- 「アウトリーチ」とは「手を差しのべる」という意味をもち、さまざまな定義で幅広く使われている用語である。精神保健福祉の領域では、病院や施設で支援を提供するのではなく、対象者の生活の場にスタッフが出向いて支援を提供する場合などに使われる。
- 本章では、多職種で構成されるチームが、地域の場で、包括的な支援を24時間体制で提供するものを「アウトリーチ型サービス」と呼ぶ。
- 欧米では、脱施設化に伴って地域でのサービスが整備されてきた。そのうち、重い精神障害をもつ人が、地域での生活を続けながら、必要な医療、保健、福祉サービスを受けられることを目的に開発されたのが、ACT（Assertive Community Treatment）である。
- ACTはアメリカで開発されたケアマネジメントのひとつで、幅広く包括的な支援を、集中して提供することで、重い精神障害をもつ人の地域生活を支えるプログラムである。ヨーロッパでもACTやAO（Assertive Outreach）として発展し、世界各国で実践や研究が重ねられている。日本でも通称「アクト」と呼ばれ、研究事業から実践へと取り組みが広がっている。
- 日本ではまた、長期入院や入院を繰り返す人が、退院後に治療やサービス利用を続けることが難しく、再び入院してしまうことが課題とされてきた。「精神科重症患者早期集中支援管理料」は、このような対象者へのアウトリーチ型サービスとして、2014年4月より診療報酬に加えられたもので、退院後の一定期間アウトリーチによる支援を行うものである。
- 本章ではACTに関する解説を中心に、「精神科重症患者早期集中支援管理料」についても紹介し、アウトリーチ型サービスの概要を説明する。

2．目的

- アウトリーチ型サービスの目的は、重い精神障害を抱えた対象者が、自分らしい生活を地域で継続できるよう、医療・保健・福祉にわたる幅広いサービスを、地域の場で包括的に提供することである。

3．背景にある日本の状況

- 日本の人口あたり精神科病床数は1000人あたり2.7床（OECD）と、脱施設化の進んだ欧米諸国に比べて非常に高く、地域での支援体制が不十分であることや、これまで入院医療が中心であったことなどから、入院患者は依然として多い状況にある。
- 近年の精神保健医療福祉に関する施策では、「入院医療中心から地域生活中心へ」という方針が示され、地域での支援体制の充実が図られている。ACTや「精神科重症患者早期集中支援管理料」は、地域ケアを支えるひとつとして、特に重症で入院の可能性の高い対象者を、地域で支援するプログラムとして期待されている。
- 日本におけるACTは、アメリカのモデルを参考にしながら、訪問看護ステーション、診療所、病院、精神保健福祉センターなどを拠点として、各地で実践が広がりつつある。

ACTの援助の特徴

- ACTプログラムの主な特徴を**表1**に示す。

1. 対象
①重い精神障害を抱える人を対象とする
- 通常、統合失調症や気分障害などの精神障害を抱え、治療による改善が十分にみられない症状や障害をもち、サービスを十分に活用することが難しい人々が対象となる。
- プログラムによって対象者の基準は異なっているが、ACTでは頻回に救急サービスを利用する人、入院を繰り返す人、社会生活に支障を生じるような問題行動が見られる人、長い入院生活を送ってきた人といった基準が定められている。
- 海外のACTでは薬物乱用者、触法患者に対象を絞ったプログラムなども実践されている。

表1 ● ACTプログラムの特徴

（対　　象）	1. 重い精神障害を抱える人を対象とする
（スタッフ）	2. 多職種によるチーム（超職種チーム）でアプローチする
	3. ケースロードが少ない（利用者の上限が決まっている）
	4. チームのスタッフ全員で、1人の利用者のケアを分担・共有し、支援する
（援助の場）	5. 利用者の生活の場での援助（訪問援助）を提供する
	6. 24時間・365日体制で対応する
（援助内容）	7. サービスのほとんどを、ＡＣＴチームが責任をもって、直接提供する

2. スタッフ
①多職種チームによるアプローチ
- 利用者の多様なニーズに応じるために、さまざまな職種や経験をもつスタッフで構成される（**図1**）。当事者スタッフや家族スタッフの役割も期待されており、当事者・家族の立場からスタッフとしてかかわる人も増えてきている。
- ACTでは、多職種の専門性を生かし、さらに職種を超えたアイデアを出し合う姿勢を大切にしており、「超職種チーム：transdiciplinary team」などと呼ばれている。

図1 ● ACTスタッフの構成

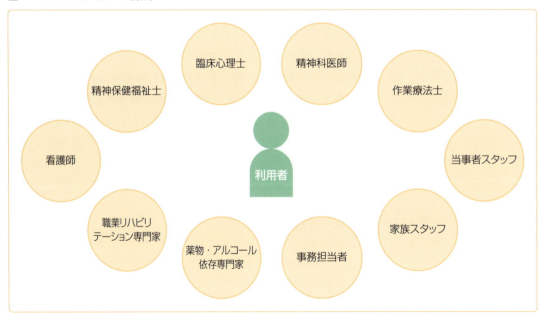

②ケースロードが少ない
- ACTチームではサービスの質を保つために、ケースロード（スタッフ1人あたりの利用者の数）の上限が10～12人とされている。したがって、10人前後のスタッフからなるチームでは約100人の利用者数を対象とする。

③チームのスタッフ全員で、1人の利用者のケアを分担・共有し、支援する
- 個々の利用者に対して、中心的にかかわるスタッフ（主ケースマネジャー）が指定されるが、その他のスタッフ全員も情報を共有し、複数のスタッフでケアを分担する。これは、担当者が不在でも質の高いケアを提供するため、また担当者が特定の利用者を抱え込むのを防ぐためであり、個々の利用者に対する責任をチーム全体で担っている。

3．援助の場

①利用者の生活の場での援助（訪問援助）を提供する
- 病院や施設に出向いてもらうのではなく、利用者の生活の場（居宅や職場、活動の場など）で援助を提供すること（アウトリーチ）を基本としている。

②24時間・365日体制で対応する
- ACTは24時間・365日の対応を原則としており、夜間・休日は主に電話での対応を中心に行う。

③継続的な支援
- 利用期限は設けず、一定期間ごとに評価を行い、ニーズのある場合には継続的に支援を提供する。

4．援助内容

①医療、保健、福祉、家族支援など幅広い支援を提供する
- 援助の内容は個々のニーズに応じて柔軟に計画される。サービス内容は処方や精神療法などの治療的なかかわり、危機介入、日常生活の支援、カウンセリング、心理教育、経済的支援の利用、就労支援、家族支援、ケアマネジメントなどが幅広く含まれる。ACTにおける主な援助内容を表2に示す。
- 利用者に入院が必要となった場合にもかかわりを続け、入院中の相談や退院計画に参加する。
- 本人だけでなく、家族や大家、雇用主などともかかわり、サポートする。

②サービスのほとんどを、ACTチームが直接提供する
- ACTでは、既存の社会資源をうまく活用することが難しかった利用者を対象としているため、ほとんどの援助サービスをACTチームが直接提供することで、包括的で継続したサービス提供を行っている。
- チーム全体のミーティングをほぼ毎日行い、個別の状況の振り返りと支援の方向性を全スタッフで共有・検討する。

ACTの援助の流れ

- ACTの援助は、図2のような流れで提供される。

図2 ● ACTにおける援助の流れ

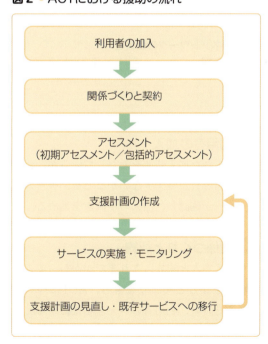

表2 ● ACTで提供される主な援助内容

薬の処方と提供	ACTの精神科医が自宅や医療機関で診察や処方を行ったり、必要時にスタッフが自宅へ薬を持参する。主治医がACT外にいる場合には、連携を取りながらサービスを提供する
病気や服薬を自己管理するための支援	個別あるいは集団での心理教育的なかかわりを通じて、病気、服薬の意味、再発のサインなどについての理解を深められるよう援助する。また、症状や副作用とうまくつきあえるよう援助する
支持的精神療法	日常生活での困難や将来への不安、家族や友人とのつきあいによるストレスなどについて、利用者の話を傾聴し、問題に対処できるようエンパワメントする。相談室にとどまらず、自宅や電話、移動中など、場所を限定せずに行う
危機介入	具合が悪くなったときにどうするか、あらかじめ利用者とともにプラン（クライシスプラン）を作成し、危機のときには、プランに基づいた介入を行う
入院中の継続的な支援	利用者が入院した場合には、入院機関との情報共有を行うとともに、退院計画にも積極的にかかわり、円滑な在宅支援を目指す
居住サービスに対する支援	利用者の意向を尊重し、安心して暮らせる場所が得られるよう、援助する。大家との調整や家具の購入など、住むために必要な援助を必要に応じて提供する
日常生活の支援	買い物、料理、洗濯や掃除、身だしなみ、公共機関や交通機関の利用などのアドバイスや、具体的な援助を行う
身体健康に関する支援	身体の病気を予防・管理するための工夫や、身体状態のアセスメント、健康診断に関する相談などを行う
経済的サービスに関する支援	年金や生活保護の利用についての相談・助言や、金銭管理についてのアドバイスを行う
就労支援	就労について、利用者の希望が実現できるよう、相談や援助を行う。雇用主との調整や、就労の場での援助（ジョブコーチ）などの支援を提供する
家族支援	家族自身が安心して暮らせるように、集団や個別の心理教育を行ったり、家族自身の相談・悩みについてアドバイスする
社会的ネットワークの回復と維持の支援	必要に応じて、他の社会資源を紹介する。また、家族や友人など利用者にかかわるネットワークを回復・維持するために、友人との交際や家族とのかかわり、グループ活動への参加などについて、支援する

1．利用者の加入

- 定められた加入基準を満たしているか、新規の利用者数が多すぎないかなどを、チームリーダーが確認し、加入の手続きを進める。

2．関係づくりと契約

- 利用者本人と家族、これまでかかわってきた専門家などと集まりをもち、ACTについて説明を行い、利用者のニーズを把握する。利用者が自分で利用を決められるよう十分な時間と配慮が必要である。

3．アセスメント

- 初期のアセスメントでは、安全・医療といった基本的なニーズを中心にアセスメントをする。利用者の話を十分に受け止めて関係づくりを行い、支援の土台を築く。
- 続いて、包括的アセスメントを行う。医療面だけでなく、日常生活、対人関係、住居や経済的状況、家族の状況、本人の気持ちや希望

を幅広くアセスメントし、利用者の困っていること、希望することをもとに、必要な支援を整理する。
- 利用者や環境の長所(ストレングス)を把握する姿勢が重要であり、本人のできること、活用できる資源なども丁寧にアセスメントする。

4．支援計画の作成
- アセスメントに基づいて、短期(2〜3か月)、長期(6か月)の目標を立て、具体的なケア計画を作成する。計画の作成に利用者が主体的にかかわれるよう、本人の意向を聞きながら進め、チーム全体の理解と合意を得て作成する。

5．サービスの実施・モニタリング
- 計画に基づいて、チームのなかでサービスを調整し、多様な支援を提供する。必要な場合には外部の支援を活用するが、直接的支援の多くをACTチームが担うのが原則である。かかわりのなかで継続的なアセスメントをし、必要であれば支援計画を修正・変更する。

6．支援計画の見直し・既存サービスへの移行
- 支援計画は約半年で見直しを行う。利用者の状態が安定し、サービスの終了を希望する場合には、移行期間を設けながらほかのサービスへの引継ぎを行う。

「精神科重症患者早期集中支援管理料」の援助の特徴

1．対象
①重い障害をもち、長期入院から退院した人および入院を繰り返す人が対象となる
- 1年以上入院して退院した人、または入退院を繰り返す人(過去3か月以内に措置入院や医療保護入院を繰り返した人)が対象となる。加えて、退院時のGAF(Global Assessment of Functioning)尺度*による判定が40以下であること、精神科医療機関への通院が困難なこと、障害福祉サービスを利用していないこと、の基準を満たす人が対象となる。

2．スタッフ
①多職種からなるチーム
- チームは多職種からなり、精神保健指定医、看護師または保健師、精神保健福祉士、作業療法士がそれぞれ1名以上いること、いずれか1名以上は専従であることが定められている。
- チームは医療機関に設置されるか、訪問看護ステーションと連携して構成される。

3．援助の場
①利用者の生活の場での援助(訪問援助)を提供する
- 利用者の生活の場(居宅や職場、活動の場など)で援助を提供すること(アウトリーチ)を基本としている。

②24時間・365日体制で対応する
- 必要に応じて、24時間体制で往診または訪問看護が提供される。

③退院後6か月以内に算定される
- 「精神科重症患者早期集中支援管理料」は、退院日から6か月以内に限って算定され、その後は通常の訪問看護や障害福祉サービス等を継続して利用する。

4．援助内容
①訪問による支援とカンファレンス
- 援助内容は、医療・保健・福祉の領域を含む。退院後6か月の期間に、集中的にかかわり、必要な医療やサービスを継続できるよう支援する。
- 月1回以上の訪問診療、週2回以上の精神科訪問看護、精神科訪問看護・指導(うち月2回以上は精神保健福祉士または作業療法士が訪問する)を含むことが決められている。また、全スタッフによる週1回以上のカンファレンス、保健所または精神保健福祉センター等と

共同した月1回以上の会議が決められている。

看護職とアウトリーチ型サービス

- 今後の普及に伴い、アウトリーチ型サービスに利用者を紹介する機会は増えると考えられる。それぞれのプログラムの特徴を理解し、利用者に説明を行い、利用者が必要なサービスを自分で選択し、受けられるよう支援することが必要である。利用が決まった場合には、面談に同席して必要な状況を共有するなど、円滑にサービスが開始されるよう支援する。
- ACT利用者が入院する場合には、ACTチームと連携を取り、入院中もACTスタッフがかかわりをもてるよう調整したり、退院時の計画をともに作成するなど、協働してかかわる。
- アウトリーチ型サービスのスタッフの一員として活動する場合には、身体状態や精神症状のアセスメント・介入など、看護職としての専門性を発揮するとともに、ケースマネージャーとして幅広い視点をもちながら柔軟にかかわることが求められる。

（瀬戸屋　希）

＊GAF尺度とは、全般的な機能レベルを評価する指標で、1-100点で評価される。点数が高いほど機能が高いことを示す。

■文献
1．西尾雅明：ACT入門　精神障害者のための包括型地域生活支援プログラム．金剛出版，東京，2004.
2．OECD：Psychiatric care beds. Health: Key Tables from OECD, 2013.
3．大島巌編著：ACT・ケアマネジメント・ホームヘルプサービス　精神障害者地域生活支援の新デザイン．精神看護出版，東京，2004.

精神障害をもつ人の看護

社会復帰への支援
地域生活支援事業

事業の概要

- 障害者が選択した場所に居住し、自立した生活を営めるよう、地域生活支援事業を市町村の責任で行うことが、障害者総合支援法により明確にされている。
- 地域生活支援事業には、都道府県事業と市町村事業がある。市町村事業には、相談支援、成年後見制度利用支援、意思疎通支援、日常生活用具給付等、移動支援、地域活動支援センター、理解促進研修・啓発、自発的活動支援がある。都道府県事業には、専門性の高い相談支援、広域的な支援、専門性の高い意思疎通支援を行う者の養成・派遣等がある。

1. 相談支援事業

- 1999年(平成11年)の精神保健福祉法改正により社会復帰施設として法定化された「精神障害者地域生活支援センター」が、精神障害者に対する相談業務を担っていたが、2005年の障害者自立支援法施行に伴い、この相談支援業務を「相談支援事業者」が担うことになった。
- 精神障害者地域生活支援センターは、相談業務のほかに日中活動の支援も実施していたが、日中活動支援は、「地域活動支援センター」の事業として再編された。
- 事業の実施主体は市町村である。
- 事業の内容は、福祉サービスの利用援助、社会資源を活用するための支援、ピアカウンセリング、権利擁護のための必要な支援、関係機関との連絡調整、地域自立支援協議会の運営などである。
- 指定特定相談支援事業者、指定一般相談支援事業者がある。特定指定相談支援事業者のうち、市町村から委託を受けた委託相談支援事業者は、総合的な相談支援、サービス利用計画作成費の対象となる者の相談支援、自立支援給付の支給決定事務の一部である障害認定調査やサービス利用意向の聞き取りができる。
- 指定特定相談支援事業者は、サービス等利用計画を作成し、利用者の希望に沿った支援を調整する。
- 指定一般相談支援事業者は、地域移行支援や地域定着支援(いわゆる地域相談)を実施する。
- 市町村は「基幹相談支援センター」を設置することができる。基幹相談支援センターは、地域における相談支援の中核的な役割を担う。

2. 移動支援事業

- 移動支援は、各市町村の判断により地域の特性や利用者の状況に応じて柔軟なかたちで実施することになっている。
- 利用形態は、①個別支援型、②グループ支援型、③車両移送型が考えられている。
- 利用対象者は、一人で外出が困難な(漠然とした不安がある、妄想がある、公共交通機関などの利用にかかわる手続きを一人で行うことが困難など)状況にある精神障害者である。

3. 地域活動支援センター機能強化事業
①目的
- 障害者等が通うことにより、地域の実情に応じた創作的活動または生産活動の機会を提供し、社会との交流の促進等の便宜を供与する地域活動支援センターの機能を充実強化し、もって障害者等の地域活動支援の促進を図る。

②利用対象者
- 創作的活動や生産活動等に取り組むことにより、地域社会と交流し、自立を目指す障害者等。

③事業内容

a）基礎的事業：地域活動支援センターの基本事業として、利用者に対し創作的活動や生産活動の機会の提供等、地域の実情に応じた支援を行う。

b）機能強化事業：基礎的事業に加え、事業形態別に以下の事業を実施する。

地域活動支援センターⅠ型…専門職員（精神保健福祉士など）を配置し、医療・福祉および地域の社会基盤との連携強化のための調整、地域住民ボランティア育成、障害に対する理解促進を図るための普及啓発等の事業を実施する。なお、相談支援事業をあわせて実施または委託を受けていなければならない、利用者数はおおむね1日20人以上とする。

地域活動支援センターⅡ型　地域において雇用・就労が困難な在宅障害者に対し、機能訓練、社会適応訓練、入浴等のサービスを実施する。

地域活動支援センターⅢ型　Ⅱ型と事業内容は同じ。利用者数はおおむね1日10名以上とする。

課題

- 地域生活支援事業は補助金事業に位置づけられているため、市町村側からすると、財政的な問題をかかえることになる。
- 財政的に厳しい市町村は、必須事業のみを実施するだけで、地域の特性やニーズにあった事業を展開することが困難である。
- サービス利用計画書を作成し、ケアマネジメントを広く行うことが求められているが、サービス利用計画作成についても、市町村の判断により必要と認めなければ作成費（16000円）が支払われない現状がある（**図1**）。
- 障害者の多様なニーズに対応できるよりよいサービスを提供するために、相談支援体制を整備することが望まれる（**図2**）。
- 相談支援事業者は精神障害という特性からも直接サービスを担うことが期待されているが、マンパワーの不足などにより十分なアウトリーチ機能を発揮しにくい場合がある。

（東　美奈子）

図1 ● 相談支援事業とサービス利用計画作成費

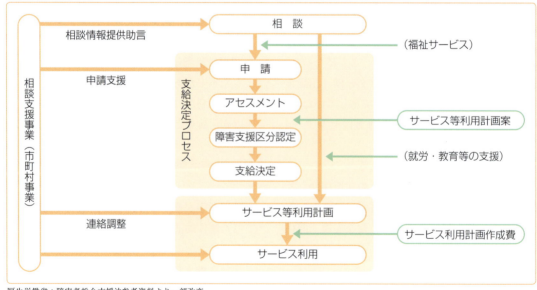

厚生労働省：障害者総合支援法参考資料より一部改変

図2 ● 相談支援体制の整備

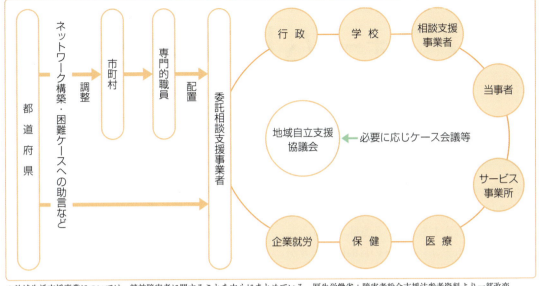

*地域生活支援事業については、精神障害者に関することを中心にまとめている。厚生労働省：障害者総合支援法参考資料より一部改変

■文献
1. 坂本洋一：図説よくわかる障害者総合支援法. 中央法規出版，東京，2013.
2. 谷野亮爾，井上新平，猪俣好正 他編：精神保健法から障害者自立支援法まで. 精神看護出版，東京，2005.

精神障害をもつ人の看護

リスクマネジメント
インフォームドコンセント

定義と目的

- インフォームドコンセントとは「imformed：知識に基づいて十分理解したうえで」「consent：合意する」という意味である。
- インフォームドコンセントの目的は、患者が受ける医療において、医療行為や治療の内容についてよく説明を受け十分理解したうえで、患者が自らの自由意思に基づいて医療従事者と医療行為や治療の方針において合意することである。医療者側は、自己決定を促すこと、理解できる内容の説明を十分に行うことが重要である。

1．精神科におけるインフォームドコンセント

- 精神科におけるインフォームドコンセントは、患者の精神症状により、同意能力や理解能力が低下していて難しいとされている。しかし、実際は病気を理解し、治療に対しての協力関係として患者および家族から信頼を得ることが、精神科では特に重要である。
- 医療者は、患者が治療を受けるために十分な情報と納得できる説明が必要となることを念頭に置いて、看護にあたらなければならない。

2．精神科に必要なインフォームドコンセントの内容

- 精神科に必要なインフォームドコンセントとしては、以下のようなものが挙げられる。
  ・診断名とその根拠
  ・現在の病状と今後の病状の予測
  ・治療方法（隔離や行動制限、処遇を含む）とその根拠
  ・薬物療法や精神療法など、治療上考えられる効果と副作用
  ・治療（検査を含む）を行わなかった場合などの、治療の有無による病状の変化
  ・入院形態や治療費について

看護師と患者の関係性を把握する

- 看護師－患者の関係の変化（H.E.ペプローの理論による）は図1のように、入院から退院までその状況において心理的な変化がある。その段階に応じた相互関係を理解し、インフォー

図1 ● 看護師－患者の関係の変化（H.E.ペプローによる）

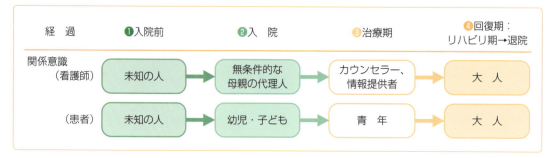

ムドコンセントを行うことが重要である。

知識と技術

- 看護師は、患者の立場に立ち、医師の指示や方針をわかりやすく説明する。その際、患者の疑問に応えられるだけの、知識と技術が必要となる。
- 特に患者の理解度、責任能力の程度、意志決定能力などの査定を行わなければならない。

1．能力の査定

- 査定にあたっては、ふだんの患者の状態像を把握する必要がある。本人の話しぶりや考え方、日常生活の能力や現実検討能力、知的能力や性格などを観察する。
- 「何か変だな」と感じる程度でも、おおよその患者の理解度や認識度の査定に結びつけられる。
- チーム間で話し合い検討すれば、看護師の観察力、洞察力は深められる。また同時に、看護師相互の共通理解につながる。

2．説明

- 説明にあたっては、どのように説明したかというよりも、どのように患者が受け止めたのかが重要である。

3．不安を取り除く環境づくり

- 看護師がそばにいることで安心させる。「病院(ここ)は安全である」という感覚をもたせる。治療者は味方であるという信頼関係を築くための環境づくりが必要になる。
- その作業を繰り返すことで、患者の真意や本意がみえてくる。患者が知りたいのは、自分が置かれた立場であり権利である。その保障を行うための説明であり、今後の治療関係を取りつけるために、納得できる情報提供でなければならない。
- 説明するときは、あたかも初めて行うかのように地道に繰り返すことも必要である。入院の必要性や現在の症状や治療、看護方針、処遇のあり方などを説明することになる。そのような場合、一度に大量の情報を提供し同意を求めたとしても、患者は困惑し動揺していることが多い。ゆっくり丁寧に患者の不安を取り除き、今、必要な援助は何かを考え、確認しながら患者の了解を得ることが大切になる。

表1 ● 治療者と患者の望ましい治療関係（フィードラーの理論による）

①感情移入している関係
②治療者は患者の問題に焦点を合わす
③患者が何でも話したいことを話してよいと感じる
④患者の信頼および信用の雰囲気がある
⑤患者が積極的役割を演じる
⑥治療者は、患者が自己の選択を自ら行うように自由にさせておく
⑦治療者は患者が表すすべての感情を、正常で理解できるものとして受容する
⑧寛容な雰囲気が存在する
⑨思いやりのある治療者
⑩ほとんどいつも、患者は自分が理解されていると感じている
⑪治療者は患者の感情を理解しようと努力している

吉森 護：人間関係の心理学ハンディブック．北大路書房，京都，1991：155．より引用改変

4．信頼関係度の指標としての留意点

- 治療者と患者の望ましい治療関係を表1に示す。
- このような患者との信頼関係づくりを意識したなかで、インフォームドコンセントを行うことが望ましい。

（相原友直）

■文献
1．出口禎子：ナーシング・グラフィカ精神看護学(2)　精神障害と看護の実践．メディカ出版，大阪，2013．
2．熊倉信宏：臨床人間学　インフォームド・コンセントと精神障害．新興医学出版社，東京，1994．
3．佐藤壹三監修，清水順三郎，神郡博編：新体系看護学33　精神看護学②　精神障害をもつ人の看護．メヂカルフレンド社，東京，2004．
4．吉森 護：人間関係の心理学ハンディブック．北大路書房，京都，1991．

精神障害をもつ人の看護

リスクマネジメント
個人情報の考え方と保護・開示

定義と目的

- 2005年（平成17年）に施行された個人情報保護法では、個人情報を「生存する個人に関する情報」であり、「氏名、生年月日、その他の記述等により特定個人の識別をすることができるもの」と定義している。
- なお、医療の場で患者が死亡した場合の遺族への情報提供については「診療情報の提供等に関する指針（2003年 厚生労働省医政局長通知）」に示されている。この指針は、「医療従事者等は、患者が死亡した際には遅滞なく、遺族に対して、死亡に至るまでの診療経過、死亡原因等についての診療情報を提供しなければならない」としている。
- 「特定個人の識別」ができないように「匿名化」すれば、この法律のいう「個人情報」ではなくなる。しかし、「匿名化」には、厳密さが求められる。簡単にほかの情報と照合することができ、それにより特定の個人が識別できるようでは、匿名化とはいえない。
- 学会発表や学術誌への掲載の場合は、匿名化すれば、本人の同意は必要なくなるが、厚生労働省の「医療機関等での個人情報の取り扱いについてのガイドライン」（2004年）では「十分な匿名化が困難な場合は、本人の同意を得なければならない」としている。
- このガイドラインでは、医療分野での個人情報にあたるものとして以下のものをあげている。診療録、処方箋、看護記録、検査所見記録、X線写真、紹介状、退院サマリーなど。

臨床の場での留意点

- 個人情報保護法では、本人の同意を得なければ第三者に個人情報を提供できないとの原則がある。したがって、看護学生が実習を行う際には、患者に事前にわかりやすい説明を行ったうえで診療録、看護記録等の個人情報を利用する旨の同意を得る必要がある。その同意は、患者本人、あるいは家族と文書で取り交わすことが望ましいとされている。
- 外来での患者の呼び出しに名前を呼ぶかどうか、あるいは病室やベッドへの氏名の掲示も、本人の意向を聞いて、個別に対応する必要がある。名前は、いうまでもなく個人を特定できる重要な情報であり、同意を得てしか掲示等はできない。
- 一方、患者取り違えが重大な結果を招くこともあるので、患者の氏名を呼び、確認することは事故防止にもつながる。記銘力の減退した入院患者にとっては、自分の病室の確認の

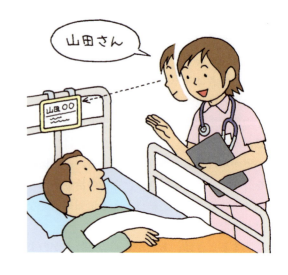

ために氏名の掲示が必要なこともあるし、見舞い客にも便利である。患者の名前をどう扱うかは、個人情報保護のみでなくリスクマネジメント、患者・家族にとっての利便性等の側面からの検討も必要なことを忘れてはならない。
- 個人の求めに応じて個人情報を開示しなければならないというのも、個人情報保護法の基本的な考え方である。診療録、看護日誌などの個人情報も、その個人から開示請求があった場合は、待たせることなくその患者の個人データを開示するのが原則である。
- しかし、病院側が開示を拒否できる場合もある。「本人または第三者の生命、身体、財産、その他の権利権益等を害するおそれ」のある場合である。がんの告知でも、告知に耐えられるだけの精神的な強さをもっているかどうかが問題となることがある。告知後、抑うつ、自殺企図等が起こりうるからである。
- 個人情報保護法は5000件以上の個人情報を扱う事業者に適用される法律である。通常、膨大な情報は特定の個人情報を検索できるように「個人情報データベース」としてまとめ上げて利用する。「個人データ」を集めたものが「個人情報データベース」である。
- 個人情報保護法は、大量の個人データが蓄積され、その流出が社会問題となる情報化社会の不安を背景として制定された。個人情報の安全な管理が必要である。事業者には、情報の漏えいが起きないような管理体制を整えることが義務付けられている。

（吉浜文洋）

精神障害をもつ人の看護

リスクマネジメント
個人情報の扱い―カルテ開示―

定義

- 「診療情報」とは、診療の過程で、患者の身体状況・病状・治療などについて医療従事者が知り得た情報のことである。
- 「診療記録」とは、診療録(カルテ)、処方箋、手術記録、看護記録、検査所見記録、X線写真、紹介状、退院した患者にかかわる入院期間中の診療経過の要約、その他の診療の過程において、患者の身体状況・病状・治療などについて作成・記録または保存された書類・画像などの記録のことをいう。
- 「診療情報提供」とは、具体的な状況に即した適切な方法(口頭による説明、説明文書の交付、診療録の開示など)により、患者などに対して診療情報を提供することをいう。
- 「診療記録の開示」とは、患者の求めに応じて、診療記録を閲覧に供すること、または写しを交付することをいう。

目的

- カルテ開示の目的は、以下のようなものである。
  ①患者が診療情報の提供を受けることで、自分の疾患や診察内容を理解する。患者やその家族が疾患についての適切な知識や疾病管理、対処技能を身につけることによって、治療や療養に主体的に参加することを目指す。
  ②医療従事者が診療情報を積極的に提供することによって、医療従事者と患者が協働して疾病を克服するためのよりよい信頼関係を構築する。
  ③医療従事者および医療機関管理者の、診療情報の提供などに関する役割や責任の明確化・具体化を図る。

留意点

- 1981年に採択された「患者の権利に関するWMA(世界医師会)リスボン宣言」では、「患者は、いかなる医療上の記録であろうと、そこに記載されている自己の情報を受ける権利を有し、また症状についての医学的事実を含む健康状態に関しての十分な説明を受ける権利を有する。しかしながら、患者の記録に含まれる第三者についての機密情報は、その者の同意なくしては患者に与えてはならない」(7.a)、「例外的に、情報が患者自身の生命あるいは健康に著しい危険をもたらすおそれがあると信ずるべき十分な理由がある場合は、その情報を患者に対し与えなくともよい」(7.b)と定めている。
- つまり、非開示にできる場合を「情報が患者自身の生命あるいは健康に著しい危険をもたらすおそれがあると信ずるべき十分な理由がある場合」と限定しており、具体的には以下のような除外事由がある。
  ①情報開示が患者の不利益となる場合(治療への悪影響、自傷の危険)
  ②情報開示が第三者の不利益となる場合(他害の危険、情報を提供した第三者の身元判明等の不利益)
  ③保護者や家族等の代理人による開示請求の

場合、患者がそれらの者には知られないことを期待している情報
④措置入院（特に他害防止を目的とするもの）の患者については、患者に判断能力があれば、開示が患者に悪影響を及ぼすものとして判断できる場合

- さらに個人情報保護法では、開示しない旨の決定をしたときは、本人に対し「遅滞なく、その旨を通知しなければならない（法25条2項）」とし、本人が求めた措置と異なる対応をする場合は「本人に対し、その理由を説明するよう努めなければならない（法28条）」としている。

（相原友直）

■文献
1. 医療機関等における個人情報保護のあり方に関する検討会：診療情報の提供等に関する指針（別添），2004年6月
2. 厚生労働省：医療・介護関係事業者における個人情報の適切な取扱いのためのガイドライン，平成22（2010）年9月17日改正
3. 丸山英二：精神科医療におけるインフォームドコンセントとカルテ開示，兵庫県精神神経科診療所協会例会講演，2002.

図1 ● カルテ開示を求められたとき（診療情報の提供）のフローチャート

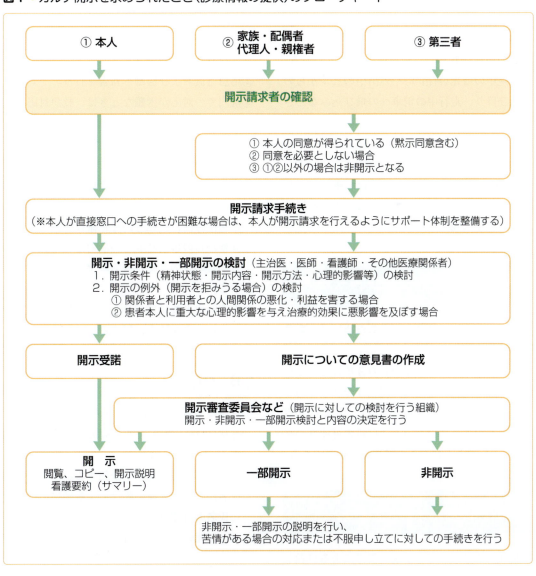

精神障害をもつ人の看護

リスクマネジメント
自傷・自殺防止

精神科における自傷・自殺

- 近年、自殺率は減少しつつあるが、大きな社会問題として変わらない現状がある。精神科臨床場面においては、開放処遇が進められ、自殺の問題は人権擁護と自殺防止義務において予防対策も含め重要課題の一つである。
- 精神科患者のなかには、幻聴・幻覚・妄想などの精神症状から自殺を図るケースもある。入院中の縊死（首吊り）や外出中のビルからの飛び降り、走行中の電車への飛び込みなどさまざまである。
- こうした経過をたどるには、患者自身に何らかの「理由（疾患・入院生活・家族や生活背景・失望・悲観など）」がある場合が多い。これらを防止するために看護師としての観察留意点を表1に記した。

自殺企図のアセスメント

- 自殺企図をアセスメントするためには、表2の項目を確認する。
- 11項目のなかでの「SAD」の3項目であるうつ状態の既往、または、現在うつ状態であって、アルコールや薬物を常用し、情緒的サポートを得られていないと「自殺の可能性が高い」ということになるので注意が必要である。

事故への対応

- 縊死および飛び降り事故、服毒による自殺が起きたときの対応は、以下のとおりである。

A. 縊死

①縊死（入院中の事故として多い）による自殺を発見した場合は、ただちにひもを切断し救急処置対応を行う。
・注意点としては、ひもの結び目は解いてはならない。それは、自殺か他殺かの判断となりうるからである。
②応急処置および医師へ報告を行う。
③院内での対応が困難なときは、救急対応病院へ搬送する。
④死亡確認の際は、警察へ通報し検死の終了後に死後の処置を施行する。
⑤事故当日の症状、発見した場所や時間、処置の内容と経過、死亡時刻、警察への通報時間と来院時間、検死時間を正確に記録する。
⑥警察からの事情聴取への協力を行う。
⑦外部との対応とした緊急時マニュアルを整備する。
⑧院内医療事故対策委員会等で事故原因や方法を分析し再発防止に努める。

B. 飛び降り

①救命に努めつつ、応援を求め医師へ報告する。
②症状（外傷・骨折等）を確認し応急処置を実施する。
③状況に応じて救急車を依頼する。
④氏名が特定できない際は、全病棟に応援要請し氏名の確認を行う。

以下、縊死の②〜⑧を行う。

表1 ● 自殺防止のための観察留意点

項目	観察事項	留意点とポイント
患者自身	自殺企図の既往のある患者	
症状	・初めての入院患者で病状把握が不十分な場合 ・退院要求の訴えが頻回にある場合 ・気分が沈みがち ・うつ病 ・自責感や罪責感が強い場合 ・不眠傾向にある場合 ・急激な体重変化のある場合	● 表情がさえない、涙を流す、ため息が頻回、興味がなくなるなど **Point!** ・抑うつ状態からの回復期 ・抑うつ状態での罪責、希死念慮が強い場合 ・早朝覚醒して、熟睡感がないと訴える場合 ● 自分が悪い、誤っていたと発言するなど ● 早朝覚醒、不眠の訴えが頻回になるなど ● 1か月で10％の増減など
環境	・それまで元気のあった患者が、家族の面会後などに急に落ち込み始めた場合 ・家族や家のことを頻繁に気にして連絡（電話等）を強く要求し、何度も同じことを確認に来る場合（家族関係の変化） ・家族や友人など親しい人が亡くなったことを知らされ、急に沈みがちになった場合（喪失体験）	**Point!** 落ち込みや悲嘆の反応がなくても注意・観察は必要である
徴候	・死（自殺）を予感させる言動があった場合 ・精神症状が改善して、病気に対する認識が高まり、現実感が戻って急激な変化などが見られた場合（目覚め現象） ・入院後約3か月経過しても病状の改善が少なく、他の患者やスタッフとの接触も少なくて一人で沈み込んだりすることが多く、医療者側が対象の患者の病状や個人的特徴をつかみにくい場合	● 希死念慮の訴え、遺書、身辺整理、自殺願望、自殺や死に関する幻聴・妄想など **Point!** ふだんと違う言動や行動があった場合
薬		● 抗精神病薬の副作用 ・抑うつ状態の出現 ・アカシジアの出現（静座不能症）：じっとできずに立ったり、歩き回ったりすること
ものと場所	・人目のつかない物陰 ・トイレ・洗面所・ベランダ → 縊死 ・かみそり・はさみ・ナイフなどの刃物→傷害 ・ビニール袋・トイレットペーパー→窒息 ・浴室→溺死 ・屋上→飛び降り ・電車・自動車→飛び込み 交通事故死のなかには、自殺によるものも含まれるといわれている ・薬→大量服薬 ・洗剤・漂白剤・化粧品→中毒 揮発性のある化粧品を使用してライターで火をつけ全身火傷	**Point!** 高層化の精神科病院も多くあり上階の病棟の窓・ベランダの施錠には十分注意する必要がある ・インターネットにおいて「自殺サイト」をチェックしていた患者もいた ・何m以上の階からの飛び降りは確実に死に至るなど 低い位置の木の枝をすべて伐採している精神科病院の院庭（斎藤病院／東京都府中市）

表2 ● 自殺企図アセスメント

＊SAD CHILDRENと覚えて、一つひとつの文字の意味からアセスメントを実施する。

S	情緒的なサポートシステムを有しているかの確認
A	アルコールや薬物の常習をしていないかの確認
D	うつ病に陥ったことはないか、現在うつ状態でないかの確認
C	コミュニケーションがきちんと図れるかの確認
H	憎しみの感情はもっていないかどうかの確認
I	合併症を有しているかどうかの確認
L	自殺の方法として確実に死に至る方法を知っているかどうか
D	統計上の自殺頻度の高い年齢ではないかの確認
R	看護師の直感的反応はどうか
E	ストレスになるような大きな出来事はないかの確認
N	希望はあるかどうか

浅井邦彦, 粕田孝行, 河合洋：新看護学［15］精神看護. 医学書院, 東京, 2000：135. より転載改変

C. 服毒自殺
（睡眠剤、精神薬の大量服薬、消毒薬、漂白剤の飲用）

① 経口摂取した毒物の種類、量、時間の確認。
② 毒物の種類、量、時間に応じた対応をする。
  a. 吸収の阻害として、以前は胃洗浄を優先していたが、最近では活性炭投与を推奨している。ただしリチウムは活性炭を吸着しないので、注意を必要とする。
  b. 消化器運動抑制作用のある睡眠薬・抗コリン薬、中枢神経抑制薬などの薬品の場合：服用後8～12時間経過しても除去できる可能性がある。
  c. 催吐禁忌な場合：以下のようなものがある。
- 意識鈍麻でけいれん、嘔吐反応がない場合では、窒息や誤嚥(ごえん)の危険がある。
- 酸やアルカリ、または、腐食性物質を摂取している場合。
- 揮発性物質であるガソリンや灯油、およびこれらが、金属、殺虫剤などの溶媒として使用されている場合。吸入されることにより肺炎を発症したり中枢神経抑制を増強させてしまう。
- 鋭利な固形物質を飲用している場合。

③ 経時的にバイタルサインのチェックをして毒物の排除に努める。

以下、縊死の④～⑧を行う。

事故が発生した際に看護記録に記入すべき項目

■ 事故発生時に看護記録に記載する項目を以下に示す。

- 発見時 → 場所、時間
- 応急処置 → 処置の内容と経過
- 症状 → 事故当日の症状、発生前後の症状
- 家族に対して → 連絡した時間、医師が説明した内容と対応
- 救急指令センター（119番通報）→ 救急車依頼時間、搬送先と搬送時間
- 警察 → 通報時間、来院時間、検死に要した時間

留意点

- 患者の入院時に、自傷行為や自殺企図の情報がある際には、入院中継続的な観察が必要である。特に抑うつ感情が著明な場合や、自殺をほのめかしたり、不安を強く訴えたりする場合などは集中的に観察を行い、屋外での散歩、レクリエーションへの参加は控えることが望ましい。
- 主治医の変更や肉親の死、親しい友人の死など外的変化が生じた際は、患者の行動に注意する必要がある。人との別れや人間関係の喪失によることで不安が増強し、急激な抑うつ感情が表出することがあるためである。
- 肉親の死亡への反応は1〜2か月後に現れることがあるため、継続的な観察を必要とする。
- 看護チーム全体で、自殺防止を図り、常に患者に関心を向けることが大切であり、必要に応じて自殺に利用できるもの(刃物、ひも、ベルト)は患者に説明をして入院時に預かることも必要である。

(片平真悟)

■文献
1. 青木民子, 相馬厚, 篠原昇子:身体合併症をもつ精神科患者へのアプローチ 都立松沢病院の看護実践から. 精神看護出版, 東京, 2003:29-30.
2. 宮岡等, 上條吉人:精神障害のある救急患者対応マニュアル. 医学書院, 東京, 2007:137.
3. 日本精神科看護技術協会:精神科ナースのための医療事故防止・対策マニュアル. 精神看護出版, 東京, 2002:32 33.
4. 坂田三允 総編集, 萱間真美 他編集:精神看護エクスペール3 身体合併症の看護. 中山書店, 東京, 2004:128-133.
5. 杉田多喜男:精神科医療における自殺とその予防策. 日本精神病院協会雑誌 2001;20(5), 34-63.

精神障害をもつ人の看護

リスクマネジメント
攻撃防止

定義と目的

- 保健医療福祉機関の利用者は多くの場合何らかの悩みを抱え、さまざまなストレスから苛立ちや怒りを看護師にぶつけることがある。このような攻撃的行動を予防し管理することは、精神科に限らずすべての看護師にとって重要なスキルといえる。
- 重症患者の増加や在院期間の短縮化、臨床における人手不足など昨今の医療現場の問題や、医療機関の利用者の権利意識の増大も、利用者からの攻撃性の増加に影響をおよぼしている。
- 精神科に入院する前後の患者の多くは、病状のピークにあり、適切な対処ができないために暴力的言動が起こり得る。それゆえ、精神科の看護師が患者の怒りや攻撃的行動の危険性を査定し、適切に介入できることが求められる。

- 攻撃には、暴言、誹謗、中傷などの言葉により個人の尊厳や価値をおとしめるもの、不快感や嫌悪感をもたらすようなセクシュアルハラスメント、そして、恐怖心を与えるような威嚇や脅迫、および殴る、蹴るなどの身体的な暴力が含まれる。
- 攻撃には図1のような段階がある。言語的攻撃は言葉によるものだけなので深刻にはとらえられないことがあるが、身体的暴力が出現する前にしばしば起こり、危険性がエスカレートする徴候のひとつと理解できる。
- 患者の攻撃的言動の発生への影響要因としては、図2のように、精神科病棟に入院したことによる環境的ストレス要因、そこでサービスを提供している医療スタッフのコミュニケーションスキルを中心とした援助の質に関連したストレス要因と、患者自身のもつ特異的要因とが絡み合った結果、患者自身の認知的脅威が増大し、攻撃的言動が引き起こされると考えられる。単に患者の病的状態にのみ原

図1 ● 攻撃の階層性

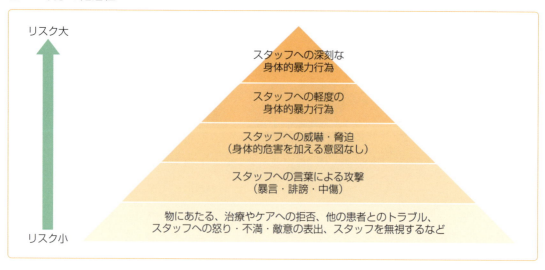

図2 ● 攻撃性への影響要因とその関連

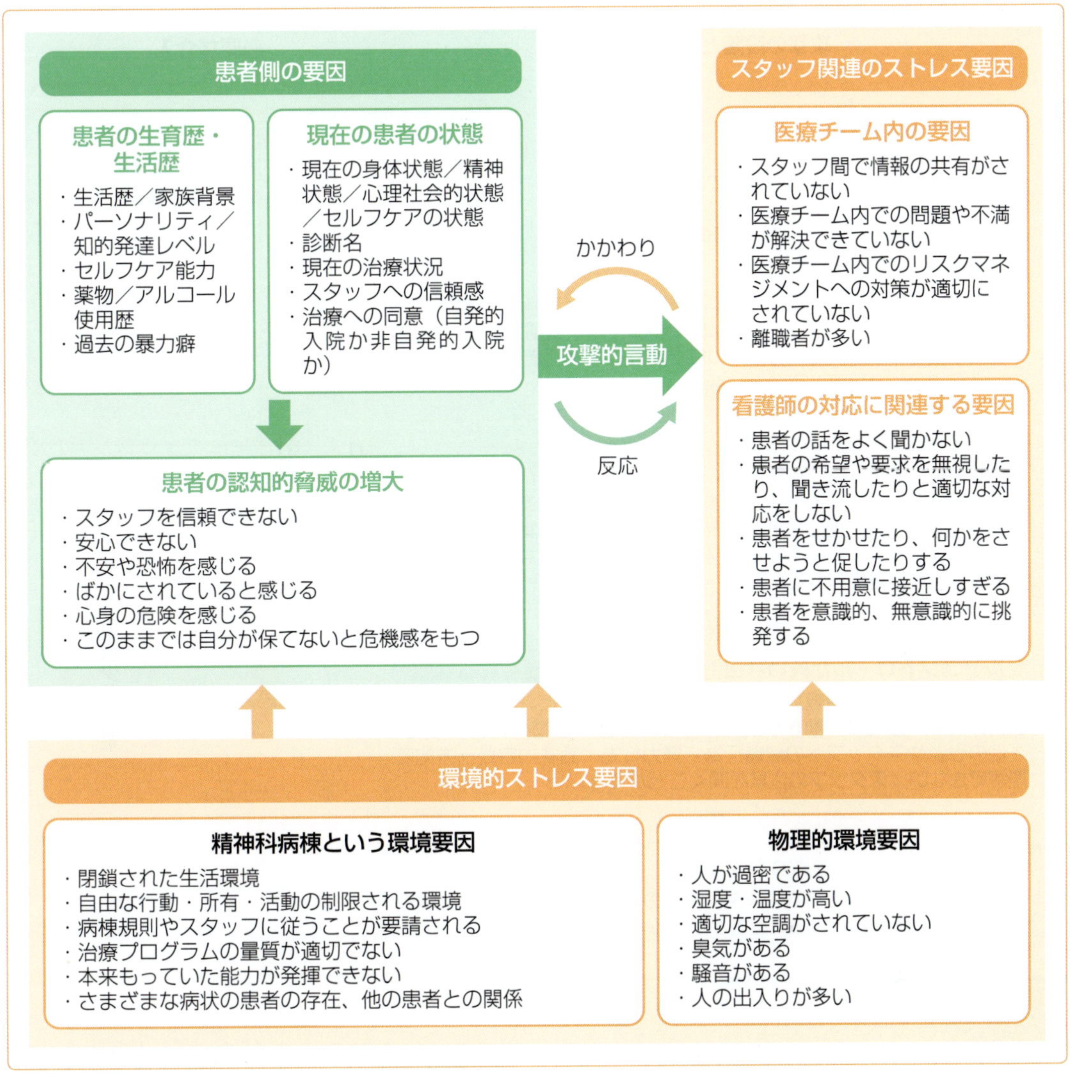

患者側の要因

患者の生育歴・生活歴
・生活歴／家族背景
・パーソナリティ／知的発達レベル
・セルフケア能力
・薬物／アルコール使用歴
・過去の暴力癖

現在の患者の状態
・現在の身体状態／精神状態／心理社会的状態／セルフケアの状態
・診断名
・現在の治療状況
・スタッフへの信頼感
・治療への同意（自発的入院か非自発的入院か）

患者の認知的脅威の増大
・スタッフを信頼できない
・安心できない
・不安や恐怖を感じる
・ばかにされていると感じる
・心身の危険を感じる
・このままでは自分が保てないと危機感をもつ

かかわり
攻撃的言動
反応

スタッフ関連のストレス要因

医療チーム内の要因
・スタッフ間で情報の共有がされていない
・医療チーム内での問題や不満が解決できていない
・医療チーム内でのリスクマネジメントへの対策が適切にされていない
・離職者が多い

看護師の対応に関連する要因
・患者の話をよく聞かない
・患者の希望や要求を無視したり、聞き流したりと適切な対応をしない
・患者をせかせたり、何かをさせようと促したりする
・患者に不用意に接近しすぎる
・患者を意識的、無意識的に挑発する

環境的ストレス要因

精神科病棟という環境要因
・閉鎖された生活環境
・自由な行動・所有・活動の制限される環境
・病棟規則やスタッフに従うことが要請される
・治療プログラムの量質が適切でない
・本来もっていた能力が発揮できない
・さまざまな病状の患者の存在、他の患者との関係

物理的環境要因
・人が過密である
・湿度・温度が高い
・適切な空調がされていない
・臭気がある
・騒音がある
・人の出入りが多い

因を帰属できない。
■ 攻撃防止とは、こうした事態に患者自身が陥らないように、予防としての介入、患者がいったん攻撃的になったときにそれをエスカレートさせない介入、また事後の振り返りを通して患者の自己理解と対処能力を高めるための介入が含まれる。
■ 攻撃防止の目的は、攻撃のエスカレートを防ぐことにより、患者と周囲の人々の安全を守ること、そしてそれと同時に、患者自身が不満や怒りの原因を探ったり、適切な対処方法をとることができるように支援することにより、対処能力を高めることにある。

介入が必要な状況・現象

■ 患者からの攻撃は多くの場合、以下のような状況で起こりやすくなる。
①入院治療を受けることに患者自身が同意していない場合
②今後の処遇や退院について見通しがもてない場合
③治療環境や心理社会的状況に変化があった場合
④過去に暴力を振るった経歴がある場合
⑤知的発達障害や認知症、精神症状のために

図3 ● 攻撃の段階と必要な介入のポイント

攻撃の段階と患者の状態

- **危機のない状態**
  ふだんのその人らしく、落ち着いている状態

- **危機のサインを見せ始める状態**
  生活リズムの変化／ふだんと異なる態度や様子／表情や言動の変化（動きが活発になる、声のトーンが高い、速く話す、表情がかたいなど）／他の患者とのトラブル／看護師の話を聞くことはできる

- **危機のサインが大きくなる状態**
  表情や言動の変化（目つきが変わる、目が泳ぐ、イライラと歩き回る、話す内容は攻撃的・被害的・まとまりない、大声を出す、怒鳴る、ものに当たるなど）／他の患者やスタッフへの威嚇／言葉による攻撃／無理な要求がエスカレートする／スタッフの話が聞けなくなる／自己の振り返りが困難になってくる

- **セルフコントロールが失われ自他への危険性が大きくなる状態**
  表情や言動の変化（視線が合わない・目がすわるなど、現実離れした表情、大声、怒鳴る、動きが活発になる、ひどい器物破損行為など）／他の患者やスタッフへの威嚇行為／暴力行為／話す内容が一方的で理解できない／スタッフの注意を聞くことができない

- **セルフコントロールを取り戻す状態**
  攻撃性は沈静化されている／スタッフへの拒否や怒り、あるいは後悔や申し訳なさの表出がみられることがある

必要な介入

患者のセルフコントロールを取り戻す援助

リスクアセスメント／リスクモニタリング／リスクの減少と回避

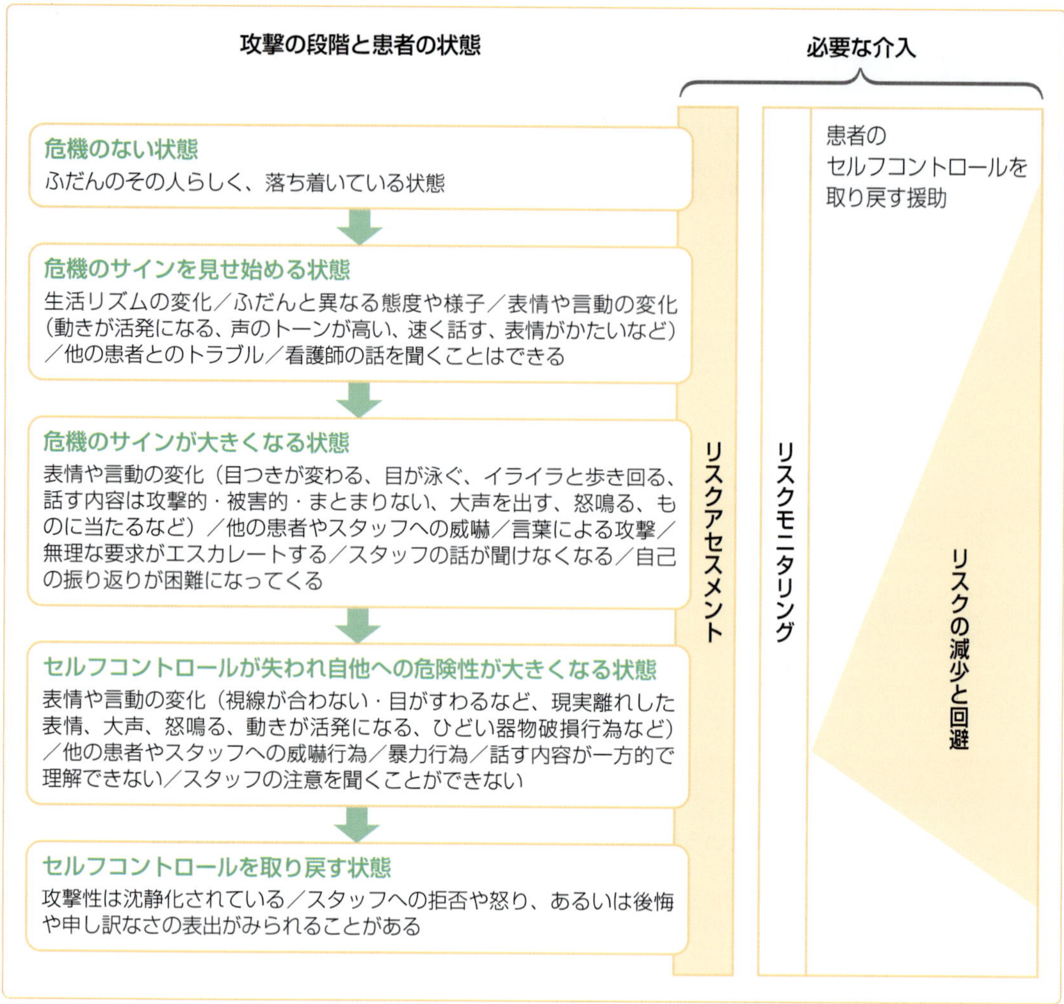

自身の置かれている状況や周囲の人のかかわりが理解できない場合や、脅威と感じられる状況

- 患者の攻撃はふだんの落ち着いている状態から、少しずつサインが見え始め、次第にセルフコントロールを失っていき、最終的には他者の介入がなければ自他の安全が保たれない段階までエスカレートし、介入を受けることで再び自身のセルフコントロールを取り戻していくという一連の過程のなかでとらえることができる。
- 攻撃の段階の患者の状況と必要な介入のポイントについて図3に示した。

介入の方法

A. リスクアセスメントおよびリスクモニタリング

- ふだんと違う徴候（例：苛立ち、落ち着きのなさ、表情や態度の変化など）がみえる患者については、現在の精神状態、身体状態、過去の問題行動（特に暴力を振るったことがあるか）、これまでの問題行動への対応法などをスタッフ間で共有する。
- リスクアセスメントの内容としては、①攻撃の対象、程度、頻度、可能性の評価、②攻撃の原因、影響要因の特定、③攻撃を緩和させ

る要因とエスカレートさせる要因の特定、④患者自身の意味づけの理解、⑤適切な介入方法の検討が含まれる。
- リスクモニタリングとしては、観察するスタッフの数、頻度、観察の仕方、その結果の共有の仕方等をあらかじめ計画し、連続的な時間経過の中で評価をする。看護師の「おや？」「いつもと違う」「何か変だ」という感覚を大事にし、それをチーム内で共有し、適切な観察によりリスクアセスメントを継続的に実施することが求められる。

B. セルフコントロールを取り戻す（攻撃のエスカレーションを防ぐ）ための介入

- 患者には、まず落ち着いた静かな環境で過ごしてみることを勧める。
- 患者とは手が届かない程度の距離をとり、立っているときには真正面に立たないで、斜め前に半身になって立つ。患者と目線を合わせ、座ることができそうなら座るように勧め、タッチングが有効な場合には身体に軽く触りながら話を聞く。
- 言語的対応としては、看護師は落ち着いた、低めの声でゆっくりと明解な言葉で話しかける。具体的には以下のとおりである。
  - ・看護師にみえる患者の状態をフィードバックする。
  - ・患者のつらさを思いやる言葉を返す。
  - ・自分の思いや気持ちを言葉にしてみることを勧める。
  - ・問題の解決を一緒に考える。
  - ・以前うまく解決できた方法を試してみることを提案する。
  - ・無理な要求には対応が難しいことを伝える。
  - ・看護師自身の思いや気持ち（役に立ちたい、つらいけど我慢してほしいなど）を伝える。
  - ・エスカレートしそうな場合には、いったん患者から離れる。

C. 攻撃による危険の減少と回避のための介入

- 攻撃による危険性が大きいと判断された場合には、以下のようなことを行う。
  - ・真正面や真後ろから声をかけない。
  - ・目線の高さを患者と同じにする。
  - ・話をする場合には間に机を挟む、また部屋の出入り口に近いところに自分の位置を置く。
  - ・自分が攻撃のターゲットとなり自分一人で対応しているときには患者から離れる。
  - ・十分な数（5～10人）のスタッフをそろえ、患者の攻撃性を減少させる。

D. 患者の対処能力を高めるための教育的介入

- 怒りや攻撃がうまくコントロールできない患者については、患者が落ち着いているときに、他者との関係のなかで怒りや攻撃をどのようにコントロールするのか、他者への自分の気持ちの伝え方なども含めて、コミュニケーションスキルの練習やセルフコントロールの練習をすることができる。また、認知行動療法的な支援も有効になってくる。

E. 患者のストレスを緩和する（攻撃を予防する）ための介入

1. 物理的環境の工夫

- 入院生活に伴う環境的要因による苦痛や不満を緩和するためには、以下のような工夫が必要である。
  - ・清潔で潤いのある環境を確保する。
  - ・共用設備は複数用意する。
  - ・自動販売機の導入。
  - ・共有スペースは小さく居心地よく配置する。
  - ・患者の状態に合わせて段階を踏んだ開放スペースを用意する。
  - ・看護師の存在がみえる工夫をする。

2. 病棟の治療的環境づくり

- 患者の悩みやトラブルについて、日ごろから看護師が関心を寄せ、相談にのる。またコミュニティミーティングなどの集団療法的アプローチを活用し、相互に話し合い、相談できる場において問題を解決できる環境づくりが、患者の攻撃性を緩和したり、攻撃的な患者には問題の解決方法のモデルを学習する機会を提供することになる。

3. 看護チームによる柔軟な看護の提供

- 一般的に精神科病院では、入院患者に守ってもらうべき約束事が病棟のしおり等に示されている。
- 患者の状態や置かれている状況により、攻撃が起きてくる要因や影響因子はさまざまである。このため、看護師が一律な対応をすることで、かえって攻撃をエスカレートさせる要因になることもある。
- 個別ケアはどの程度柔軟に対応させることができるのかも、日ごろからチーム内で情報交換を行い、一貫性をもたせるようにすると、攻撃防止への効果を発揮することができる。

介入の留意点

- 看護師が患者から攻撃を向けられ身体的暴力などを受ける実態からは、多くの場合、看護師が自分一人で事態を収めようとするときに起こっていることも報告されている。
- 患者、看護師双方の危険を防止するためには、まず、無理をしないということが重要である。
- 看護師が攻撃のターゲットになりやすいが、ターゲットとならないようにする工夫や日ごろからの関係づくり、ターゲットとなってしまったときには、看護チーム内での対応の工夫も必要になってくる。
- マンパワーのある日勤帯において個々の患者のニーズを把握し、セルフケアニーズを充足させることは、患者の攻撃性が暴力へとエスカレートするのを防ぐ効果がある。
- 日ごろのケアそのものがないがしろにされている病棟のなかで、いくら患者の攻撃防止に取り組もうとしても困難である。日勤帯における十分な看護の提供は、患者の変化の徴候を早期に発見しやすくなり、また、マンパワーの少ない夜勤帯での看護計画の検討にもつながる。
- 患者の攻撃性は、医療現場で提供されているコミュニケーションスキルを中心としたサービスの質と深く関連している。このため、看護師は自身の治療的コミュニケーション能力を妨げるストレスに気づくことが重要となる。
- 看護師の疲労、不安、怒り、また無気力は患者への共感的接近を難しくさせる。看護師が職業上や私生活の問題に圧倒されているような状況では、患者に対するエネルギーは大きく減少する。患者に対する陰性の逆転移は看護師の怒りや不安、患者への拒否など非治療的反応を起こさせる。このため、継続的な自己理解を看護師ができるような研修や支援が必要となってくる。
- 攻撃を未然に防止するためのアセスメントを行い、発生している攻撃と向き合い、積極的に取り組むためには、日ごろの看護実践の振り返りと、看護師に重大な影響を与えた事例の丁寧な検討が求められる。

(鈴木啓子)

■文献
1. 岡田実編著:暴力と攻撃への対処 精神科看護の経験と実践知. すぴか書房, 和光, 2008.
2. 岡田実:患者の攻撃性と向き合うことを可能にする精神科看護師の主体条件―興奮のde-escalationに焦点を当てて―. 北海道医療大学看護福祉学部学会誌 2011;7(1):79-84.
3. Stuart GW. Preventing and Managing Aggressive Behavior. In Stuart GW. *Principles and Practice of Psychiatric Nursing*, 10th ed. St.Louis,USA : Elsevier Mosby ; 2013 : 572-573.
4. 鈴木啓子, 吉浜文洋編著:暴力事故防止ケア. 精神看護出版, 東京, 2005.

精神障害をもつ人の看護

リスクマネジメント
身体拘束

定義と目的

- 身体拘束とは、一時的に当該患者の身体を拘束し、その運動を抑制する行動の制限であり、患者の生命の危険、重大な身体的損傷を予防し、安全を確保するために行われるものである。
- 身体拘束は、代替方法が見いだせるまでのやむを得ない処置として行われる行動の制限である。制限が強く二次的障害を引き起こす可能性もあるため、できる限り早期に他の方法に切り替えるように努める必要がある。
- 法的には、他者の身体を拘束することは憲法で保障されている基本的人権の侵害にあたる。たとえ正当な理由があり治療として行うにしろ、必要最小限でなければならず、実施にあたっては精神保健福祉法の規定（第36条第2項）に定められた手続きに従い、患者の人権の尊重に十分留意すべきである。
- 身体拘束の必要性は、精神保健福祉法の規定に基づき、精神保健指定医の診察と指示によって行われるべきものであり、看護師の判断だけで行うことはできない。

図1 ● マグネット式拘束帯のパーツと使用例

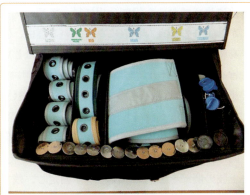

マグネット式拘束帯セット

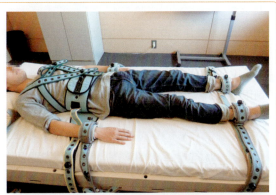

四肢、腹部、胸部をマグネット式拘束帯で固定した状態

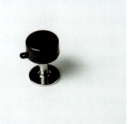

パテントボタン（拘束帯を固定するボタン。人力ではロックが外れない構造になっている）

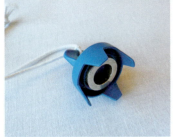

マグネットキー（磁力でパテントボタンのロックを解除する）

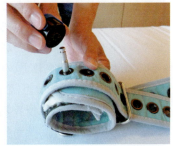

拘束帯からパテントボタンを外すところ

マグネット式拘束帯セットとパテントボタンの写真提供／株式会社ピネルジャパン

図2 ● 身体拘束が必要となる状況

自傷他害のリスクが大きい状況	→	左記の状況に対して、さまざまな対策をとるが…	→	他の手段により事態が改善しない状況 ＝ 身体拘束の必要な状況	→	精神保健指定医の診察・指示	→	身体拘束の実施
・自殺企図または自傷行為が著しく切迫している場合 ・幻覚／妄想、あるいは躁状態などによる興奮や暴力行為が顕著であり、自他への危害を加える危険性が大きい場合 ・せん妄など意識障害により自他への危険な行動がある場合		・身体の安全性を考慮して選択された薬物の種類や量が鎮静に不十分な場合 ・隔離のみでは患者に接近できず、迅速かつ十分な医療行為を行うことが困難な場合 ・生命を維持するために必要な医療行為を行うことが困難な場合（経管栄養、点滴等のカテーテルの抜去、転倒・転落の防止など）		身体の安全の確保のための代替手段を試みた結果、他のいかなる手段を用いても安全の確保ができないと判断された場合				

- 身体拘束を行うためには、部分的または段階的な解除が可能なことや着脱が容易であること、さらに安全性の面からマグネット式拘束帯を使用することが推奨されている（図1）。

介入が必要な状況

- 拘束は、自傷他害のリスクが間近に差し迫っていて、患者の生命を保護するために他に代替手段がない場合、最終的に判断される行動制限である。
- 具体的には図2のような状況が想定される。

介入の方法

- 拘束をする可能性がある場合には、看護師はチーム内でその患者の状態の把握とリスクアセスメントを適切に行う必要がある。
- 拘束にあたる複数（5名以上）のスタッフをそろえ、あらかじめ役割分担（患者への説明および身体拘束のための医療スタッフへの指示を出すリーダー役1名、リーダーの指示を受けて動く者4名以上）を決めておく。
- スタッフ自身が身につけているもので患者を傷つける可能性のある物（例：腕時計、眼鏡、ボールペン等）を取り外す。当該患者の周辺の環境にも注意を払い、取り除くべき危険物の除去、他の患者に離れてもらうなどの対応をする。
- 患者からは、攻撃を受けない距離をとり、半身の姿勢をとる。精神保健指定医の診察の結果、身体拘束の指示が出された場合には、事前に決めておいた役割分担に従ってリーダーが、①このような状態になっている理由、②身体拘束の必要性、③患者に協力してほしい旨を伝える。
- 患者の両脇に各1名のスタッフが寄り添い、拘束する部屋へ誘導し、拘束をする。その際、患者の拒否や攻撃が強い場合にはいったん仰向けにして、受傷させないように床に押さえ、上肢の関節を2名のスタッフが固定し、残りの2名が下肢を固定する。
- 患者の協力が得られるかどうかを確認しながら、得られる場合には、再度、声をかけながら誘導する。協力が得られない場合には、スタッフ5名で頭部、四肢を制御しながら拘束をする部屋まで患者を移送する。
- あらかじめ拘束帯をセットしてあるベッドに患者を仰臥位にし、ベルト、装飾品など、危険物になる可能性のあるものを預かる。頭部、上下肢の関節を各スタッフが固定し、上肢から素早く順番に拘束していく。

- リーダーは患者への丁寧な対応をこころがけると同時に、スタッフの動きや拘束の適切さを確認し、必要な指示を出す。
- CVPPP（包括的暴力防止プログラム）などの攻撃的な患者に対する身体的介入方法も普及してきている。これらの技術は、専門家による十分なトレーニングを受け継続的にチームで練習を重ねたうえで使用することが必要になる（p.200参照）。

介入の留意点

- 診療録には拘束指示を出した指定医の氏名、身体的拘束の実施状況、その理由および症状、身体的拘束を開始した年月日時刻および解除した年月日時刻を指定医が必ず記載しなければならない。
- 拘束直後には、患者は心身ともに激しい疲弊状態にあり、呼吸、循環などのバイタルサインのチェックは重要である。
- 患者へは落ち着いた態度で接し、訴えを受けとめ、対応できることは速やかに対応し、信頼関係の構築に努める。また、適宜、拘束の理由と、どのようになると拘束が解除されるのかをわかりやすく説明し、患者が回復への見通しをもてるようにする。
- 拘束中は頻回に巡視し、観察する必要がある。日本医療機能評価機構（機能種別評価改訂版3rdG :ver.1.1）では、1時間に4回以上の観察が必要とされている。身体拘束中は原則として常時観察を行い、適切な医療および看護を行わなければならない。
- 拘束中は、清潔の保持、活動と休息のバランスをとることができるように援助し、水分（1日2リットル程度）と食事の摂取を促し、また行動の制限や向精神薬の内服の影響などにより便秘傾向になりやすいため、排泄にも注意する。
- 拘束が長時間に及ぶと、さまざまな身体的リスクが生じるため、できるだけ最小限にとどめるための介入が必要となる。拘束中に想定されるリスクとそれに対する観察ポイント、予防的ケアについて**表1**に示す。拘束の解除目標や時期について医師とともに検討し、拘束解除の目標となる具体的行動を患者と共有できるようにかかわる。
- 拘束により患者の不安や恐怖、ストレスが増強しやすいため、患者の感情表現を促したり、患者が要望を表現できるようにかかわる。ときにはマッサージをして身体の緊張をほぐすなどのタッチングも有効である。
- 排泄や食事、入浴といった日常生活援助のため一時的に拘束を解除したりして、段階的に行動の範囲を拡大していく。解除中の患者の言動を観察し、拘束解除について評価をし、さらに解除時間を増やしていきながら、可能な限り拘束を全解除する方向でかかわる。
- 拘束が必要となった状況について患者が振り返り、今後、同じような状況になったときの対処方法について看護師とともに話し合うことにより、回復に役立てることができる。

身体拘束の最適化に向けて

- 身体拘束は身体的副作用の出現や治療者－患者関係の樹立を難しくするといった心理的副作用がある。実施するにあたっては、常に最適化を模索しなければならない。
- わが国における精神科医療における身体拘束の施行には精神保健福祉法による規定、また日本医療機能評価機構による審査項目に身体拘束を減少させる取り組みが追加され、さらに診療報酬制度（2004年度改訂）による行動制限最小化委員会設置の義務付けにより、基本指針の整備、行動制限最小化委員会による月1回の評価、また職員を対象とした年2回の研修の実施が定められている。
- このような状況にもかかわらず、精神科における身体拘束は施行時間、頻度ともに増加している。海外との比較でもわが国の拘束頻度

および時間は非常に多いという実態がある。吉浜らは隔離拘束を減らすための6つのコア戦略（アメリカの看護師・ハックション，Huckshorn，2004）を紹介しているが、わが国では患者をコントロールするための隔離拘束から、患者とのパートナーシップを築く方略の模索がさらに求められている。2014年1月に障害者権利条約を批准したが、患者の視点に立った身体拘束のあり方の検討が求められる。

（鈴木啓子、河内俊二）

表1 ● 拘束中に想定されるリスクとそれに対する観察ポイント、予防的ケア

分類		拘束中のリスク	観察のポイント	予防的ケア
運動器障害	廃用性筋萎縮、関節拘縮、関節・筋肉痛	臥床の持続や車いすへの固定により筋肉量の低下が急速に起こる。また同一体位を強いられることにより、関節や筋肉の痛みを招きやすい	・関節・筋拘縮の有無 ・痛み・しびれの有無や部位	・拘束帯を一時的に解除し、自動または他動的に関節の運動を行う 関節の他動 ・2時間間隔の体位変換 寝返り調節帯を用いた側臥位
循環障害	血行障害	四肢の拘束帯を強く締めすぎた結果、末梢の血行障害や神経麻痺が起こる	・末梢のうっ血、浮腫等の循環器症状 ・しびれ・疼痛などの神経圧迫症状の有無	・左記の症状がみられたときには拘束帯を一時的に解除し、循環を促すとともに再度適切な強さで拘束帯を装着する ・四肢の拘束帯は手関節または足関節に近い最細部に、指が1本入る程度の余裕をもたせて装着する。マジックテープ式の場合は手足首の太さに合わせ、わずかに角度をもたせて留めることで、接触圧を均一に保ち、うっ血を防止できる 四肢の拘束帯の装着 （指が1本入るくらいの余裕をもたせる）
循環障害	深部静脈血栓症	長時間の安静後に大腿深部静脈に血栓を形成し、活動開始とともに血栓が遊離することにより起こる。生命に直結する疾患であるために、早期発見、対処が求められる	・呼吸困難、咳嗽、血痰、胸痛、頻脈、チアノーゼなどの初発症状に注意する	・水分の補給とイン・アウトの計測 ・両下肢の運動、マッサージ、下肢の挙上 ・弾性ストッキングの使用 ・段階的な離床

		拘束中のリスク	観察のポイント	予防的ケア
呼吸障害	誤嚥性肺炎、窒息	不適切および不完全な拘束により首に拘束帯が引っかかったり、過度に締め付けたりすることにより、呼吸抑制や窒息を起こす危険性がある。また、仰臥位の状態での拘束を強いられると、気管内分泌物や吐物の喀出が困難になり、誤嚥性の肺炎や窒息に至ることがある	・拘束部位の確認（肩・胸を固定している場合は特に注意） ・呼吸困難、咳嗽、胸痛、チアノーゼなどの胸部症状の有無	・拘束帯を一時的に解除し、苦痛の軽減を図る ・食事介助は可能な限り、座位で行えるよう援助する ・体位の工夫（食後は側臥位を保持する） 端座位
皮膚障害	褥瘡形成、皮膚トラブル	過度な締め付けや患者の体動により拘束帯装着部位に擦過傷ができたり、長期の臥床や同一体位の保持により褥瘡が形成されるリスクが高まる	・拘束箇所の発赤、擦過傷の有無、褥瘡発生予測評価（ブレーデンスケールなど）	・拘束帯を一時的に解除し、苦痛の軽減を図る ・2時間間隔の体位変換 ・湿潤状態の改善 ・栄養状態の改善など
消化器障害	便秘、イレウス	臥床の長期化や向精神薬の副作用等により腸蠕動の低下が起こり、便秘・イレウスのリスクが高まる	・腸蠕動音の聴取、腹部の触診など	・排泄は可能な限り、離床して行えるよう援助する ・腹部マッサージなど
その他	ルートトラブル感染	身体管理目的のために拘束を行う場合は、末梢静脈ルートやバルンカテーテルなどのルートやモニター類を使用することが多いため、ルート抜去のリスクやルートからの感染のリスクが高まる	・ルート配置状態の確認 ・ルート刺入部位の状態の確認 ・一般的な感染徴候の観察	・ルートの配置を工夫する ・ルート刺入部位の固定を工夫する ・清潔手技で行う
その他	転倒転落	離床する際や不十分な拘束のために転倒転落が起こる可能性がある	・拘束帯の確認 ・起立性低血圧の有無、ベッドの高さの確認	・拘束帯の工夫（片側のみの拘束は転落リスクが高いため行わない、寝返り調節帯は必ず装着する） ・離床する際は一度端座位になりゆっくり立ち上がるようにする

■文献
1．平田豊明，分島徹編著：精神科救急医療の現在　専門医のための精神科臨床リュミエール13．中山書店，東京，2010：157-160．
2．包括的暴力防止プログラム認定委員会編：医療職のための包括的暴力防止プログラムマニュアル．医学書院，東京，2005：66-70．
3．Huckshorn K.A.：Reducing seclusion restraint in mental health use settings：core strategies for prevention. J Psychosoc Nurs Ment Health Serv. 2004；42：22-33．
4．公益財団法人日本医療機能評価機構：病院希望評価に関する重要なお知らせ．2014年7月31日
5．野田哲郎：行動制限と人権擁護．臨床精神医学　2014；43（5）：615-620．
6．吉浜文洋，杉山直也，野田寿恵：精神保健領域における隔離・身体拘束最小化（1）翻訳にあたって．精神科看護　2010；37（213号）：49-53．

精神障害をもつ人の看護

リスクマネジメント
衝動コントロール

定義と目的

- 衝動とは「人間を内から行動に駆り立てる力のうち、意思の統制を受けず目的や方向性が十分に定まらないままに自動的に行動化されるもの」をいう。
- 衝動行為は、刺激によって生理的不均衡が生じた自己抑制の困難な状態で、不快や怒り、不安や恐怖などの情動を伴っているといわれている。
- 思春期、青年期の境界性パーソナリティ障害では、衝動のコントロールの病理が顕著に見られる。
- 例えば、男女関係に何らかのトラブルが生じ、女性に衝動の自己調整能力の脆弱があるとする。女性は、悲嘆や怒りの感情を自分一人では処理することができず、リストカット、過量服薬、ものを破壊するなどの行動を起こす。こうした問題となる行動に、トラブルの原因となった男性を巻き込みながら自分の高ぶった感情を処理しようとする。
- 境界性パーソナリティ障害は、自分の処理できない感情を相手に投影し、相手を巻き込んだうえで自分をコントロールしてもらうことを期待する。あるいは、トラブルの対象ではない身近な人を巻き込む、ゆがんだ対人関係のパターンがある。
- この悪循環ともいえる対人関係のパターンを患者自身が自覚し、改善する意識を高めなければ、感情や衝動をうまくコントロールするトレーニングには至らない。
- 境界性パーソナリティ障害のほかに、薬物やアルコールなどで自我の統制力が弱まっている場合や、行為が習慣的になっていて意識が低い場合などに、衝動による行動の問題が生じやすい。
- 統合失調症の幻聴に支配されている状態や摂食障害も、刺激により衝動行為へ発展することがある。

介入の方法

1. 観察

- 刺激に対する反応として、表情のこわばり、筋肉の硬直、歯をくいしばる、声があがる、荒々しくなげやりな言葉、目つきの緊張、呼吸の促迫、発汗、震え、ふだんにはない力の入った歩き方や俊敏な行動、無反応、無視などが見られる(図1)。
- 衝動行為を未然に防ぐことは困難ではあるが、患者の情動(喜悦、激怒、恍惚、驚愕、憎悪などの一過性の激しい感情)や刺激に対する脆弱性を観察し、傾向を知ることが大切である。

2. 働きかけ
①衝動行為の振り返り

- 衝動行為の対処は、刺激の少ない場所への避難や、場合によっては薬物投与による一時的な鎮静が必要となる。看護師は、気分安定の図れた患者と衝動行為について振り返る。
- 何が刺激となり感情が揺さぶられたのか、原因(刺激)と結果(行為)を確認し、周囲の人にとっても、患者自身においても、健全な行動ではないことを伝える。また行動化の前に言葉で表現することを提案する。

図1 ● 刺激に対する反応

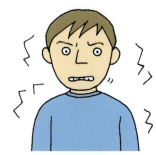

表情の変化
こわばり、目つきの緊張、歯をくいしばる

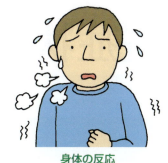

身体の反応
発汗、震え、筋肉の緊張、呼吸が速くなる

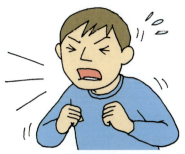

行動の変化
大きな声をあげる、なげやりな言葉、怒りを現した歩き方

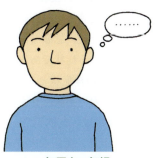

無反応、無視

②問題意識の維持
- 衝動コントロールは精神療法、薬物療法、認知行動療法等を組み合わせて用いられることが多い。
- 看護師は、患者の回復意欲が維持できるような面接を継続的に行う必要がある。
- 心理教育を主体とした集団療法などの導入に関与する。これらの働きかけを通して、衝動に対する対処能力を高めていく。
- 看護師による面接の基本は、患者の言葉と行動が一致しているか、または問題となる行動の解決方法などを患者とともに考える。患者自身が決定していける支持的な面接が望ましい。

介入の留意点

- 患者の治療段階にもよるが、衝動コントロールの過程においては患者自身が責任ある言動、行動をとることを目標とするため、患者の問題行動に対しては一貫した対応をとる。
- 知的障害の患者には、衝動行為は患者自身にとって不利益な行動であることをわかりやすく伝え、根気強くかかわることが求められる。
- 衝動コントロールは、行動を起こす前にその行動が問題となることを患者自身が気づき、改善への動機づけを高めることが重要である。

（榊　明彦）

■文献
1．岩間吉也, 山本晃：情動. 最新医学大辞典, 後藤稠 他編, 医歯薬出版, 東京, 1987：664.
2．小此木啓吾：パーソナリティの機能とその水準. 心の臨床家のための精神医学ハンドブック, 小此木啓吾, 深津千賀子, 大野裕編, 創元社, 大阪, 1998：386 - 389.
3．大熊輝雄：現代臨床精神医学　改訂第10版. 金原出版, 東京, 2005：107.
4．Peter Schwenkmezger, Georges Steffgen, Detlev Dusi, 市村操一 訳：怒りのコントロール　認知行動療法理論に基づく怒りと葛藤の克服訓練. ブレーン出版, 東京, 2004.
5．牛島定信：人格の病理と精神療法　精神分析、森田療法そして精神医学. 金剛出版, 東京, 2004.

精神障害をもつ人の看護

リスクマネジメント

離脱症状のケア

定義と目的

- 離脱症状は、麻薬などの薬物、アルコール、精神安定剤、睡眠薬等の中枢抑制剤により身体依存が形成された後、急激な減量もしくは中断したときに起こる症状である。
- 抗精神病薬の離脱精神症状としては、不安、焦燥、倦怠感、脱力、不眠、せん妄などがあり、自律神経症状は、食欲低下、悪心、嘔吐、頻脈、血圧上昇、発汗などがみられる。また、遅発性ジスキネジアなどの錐体外路症状や悪性症候群を誘発することがあるため、厳重な注意が必要である。
- 抗不安薬においても、頻脈や高血圧などの離脱症状が起こることがある。ベンゾジアゼピン系薬物の離脱症状の始まりは、一般的に使用薬物の半減期が反映されているため、使用薬物が短時間作用型か長時間作用型かを理解したうえで、数日間（7日以内）は十分な観察が必要となる。
- アルコールの離脱症状は、禁酒後数時間から3日くらいの間に出現し、主な症状としては、手指または全身の震えや発汗などの身体症状に加え、怒りっぽくなったり不安になったりと情緒が不安定になる。また、離脱けいれん発作やせん妄（幻視、思考錯乱、呆然と歩き回るなど）が出現する場合もある。離脱けいれん発作は、禁酒してから24時間以内に起こることが多く、その後2日以内に振戦せん妄が始まる（図1）。
- アルコールの大量摂取による電解質バランスの不均衡、あるいは身体衰弱が著しい状態などで振戦せん妄を起こした場合は、バイタルサインの測定は適宜行い、特に発熱には注意が必要である。
- アルコール離脱症状の治療は、一般的に抗不安薬であるベンゾジアゼピン系薬物（ジアゼパム）の投与が行われる。
- アヘンやモルヒネ等の離脱症状は、7日から10日程度持続する。症状の緩和のために、対症的に精神安定剤を一時的に用いる。

図1 ● アルコール離脱の経過

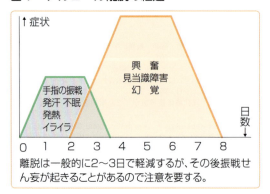

離脱は一般的に2～3日で軽減するが、その後振戦せん妄が起きることがあるので注意を要する。

ケアの要点

1. 情報収集（表1）

a) 既往歴
b) 薬物の減量、あるいは中断の最終日時
　アルコールの場合は酒類と最終飲酒量
c) 患者の身長、体重、睡眠、排泄、栄養状態、バイタルサインなどの全身状態
d) 現在の処方内容
e) 嗜好品（たばこなどの習慣性の物質）について

2. 離脱管理の準備

a) 観察項目の作成（表1）

表1 ● 薬物・アルコール離脱症状の観察項目の例

入院時　最終飲酒量（　　　）		月　　日（1日目）		月　　日（2日目）	
VS測定（AM/PM）	体温（　　　）	AM	PM	AM	PM
	脈拍（　　　）	AM	PM	AM	PM
	血圧（　　／　　）	AM　　／	PM　　／	AM　　／	PM　　／
栄養（摂取量）	朝食（　　　）				
	昼食（　　　）				
	夕食（　　　）				
水分摂取量/day		約	mL	約	
嘔気・嘔吐	（有・無）（　　）				
排泄	（回数と性状）	回　（	）	回　（	
睡眠	（良・不）	時間　覚醒	時　　分	時間　覚醒	時
発汗	（有・無）		時　　分		時
頭痛	（有・無）		時　　分		時
振戦	（有・無）		時　　分		時
不安・焦燥感	（有・無）		時　　分		時
幻覚	（有・無）		時　　分		時
見当識・意識障害	（有・無）		時　　分		時
コミュニケーション（良・不）					
その他					

＊アルコールの離脱症状は、CIWA-AR（Clinical Institute Withdrawal Assessment for Alcohol Revised）を使って数値化し、重症度を評価する

b）環境整備
- 観察室やナースステーションに近い病室を使用する
- 患者周辺の危険物の除去
- 明るい部屋で加療できるように整える（夜間の室内照明は十分な明るさが保てるようにする）

■観察と対応のポイントを以下に挙げる。
①患者の身体状況を適切に把握し、原疾患の悪化および再発、合併症の予防に努める。
②離脱けいれん発作、せん妄、意識障害、手指または全身のふるえ、発汗、焦燥、多動あるいは落ち着きのなさなどを観察する。これらの症状が出現した場合はすみやかに医師に報告し、症状悪化の予防策をとる。
③患者の訴えに対する答え、説明ははっきりとした言葉で伝え、安心感を与えることを心がける。

ケアの留意点

■離脱症状のケアは、患者の年齢、体重、合併症の有無、または既往症など、身体状況を十分に把握したうえで観察しなければならない。

■特にアルコール離脱は、体液や電解質のバランスがひどく崩れている可能性があるため注意が必要である。加えて、肝性昏睡、消化管出血、急性ウェルニッケ脳炎、血糖の高低値なども視野に入れておく必要がある。

■離脱軽快後も抑うつ状態等精神症状の出現を考えて、患者の心理状態は継続的に観察する。

＊

■離脱期を適切にケアすることで、患者－看護師関係は良好なものとなり、この関係性が次の段階の治療に大きく影響する。

（榊　明彦）

■文献
1．猪野亜朗, 高瀬幸次郎, 渡邉省三：内科医・産業医・関連スタッフのためのアルコール依存症とその予備軍. 永井書店, 大阪, 2003：171.
2．森信繁：抗不安薬. 精神科治療の理論と技法　薬物療法と生理学的治療, 井上雄一, 岸本朗編著, 星和書店, 東京, 1999：38-47.
3．斎藤学：アルコール依存症の精神病理. 金剛出版, 東京, 1985.
4．宇田川至：抗不安薬. こころの治療薬ハンドブック2003年, 青葉安里, 諸川由実代編著, 星和書店, 東京, 2003：16-17.
5．山下格：精神医学ハンドブック［第5版］医学・保険・福祉の基礎知識. 日本評論社, 東京, 2005.

精神障害をもつ人の看護

リスクマネジメント
CVPPP（包括的暴力防止プログラム）

定義と目的

- 包括的暴力防止プログラム（Comprehensive Violence Prevention Protection Programme：CVPPP　シーブイトリプルピー）は文字どおり暴力を予防、防止しようとするための包括的な暴力防止プログラムである。欧米には多数の暴力対応プログラムが存在するが、2014年現在わが国では唯一のプログラムとなっている。

- 精神科ではときとして、患者の急性期症状などから攻撃的行動が起こることがある。これに対して「暴力がもたらす不利益が起こらないように援助する」という理念に基づき、攻撃行動をケアするという積極的な介入プログラムである。リスクアセスメント、言語的介入（ディエスカレーション法）、身体介入法（ブレイクアウェイ法、チームテクニクス法）、事後の振り返り（ディブリーフィング）からなる。

- その目的は患者とスタッフ双方のリスクを最小限にとどめ、安全な環境をつくると同時に、患者自身に寄り添い問題解決を図っていくことである。すなわち攻撃性が高まり緊迫した事態であっても、当事者の人権を守り援助しようとする姿勢をもつための専門的な技術であり、不穏興奮状態にある当事者に対して、援助者の立場として「クライエント中心」にかかわる医療的な暴力対応方法である。

- CVPPPでは暴力を「危害を加える要素をもった行動で、容認できないと判断されるすべての脅威を与える行為」として定義している。

図1 ● CVPPPの構成要素と過程ごとの介入

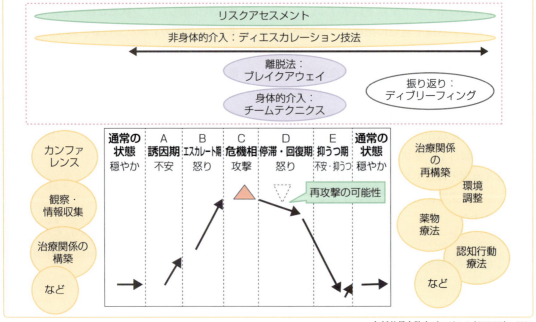

包括的暴力防止プログラム（CVPPP）．2004

介入が必要な状況

- 精神科臨床のなかでは、精神症状そのものによる攻撃性の高まりに加え、治療環境そのものが閉鎖された空間での制限を強いられることや、リスク管理のために使用品を制限されることなど、当事者は入院生活においてフラストレーションを抱える。さらには当事者どうしのトラブルもある。
- 暴力防止というと、このような患者の攻撃性が高まった状態で利用することが想像されがちである。実際、最も状況特異的に利用するのは身体的な攻撃行動が起こりそうなとき、あるいは起こってしまったときということになる。
- しかし、怒りの初期段階は「不安」という状態であり、患者が不安・焦燥・緊張といった状態にあるときから、コミュニケーションによる介入は行われる。また日常的にかかわるなかで、看護師が「患者が攻撃的な方法で表現しなくてもすむ」ことを助けるように援助するなど、予防的な側面を含むあらゆる状況でこのプログラムのスキルが利用される。

介入の方法

1. リスクアセスメント

- 適切なリスクアセスメントによって、早期に介入し暴力行為を未然に防ぐことは重要である。特に暴力の既往は最も強いリスクの予測因子とされており、さらに精神症状の重篤度、性別・年齢（男性、若年）、思考障害（被害的な認知傾向や誇大性など）についてアセスメントする。
- 過去にあった暴力行為の性質（どのような手段を使うか）、程度（どの程度の被害になるような暴力か）、頻度（どのくらい起こりやすいか）について検討を加え、さらにリスクを低めることのできる因子（気分転換法や、有効なかかわり方）、強化してしまう因子（本人の不快感を増す因子）について知っておくことで、介入の方法を検討することが必要になる。
- 一方で、緊迫した事態に直面した際にも、リスクを考えてアプローチすることは双方の安全を守るために重要である。
- 攻撃には引き金、武器、敵意、標的が必要である。引き金となる出来事を特定して、その問題解決を看護師が一緒に行ったり、武器となるもの（たたく場合は手が武器となる）が作用しないような距離（一般的に患者から1.5～2m離れる）、位置（できる限り正面からでなく外側から接近する）、敵意を下げるために深呼吸を勧めたり、気持ちを傾聴したりする、標的となる人物が刺激にならないように場所や環境を整える、というようなことができる。

2. ディエスカレーション（言語的介入）

- ディエスカレーションとは、攻撃的な対象にかかわるためのコミュニケーション技法である。気分を落ち着かせることに加え、共感し、治療的信頼関係をつくり、交渉による問題解決や環境調整など、危機を回避するためのあらゆる方略を含むものとされており、そのキーワードは交渉と協働であるといわれている。
- さらには自分が落ち着いていられることも、その重要な要素とされている。落ち着くことは看護者が攻撃者に対してかかわりやすくするとともに、威圧的な態度をとってしまうことを防ぐことにつながり、非言語的なメッセージも伝えやすくするとされている。
- 協働して交渉するという姿勢をもつということは、患者自身が選択できるようにかかわり、我々が無意識に強制力を働かせることで当事者が「従わざるを得なかった」と感じないですむようにすることである。このため看護師は強要するのではなく、また患者の気持ちを決めつけないように話を聞くと同時に、一緒にできることを探すように選択肢を提示する。日常のケアのなかでもこの手法は有効である。

3. 身体的介入技法

- CVPPPの身体的介入法としては、急に攻撃された際に逃げるための技術である「ブレイクアウェイ」と、患者を安全に保護するために3人以上のスタッフでかかわる「チームテクニクス」がある。
- ブレイクアウェイは急に攻撃された際に、患者にはダメージを与えないように配慮しつつ、安全に脱出するための方法である。このため手技としては護身術と似た要素をもっているが、考え方は異なっている。
- チームテクニクスはあくまで最後の手段である。もはやこれ以外では患者の利益を守れないという状況で看護師が患者を保護する方法であり、看護師が行う身体介入は医療的な視点で行うものである。
- ここでは特に、患者に痛い思いをさせないという姿勢が重要である。また事故防止のため、患者の体幹部に力を加えるようなことはしてはならない。痛みは、治療的という言葉からすれば正反対の作用を及ぼすし、また体幹部に力を加えることは窒息のリスクを高める。身体的介入の技術は十分にトレーニングを積む必要がある。
- 身体介入技法の基本は、肘と手首を効果的におさえることである。介入する側は少しの力で、患者側が力の強い大きな筋を使うことを防ぐことができる。安全を優先しつつも、当事者が可能な限り身体的な苦痛を感じずに済むよう、あるいは安楽を保てるように配慮できることは、医療者として配慮すべき重要な点である。
- さらに身体介入中も、最も重要なのはディエスカレーションであることを意識する必要がある。ただ保護するのではなく、患者に寄り添い、思いを聞き、患者にとって少しでも状況がよくなる方向に、患者と看護師が一緒に向かっていくことが重要である。

4. ディブリーフィング（振り返り）

- スタッフが暴力にあうことで、心理的に大きな影響を受けることもある。暴力事象にさらされた人に対して、ストレス緩和を目的に振り返りを行うことをディブリーフィングとして位置づけている。
- ディブリーフィングとは、特殊な経験や体験の後に精神的トラウマを解消するために感情体験を話し合うこととして用いられることが多い。
- CVPPPでは、職場で起こる暴力の程度もスタッフの反応もさまざまであることから、スタッフが安全な環境で感情を吐露することのできる環境をつくることが重要であると考えている。
- このことで当事者が出来事に対して理解でき、自分たちの感情を克服することをサポートす

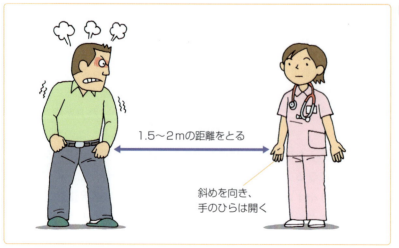

図2 ● 患者の怒りが強い場合の距離・姿勢

ることができる。感情とともに事実を正確に語ることができるようになり、暴力を個人の責任ではなく、組織の問題としてとらえていくという姿勢が生まれてくることになる。

介入の留意点

- CVPPPは身体的介入技術を含んでいる。身体的介入法は誤った使い方をするとかえって危険を伴うため、その技術の習得については包括的暴力防止プログラム認定委員会によって管理されている。
- 「CVPPPトレーナー養成研修」として4日間のトレーニングコースを受講し、CVPPPトレーナーとなった者だけが「CVPPPトレーナー」として自施設内で他のスタッフに技術を伝えることが認められる。各施設ではCVPPPトレーナーもしくはCVPPPトレーナーから技術を教えられた者が、CVPPPによる介入をできることになっている。

(下里誠二)

■文献
1. 包括的暴力防止プログラム認定委員会編：医療職のための包括的暴力防止プログラムマニュアル．医学書院，東京，2005．
2. 日本精神神経学会 監）：DSM-5 精神疾患の診断・統計マニュアル．医学書院，東京，2014．
3. 下里誠二：「暴力」の予測は可能か．精神科看護2013；40(7)：4-11．
4. 下里誠二：【安全・安心の精神科臨床サービス：どこでも役立つリスク軽減の方法と実践】(第3章)安全・安心を保障する技術 暴力への対応CVPPP．精神科臨床サービス2012；11(3)：408-412．
5. 下里誠二：包括的暴力防止プログラム(CVPPP)その後 身体的介入に偏らず、患者の視点での技術に研修を重ねる中で見えてきたこと．精神科看護2009；36(9)：42-48．
6. 下里誠二：暴力を回避する対処方法．精神医療2009；53：105-109．

精神障害をもつ人の看護

リスクマネジメント
治療中断の予防

治療中断の要因

- 患者自ら治療を中断してしまう背景には、**表1**のようにさまざまな要因がある。

表1 ● 治療中断の要因

要因	要因の詳細
患者自身	・自分は、精神科疾患に罹患していないという否定 ・精神科受診や薬物療法など治療の必要性を理解していない場合 ・薬に対しての不安（副作用：眠気、倦怠感、ふらつき、口渇、便秘、錐体外路症状など）
環境	・入院での体験からくる場合（つらい入院生活を経験した場合など） ・医療者との信頼関係が築けなかった場合など
症状	・精神症状（幻視・幻聴・妄想）に左右されている ・治療に対する拒絶（病識欠如）

> **Point!**
> ・定期的な受診による治療が必要なことを丁寧に伝える
> ・薬物療法の必要性を、治療方針に沿ってアセスメントする
> ・患者の変化を見逃さない（表情、動作、会話の内容など）
> ・医療チームと診察状況など情報の共有を図る
> ・患者の支援者（保護者など）への支援も大切である

服薬中断

- 特に患者自身の判断によって、服薬中断する例も多くあり、そのことが再入院の原因になってしまう現状がある。服薬中断の理由は以下のようにさまざまである。

①服薬するのが面倒、服薬忘れなどの怠薬で、特別な理由がなく中断してしまう。

②自己判断または、病識・病感により中断してしまう。例えば「自分は病気ではない」「副作用が辛い、逆に体調が悪くなる」「起床しづらい」「思考力が低下してしまう」「よくなったと思うのでやめた」など。

③薬に毒が入っているなどの被毒妄想や、治療費（薬代）がかかるといった罪責感などによる中断。

④幻聴により、薬を拒否しろと聞こえたから中断した。

⑤うつの状態がひどく、薬すら飲む気力がない。

- このように、身体的・精神的に深刻な副作用と付き合いながら、治療・服薬を継続する患者もいる。また、服薬することで、幻聴や不安などの症状が軽減するにもかかわらず、自ら服薬中断してしまう背景には、さまざまな理由があることを知っておきたい。

無断離院

1．無断離院の予防

- 治療中断のひとつとして、入院中の患者が、医師や看護師など施設関係者に無断で治療の場（病院）を離れてしまうことを無断離院とい

う。事故に発展することも考えられるので、無断離院には注意が必要である。
- 患者が安心して療養している場合は、無断離院はきわめて少ない。しかし、入院治療に関して強く拒否する患者、病棟内でトラブルを起こして看護師やほかの患者の評価を気にする患者、症状として妄想などに強く支配されている患者には、無断離院の可能性があるため注意が必要である。
- 無断離院防止のために留意する観察ポイントを**表2**に、無断離院の防止対策を**表3**に示す。

2．無断離院が発生した際の対応

- 患者の安全を最優先に対応する。自傷他害のある患者は緊急性が高く、迅速な対応が必要である。
- 患者の所在を明確にする。患者が院内に不在の場合は、医師に報告し、患者の病状、病態から緊急性の判断をする。
- 院内各部署に連絡をし、院内すべて、病院周辺等を手分けして捜索する。
- 家族に対して、無断離院の連絡をし状況を説明する。
- 救急指令センター（119番）に通報し、救急車依頼時間、搬送先と搬送時間を確認する。
- 警察には、保護願いを早急に届け出る（**表4**）。

①患者の所在が確認された場合

- 医師と対応を協議し、必要に応じて看護師が迎えに行く。
- 院内各部署に連絡し、保護願いを取り下げる。
- 患者をあたたかく迎え入れ、緊張感を和らげ、外傷等の観察をする。
- 患者が心身ともに落ち着いた後に離院動機や経過を傾聴し、再発防止に努める。

②二次的事故が発生した場合

- 患者を最終確認した時間と場所の確認を行う。
- 事故による損傷の観察と確認を行う。
- 院内対応が困難な際は、他病院等への搬送を

表2 ● 無断離院防止のための観察・留意点

留意する対象	観察・留意点
患者自身	●病棟への不満がある場合 ・治療指針や医師、看護師等スタッフの対応に不満がある ・病院の構造、規則に対し不満がある ●外に出たい理由がある場合 ・自宅に帰りたい、家族に会いたい ・経済的な問題や家族の健康状態など気になることがある ・買い物要求や外食要求がある
環境	●他患者とのトラブルなど、人間関係に起因する場合 ・特に同室患者に対して不満がある ・他患者からのいじめや暴力の対象となっている ・他患者の妄想の対象となり攻撃されている ・他患者により私物（食物、衣類等）を盗難される
症状	●精神症状（幻視・幻聴・妄想）に左右されている ●入院治療に対しての拒絶（病識欠如） ●アルコール依存症による飲酒の欲求 ●うつ状態による希死念慮 ●見当識障害や認知症による徘徊
離院の方法 Point!	・スタッフの不注意による鍵のかけ忘れによる離院 ・配膳車、寝具類の搬入時 ・面会者や他患者の外出時、散歩時に紛れて ・院内散歩時や作業療法時 ・他科受診時や検査の待ち時間 ・意図的に施設の建物を壊して

考慮する。
- 家族、警察への対応は、医師もしくは病院長が担当する。
- 必要時には院長の招集により医療事故安全対策委員会を開催し、対策検討する。
- 離院事故において最も危惧されるのは、自傷他害や自殺、交通事故などの二次的事故である。無断離院は、これらの事故発生の危険率が高く、不幸な結果を招く場合があることを認識する必要がある。
- 二次的事故を防止するためには、患者が帰宅要求などをする際に、その理由、大切な自分の居場所に帰りたいという気持ちを考え、対応する必要がある。

(片平真悟)

■文献
1. 浅井邦彦:新看護学[15]精神看護. 医学書院, 東京, 2004:137.
2. 出口禎子:ナーシング・グラフィカ精神看護学(2) 精神障害と看護の実践. メディカ出版, 大阪, 2014:49.
3. 日本精神科看護技術協会:精神科ナースのための医療事故防止・対策マニュアル. 精神看護出版, 東京, 2002:39-40.

表3 ● 無断離院の防止対策

閉鎖病棟	● 離院を予感させるような患者の言動や病状変化を、スタッフ間で共有する ● 無断離院に対する患者の動機の有無を把握しておく ● 病識欠如している患者に対して、入院治療の必要性について説明し理解をしてもらう ● 身辺整理など急な生活パターンの変化に注意する …… Point!「オヤッ?! いつもの様子と違うな!」といった気づきが必要 ● 患者の開放度アップにはその都度患者や家族に十分説明し、協力を得る ● 施錠確認に留意し、鍵のかけ忘れに注意する …… Point! ● 鍵の紛失には十分注意し慎重に取り扱う ● レクリエーション等病棟外へ出る際は、患者の状態に応じて人員の配置や手順に工夫、注意が必要である ● ドアの開閉時に、扉の影に患者がいて急な飛び出し行為があることを予測しておく ・鍵の施錠確認の際は「ガチャガチャ」と大きな音を立てると患者にストレスを与える場合もあるので注意が必要 ・看護学生が実習時に鍵を紛失し、全病棟の鍵を付け替えた病院もある。注意が必要
開放病棟	● 希死念慮や自傷他害のおそれがある場合は、閉鎖病棟での治療を考慮する ● 閉鎖病棟への転棟へは、入院形態の変更がある場合もある

表4 ● 精神保健福祉法* 第39条「無断退去者に対する措置」

精神科病院の管理者は、入院中の者で自身を傷つけまたは他人に害を及ぼすおそれのある者が無断で退去しその行方が不明になったときは、所轄の警察署長に次の事項を通知してその探索を求めなければならない。
1. 退去者の住所、氏名、性別および生年月日
2. 退去の年月日および時刻
3. 症状の概要
4. 退去者を発見するために参考となるべき人相、服装その他の事項
5. 入院年月日
6. 退去者の家族又はこれに準ずる者の住所、氏名その他厚生労働省令で定める事項

警察官は、前項の探索を求められた者を発見したときは、ただちに、その旨を当該精神科病院の管理者に通知しなければならない。この場合において、警察官は、当該精神科病院の管理者がその者を引き取るまでの間、24時間を限り、その者を警察署、病院、救護施設等の精神障害者を保護するのに適当な場所に保護することができる。

*正式名称は「精神保健及び精神障害者福祉に関する法律」。

精神障害をもつ人の看護

リスクマネジメント
入院制度と手続き

5つの入院形態の定義と目的

- 精神医療では、ときにやむを得ず本人の意志に反した強制的な入院や治療、行動制限等を行わなければならないことがある。患者本人に必要な医療を提供し、保護しなければ、患者自身あるいは他者に害が及ぶ可能性があるにもかかわらず、本人に医療の必要性が理解されていない場合である。
- 人の行動の自由を制限して医療を行うのであるから、法律による規制が必要となる。精神科病院への入院手続き、入院中の処遇等については精神保健福祉法*に定められている。
- 精神保健福祉法で定める入院には、任意入院、医療保護入院、応急入院、措置入院、緊急措置入院の5つの形態がある。

任意入院：「本人の同意」に基づく入院。この「同意」は積極的に拒んでいない状態を含むとされているので、強い拒否がなければ任意入院が可能である。

医療保護入院：指定医の診察の結果、精神障害者であり、医療および保護のため入院が必要な場合、「家族等のいずれかの者の同意」があれば、本人が同意していなくても入院させることができる。2013年の精神保健福祉法改正で保護者制度が廃止されたことによって、それまでの「保護者の同意」が、「家族等のいずれかの者の同意」に変更された。「家族等」とは、配偶者、親権者、扶養義務者、後見人または保佐人を指す。該当者がいない場合等は、市町村長が同意者となる。

応急入院：指定医の診察の結果、精神障害者であり、ただちに入院させなければ医療および保護を図るうえで著しく支障があると考えられる場合であって、急速を要するが「家族等」の同意を得ることができない場合の入院形態。72時間以内と入院期間が限定されている。

措置入院：医療および保護のために入院させなければ自身を傷つけまたは他人に害を及ぼすおそれ（自傷他害のおそれ）がある場合に都道府県知事（指定都市の市長）の権限で強制的に入院させる制度。2人以上の指定医の診察結果が一致している必要がある。

緊急措置入院：自傷他害のおそれがあるが、通常の措置入院の手続きをとることができな

表1 ● 5つの入院形態の比較

	入院の条件	入院の権限等	入院期間
任意入院	本人の同意	病院の管理者の判断による入院	定めず（1年以上入院している患者には一定期間ごとに意向の再確認や症状報告書の提出）
医療保護入院	家族等のいずれかの者（配偶者、親権者、扶養義務者、後見人または保佐人）の同意、市町村長の同意		
応急入院	ただちに入院させる必要がある←指定医1名が診察		72時間以内
措置入院	自傷他害のおそれがある←2名以上の指定医が診察	都道府県知事の権限による入院	定めず（自傷他害のおそれがなくなれば措置解除）
緊急措置入院	自傷他害のおそれがある←指定医1名が診察		72時間以内

い場合、1名の指定医の診察で入院させることができる。ただし、入院期間は72時間以内。

各入院形態の留意点

- 精神科病院は、精神障害者本人の意思を尊重した入院形態である任意入院が行われるよう努力する義務がある。これは、人権の尊重ということだけでなく、退院後の治療や再発時の再入院を考えた場合、良好な治療関係継続の基礎となる。
- 医療保護入院は、説明・説得しても任意入院を受け入れてくれる状態ではないことを確認した後に、その必要性が検討される必要がある。
- 医療保護入院の場合、家族等の氏名、続柄等を書面で申告させる。運転免許証、被保険者証等で本人確認を行うことが望ましい。
- 措置入院、応急入院は、国等の設置した精神科病院または指定病院にしか入院できない。
- 緊急措置入院は、人権に制限を加える制度であり、連続して行うことは許されない。自傷他害の症状があれば、72時間以内に通常の措置入院手続きを完了する必要がある。

医療保護入院にあたっての留意点

1．家族等に該当しない者

- 精神保健福祉法は、医療保護入院の「家族等」であっても以下の者は同意者になれないと定めている。実質的には、患者とかかわりをもてない者や患者と利害が対立する可能性がある者、責任を負える可能性のない者である。
① 行方の知れない者
② 当該精神障害者に対して訴訟をしている者、またはした者ならびにその配偶者および直系血族
③ 家庭裁判所で免ぜられた法定代理人、保佐人または補助人
④ 成年被後見人または被保佐人
⑤ 未成年者

2．市町村長同意

- 「家族等がない」場合または「家族等の全員がその意思を表示することができない場合」には、「居住地」または「現住地」を管轄する市町村長が医療保護入院の同意者になることができる。「意思表示ができない」とは、家族であっても認知症、知的障害等があって判断能力がない場合を指している。

3．家族間の意見の不一致、連絡不可能等

- 家族等間で入院についての判断が異なる場合、後見人または保佐人がいれば、その意見は十分に配慮されるべきであり、親権を行う者の同意に関する判断は、特段の事情があると認める場合を除き、尊重されるべきである。
- 同意する家族がいて医療保護入院となったが、入院に反対する家族がいて調整がつかない場合には、入院に反対する家族に、精神医療審査会に対して退院請求ができることを説明する。
- 戸籍上、兄弟がいることはわかっているが、十何年も音信不通で、住所地がわからず連絡もとれない場合には、医療保護入院の同意者になれない「行方の知れない者」に該当するので、「家族等がない」として、市町村長同意とすることができる。
- 夫が海外出張中に、精神症状の悪化した妻を緊急に入院させる必要が出てきた。夫以外に「家族等」に該当する者はいないが、夫と連絡がとれない。この場合には、応急入院が可能である。72時間経過し、それでも夫と連絡が取れない場合には市町村同意による入院とすることもできる。

入院手続き等

1．告知

- 任意入院の場合には、「原則として開放的な環境での処遇（夜間を除いて病院の出入りが

自由に可能な処遇)となること」「退院の申し出により、退院できるが、精神保健指定医または特定医師が診察し、必要があると認めたときには、入院継続の措置をとる(指定医72時間、特定医師12時間)ことがある」等を告知しなければならない。
- 医療保護入院、措置入院を含め、どの入院形態であっても以下のことを告知しなければならない。

①手紙やはがきなどの発信や受信は制限されない。ただし、封書に異物が同封されていると判断される場合、病院の職員の立ち会いのもとで、開封してもらい、その異物は病院にあずかることがある。

②人権擁護関係の行政機関の職員、入院者の代理人である弁護士との電話・面会や、当事者本人やその家族等の依頼によって代理人となろうとする弁護士との面会は、制限されない。それら以外の人との電話・面会については、病状に応じて医師の指示で一時的に制限することがある。

③治療上どうしても必要な場合には、行動を制限することがある。

④入院や処遇に納得のいかない場合には、入院者本人、あるいはその家族等は、退院や病院の処遇の改善を指示するよう、都道府県知事に請求することができる。

2. 入院届、退院届、定期病状報告書

- 医療保護入院があった場合、病院は、10日以内に厚生省令の定める事項を記載した入院届に入院診察計画書と同意書を添えて都道府県知事に届けなければならない(提出は最寄りの保健所)。
- 医療保護入院者が退院したときにも10日以内に届け出なければならない。
- 長期入院となっている医療保護入院者の場合、12か月に1回定期病状報告書を都道府県に届け出る。その審査は、精神医療審査会で行われる。
- 措置入院の場合には、入院後3か月、6か月、12か月と定期病状報告書を都道府県に提出しなければならない。以後は、6か月に1回の提出となる。

3. 医療保護入院者の退院促進

- 医療保護入院者には、入院後1週間以内に退院後生活環境相談員を選任しなければならない。退院後生活環境相談員は、早期退院を目指す退院支援の中心的役割を担う。また、多職種連携の調整、行政等外部機関との調整、医療保護入院者退院支援委員会(以後、退院支援委員会と略す)の運営にあたる。その資格を有するのは、精神保健福祉士、精神科業務従事経験のある保健師、看護師、准看護師、作業療法士、社会福祉士等である。
- 病院は、精神障害者またはその家族等からの相談に応じ、必要な情報の提供、助言その他の援助を行う事業者として、厚生労働省令で定める者(「地域援助事業者」という)を紹介するよう努めなければならない。
- 在院期間が1年未満の医療保護入院者で、入院届に添付する入院診療計画書に記載した推定される入院期間(原則として1年未満を設定)を経過する者、退院支援委員会の審議で設定された推定される入院期間を経過する者を対象に、退院支援委員会を開催し、入院の必要性、推定される入院期間を審議しなければならない。この委員会に出席しなければならないのは、主治医(指定医でない場合は指定医の出席を要する)、看護職員(担当者が望ましい)、退院後生活環境相談員と 出席を希望した医療保護入院者本人、本人の要望した家族等である。

(吉浜文洋)

*精神保健福祉法の正式名称は「精神保健及び精神障害者福祉に関する法律」。

精神障害をもつ人の看護

リスクマネジメント

ボーダーラインシフト

定義と目的

- ボーダーラインシフト（**表1**）とは、入院初期の境界性パーソナリティ障害の患者の操作、行動化、逆転移に対応する手段として市橋秀夫が考案したものである。
- 患者を取り巻く医療チームが、統一された方針のもと一貫した対応を取ることによって、患者の対人関係を構造化する。
- スタッフへの対人操作やその結果生じる逆転移を防ぎ、治療に混乱を生じないようにする。

表1 ● ボーダーラインシフトの十箇条

1	なにかしてあげてはいけない。
2	医師の指示以外のことを行ってはならない。夜間は緊急の身体疾患などを除いて薬を与えず、面接もしない。行動化が夜間起これば、隔離室を使用する。
3	話を聞くことはよいが、患者にいれあげてはいけない。
4	他のスタッフの批判を真に受けてはならない。患者の話を真に受けないこと。自分が患者から憎まれても、批判されてもそれは症状と受け止め、反応してはならない。
5	起こしたことの責任を患者自身に取らせること。
6	大丈夫と言ってあげること。
7	互いに情報を綿密に交換すること。
8	自殺企図などの深刻な行動化が起こっても、過剰な反応をしてはならない。たじろいではならない。
9	患者の冗談やユーモアの才能を引き出すこと。
10	待つこと、我慢させることが治療の力となる。

市橋秀夫：境界人格障害の初期治療．精神科治療学　1991；6（7），792．より引用

介入が必要な状況・現象

- ボーダーラインシフトは、境界性パーソナリティ障害の患者に対して、主に入院初期に用いられる方式である。
- 無意識に他者が自分の面倒を見てくれるようにしむけたり、看護チームの関係や看護師と医師との関係を分裂させることで、治療に支障をきたすような場合に行う。

介入の方法

- ボーダーラインシフトを実施する場合には、治療チーム全員がその目的を理解し、一貫した対応をする。
- 「何かしてあげてはいけない」ということは、「看護師が患者に何もしない」という意味ではない。患者が取るべき責任や問題解決を看護師が肩代わりをしないということであり、看護師は患者が自己コントロールできるように励ましたり教育したりする。
- 患者が希望するままに、主治医の指示以外の薬を他の医師に処方してもらったり、夜遅くまで患者の話を聞いたりしないようにする。患者が衝動や欲求不満に耐える力をつけられるように、「待つことや我慢することが大切である」と繰り返し伝える。
- 「他のスタッフの批判を真に受けないこと」とは、患者を信用しないということではない。患者は、分裂という防衛機制を用いて周囲の人を「良い人」と「悪い人」に分けて対立させようとしていることを理解し、患者が他の

- スタッフを批判したり理想化したりしても、過剰に反応しないことを心がける。
- 患者の不安や混乱が高まったときには、「大丈夫」という声をかけることによって、安心感・安全感を提供する。
- 行動化に対しては、その理由を聞き出そうとするよりも、あわてずにそのときに必要な対処をする。行動化について過剰な注目をすると、患者にとっては周囲の関心を集める手段として学習され、かえって行動化を助長する可能性がある。あらかじめ、行動化が起こったときの看護師の対応を取り決めて患者にも伝えておき、それに従った対応をする。
- 患者のユーモアや冗談を引き出すことは、患者－看護師関係で生じる緊張を緩和し、双方の気持ちに余裕を生み出す。患者の健康な面が引き出され、深刻な局面を患者が乗り越える力となる。

介入の留意点

- 統一性や一貫性をもつこととは、看護師全員がまったく同じ言動をとることではない。患者の治療や看護の方針について、患者にかかわる看護師全員がきちんと理解し、その方針に沿ってそのときその場の対応を柔軟に行っていくことが重要である。看護師個々が自分の一挙手一投足に過敏になったり強迫的になりすぎたりしないように注意する。
- 人間的で温かみのある情緒的な交流を保つよう心がける。確固とした態度や中立的態度が求められるが、冷淡になってはならない。
- 患者の尊厳を傷つけないようにする。
- 治療チーム間で患者への対応に困ったときや意見が対立したときには、そのことを放置せず、医療者間で話し合いの場をもつことが重要である。多くの場合は、患者の病理が反映しているため、医療者間で話し合うことが患者の理解や適切な方針を決めることに役立つ。
- ボーダーラインシフトを用いたからといって、すぐに患者が欲求不満に耐える力を身につけられるわけではない。根気強く、繰り返し一貫したかかわりを続けることが重要である。

（河野伸子）

■文献
1. 市橋秀夫：境界人格障害の初期治療. 精神科治療学 1991；6（7），789-800.
2. 野嶋佐由美：操作する患者への看護. Clinical Nursing Guide 11精神科，井上新平，野嶋佐由美編著，メディカ出版，大阪，1998：232-240.

精神障害をもつ人の看護

リスクマネジメント

リミットセッティング

定義と目的

- リミットセッティングとは、患者が適切で望ましい行動を学習できるように、患者と看護師が合意のうえ協働して取り組む介入方法のひとつである。
- 患者の病状や能力に合わせて、現時点で患者がとるべき行動や看護師の対応を具体的に示すことで、患者は自分に期待されている行動や看護師の反応を理解でき、安心して行動変容を目指した努力ができるようになる。

介入が必要な状況・現象

- 精神症状やこれまでに学習された行動パターンなどのために、患者が日常生活を送るうえで不適切な行動をとり、これ以上その行動を容認できない場合にリミットセッティングを実施する。
- 具体的には、自傷行為や他者を脅かす言動によって安全が保たれない、病棟ルールを守れなかったり操作的で周囲を振り回したりするため対人関係に支障をきたしている、強迫行為のために日常生活が送れない、衝動コントロールが弱い、などといった幅広い状況・現象に適用できる。

介入の方法

- 患者の行動が不適切であることやその理由を明確にしたうえで、新たな行動パターンを身につける必要があることを患者に説明する。
- 「患者に期待される行動」「容認できない行動」「リミットセッティングを守れなかったときの代償や看護師がとる対応」を明確に示す。
- リミットセッティングの内容を取り決める際は、可能な限り患者の選択を尊重する。
- リミットセッティングの内容を書面に記載し、患者・看護師双方が署名して持っておくことで、患者の自己決定を尊重し治療への参加意欲を高めるとともに、自己コントロール感を保障する(**表1**)。
- 患者が適切で望ましい行動をとった場合は、看護師はそれを言葉で患者にフィードバックし、適切な行動を強化する。
- 患者が不適切な行動をとった場合には、それが現時点での患者の選択であると受け止め、あらかじめ決められていた対応を行う。
- リミットセッティングは、目標が達成されるまで一貫して実施する。患者が交渉を試みても応じない。

介入の留意点

- リミットセッティングの目的を明確にしておく必要がある。目的があいまいな場合、患者・看護師双方に混乱が生じる可能性がある。
- 患者の行動を看護師がコントロールするのではなく、患者自身が自分の行動をコントロールできるように援助する。
- 患者の行動パターンは学習の結果として獲得されたものであり、すぐには変わらないことを心得ておく。よって、一貫した介入をその

表1 ● リミットセッティングの例

【目標】Aさんが、自傷行為ではなく、他の安全な方法でイライラに対処できる	
Aさんがすること	看護師がすること
・日中、気分が落ち着いている時間に、「イライラしたときの対処方法」について考える	・Aさんと一緒に「イライラしたときの対処方法」について考える
・イライラしたら看護師に言葉で伝える ・音楽や雑誌などで気分転換をする	・Aさんがイライラしているということを受けとめ、Aさんができる対処方法を提案する
・新聞紙を破る ・破いた新聞紙はAさんが片付ける ・Aさんが自分で片付けられないときは看護師に言う	・古新聞と場所を提供する ・Aさんから頼まれたら、代わりに新聞紙を片付ける
・頓服薬を飲む	・主治医の指示の範囲内で頓服薬を渡す
・許可された場所で大声を出す	・病棟内で大声を出しても大丈夫な場所を選んで提供する
・注射を受けて自室で休む	・主治医の指示の範囲内で注射をする
・隔離室で休む	・定期的に観察し、Aさんの状態の変化を把握する
・自傷行為をしてしまったら、最低2時間は隔離室で過ごす ・主治医によってAさんが自分の安全を守れると判断されたら、隔離室を出る	・30分ごとに訪室し、Aさんの状態の変化を把握する ・医師の指示があったら、Aさんが隔離室を出る手伝いをする

つど繰り返し行う必要がある。
- 患者が望ましい行動をとらないからといって、患者を責めたり看護師が責任を感じたりする必要はない。毅然とした、かつ温かみのある態度で患者と継続してかかわり続けることで、患者に安全感・安心感を提供する。
- 患者の不適切な行動に対して懲罰的な態度をとらない。患者が、行動の結果生じたことへの責任を自分でとれるように援助する。この際、「よくなりたい、変わりたい」という患者の思いを引き出し、尊重した対応をする。
- 患者は、リミットセッティングが本物かどうかを試そうとすることがあることを心得ておく。
- 看護師間で、リミットセッティングの内容の理解や介入が一致していることを確認しておく。看護師が一貫した対応をしないと、患者は混乱し、操作性の高い患者の場合はリミットセッティングの治療的な意味を失ってしまう。もし看護師間で不一致が生じている場合には、そのことをカンファレンスなどで率直に話し合うようにする。

(河野伸子)

■文献
1. 青木典子:境界性人格障害の看護. 明解看護学双書3 精神看護学 第2版. 野嶋佐由美, 山崎智子監修, 金芳堂, 京都, 2002:218-221.
2. G.O.Gabbard著, 舘哲朗監訳:精神力動的精神医学(3)【臨床編:Ⅱ軸障害】その臨床実践 [DSM-Ⅳ版]. 岩崎学術出版社, 東京, 1997.
3. 住吉亜矢子:リミットセッティング. ナースによる心のケアハンドブック — 現象の理解と介入方法. 野嶋佐由美, 南裕子監修, 照林社, 東京, 2000:332-333.

精神障害をもつ人の看護

リスクマネジメント
チーム医療

定義と目的

- チーム医療とは、医療に従事する多種多様な医療スタッフが、おのおのの高い専門性を前提に、目的と情報を共有し、業務を分担しつつも互いに連携・補完し合い、患者の状況に的確に対応した医療を提供することである。
- チーム医療がもたらす具体的な効果としては、①疾病の早期発見・回復促進・重症化予防など医療・生活の質の向上、②医療の効率性の向上による医療従事者の負担の軽減、③医療の標準化・組織化を通じた医療安全の向上、などが期待される。

リスクマネジメントとしてのチーム医療

- 元来、医療は医師を頂点としたヒエラルキーであったが、昨今では、「チーム医療」の重要性が取り上げられるようになり、論文なども増えている。
- 精神科領域では、自殺、無断離院、衝動行為、転倒転落、そして薬剤では、特に鎮静に関連する医療事故が挙げられる。医療者間での意見の対立やコミュニケーション・連携不足が、患者の治療やケアに問題を生じ、医療事故につながることがある。事故までには至らなくとも、医師の治療方針、看護師の看護方針の違い、同じ看護師どうしでケアの方向性が異

図1 ● チーム医療における患者と医療スタッフ

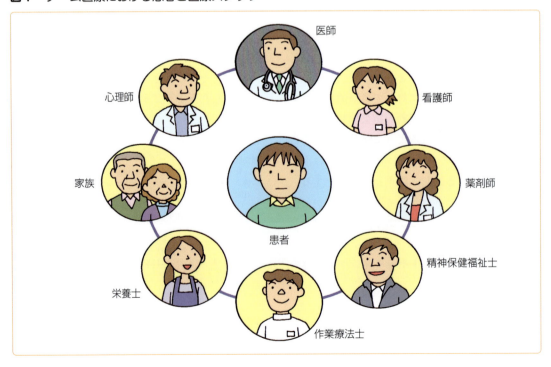

なることで、患者の混乱や不安、医療への不信を抱かせることにつながる。
- 医療事故が起きた後の振り返り、再発防止対策のひとつとして、「チーム医療の確立」があげられる。しかし、理想とするチーム医療は難しいのが実際である。そこで、個々でなくチームという集団、多職種がかかわることでの問題点があることを知り、チーム医療の確立につなげていくことが必要である。

集団の社会心理学的特性

- リスクマネジメントの視点から、複数の人間が介在することが及ぼす影響を挙げると以下のようになる。

①思っていても言えない
「わからないけど、この前も同じことを聞いたから、また聞いたら怒られそうで聞けない」といったように、先輩看護師や医師など、人は権威をもった人に弱い傾向があり、自分の意見や質問を述べることが難しい。

②みんなが言うからいいや
チーム内のメンバーが自分と異なる意見をもっているときに、異なる自分の意見が言いにくい。みんなが言うから自分もそれに従う。

③誰かがやるだろう
「自分が患者の確認をしなくても、さっきやってくれていたから…」

④われわれは絶対に正しい
「自分たちこそが正しい判断力をもっている」と過信したり、批判的な情報の価値を軽視したりすることで、間違った判断につながることがある。

⑤赤信号、みんなで渡れば怖くない
集団討議の陥るマイナス面として、集団の決定は個人の決定よりも危険な選択をするという「リスキーシフト現象」がある。

チーム医療の4つの志向性

- チーム医療には「専門性志向」「患者志向」「職種構成志向」「協働志向」の4つの要素が必要であるという考え方がある（図2）。
- 例えば患者の取り違えという医療事故が発生する可能性がある際、看護師や医師がそれぞれの専門性を発揮するとともに、異常に気がついたときに躊躇することなく異議を申し立て、医療者間のコミュニケーション、連携をもつことが医療事故回避につながる。
- チーム医療を推進していくためには、チーム医療の落とし穴、問題を知っておき、個々の専門技術・知識を高めること、自分自身も含めた互いの専門性や価値観などへのリスペクトを基礎に、それぞれのチームで模索しながら、医療チームをつくり上げていくことが重要である。その結果が、患者・家族への治療、ケアの質の向上とリスクマネジメントにつながる。

（白井教子）

図2 ● チーム医療の4つの要素

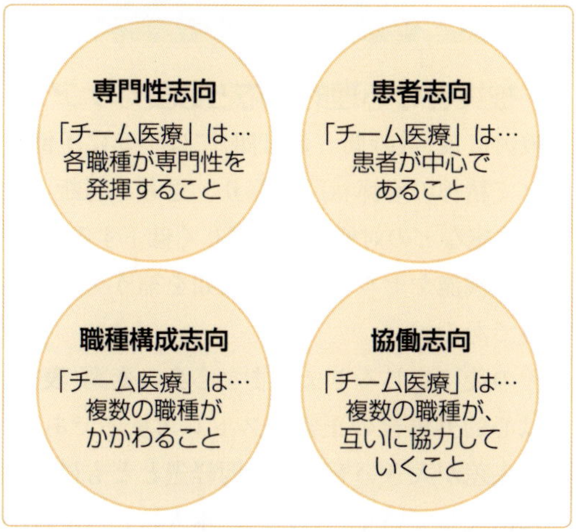

- 専門性志向：「チーム医療」は…各職種が専門性を発揮すること
- 患者志向：「チーム医療」は…患者が中心であること
- 職種構成志向：「チーム医療」は…複数の職種がかかわること
- 協働志向：「チーム医療」は…複数の職種が、互いに協力していくこと

細田満和子：「チーム医療」とは何か 医療とケアに生かす社会学からのアプローチ，日本看護協会出版会，東京，2013：35. より引用

文献
1. 河野龍太郎：医療におけるヒューマンエラー なぜ間違えるどう防ぐ．医学書院，東京，2014：47-50.
2. 厚生労働省：チーム医療の推進について（チーム医療の推進に関する検討会報告書），http://www.mhlw.go.jp/shingi/2010/03/dl/s0319-9a.pdf
3. 細田満和子：「チーム医療」とは何か 医療とケアに生かす社会学からのアプローチ，日本看護協会出版会，東京，2013：32-36，100-101.

精神障害をもつ人の看護

リスクマネジメント
災害時の対応

定義と目的

- 災害は一般に自然災害（地震や洪水、暴風雨、津波、土砂崩れなど）と人為災害（大規模な火事や爆発、航空機墜落事故、原子力発電所爆発事故など）に分けられるが、いずれの場合も被災者に深刻な心理的・社会的ダメージをもたらす（図1）。
- 社会心理学的な視点から、災害は「突然に、しかも効果的な対応が不可能なほどの力をもって、個人の心的防衛機構を壊滅させる精神的打撃（個人的な心的外傷）とともに、人間関係の絆を断つほどの社会的生活組織への打撃（集団的な心的外傷）をもたらす出来事」と定義されている。
- 心的外傷（psychic trauma：トラウマ）とは、予測不能で対処できない圧倒的な出来事に直面して強い恐怖や絶望感、無力感に襲われた体験を意味する精神医学用語である。心的外傷の体験の後にはさまざまな心身の不調が生じる。その多くは時間的経過とともに改善するが、特定の症状が持続・悪化して著しい苦痛や障害をもたらす場合には専門的治療を要する。
- 災害は家族や家屋、コミュニティなど個人の存在基盤を揺るがす深刻な喪失体験をもたらすと同時に、避難生活や学校・職場・医療・介護等の問題、経済問題などの二次的生活ストレスをもたらす。いずれも心身の不調につながり、改善しない事態が長期化する場合には、さまざまな精神障害に発展しかねない。
- 災害後早期から被災者に寄り添い、これらの心理的影響に目を向けながら心身の健康と生

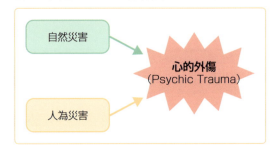

図1● 災害による心的外傷（トラウマ）

活の立て直しへの援助を通してストレス反応の回復過程を支えるとともに、精神科治療を要する状態を早期に見極め、医師や多職種との連携のもとに適切な介入を行うことは看護師の重要な役割である。
- 精神科既往歴を有する人々および精神科治療を受けている人々（要援護者）に対して、災害による病状悪化を防ぐための介入を行うこと、平常時から災害への備えに取り組むことも重要な役割である。

アセスメント・介入が必要な状況

1. 被災者の心理的反応と必要なケア

- 被災直後（数時間〜数日間）には不安に圧倒されて精神の麻痺状態に陥り、思考・判断・意志決定などの対処機能が著しく低下するため、自我機能やセルフケアの欠如を補うケアが必要である。
- その後に生じるさまざまな心身の変調（表1）は心的外傷後の正常なストレス反応であり、個人差が大きいものの時間経過とともに徐々に消失していく。しかし、本人にとっては不調に伴う苦痛が大きく、回復の見通しをもて

図2 ● 災害の心理的影響

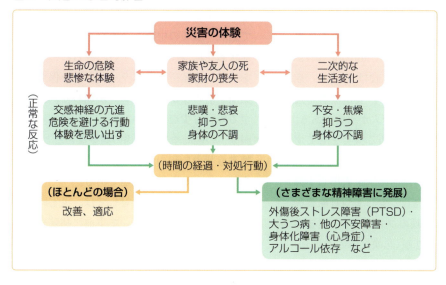

外傷ストレス関連障害に関する研究会 金吉晴編：心的トラウマの理解とケア(第2版), じほう, 東京, 2006：87より引用

表1 ● 心的外傷後ストレス反応

情緒的な変調	・わけもなく不安になる ・気分が沈み、わけもなく泣きたくなる ・いらいらして怒りっぽくなる ・何をする気にもなれない ・周りの人から孤立しているように感じる ・いきいきした感情がわいてこない ・生き残ったことへの罪責感(サバイバーズ・ギルト)
思考面の変調	・集中力が鈍る ・考えがまとまらない ・物忘れしやすい ・選択や判断が鈍る(決定や決断が鈍る) ・理解力が低下する
行動面の変調	・興奮しやすく、突然怒りが爆発したり、口論が増えたりする ・言葉や文章で言い表すことができなくなる ・他人と距離をとり、一人で行動する ・飲酒、喫煙量が増える ・食事パターンの変化(食欲がなくなる／食べずにいられなくなる) ・睡眠パターンの変化(寝つきが悪くなる／夜中に眼が覚める／いくら寝ても眠い)
身体面の変調	・頭痛、吐き気や胃痛、あるいは便秘や下痢などの胃腸障害、寒気や熱感、めまいなどの自律神経系の症状が出やすい ・疲れやすく、かぜを引きやすい

ずに消耗しがちであるため、本人に寄り添い早期からストレス反応の回復過程を支えるケアが必要である。

2．要治療者の見極めと介入の必要性

■ 心的外傷後の特徴的な症状が軽減せずに深刻化し、著しい苦悩や社会的機能の障害を伴う場合は専門的治療を要する。DSM-5(アメリカ精神医学会による精神障害の診断基準)では、侵入症状・陰性気分・解離症状・回避症状・覚醒症状の5領域のうち9つ(またはそれ以上)の症状・障害が外傷的な出来事の後3日から1か月間持続する場合を「急性ストレス障害(ASD：Acute Stress Disorder)」、外傷

的な出来事に関連する侵入症状・持続的回避・認知と気分の陰性変化・覚醒度と反応性の著しい変化が1か月以上持続する場合を「心的外傷後ストレス障害（PTSD：Posttraumatic Stress Disorder）」として診断基準を設けている。症状の特徴について**表2**に示す。要治療者を速やかに専門的治療につなぐ介入が重要である。

- 深刻な喪失を体験しながら語る機会をもてず"喪の作業"（喪失した対象への思慕や恨み、怒り、自責の念等の両価的感情を表出し十分に嘆き悲しむことを通して少しずつ対象喪失を受け入れていく悲嘆のプロセス）が進まない場合には、複雑性悲嘆（悲嘆反応の遷延化）やうつ病、身体化障害（心身症）などに陥ることがある。"喪の作業"に寄り添う介入を行いつつ、要治療者を見極めて早期に専門的治療につなぐことが重要である。
- 避難生活の長期化や生活再建が進まないなど二次的な生活ストレスが長期化・深刻化している状況では、うつ病やアルコール使用障害（アルコール依存症）などの精神障害をきたす場合が少なくないことから、要治療者を見極め専門的治療につなぐ援助が重要である。
- 特に社会的ダメージや住居家屋の被害が大きかった人、身内や親しい人を亡くした人、精神科既往歴がある人、高齢者や子どもなどは介入を要するハイリスク群と見なされる。

3. 被災した精神障害者への介入の必要性

- 地域で生活している精神障害者は災害によって通院・服薬の中断を余儀なくされ結果的に症状悪化につながりやすい。さらに、居場所を失い、避難所でのプライバシーを保てない集団生活のなかでストレスが加わり、再発に至る場合も少なくない。
- 服薬への援助や対人関係の調整などとともに、精神症状の悪化の兆しを見極め、適切な介入を行うことが重要な課題である。
- 入院中の精神障害者に対しては、災害時の避難誘導、安全確保について事前に病院全体での対策を検討してマニュアル化し、緊急時に即行動できるよう訓練するとともに、災害によるストレス反応やケアに関する知識・技術について、教育研修を通して備えることが必要である。広域の災害に備えて、近隣の病院や施設、関係機関とのネットワークを整備し、患者移送や避難誘導等で協力し合える体制をつくっておくことも重要である。

アセスメントの視点、介入の方法

1. 被災者への心のケア

- 被災直後には、①安全を保障し、安心感をもたらす、②判断や行動の手助けをする、③セルフケア欠如を補う、などの保護的なケアを

表2 ● 心的外傷後のストレス症状の特徴

侵入症状	・外傷的な出来事と関連している、反復的で心理的苦痛を伴う夢 ・外傷的な出来事が再び起こっているかのように感じたり行動したりする解離症状（例：フラッシュバック）　など
陰性気分	・幸福や満足、愛情を感じることができない
解離症状	・自分の周囲や自分自身に対する現実感が変わったという感覚（例：他者の視点から自分を見ている／ぼうっとしている／時間がゆっくり流れる　など） ・外傷的な出来事の重要な状況についての記憶がない　など
回避症状	・外傷的な出来事を想起させる苦痛な記憶・思考・感情を持続的に避けようとする ・外傷的な出来事を想起させる人・場所・会話・行動・物・状況を持続的に避けようとする　など
覚醒症状	・睡眠障害 ・過度の警戒心 ・いらただしさまたは攻撃的な行動 ・過剰な驚愕反応　など

行う。
- 被災者を悩ます心身の不調に対しては、心理教育（①正常なストレス反応であることを理解し、②回復の見通しをもてるよう、③現実的な考え方や行動ができるように教育的に働きかけるアプローチ）を個人的もしくは小集団で実施する。
- ストレスへの対処行動や呼吸法などのリラクセーション法の習得と実践を具体的に支援する。
- ①アクティブ・リスニング（積極的傾聴法）の技法を用いて被災者の体験を傾聴すること、②被災体験を共有できる人々との結びつきを援助することは回復の促進に役立つ。
- アクティブ・リスニングは喪失体験をもつ人への"喪の作業"を支える意義も大きい。

2. 要治療者の見極めと専門的治療への援助

- ASDやPTSDの診断基準やスクリーニング用に開発されたチェックリストを活用してハイリスク者を見極め、精神科医と連携して速やかに専門的治療につなぐ。
- 被災者の心身の健康状態や生活援助にかかわるなかで、うつ状態やアルコール使用障害（アルコール依存症）、不安障害などの精神障害を見極め、速やかに専門的な治療につなぐ。
- 被災した精神障害者に対しては、安心感をもたらすかかわりと対人関係の調整によってストレスを軽減し、服薬の継続ができるよう医師と連携すると同時に、精神症状の悪化の兆候を見極め、速やかに専門的治療が受けられるよう援助する。
- 入院中の精神障害者に対しては、より安全な他病院・他施設への避難誘導や、停電、断水、食料不足等の危機的状況にさらされる心理的負担に配慮して、安心感をもたらすケアを行うとともに、症状悪化の兆候を見極め、速やかに医師と連携して介入する。家族の安否・被災状況の確認や連絡調整と、心理的なサポートを提供することも重要である。

アセスメント・介入の留意点

1. 被災者の心の痛みへの配慮

- 被災体験を語ることは苦痛や悲しみを再体験することにつながるため、心理的抵抗によって語れないこと、聴き手に怒りをぶつけることもある。それゆえ、体験を聴く際には、話したくないことは話さなくてよいと保証し、話せることを共感的・受容的に傾聴することが大切である。
- 被災体験を語ることによって心的外傷が再現する可能性があることに留意して、侵入的でない聴き方と受け止め方・対応の仕方、適切な判断と専門家につなぐなどの介入について事前にトレーニングを行うことやスーパービジョンを受けられる体制で臨むことが重要である。

2. 倫理的配慮

- 避難所ではプライバシーの保護が難しいが、個人的な話を聴く際には声のトーンや周囲への気配りを忘れずに行う。特に精神障害者に服薬等への援助を行う際には、プライバシーや個人情報の保護に努め、集団生活のなかで疎外されないよう配慮する。
- スクリーニング用紙を用いる場合には、単なる調査目的でなく、ハイリスクの被災者を必要な治療援助につなぐためのアセスメント・ツールとして活用するべきである。

3. 援助者自身のセルフケアとサポート体制

- 被災者への援助に携わる者には、二次的外傷性ストレス（心的外傷を体験して苦しんでいる人を支えようとすることによってもたらされるストレス）をはじめ、さまざまなストレスが重なり、燃え尽き症候群（対人援助による慢性的なストレス状況においてもたらされる極度の疲弊状態）やうつ状態などに陥る危険性が高い。そのため、援助者自身がセルフ

ケアやストレスマネジメントに努めることが大切である。

- 援助者は自分ではストレス反応に気づきにくいため、援助者どうしの相互援助やミーティングによるストレス緩和など、援助者のサポート体制づくりも大切である。

（近澤範子）

■文献
1. 近澤範子：被災者のこころのケア／精神科治療を要する被災者. 災害看護学習テキスト 実践編, 南裕子, 山本あい子編集, 日本看護協会出版会, 東京, 2012：108-118/125-130.
2. 外傷ストレス関連障害に関する研究会 金吉晴編：心的トラウマの理解とケア（第2版）, じほう, 東京, 2006：87.
3. 日本精神神経学会監修：DSM-5 精神疾患の診断・統計マニュアル, 医学書院, 東京, 2014.
4. 太田保之編著：災害ストレスと心のケア 雲仙・普賢岳噴火災害を起点に, 医歯薬出版, 東京, 1996：1.

精神障害をもつ人の看護

リスクマネジメント
誤薬の予防

定義と目的

- 誤薬とは医療者、患者や家族が薬剤を管理している間に起こる、用法・用量・使用のタイミングなどに関する薬剤の不適切な使用や、患者への害を引き起こす可能性のある事象のあらゆるものを指す。
- 多数の治療効果の高い薬剤が開発されており、複数の薬剤を使用する患者や複数の併存疾患を抱えた患者が増加している。その結果、薬物相互作用、副作用、投与間違いのリスクが高まっている。
- 与薬のプロセスには複数の医療専門職がかかわっており、特に看護師は複数のプロセスに関与している（図1）。
- 薬物治療は精神科領域における治療の中心を担い、退院後も適切に薬剤が使用されることも含めて、医療専門職には誤薬を予防するかかわりが求められている。

誤薬につながる状況

1．患者に関する状況
- 複数の薬剤を内服している
- 複数の健康問題を抱えている
- 薬剤に関する情報不足
- 認知機能が低下している状況
- コミュニケーションができない状況

2．スタッフに関する状況
- 業務のあわただしさ、疲労、作業の中断、緊張
- 作用・副作用、薬物動態といった薬剤に関する知識の不足
- 複数人でのチェックの習慣がないこと
- チーム間の不十分なコミュニケーション
- 指示変更や外出・外泊時の不規則な薬剤セットや与薬

3．薬剤に関する状況
- 色、形状などの外観が似た薬剤
- 商品名が類似している

図1 ● 与薬までのプロセス

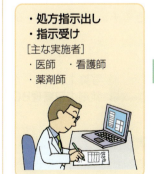
- 処方指示出し
- 指示受け

［主な実施者］
- 医師　・看護師
- 薬剤師

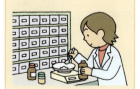
- 調剤

［主な実施者］
- 薬剤師

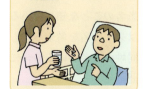
- 受領と準備
- 与薬

［主な実施者］
- 看護師　・患者
- 介護者

介入の方法

1．7つのRを守る

①正しい薬剤(right drug)
- 患者の治療に合った正しい薬剤、類似した薬品名に気をつける。
- 効果、副作用を正しく知っている。

②正しい与薬経路(right route)
- 内服、皮下注射、筋肉注射、静脈注射、舌下などの経路に注意する。

③正しい時間(right time)
- 食後、食前、食間、時間指定の薬剤に気をつける。

④正しい用量(right dose)
- 錠数、g、mgの単位にまで気をつける。

⑤正しい患者(right patient)
- 同姓同名、類似性には十分に気をつける。

⑥正しい記録(right documentation)
- 薬剤名、量、与薬経路、指示医、処方薬剤師、与薬の確認をした看護師のサインを記録に残す。

⑦与薬指示に対して質問する権利(right)
- 指示に対して、医療スタッフ、患者および介護者すべてが、薬剤についての知識や疑問、心配な点を質問することができる。

2．誤薬を防ぐ確認体制

①指示
- 必ず書面と口頭で受け、復唱する。

②与薬の準備、実施
- 患者名、与薬日、与薬経路、用量を声に出して確認する。

③ダブルチェック体制
- 他の医療スタッフに患者名、与薬日、与える薬経路、用量の確認を単独で行ってもらう。

④患者の協力
- 患者のことを知っている場合でも、与薬時には必ず姓名を名乗ってもらう。
- 同姓の患者がいる場合には、生年月日で患者認証をする。

3．患者・介護者への説明

- 患者や家族が薬剤に関して不安に感じていることについて情報提供をする。
- 薬の開始や内容の変更があるときは、開始・変更の理由、用法、用量、効果、副作用について、患者・家族に対して、患者の精神状態に合わせて可能な限り説明を行う。

4．チームワーク

・業務があわただしいとき、疲労を感じているときには他スタッフに状況を伝え、協力を得る。

5．誤薬が起きたとき

・必ずすべてのプロセスを振り返り、改善策を立てる。

介入の留意点

● 精神科においては、患者の内服自己管理中や退院に向けての外泊・外出の際に誤薬が生じることが多いので、注意が必要である。

1．自己管理への支援

- 内服セルフケアのアセスメント(服薬理由、薬品名、服薬方法を患者が知っているか、理解の状況)を行う。
- 介護者による管理、1日管理、自己管理に応じたきめ細やかな対応が必要である。
- 誤薬を防ぐために、患者のセルフケアの状況に応じて、朝・昼・夕・寝る前に分かれたBOX(**写真1**)の使用や、内服した後に患者自身がチェックできるチェック表を用いるなどの工夫をする。

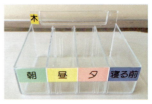

写真1
薬剤1日管理BOX

2. 外出・外泊時の薬剤管理

- 内服する日にちごとに薬剤をまとめるなど、誤薬を防ぐための工夫（**写真2**）をする。
- 外出・外泊前には、内服する必要がある薬剤のオリエンテーションを患者・家族に行う。

（綿谷恵子）

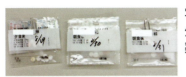

写真2
外泊時の
薬剤準備例

■文献
1．中島由恵，木村江美子，金城毅，他：与薬業務エラーの傾向についての考察インシデントレポートを振り返って．日本精神科看護学会誌2005；48（1）：238-239．
2．大滝純司，相馬孝博：WHO患者安全カリキュラムガイド多職種版2011．東京医科大学医学教育学・医療安全管理学，東京，2012：239-254．

精神障害をもつ人の看護

リスクマネジメント
誤嚥の予防

定義と目的

- 誤嚥とは、食物や唾液などが何らかの理由で誤って声門より下、すなわち気管内に流入することをいう。
- 誤嚥すると、咳嗽反射によってむせる、せき込むなどの症状がみられることもあるが、反射が低下している患者ではむせることがなく、誤嚥したことを見逃されることがある。
- 誤嚥によって細菌が肺に流れ込むことにより、肺炎を生じる（誤嚥性肺炎）。誤嚥性肺炎は身体的な原因などから再発することも多く、積極的な予防・介入が必要である。

介入が必要な状況

- 精神障害をもつ人は、意欲や体力の低下、思考内容の障害やこだわりなどによって、歯磨きやうがいなど口腔の清潔に関するセルフケアが満たせなくなることがある。
- 向精神薬の服用によって錐体外路症状が生じたり、唾液の分泌が低下したりすることにより、飲みこみにくくなったり、むせを生じることもある。
- 他患者の食物を盗って慌てて口に入れたり（盗食）、認知機能の低下によって食べ物ではないものを口にする（異食）ことで、誤嚥や窒息を起こすことも多い。
- 脳血管障害や筋肉・神経系の疾患などの身体疾患が、誤嚥を引き起こす原因となることもある。

介入の方法

1．嚥下機能に影響を及ぼす原因の探索

- 誤嚥の背景には、身体合併症や向精神薬による影響、精神症状による摂食行動の異常、口腔内の清潔を保持するセルフケアの低下など、さまざまな要因が挙げられる。まずは、患者の身体機能や精神症状、治療の内容、セルフケアに関する情報を十分に集め、アセスメントする必要がある。

2．食事場面の観察

- 摂食時は、むせの有無だけでなく、食物の認識や食器の使用方法、一口の大きさや咀嚼状態、食欲や食事時間などを合わせて観察する。

3．口腔機能の評価

- 誤嚥の有無を判断するためのスクリーニング・テストとして、改訂水飲みテスト（MWST）、フードテスト（FT）、反復唾液嚥下テスト（RSST）などがある。

4．口腔ケアの実施

①口腔内の保清

- 歯磨き、口腔清拭、義歯の装着と手入れなどについて、患者のセルフケア機能に合わせた援助を行う。長期間にわたって歯磨きなどを行ってこなかった患者に対しては、歯磨き行動の形成のために、動機づけや道具の整備、効果的な実施方法の指導などが必要である。

②摂食・嚥下訓練

- 嚥下体操や発音訓練（図1）、呼吸法や口・頬・舌のマッサージなどの方法がある。

5. 食事の介助

- 食事場面においては、患者のセルフケアのレベルに合わせて見守りや介助を行う。
- 患者が食事に集中できるように、食事場所の工夫や周囲の環境調整などを行う。
- 姿勢を調整して安定した座位を保つことができるよう設定する。
- 一口の量と嚥下の速度を観察しながら、患者に合った方法で食事の介助を行う。

図1 ● 嚥下体操・発音訓練の実際

1. 深呼吸

嚥下体操の前に、ゆっくりと深呼吸をする

2. 首の運動

① 首を左右に倒す

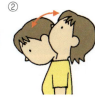
② 首を前後に倒す

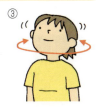
③ 首を回す

3. 肩・上半身の運動

肩を上下に動かす

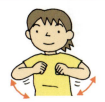
肘で脇をたたくように動かす

片腕ずつ、前上方へ突き出す（2回ずつ）

4. 口・頬の運動

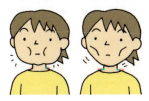
頬をふくらませる・頬をへこませる動作を2回ずつ

5. 舌の運動

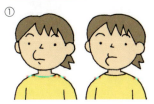
① 舌で上下の唇の裏側を押す

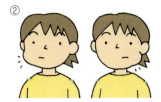
② 舌で左右の頬の内側を押す

6. 息を強くはく

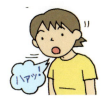
息を強くはき出す

7. 発音訓練

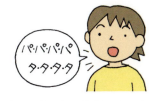
「パ・パ・パ・パ」「タ・タ・タ・タ」と発音する

8. 深呼吸

嚥下体操が終わったら、ゆっくりと深呼吸をする

6. 食事形態の工夫

- 患者の口腔の状況（歯牙欠損や義歯の有無、汚染状況）や嚥下機能に合わせて嚥下しやすい食事の形態を選択する。
- 医療機関や施設などでは、使用する食材を柔らかく調理した介護食から、ゲル化剤などを使用してスムーズに食道へ流れ込みやすくした嚥下食（**写真1**）などがある。

写真1 ● 嚥下食の主菜（魚）

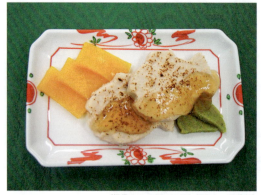

（提供：ハートランドしぎさん　栄養部）

介入の留意点

- 精神障害をもつ患者の誤嚥の要因は複合的であることが多いため、精神症状や身体合併症の有無、治療内容、生活歴のなかで身につけられた基本的生活習慣など、幅広い視点でアセスメントし、介入方法を選択する必要がある。
- 嚥下機能の評価や、口腔ケアを行う際には、顔面や口腔内に医療者が手を触れることになり、患者に不安や緊張が生じる。患者の理解力・判断力に合わせた説明を十分に行い、できるだけ安心感を与えるように行う。
- 食事形態の変更は、誤嚥予防に有効な方法であるが、食生活への満足度にも影響する。まずは口腔内保清や食事環境の整備、姿勢の管理、リハビリテーションなどの予防的介入を十分に行ったうえで検討する必要がある。また、患者の意向とともに医療安全上のリスクや治療効果、全身管理状況などに配慮して食事形態を決定できるよう、医師や管理栄養士などと協力して行う。

（松村麻衣子）

■文献
1. 藤島一郎, 植田耕一郎, 岡田澄子, 他：訓練法のまとめ. 日本摂食嚥下リハビリテーション学会誌　2010；14（3）：644-663.
2. 高橋清美, 戸原玄, 寺尾岳：精神科看護らしい口腔ケアへの探求. 精神看護出版, 東京, 2010：129-172.

精神障害をもつ人の看護

リスクマネジメント

転倒・転落の予防

定義と目的

- 転倒とは「同一平面上でバランスを失い倒れること」、転落は「高低差のあるところ（階段や坂道）から体の一部が接しながら転がり落ちること」をいう。
- 入院中の転倒・転落は、本来の療養目的とは違う外傷など重大な合併症を引き起こし、入院期間を延長させ、将来的にQOL（quality of life）を低下させてしまう可能性もある。
- 医療者側には"安全な医療の提供"ができなかった罪責感が残り、患者は自信の喪失や転倒・転落に対する恐怖など、双方に心理的な影響を及ぼしかねない。
- 日本精神科病院協会の報告によると、2007年3月までの13年間の事故報告の内訳では、「不慮の傷害・致死」が最も多く31%を占める。そのうち15%が「転倒」、3%が「転落に伴う不慮の致傷・致死」であった。
- 患者一人ひとりに対して、転倒・転落リスクについての十分なアセスメントを行い、情報を他職種と共有する。患者の状況は日々変化するため、リスクアセスメントはそのつど行い予防的な対策を講じる必要がある。

介入が必要な状況

- 転倒・転落の原因は、一般的には「外的要因」「内的要因」に大きく分けられる。

1. 外的要因

- 外的要因は、すべての物的環境のことである。住空間（自宅・病院・施設など）全体を通して、杖・歩行器などの使用、履物などの状況、時間も含めて、どのような状況がハイリスクか検討し、予防的な視点でケア計画を立てておく必要がある。
- 急な入院の場合、患者の個別の生活情報を把握しきれていないこと、患者にとって慣れない療養環境でさらに転倒・転落リスクが高まっていることを理解し、履物の選択やベッドの位置・高さなど患者の安全な環境づくりについて早めの対処を心がける。
- 患者の安全のためのやむを得ない処置として、身体拘束が必要な場合がある。拘束帯のセッティング確認、拘束解除後体動開始時の観察は、転倒・転落リスクに直結するため、特に密に行う。

2. 内的要因

- 内的要因は、患者本人がもつ個別の要因のことである。
- 加齢に伴う身体機能・感覚機能などの低下（65歳以上の高齢者）、転倒歴の有無、他の慢性・急性疾患の有無、またそれらの急性増悪（貧血の進行など）、感染徴候の有無、侵襲的な処置・検査後（電気けいれん療法など）は、転倒・転落のハイリスク要因となる。
- 元来の精神症状による認知機能の低下に伴って注意力が散漫になったり、判断力が鈍ったりして危険回避がうまくできないこともある。
- 抗精神病薬による薬物治療を行っている場合、副作用としてふらつき、眠気、倦怠感（けんたいかん）、注意力低下、筋弛緩作用（しかん）、錐体外路症状、失調症状、起立性低血圧などがあり、転倒・転落頻

度も高くなる。
- 排泄行動に伴う移動も、転倒・転落のハイリスク項目となる。尿意・便意は患者にとって自分でコントロールしたいこと、羞恥心を伴うことであり、特に高齢者には影響の大きい要因である。
- 慢性的な低栄養状態であることも転倒・転落のハイリスク項目となる。アルブミン値だけでなくカルシウム、ビタミンDなど骨格・筋力に関係する栄養素にも注意を向け、運動機能向上に対しての包括的なプランにつなげていく。

介入の方法

- 図1の流れを繰り返し、日々の変化に従ってそのつどリスクアセスメントが行われることが望ましい。

1. リスクアセスメント

- 入院時には既往歴、身体機能障害の有無、認知機能の程度、活動範囲、抗精神病薬内服状況、排泄状況などフォーマット化されたアセスメントスコアシート（図2）などのツールを活用し、リスクの程度をスタッフ間で共有しておくとよい。スコア化することでスタッフ間の認識のずれが少なくなる。ツールは各施設の特徴に合わせて工夫し作成されている。

図1 ● リスクアセスメントから評価までの流れ

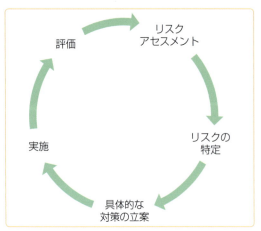

2. リスクの特定

- 一般的なリスクアセスメントから、より個別的な生活情報、パーソナリティ傾向なども追加されていくことで、ハイリスク因子が特定できる。

3. 具体的な対策の立案、実施、評価

- 外的要因、内的要因ともに対策が立てられており、定期的な評価が部署で共有されることが必要になる。
- 患者にも自分自身のリスクについて知っておいてもらうことも重要である。患者の状態に応じてスコアシートを一緒につけたり、転倒・転落のリスクについての医療者側の見立てについて伝えたりしておくこともリスク回避につながる可能性がある。

介入の留意点

- 患者の精神症状によっては、転倒転落に伴う自身の身体的な不調を正確に訴えることが困難な場合もある。発見・対処が遅れ、重篤な症状を呈する危険性もある。転倒・転落時の自覚症状がはっきりしないときこそ、その後の意識レベル、バイタルサイン、日常生活動作上の変化を見逃さず、観察を継続することが大切である。
- 「転倒・転落時の初期対応」として、統一したフロー（報告、応急処置、検査、家族への連絡など）を周知し、一連の経過を記録に残すことを徹底できるよう、組織全体で取り組むことが重要である。
- 転倒・転落が起こってしまったら、原因分析・対策立案は確実に行うことが必要である。インシデントレポートとして記録に残すことだけでなく、特に原因分析については、患者側の要因の再確認と"実施すべき注意が払われていたか""予防的にできることはなかったか"など、個人の振り返りにするのでなく、カンファレンスなどを活用しスタッフ全員で詳細

に検討する機会をつくることが必要である。

（瀬尾智美）

■文献
1．川田和人，佐藤ふみえ：実践！精神科における転倒・転落対策．中山書店，東京，2008:2
2．武藤芳照監修：転倒予防のいろは．転倒予防医学研究会事務局，東京，2013．

図2 ● 転倒・転落アセスメントスコアシートの例

＜転倒転落アセスメントシート＞
- 入院時・ADL拡大時、その後は毎週火曜日に評価する。
- パス以外の入院患者は、入院時にPCの看護計画に#転倒のリスクを立案し、指導内容を看護記録に記載する。
- 入院中に転倒した患者は、転倒した日にアセスメントシートで再評価する。
- 術後、危険度がⅠになった時点でアセスメントシートは終了する。
- 危険度Ⅲの患者・転倒歴のある患者・自立許可がないのに一人で動いていた患者に、必要な場合はポスターを貼る。

患者名　　　　　　様　年齢　　　歳　手術日　　月　　日

分類	特徴	スコア	入院時	術後ADL拡大	/	/	/
年齢	70歳以上	3	□	□	□	□	□
	65〜69歳	2	□	□	□	□	□
既往歴	転倒転落したことがある	3	□	□	□	□	□
認識力	最近物忘れが激しくなったと感じる 不穏行動・せん妄がある（看護師判断）	4	□	□	□	□	□
感覚	めまいがある	2	□	□	□	□	□
	視力障害がある	1	□	□	□	□	□
機能障害	筋力の低下がある/ふらつきがある	2	□	□	□	□	□
	しびれ感・麻痺がある、疼痛が強い	2	□	□	□	□	□
	拘縮・変形がある、下肢切断している	2	□	□	□	□	□
活動領域	車椅子・杖・歩行器等を使用	2	□	□	□	□	□
	移動に介助、付き添いが必要	2	□	□	□	□	□
	装具を装着している	1	□	□	□	□	□
	ベッド上安静が1週間以上である ベッド上で大半を過ごす	2	□	□	□	□	□
薬物	睡眠安定剤・麻薬・向精神薬を服用している	3	□	□	□	□	□
	下剤・降圧利尿剤を服用している	1	□	□	□	□	□
排泄	頻尿（昼8回以上、夜2回以上）	1	□	□	□	□	□
	尿・便失禁がある	1	□	□	□	□	□
	ポータブルトイレを使用している	1	□	□	□	□	□
全身状態	貧血	2	□	□	□	□	□
	低血圧がある	2	□	□	□	□	□
ナースコール	ナースコールを押さないで行動しがち	3	□	□	□	□	□
患者特徴	自分はできると思っている/自分でやろうとする 看護師に遠慮しやすい 落ち着きがない	3	□	□	□	□	□
確認	靴の着脱動作ができない	1	□	□	□	□	□
	物を拾う動作ができない	1	□	□	□	□	□
	排泄後の拭き取り動作ができない	1	□	□	□	□	□
	ズボンの上げ下げ動作ができない	1	□	□	□	□	□
	松葉杖・杖のゴムがすり減っている	1	□	□	□	□	□
	スリッパやかかとのない履物を履いている	1	□	□	□	□	□

合計						
危険度						
患者サイン						
NSサイン						

危険度Ⅰ（0〜8点）転倒転落する可能性がある
危険度Ⅱ（9〜15点）転倒転落を起こしやすい
危険度Ⅲ（16点以上）転倒転落をよく起こす
危険度Ⅲ⇒部屋にポスターを貼る。

千葉大学医学部附属病院整形外科病棟で使用されているもの。毎年改訂が加えられている

精神疾患をもつ人の看護

リスクマネジメント
感染症の予防

定義と目的

- 感染症とは病原微生物が感染経路を通じて、感染の場となる宿主（人体）に侵入・増殖し、宿主の健康を脅かした状態をいう。よって感染予防には病原微生物、感染経路、宿主それぞれに対して対策を講じることが必要となる。
- 厚生労働省によると医療関連感染（院内感染）とは、医療施設において患者が新しく感染症に罹患すること、または医療従事者が罹患することである。
- 医療現場においては、免疫力の低下した患者や高齢者など、易感染状態の患者は病原微生物以外の感染力の弱い微生物によっても感染を引き起こす可能性があるため、注意が必要である。
- 精神科病棟においても、身体合併症患者の増加や長期入院患者の高齢化により、易感染状態の患者が増えているため、感染予防についての基本的な知識と予防策を身につけておくことは重要である。

介入が必要な状況

1．医療関連感染で多い感染経路
①直接接触感染：血液や体液に含まれていた微生物が、粘膜や皮膚の切れ目から侵入すること。
②間接接触感染：体温計などの器具に付着した微生物が伝播（でんぱ）すること。
③飛沫感染：咳（せき）やくしゃみに含まれていた微生物が、1m以内の近くにいる人間の粘膜に移動すること。
④経皮的曝露（ばくろ）：汚染された鋭い針類を通して感染すること。

2．精神科病棟における特徴
①環境的な特徴
- 患者の安全面への配慮からドアが多い閉鎖空間となりやすく、換気がしにくい。
- 患者が興奮時に不用意に横になってしまう床や、医療者が常時使用している鍵からも接触感染が生じやすい。
- 誤飲を防止するため、洗い場や石けん、消毒ボトルの設置が限られている。

②患者の状況
- 精神症状により、個人衛生のセルフケア不足が生じやすい。

介入の方法

1．手洗いと手指消毒
- 患者に触れる前後、患者の周辺環境に触れた後には手洗いを行う。
- 手指に、目に見える汚れがある場合には石けんと流水による手洗いが必要。それ以外の日常的な使用（目に見える汚れがない場合）にはアルコール手指消毒剤による手洗いが推奨される。
- 手洗い設備が不十分な環境では、携帯式のアルコール手指消毒剤を携帯し使用するなどの工夫で手指衛生を保つ機会を増やし（**写真1**）、正しい方法で手洗いをすることが大切である（**図1**）。

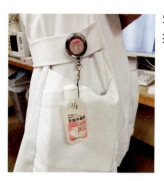

写真1 携帯用手指消毒剤

2. 標準予防策（スタンダードプリコーション）の実施

- 標準予防策とは、感染症の有無にかかわらず、すべての患者へ①血液、②汗を除くすべての体液、③分泌液、排泄物、④損傷皮膚、⑤損傷粘膜を感染性のある対象として対応するという考え方である。
- 患者の血液、体液（汗を除く）、排泄物に汚染される可能性があるときには、個人防護具（手袋、マスク、エプロン・ガウン、ゴーグルなど）を着用する。
- 使用した個人防護具は、1処置1回限りの使用とする。
- 汚染された個人防護具やおむつ等は速やかに捨てられるよう、ケアをする場所に廃棄用の袋を持参するなどの工夫をする。

3. 環境整備

- 手が触れる機会の多い病棟のドアノブ、病室のベッド柵、床頭台、ナースステーションの処置台の清掃とともに、保護室の鍵なども1日1回消毒用アルコール等で拭くようにする。
- 室内の換気、加湿を行う。
- 発熱、咳、くしゃみといった症状のある面会者の制限をする。

4. 患者のセルフケアへの支援

- 患者へ感染予防の必要性を説明する。
- 手洗いを自立して行うことが困難な患者へは、おしぼりを使っての手洗い方法を取り入れるなど、患者のセルフケアレベルに合わせた予防策を検討する。

図1 ● 消毒剤による手指消毒

手指に擦式消毒薬をとる
↓
両手掌にすり込む
↓
両手指先と爪の周囲にすり込む
↓
手背にすり込む
↓
指間とその周囲にすり込む
↓
両手首にすり込む

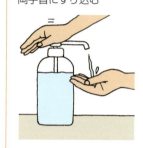

ポンプを下まで押し切ると消毒薬が十分量噴霧する

筑波大学附属病院感染管理部作成

5. 医療者個人レベルの予防策

- 医療現場で感染リスクの高い、各種流行感染症（麻疹・風疹・水痘・流行性耳下腺炎）とB型肝炎の抗体価を調べ、自身の感染のリスクを把握しておく。
- 体調が悪いときには患者や業務環境への汚染を防ぐよう行動する。
- 侵入経路となりやすい皮膚の傷や手荒れに気をつける。

介入の留意点

- 標準予防策は各施設で作成された基準があるため、臨床に出る際には確認をしておくことが大切である。

（綿谷恵子）

■文献
1. 大日本住友製薬：精神科領域における感染対策. https://ds-pharma.jp/gakujutsu/contents/infection/discussion/
2. 厚生労働省：医療施設における院内感染の防止について. http://www.mhlw.go.jp/topics/2005/02/tp0202-1.html
3. 大滝純司, 相馬孝博：WHO患者安全カリキュラムガイド多職種版2011. 東京医科大学医学教育学・医療安全管理学, 東京, 2012：209-224.
4. 浦野美恵子：エビデンスに基づく感染予防対策 改訂版. 医学芸術社, 東京, 2007.

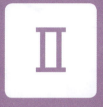

リエゾン精神看護

成長発達と起こりうる問題
健康障害と起こりうる問題
自己コントロールを高めるためのケア
コミュニケーション能力を高めるためのケア

リエゾン精神看護

成長発達と起こりうる問題

マタニティ・ブルーズ

定義と概要

1. 定義

- マタニティ・ブルーズとは、出産後まもなく生じる一過性の気分変動および情緒不安定である。自然に1週間程度で軽減し、数週間で消失することが多い。
- 出産後の女性の約50%に認められる。
- 子どもの細かな変化を察知するなど、子どもの生命を守ろうとする母親の本能的な適応という側面もあり、一概に病的な現象とはいえない。

2. 要因

- 分娩に伴うホルモン（エストロゲン・プロゲステロンなど）濃度の急激な変化や疲労、育児に対する心理的負担、分娩後の生活環境など社会的要因が影響していると考えられる。
- 分娩後、新生児の世話をするために睡眠の分断が続いたり、母乳の量などについて強迫的に気に病んだりすることなどが影響する場合もある。

主な症状と特徴

- 分娩の疲労が回復しないままに、気分が高揚したり、逆に抑うつ的になったりする。
- 憂うつ気分、涙もろさ、不安感、いらだち、集中力の低下、倦怠感（けんたいかん）、頭痛、不眠などが主な症状である（図1）。

図1 ● マタニティ・ブルーズの主な症状

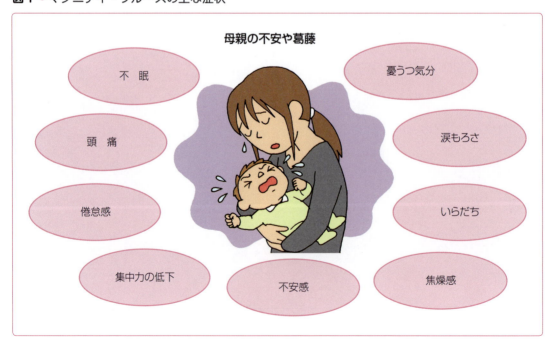

介入が必要な状況

- 抑うつ障害群や双極性障害群の既往がある場合は、妊娠、出産後に再燃および再発につながりやすいため、予測的な観察と早期介入が必要である。
- 出産後8週間以内に急性に発症し、統合失調症様の症状を示す産後精神病(postpartum psychosis)の症状の一部である可能性もあるため、鑑別が必要である。産後精神病では、倦怠感、不眠、いらだち、涙もろさ、情緒不安定などが見られたのちに、出産や子どもに関する妄想、思路障害、強迫観念、幻覚などが生じる。

介入の方法と留意点

- 妊娠中から、医療機関や地域で開催されている母親学級や両親学級、個別相談などの情報を提供し、参加を促していくことが重要である。
- マタニティ・ブルーズなど、妊娠、出産後に出現する身体的・精神的な変化について、あらかじめ知識を得たり、妊産婦の仲間との交流によって、不安や喜びを分かち合う機会を得たりする機会を設けていくようにする。
- マタニティ・ブルーズの徴候がみられる場合には、産婦の多くが経験する一過性の症状であること、自然に1週間程度で回復する見通しであることを改めて説明し、医療者も十分に支援していくことを温かく伝える。
- 出産後、母親の語りを穏やかに傾聴し、出産や育児に関するありのままの思いを受け止め、感情の表出を支援していくようにする。
- 母親の努力や工夫を見いだし、十分に認め、ねぎらうようにする。
- 新生児の世話などに課題がある場合は、批判的に指導するのではなく、課題の背景を分析したうえで、母親に寄り添って改善策を考えるようにする。
- 出産後しばらくは授乳で夜間も眠れず、身体的な疲労が蓄積しやすいため、できるだけ休息が確保できるように配慮する。
- 母親の心身の疲労や精神状態に応じて、育児や家事の負担が減らせるように、パートナーや家族に説明し協力を求めるなど、必要に応じて環境調整を行っていく。
- マタニティ・ブルーズにおける抑うつ症状や不安症状は、特別な薬物治療を行わなくても消失する場合が多い。ただし症状が強い場合には、精神科医療の診療および抗うつ薬や抗不安薬などの薬物治療について検討する。

(林　亜希子)

■文献
1. Benjamin James Sadock and Virginia Alcott Sadock編・井上令一, 四宮滋子監訳：14　他の精神病性障害. カプラン臨床精神医学テキスト第2版DSM-Ⅳ-TR診断基準の臨床への展開, メディカル・サイエンス・インターナショナル, 東京, 2004：572-574.
2. Gail W. Stuart, Michele T. Laraia著, 安保寛明, 宮本有紀監訳：精神科看護−原理と実践　原著第8版. エルゼビア・ジャパン, 東京, 2007：456-476.
3. 岡野禎治：周産期の精神疾患における最近のエビデンスとそのケア. 精神科治療学, 28(6), 2013, 687-694.

リエゾン精神看護

成長発達と起こりうる問題
産後うつ病

定義と概要

1．定義
- 産後うつ病は、出産後2週間〜数か月以内に発症し、数年の経過をたどる。
- 単なる育児疲れなどと軽視されることもあるが、うつ状態の悪化による自殺、母子関係への深刻な影響（ネグレクトや虐待）などの危険性をはらんでいる場合もある。

2．要因
- 妊娠、出産、育児については、一般的に母親は幸せを感じるものととらえられがちである。しかし、産後は、出産に伴う生理機能の変化、生活環境の変化、母親の役割の重圧、未知の体験に対する不安や緊張、育児に伴う疲労や睡眠不足などの要因から、情緒が不安定になったり、感情のコントロールが難しくなったりしやすい状況に置かれる。地域社会のつながりの希薄化、核家族化によって生じる育児支援の不足が、母親のストレス増大の一因となっている場合もある。
- 育児や家事を支援してくれる人、努力をねぎらってくれる人、相談にのってくれる人などがおらず、孤立した環境でストレスが重なると、憂うつな気分や不安感が高まりやすい。
- 出産後、心身のストレスが積み重なり、個々の対処能力が追いつかない状況が続くと、うつ病を発症する危険性が高まりやすい。

主な症状と特徴

- 抑うつ気分、子どもへの関心の喪失、不安感、焦燥感、自責感、意欲低下、集中力低下、不眠、食欲不振、倦怠感、易疲労感、涙もろさ、希死念慮などの症状がみられる。
- 「体調がすぐれない」「眠りたくても眠れない」「朝起きられない」「思うように育児ができない」「上の子の世話に手が回らない」「家事が十分にできない」などの思いが自責感につながり、ますます抑うつ的になるという悪循環に陥る特徴がある。
- 「子どもの世話や家事ができない」「子どもにつらくあたってしまう」「子どもに手を上げてしまう」「自分自身を傷つけてしまう」などの行動がみられる。

介入が必要な状況

- 出産前にうつ病や双極性障害の既往がある場合は、産後の再燃・再発につながりやすいため、予測的な観察と早期介入が必要である。
- 母親自身も家族も、産後うつ病の症状であることに気づきにくいため、母親の怠慢と認識されて悪循環に陥っている場合がある。

表1 ● エディンバラ産後うつ病自己調査票(EPDS)*

過去7日間にあなたが感じられたことに最も近い答えにアンダーラインを引いてください。必ず10項目に答えてください。

例)幸せだと感じた。

はい、常にそうだった。
はい、たいていそうだった。
いいえ、あまりたびたびではなかった。
いいえ、まったくそうではなかった。

「はい、たいていそうだった。」と答えた場合は、過去7日間のことをいいます。
このような方法で質問にお答えください。

【質　問】
1. 笑うことができたし、物事のおかしい面もわかった。
2. 物事を楽しみに待った。
3. 物事が悪く行った時、自分を不必要に責めた。
4. はっきりした理由もないのに不安になったり心配した。
5. はっきりした理由もないのに恐怖に襲われた。
6. することがたくさんあって大変だった。
7. 不幸せなので、眠りにくかった。
8. 悲しくなったり、惨めになった。
9. 不幸せなので、泣けてきた。
10. 自分自身を傷つけるという考えが浮かんできた。

John Cox, Jeni Holden著,岡野禎治,宗田聡訳:産後うつ病ガイドブック　EPDSを活用するために.南山堂,東京,2006:62-63.より一部抜粋

*このスケールは本書用に編集されたものである。完全なスケールには、臨床家や研究者がこれを使うために、各質問に対する回答が含まれている。完全なスケールは(日本語、英語、その他の翻訳も)、J.Cox & J. Holden. *Perinatal Mental Health: A Guide to the Edinburgh Postnatal Depression Scale*. London.England：Gaskell；2003.に掲載されている。©1987 The Royal College of Psychiatrists.

介入の方法と留意点

1．早期発見

- 産後の母親や新生児、乳幼児に接する機会の多い看護師や保健師は、積極的に産後うつ病の早期発見に努める必要がある。
- 産後うつ病の可能性を念頭に置き、母親の睡眠状況、気分や体調の変調、出産や育児に対する思い、サポートの状況などを継続的にアセスメントしていくようにする。
- 産褥期のケア、乳児健診、新生児訪問、育児支援サービスなどの場面を、「うつ状態にある母親の早期発見およびケア提供の場」として認識することが重要であり、新生児だけでなく母親自身の心身の健康状態に関心をもっているというメッセージを母親に伝えようとする姿勢が必要である。
- 乳幼児健診に訪れなかったり、乳児家庭訪問を受けなかったりする母親のなかに、産後の精神状態が悪化し、孤立した環境で育児を行っている人が含まれる可能性がある。
- 産後うつ病のスクリーニング尺度として、「日本語版エディンバラ産後うつ病自己調査票」(**表1**)が、アセスメントの一助として活用されている。

2．うつ病の治療

- 産後うつ病を発症した場合には、専門的な医療を受ける必要がある。
- 育児や家事が思うように進まないことの原因が、母親の怠慢や弱さではなくうつ病の症状に起因していること、適切な治療によって改善することについて、母親自身や家族が理解できるように援助し、専門治療を受けることができるように支援する。
- 精神療法、薬物療法、環境調整、認知行動療法などが行われる。
- 薬物療法では、母乳への影響を考慮して、薬剤の種類および授乳方法の選択が行われる。

3．育児環境への支援

- 十分かつ適切な休養が必要となるため、母親が安心して休養できる環境を整えるために、家族の理解や支援が得られるように支援する。
- 訪問看護、家事・育児支援など、個々のニーズに応じたサポート資源を選択し、有効に利用できるように支援する。
- 母親自身の病気療養を理由として自治体の各種保育サービスを利用できる場合がある。治

療上、育児などの負荷を軽減する必要がある場合には、公的な保育サービスの利用も含めて環境調整を検討する。

- 出産後、母子関係以外の対人関係や社会とのつながりが希薄になり、孤立しがちになる母親も多いため、産婦仲間の集いなど、ピアサポートの利用を勧めることが有用な場合がある。ピアサポートは、同じような体験や悩み、喜びをわかちあえたり、多様な考えに出会って励まされたり、具体的な情報や知識を得たりする機会となり得る。

（林　亜希子）

■文献
1. John Cox, Jeni Holden著,岡野禎治, 宗田聡訳：産後うつ病ガイドブック　EPDSを活用するために. 南山堂, 東京, 2006；62-63.
2. 三品浩基：母親の産後うつ病と児童虐待の関連. 小児科臨床　2013；66(1)：97-102.
3. 岡野禎治：周産期の精神疾患における最近のエビデンスとそのケア. 精神科治療学　2013；28(6)：687-694.

リエゾン精神看護

成長発達と起こりうる問題

児童虐待

定義と概要

- 文化社会的背景や養育に対する価値観などが国や地域によって異なることから厳密な定義が困難であるが、わが国では「児童虐待の防止等に関する法律（児童虐待防止法）」第2条が、児童虐待の公的な定義として用いられている（**表1**）。

介入が必要な状況・現象

- **虐待予防**：母親の精神疾患・情緒不安定や家庭の経済困難、または子どもが低体重児や障害児であるなど、虐待のハイリスク因子が発見された場合。
- **早期発見**：子どもに原因不明瞭な外傷や発育不良がみられたり、親子の言動や関係性に違和感を覚えたりした場合。
- **緊急事例**：頭蓋内出血、溺水など生命が危ぶまれる重症例への対応。

介入の方法と留意点

- 虐待予防のためには、周産期から丁寧なリスクアセスメントを行い、ハイリスク因子の発見に努める必要がある。育児困難が予想される妊婦に対しては、さまざまな社会資源を活用するなどして親の負担を軽減することも重要である。
- 早期発見のためには、子どもの身体的所見のみならず、子どもや親の様子を注意深く観察することが求められる。受付や待合室の様子から有益な情報が得られることもある（**表2**）。

表1 ● 児童虐待の定義（「児童虐待の防止等に関する法律」第2条に準ずる）

保護者（親権を行う者、未成年後見人その他の者で、児童を現に監護する者）がその監護する児童（18歳に満たない者）に次のような行為を行うこと。

身体的虐待	児童の身体に外傷が生じる（または、生じるおそれのある）暴行を加えること 例）外傷→打撲傷、あざ、骨折、やけど　など 　　暴行→殴る、蹴る、物を投げつける、首を絞める　など
性的虐待	児童にわいせつな行為をすること、または児童をしてわいせつな行為をさせること 例）性交、性的行為の強要、性器や性交を見せる、ポルノグラフィーの被写体にする　など
ネグレクト	児童の心身の正常な発達を妨げるような著しい減食または長時間の放置、保護者以外の同居人による虐待行為の放置、その他の保護者としての監護を著しく怠ること 例）衣食住の世話をせず放置する、家に閉じ込める、学校に行かせない、放置・置き去りにする　など
心理的虐待	児童に対する著しい暴言または著しく拒絶的な対応、児童が同居する家庭における配偶者（婚姻の届出をしていないが、事実上婚姻関係と同様の事情にある者を含む）に対する暴力（生命または身体に危害を及ぼすものおよびこれに準ずる心身に有害な影響を及ぼす言動をいう）、その他の児童に著しい心理的外傷を与える言動を行うこと 例）言葉による脅かし・脅迫、傷つけるようなことを繰り返し言う、ほかの兄弟と著しく差別する　など

表2 ● 早期発見のチェックポイント

子どもの身体的所見	身体	●低体重・低身長 ●栄養失調
	皮膚	●外傷跡 ●皮下出血 ●やけど
	骨折	●頭蓋骨 ●肋骨・椎骨 ●長管骨
	頭部・顔面	●頭蓋底出血 ●眼底出血 ●耳・口の挫傷・裂傷
	胸腹部	●腹腔内出血 ●内臓破裂
	性器	●裂傷 ●瘢痕（はんこん） ●びらん ●性感染症 ●若年者の妊娠・中絶
子どものその他の様子		●体や着衣が不潔である ●表情に乏しく、他者への関心が低い ●親の様子をうかがい、びくびくしている ●過度にべたべたする
親の様子		●保険証や母子手帳を持参しなかったり、母子手帳の記載が極端に乏しかったりする ●待合室などで順番が待てない、トラブルを起こす ●感情のコントロールが不得手でイライラしている ●医療スタッフに対して不平不満が多く、攻撃的である ●子どもの面倒を見ない ●子どもを平気でたたいたり脅したりする ●再診をいやがったり、予約を守らなかったりする ●子どもの病状を把握できていない ●保護者間で説明が食い違う

- 重症例の場合は、自院での医学的対応が可能かどうかすみやかに判断し、不可能の場合は高次医療機関等へ搬送・紹介する。
- 虐待が疑われたら、できる限りの情報収集と重症度評価に努める。その際は、子どもの安全確保等の観点から、外傷の重症度にかかわらず入院を基本とすることが望ましい。入院の際は、付き添い時に虐待が起こる可能性があることから十分な注意が必要である。
- 虐待の可能性がある場合は、必ず市町村や児童相談所に連絡する。虐待を受けたと思われる子どもを発見した者は、市町村や児童相談所に通告する義務があり、また、この通告によって、医療関係者の守秘義務違反に問われることはない（児童福祉法第25条、児童虐待防止法第6条第1項および第3項）。また、医療機関が児童虐待を防ぐ目的で関係機関に情報提供することは、情報提供対象者の同意がない場合でも基本的に法令違反とならない（児童虐待防止対策関連の医療機関関係通知[*1]）。
- 虐待が事件として扱われる場合に備え、看護記録は客観的事実に基づき、具体的・詳細に記入する。
- ハイリスク事例への予防的対応や緊急度が低い場合の初期対応としては、できるだけ虐待には触れず、あくまで子どもの発達や健康上

の問題、育児上の悩み事の相談相手として必要な助言や指導を行うことで信頼関係を築く。保護者もまた援助を必要としている存在であることを忘れず、常に共感的態度で接する。
- 虐待が起きる家庭はほかにもさまざまな課題を抱えている可能性が高いことから、課題解決のために必要な社会資源や地域の関係機関につなげることが重要である。児童虐待のある家庭に複合して起きやすい問題としては、経済的問題や親の孤立、精神科的問題、アルコール・薬物問題などが挙げられる。虐待の背景に潜むこれらの問題を見逃すことなく丁寧に情報収集し、子ども家庭支援センター、精神保健福祉センターなど、問題に応じた支援機関と情報共有や役割の明確化を図りながら、複数の機関で支援していく必要がある。
- 被虐待児は、低い自尊感情、無力感、抑うつなど心理的問題を有することが多く、身体的外傷が治癒した後も継続して心のケアが必要であることが多い。被虐待児にかかわる際は、受容的、支持的、肯定的なかかわりを基本に、精神心理的問題が深刻な場合は、適宜専門家に助言を求めながら対応を決めていくことも必要になる。

（近藤あゆみ）

＊1　正式な通知名は「児童虐待の防止等のための医療機関との連携強化に関する留意事項について」（2012年11月30日）

■文献
1. 愛知県健康福祉部児童家庭課監修：医療機関における児童虐待対応マニュアル（病院編）．愛知県，2014．
2. 京都府宇治児童相談所（京都府南部家庭支援センター），京都府山城北保健所編集：医療機関用子どもの虐待対応マニュアル（山城地域版）．京都府，2013．

リエゾン精神看護

成長発達と起こりうる問題
ひきこもり

定義と概要

- ひきこもりとは、思春期・青年期に起きる問題のひとつであり、さまざまな要因の結果として社会的参加をせず、6か月以上にわたっておおむね家庭にとどまり続けている状態を指す現象概念である。
- ひきこもりは原則として、統合失調症などほかの精神障害がその第一の原因とは考えにくいものとされているが、実際には確定診断がなされる前の統合失調症が含まれている可能性が低くないことに留意すべきである。
- さまざまな思春期・青年期の問題行動が何らかの形で「ひきこもり」とともに現れる。近藤直司は、「ひきこもりには、家族状況や文化的要因、社会状況なども深く関与しているが、ひきこもり状態にある人のほとんどには何らかのメンタルヘルス問題ないしは精神疾患や発達障害などによる生活障害がみられる」と述べている。このように、精神医学や心理臨床の専門家が積極的にかかわることが求められているといえる。
- ひきこもりに関してはいくつか実態調査が実施されており、性別については男性が多いこと、ひきこもりが生じた年齢は平均20歳前後であることなどが共通している。しかし、小学生から生じるケース、30歳代から生じるケースなどもあり、あらゆる年代で生じうる問題ととらえられる。
- 2010年に新たな治療・支援ガイドラインが公表され、ひきこもりの数は約26万世帯と推計される。また内閣府による、ひきこもりに関する初めての実態調査では、「ふだんは家にいるが、近所のコンビニなどには出かける」「自室からは出るが、家からは出ない」「自室からほとんど出ない」という状態が6か月以上続いている者（狭義のひきこもり）は23.6万人、「自分の趣味に関する用事のときだけ外出する」（準ひきこもり）は46万人でこれらを合わせた広義のひきこもりを69.6万人と推定している。

介入の方法と留意点

- 社会参加をしていない子どもや青年がすべて支援や治療を必要としているわけではなく、それが長期化し社会生活の再開が著しく困難になってしまったために、当事者や家族が大きな不安を抱えるようになった事例に介入が必要となる。
- ひきこもりに伴い、対人恐怖や被害関係念慮、強迫症状、家庭内暴力、不眠、抑うつ気分、自殺念慮、摂食障害、心身症状、心気症状などが二次的に生じるため、家庭環境、家族関係への影響は深刻である。

1．家族への支援

- 未成年の不登校やひきこもり、家族に連れて来られる成人もしくは家族しか相談に来ない事例では、第一段階である家族支援段階から開始される。
- 家族への支援の対象となるのは、主として親である。親が不安や葛藤を語ること、支援者から共感され、受容される体験をもつことは、家庭における当事者への家族の姿勢、家族関係に好ましい影響を与えることにつながり得る。

2. 当事者への支援

- 多くは家族のみの来談による家族支援から始まり、ある時点で来談型あるいはアウトリーチ型の当事者に対する支援が始まるという経過をたどる。支持的・受容的なかかわりを進めながら、個人療法から就労を視野に入れた集団活動につなげていくこととなる。
- しかし、当事者が相談や治療場面に出向くことが難しい場合が多く、一歩踏み込んだ介入として、家庭訪問を中心としたアウトリーチ型の支援が有効な方法として期待されている。
- ひきこもりの当事者や家族に対する支援には、教育、保健、福祉、医療などの複数の専門機関による多面的な支援が必要である。地域連携ネットワークを構築し、当事者とその周囲の状況の全体的な評価に基づく支援段階に合わせて、家族や当事者への支援を行っていくことが求められる。

（三森寧子）

■文献
1. 近藤直司：青年期ひきこもりケースの精神医学的背景と支援．教育と医学 2010；58(11)：4-12．
2. 厚生労働省：ひきこもりの評価・支援に関するガイドライン．厚生労働科学研究費補助金こころの健康科学研究事業 思春期のひきこもりをもたらす精神科疾患の実態把握と精神医学的治療・援助システムの構築に関する研究，2007．
3. 内閣府政策統括官（共生社会政策担当）：若者の意識に関する調査（ひきこもりに関する実態調査）報告書（概要版），2010．

図1 ● ひきこもり支援の諸段階

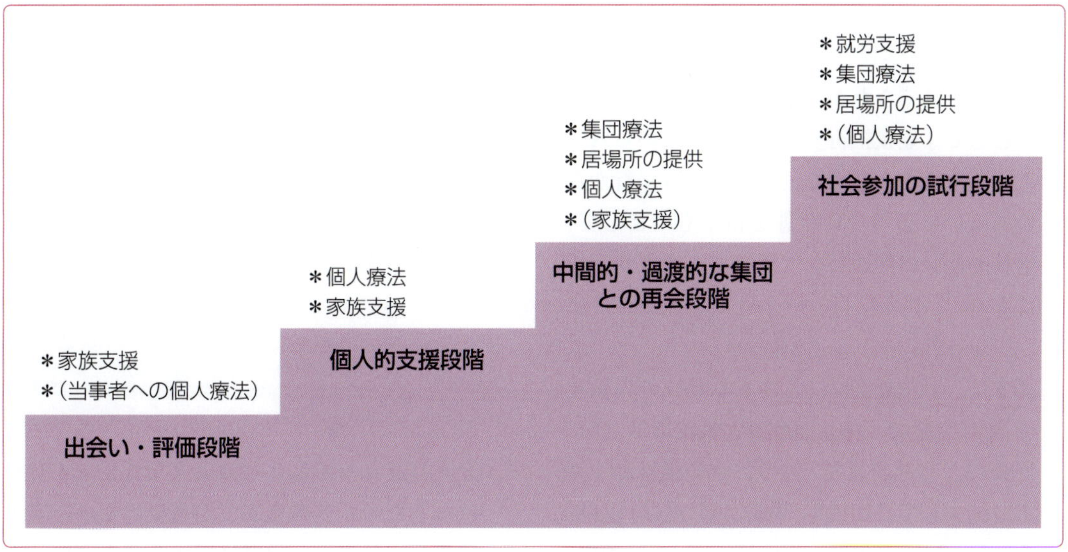

出会い・評価段階
- *家族支援
- *（当事者への個人療法）

個人的支援段階
- *個人療法
- *家族支援

中間的・過渡的な集団との再会段階
- *集団療法
- *居場所の提供
- *個人療法
- *（家族支援）

社会参加の試行段階
- *就労支援
- *集団療法
- *居場所の提供
- *（個人療法）

リエゾン精神看護

成長発達と起こりうる問題

不登校

定義と概要

- 文部科学省の定義では「何らかの心理的、情緒的、身体的あるいは社会的要因・背景により、登校しないあるいはしたくともできない状況にあるため年間30日以上欠席した者のうち、病気や経済的な理由による者を除いたもの」とされている。
- 不登校は、「学校恐怖症」という病気としてとらえられてきたが、学校ぎらい・勉強ぎらいとして「登校拒否」が一般的に用いられるようになった。しかし、次第に学校に行かないあるいは行けない状態を指すものとして、学校や社会の問題として理解する視点が主流になり、「不登校」という用語が使われるようになった。
- 図1は、小・中学校における不登校の児童生徒数の推移である。2001年(平成13年)度に138,722人と過去最高となり、その後はわずかずつ減少して、2012年(平成24年)度は112,689人となったが、2013年(平成25年)度には119,617人と増加に転じた。全体の児童生徒数が減少しているなか、実数として増加したことから、わが国における不登校児童生徒の割合が増加しているといえる。
- 登校はしているが正規の学校生活に苦痛や困難を感じている状態である「学校不適応」という用語には、「保健室登校」も含まれ、不登校の前段階とされる。そのため、顕在化している不登校の実態は氷山の一角にすぎず、「学校不適応」というグレイゾーンも広がっていることも注意が必要である。

原因

- 不登校の背景や要因については、文部科学省は「原因」という言い方はせず、「不登校になったきっかけ」として発表している。
- 「いじめを除く友人関係をめぐる問題」、「学業の不振」、「親との関係」、「無気力」、「不安など情緒的混乱」、「あそび・非行」など学校、家庭、本人にかかわることであり、多様かつ複雑である。学習障害(learning disability：LD)や注意欠如・多動症(attention dificit/hyperctivity disorder：AD/HD)などを抱えていると、周囲との人間関係や学習のつまずきなどが不登校につながることも指摘されている。

介入の方法

- 介入にあたっては「どのような背景で不登校になったのか」の見立てが重要になる。友人関係、家庭環境、学業に関することといった場合と精神・身体症状を呈する場合では、かかわる専門家が異なってくる。
- 前者では学校の教員や養護教諭、スクールカウンセラーに相談し、要因や背景の確認を進めていく。後者の場合は医療機関に相談し、治療的な介入が行われる。本人だけでなく家族関係の回復も進むと再登校につながるが、難しい場合は、自治体ごとにある教育センターや適応指導教室、民間のフリースクールなどの利用を検討することになる。
- 文部科学省は「不登校に関する実態調査」として、2006年(平成18年)度に不登校であった

生徒の、5年後の状況等の追跡調査・分析を行った。前回、1993年（平成5年）度の不登校生徒に関する実態調査と比較し、不登校経験者の高校進学率が大幅に増加するとともに、高校中退率も大幅に下がっており、不登校経験にかかわらず、勉強が続けられるようになっている。

- 大学・短大・高専に就学している割合も大幅に向上している一方で、就学も就業もしていない割合は減少している。学校にいる相談員などを利用した割合が高いほか、教育支援センターや民間施設の利用も増えており、スクールカウンセラーの配置等を通じ、不登校生徒に対する支援体制が整ってきていることが伺える。

介入の留意点

1．子どもの背景を理解すること
- 不登校になった子ども本人がもともともっている性質や性格、発達の状態、家庭環境や親子関係、学校での対人関係の様子などを丁寧に聞き取り、その子どもの背景を理解し見立てを行うことが必要である。

2．心の変化に応じた対応
- 不登校の始まりから終わりまで、子どもの気持ちは同じではない。同じかかわり方をしても有効なときとそうでないときがある。不登校の前兆を示す時期から暴力をふるうときもあれば、閉じこもるときもあり、そして回復に向かうプロセスにおいて、その時期の心や気持ちの状態に合わせた対応ができることが重要である。

3．専門機関の利用
- 不登校になった子どもが適切に専門機関につながると、ほとんどが将来自立を果たしている。一方で不登校からひきこもりに移行するケースもあり、その子どもに合った専門機関で相談を受けることが必要である。

（三森寧子）

■文献
1．文部科学省：平成24年度「児童生徒の問題行動等生徒指導上の諸問題に関する調査」．2012
2．文部科学省：「不登校に関する実態調査」〜平成18年度不登校生徒に関する追跡調査報告書〜（概要版）．2014

図1 ● 不登校児童生徒数の推移

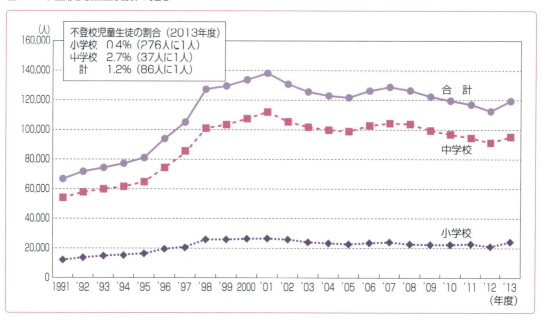

リエゾン精神看護

成長発達と起こりうる問題
いじめ

定義と概要

- 1980年代半ば、いじめ自殺の報道が相次ぎ、いじめが大きな社会問題となった。その後、国を挙げての対策が推進され、相談窓口の設置、スクールカウンセラー、スクールソーシャルワーカーの配置などが進められてきた。
- 2011年に大津市で起きたいじめ自殺をきっかけに、2013年（平成25年）6月に「いじめ防止対策推進法」が成立、9月に施行された。わが国における初めてのいじめ立法として、いじめの定義、国や学校の義務などが示された（表1、2）。
- 「いじめ防止対策推進法」を受け、2013年10月に「いじめの防止等のための基本的な方針」（国のいじめ防止基本方針）が策定された。
- いじめの認知件数の多さは、必ずしも発生件数を反映しているものではなく、いじめに対する関心の高さや、細やかに認知、対応していることの現われともいえる（図1）。

いじめが起こる背景

- いじめは、同じ学校・学級や部活動、塾や習い事など、学校の内外を問わず起こる。どの子どもにも、どの学校にも起こり得るものであり、早期発見、早期対応が大切である。
- いじめ加害の背景には、勉強や人間関係などのストレス、社会性の未熟さ、コミュニケーション力の低さ、集団のもつ同調圧力などさまざまな要因がある。
- 集団のなかに存在するアンバランスな力関係を乱用することでいじめが起こるが、力関係の優劣は流動的であり、状況により「いじめ

表1 ● いじめ防止対策推進法の概要

- 「いじめ防止基本方針」の国・学校の策定義務、地方公共団体の策定努力義務
- 学校におけるいじめ防止等のための組織の設置義務
- 重大事態発生時、速やかで、適切な調査の実施など

表2 ● いじめの定義と具体的な様態

いじめ防止対策推進法第2条におけるいじめの定義	具体的ないじめの様態（「いじめの防止等のための基本的な方針（国のいじめ防止基本方針）」より）
この法律において「いじめ」とは、児童等に対して、当該児童等が在籍する学校に在籍している等当該児童等と一定の人的関係にある他の児童等が行う心理的又は物理的な影響を与える行為（インターネットを通じて行われるものを含む。）であって、当該行為の対象となった児童等が心身の苦痛を感じているものをいう。	● 冷やかしやからかい、悪口や脅し文句、嫌なことを言われる ● 仲間はずれ、集団による無視をされる ● 軽くぶつかられたり、遊ぶふりをしてたたかれたり、蹴られたりする ● ひどくぶつかられたり、たたかれたり、蹴られたりする ● 金品をたかられる ● 金品を隠されたり、盗まれたり、壊されたり、捨てられたりする ● 嫌なことや恥ずかしいこと、危険なことをされたり、させられたりする ● パソコンや携帯電話等で、誹謗中傷や嫌なことをされる　など

- られる側」と「いじめる側」の立場が逆転することもある。
- 周りからは仲良しとみられている子どもどうしの間で、いじめが起こっていることもよくある。
- 「いじめられる側にも問題がある」など、大人の不適切な認識や言動が、いじめを容認し、助長することがある。
- パワーハラスメント、セクシュアルハラスメント、虐待などもいじめと似た背景をもつ。

介入が必要な状況

- いじめは大人が気づきにくい形で行われるため、ささいな兆候であってもいじめを疑い、早い段階で積極的にいじめを認知することが求められる。
- 遊びや悪ふざけなど、いじめと疑われる行為や、いじめにつながる行為を発見した場合、その場でその行為を止める。
- 心の傷つきは本人にしか分からないことから、個々の行為が「いじめ」にあたるかの判断は、いじめられた子どもの立場に立ってなされ、対応を開始する必要がある。
- いじめられていても、本人がそれを否定する場合もあるため、注意深く観察し対応する。

介入の方法

- 子どもや保護者から「いじめではないか」との相談や訴えがあった場合には、真摯に傾聴し、ただちに「いじめ対策のための組織」に報告し、チームで対応する。
- いじめられた子どもの話を聞く際は、「あなたが悪いのではない」とはっきりと伝え、自尊感情を損なわないよう留意する。
- 事実関係の確認、伝達、対応は迅速に行い、いじめられた子どもの安全確保を最優先する。
- いじめた子どもに対しては、いじめをやめさせる指導をするとともに、その子自身が抱えるつらさにも目を向け、再発防止、健全育成に努める。
- 必要な場合は、教育的配慮の下、学校教育法に基づく懲戒、出席停止や警察との連携による措置も含め、毅然とした対応をする。
- いじめをみていた子ども、集団に対しても、自分たちの問題として考えさせる。直接加害行為を行っていなくても、いじめを誘導する、

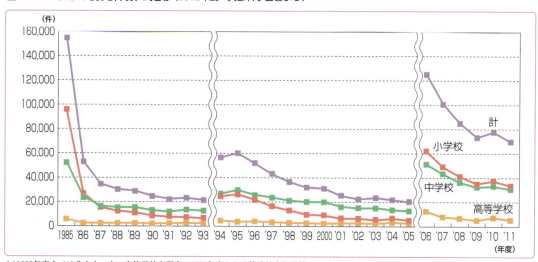

図1 ● いじめの認知件数の推移（2012年度　文部科学白書より）

1) 1993年度までは公立小・中・高等学校を調査。1994年度からは特殊教育諸学校、2006年度からは国私立学校、中等教育学校を含める
2) 1994年度および2006年度に調査方法等を改めている
3) 2005年度までは発生件数、2006年度からは認知件数

- 同調するなどの行為はいじめに加担する行為であることを理解させる。
- ネット上の不適切な書き込みなどについては、被害の拡大を避けるため、ただちに削除する措置をとる。
- 心理や福祉の専門家、弁護士、医師、警察など、外部専門家とも必要に応じ連携する。

介入の留意点

- いじめは学校だけで解決できる問題ではなく、学校と家庭、地域が組織的に連携・協働する体制を構築することも必要である。
- 学校は、定期的なアンケート調査や教育相談の実施などにより、いじめの把握に取り組み、日ごろからいじめを訴えやすい雰囲気をつくる必要がある。
- いじめがあった場合にスムーズに組織的な対応ができるよう、平素から会議、研修などを行い、教職員の共通理解を図ることが大切である。
- 子どもに対しても、日常的にいじめの問題を話題にし、「いじめは人間として絶対に許されない」との雰囲気を学校全体に醸成していく。
- いじめに向かわない子どもを育てるために、道徳教育や人権教育の充実、社会性やコミュニケーション力の育成、自己肯定感が高められるようなかかわりが必要である。
- 「ソーシャルスキル・トレーニング」「ピア(仲間)・サポート」、児童会や生徒会による「いじめ防止活動」などの取り組みも有効である。
- 「ネット上のいじめ」が深刻な問題となっており、子ども、保護者、教職員に対する啓発、情報モラル教育が行われているが、常に問題の表れ方が変化するため、新しい情報の収集、発信が必要である。
- いじめが解決したと思われる場合でも、継続して十分な注意を払い、折に触れ必要な支援を行う。

(渡辺友香)

■文献
1. 菱村幸彦編：いじめ・体罰防止の新基準と学校の対応　いじめ防止対策推進法・体罰防止の新基準に基づいた学校づくり. 教育開発研究所, 東京, 2013
2. 文部科学省：平成24年度 文部科学白書, 2013
3. 森田洋司：いじめとは何か　教室の問題、社会の問題. 中央公論新社, 東京, 2010
4. 坂田仰編：いじめ防止対策推進法　全条文と解説. 学事出版, 東京, 2013

リエゾン精神看護

成長発達と起こりうる問題

自傷行為

定義と目的

- 自傷行為とは、自分の身体を傷つける行為をいう。
- 死ぬことではなく、自分を傷つけること自体が行為の目的であることが多い。その理由は明確に意識化される場合もあるが、患者自身にもよくわからないことが多い。
- 統合失調症、うつ病、パーソナリティ障害など、さまざまな精神障害でみられる行為である。
- 自傷行為の内容は、抜毛、頭や手をたたいたり打ちつけたりする、たばこの火を体に押し当てる、爪をはがす、鋭利なもので刺す、手首やその他の部位を切る、など多様である。
- 自傷行為には、以下のように発達段階による特徴がある。
  小児期：頭を叩いたり打ちつけたりする、爪をかむ、など。
  思春期・青年期：若い女性ではリストカットが代表的である。
  壮年期・初老期：仕事や家族関係などの心理・社会的要因から、自殺を試みるケースが注目されている。

介入が必要な状況・現象

- 抑うつ状態にあり、「生きていても仕方がない」「自分には生きている価値がない」などと自己評価が低下している状態や、「死にたい」などと希死念慮を訴える場合。
- 「死ね」「自分を傷つけろ」という命令調の幻聴が聞こえている場合。
- 怒りや絶望感が強い場合や、ストレス耐性が弱い場合。
- 喪失体験や失敗体験、対人関係上の困難などを体験している場合。
- 自傷行為を繰り返し、行為や生じた結果が深刻なものにエスカレートしている場合。
- 近親者に自殺をした人がいる場合。

介入の方法

- 患者が自分で自分の安全を守れるように、看護師が常に患者に関心を寄せながら協力していくことを明確に患者に伝える。
- 当初はかかわりの回数を多くし、安全や安心感を提供する。次の段階では、患者が必要なときに自分から看護師に援助を求めることができるように励まし、最終的には患者が自傷行為をする前に自分で行動をコントロールできるようになるころを目指す。
- 安全のために、現時点で患者ができることと看護師が援助できることについて話し合い、適切な方法を患者が選択できるように援助する。
- 自傷行為への衝動が高まったときの対処方法をふだんから患者と話し合っておく。
- 患者が気持ちを言葉で表現できるように援助する。
- 抗不安薬などの頓服薬が処方されていれば、患者がタイミングよく服用できるように教育的にかかわる。
- 創傷に対しては必要に応じた処置を行う。
- 精神保健指定医の指示により行動制限（隔離

- や身体拘束)が行われることがある。その際は、行動制限が最小限にとどめられるように患者の症状を綿密に観察する。
- 患者が過去に自傷行為のために使用した物品(危険物)は、患者が安全に自己管理できるかを査定し、必要があれば所持を一時的に制限する。
- 自傷行為が出現した後は、患者の感情は受容しつつ行動は不適切であることを患者にフィードバックし、次は自分で行動をコントロールできるように励ます。
- 近年、弁証法的行動療法(DBT)が、境界性パーソナリティ障害の衝動性と自己破壊性を軽減する効果があると推奨されている。

介入の留意点

- 自傷行為は不快な感情に対処するために行われることが多いため、患者の行動の背景にある感情を理解するよう努める。
- 自傷行為が注目を集める目的である場合には、行動を助長するおそれがあるため、看護師が過剰に反応しないよう心がける。
- 創傷がある場合、適切な身体的処置を過不足なく行う。
- 自傷行為が重篤な結果に至ることもあるため、患者の行動を軽く受けとめてはならない。
- 私物の所持を制限する場合に、医療者側に過剰な不安があると必要以上の制限を加えてしまいやすい。患者の状態に応じた最小限の制限が適切に行われているかを適宜査定する。
- 自傷行為が繰り返されると、看護師は患者に対して無力感や怒りなどの感情を抱き、患者の不安やつらさよりも看護師自身の感情にとらわれてしまいがちになる。看護師が自らの感情を意識し、患者の感情に関心を寄せ続けるように心がける。

(河野伸子)

■文献
1. 石井朝子:境界性パーソナリティ障害に対する弁証法的行動療法-わが国での応用をめぐって. 医学のあゆみ 2012;242:525-530.
2. 佐伯恵子:自殺・自傷防止. ナースによる心のケアハンドブック 現象の理解と介入方法, 野嶋佐由美, 南裕子監修, 照林社, 東京, 2000:272-273
3. 武井麻子:自傷行為. 看護学事典, 見藤隆子, 小玉香津子, 菱沼典子編, 日本看護協会出版会, 東京, 2003:269.

成長発達と起こりうる問題
不安症群／不安障害群

定義と概要

- 不安とは、一般に「自律神経系の過活動を伴う恐れの感情」とされる。
- 診断上、DSM-5で不安症群／不安障害群に分類されている疾患は、パニック症／パニック障害、広場恐怖症、限局性恐怖症、社交不安症／社交不安障害（社交恐怖）、全般不安症／全般性不安障害などである（表1）。
- パニック症／パニック障害はパニック発作があることを主とする。パニック発作とは、動悸、発汗、身震い、息切れ感などの症状が突然出現するものである。
- 広場恐怖症は、心理的に広々として助けを呼べないような状況にいることを恐れ、回避しようとすることである。
- 限局性恐怖症は、ある特定の対象または状況に対する強い恐怖を主とする。
- 社交不安症／社交不安障害（社交恐怖）は、よく知らない人たちの前で注視を浴びるかもしれない状況に対する強い恐怖を主とする。自分が恥をかいたり、恥ずかしい思いをすることを恐れる。
- 全般不安症／全般性不安障害は、不安と心配の対象が特定のものに限られていないものである。

介入が必要な状況・現象

- 不安症群／不安障害群に限らず、いずれの診断も、症状があることにより著しい社会生活の制限が生じているときが介入の対象となる。
- 不安症群／不安障害群の場合、患者が不安になる状況を回避するために、学校や職場といった課題遂行の場に通うことが困難になったりする。
- パニック症／パニック障害は難治性であり、再発する割合も高いとされている。
- 不安症群／不安障害群以外の、一過性の不安においても対応が必要なものがある。例えば、病院内で、手術などを控えた患者の不安状態に対応するなどが該当する。これは手術の失敗などを想起して不安になる場合もあるが、それ以前に自分の体にこれから何をされるのか具体的な想像がつかないため、不安となっている可能性もある。

表1 ● 不安症群／不安障害群の分類と定義

DSM-5における診断名	特徴
パニック症／パニック障害	パニック発作
広場恐怖症	心理的に広々として助けを呼べないような状況を恐れ回避する
限局性恐怖症	ある特定の対象または状況に対する恐怖
社交不安症／社交不安障害（社交恐怖）	よく知らない人たちの前で注視を浴びるかもしれない状況に対する恐怖 自分が恥をかいたり、恥ずかしい思いをすることを恐れる
全般不安症／全般性不安障害	不安と心配の対象が特定のものに限られていない

- 小児では、対人関係の発達の途上で、母親のそばにいないと強い不安が生じるなどの分離不安が起こることがある。思春期では、自我の確立に向かう段階で不安を生じることがある。
- 成人期においても、生活上の大きな変化から生じる不安が、臨床上介入するべき状態に達することは少なくない。
- 社会通念上は好ましいことと一般的に考えられている事象（就職、結婚、子どもの出生、昇進など）であっても、それに伴い生活・役割が変化することへの不安が高じて本人の苦痛となることがある。

介入の方法

- 本人の不安の訴えにケア提供者が耳を傾けることで、不安が改善する例もあるが、その不安の背景にあるものが疾患なのか環境要因なのか、あるいはその両方なのか考慮しながら対応するべきである。
- 例えば、不安の原因として本人が訴えているものは合理的なものか、話を聞いただけで本人の不安は解消されるものなのか、本人にも不安の原因がわからないのかといった点に注意する。漫然と話を聞く対応だけを続けていると、早期に始められていたはずの有効な治療を遅延させることにもなりかねない。薬物療法や心理療法による支援が必要なケースである可能性も考慮して、不安の性質をアセスメントすること、また必要と思われる場合には医師を含む支援チームで共有のうえ、対応を検討することが求められる。
- 不安症群／不安障害群の治療は、薬物療法（主にSSRI）と心理療法の組み合わせで行われる。SSRIとは選択的セロトニン再取り込み阻害薬（selective serotonin reuptake inhibitor）の略称であり、新世代抗うつ薬ともいわれている。
- SSRIは近年、抑うつ障害群のみならず、強迫症／強迫性障害や不安症群／不安障害群においても第一選択薬（最初に処方される薬）とされている。

（中西三春）

■文献
1. American Psychiatric Association. *Diagnostic and Statistical Manual of Mental Disorders: DSM-V.* Washington, DC: American Psychiatric Publishing; 2013.
2. Stuart GW. Unit Three Chapter 16, Anxiety Responses and Anxiety Disorders. In Stuart GW and Laraia MT. *Principles and Practice of Psychiatric Nursing,* 8 th edition. Missouri: Elsevier Mosby; 2004.

表2 ● 介入が必要な不安の状況・現象の例

不安の状況	起こる背景
手術など治療に伴う処置の前	失敗の想起 自分の体になされることが具体的に想像できない
小児の分離不安	対人関係の発達の途上
思春期の不安	自我の確立に向かう段階
成人の不安	生活の変化 人生の転機（就職、結婚、子どもの出生、昇進などを含む）

リエゾン精神看護

成長発達と起こりうる問題

PTSD（心的外傷後ストレス障害）

定義と概要

- PTSD（心的外傷後ストレス障害：posttraumatic stress disorder）とは、「地震などの自然災害、爆発事故や交通事故などの人為災害、暴力犯罪被害、性暴力被害、拉致監禁、テロ、戦闘、虐待、DV（domestic violence：ドメスティック・ヴァイオレンス）など、心的外傷（トラウマ）となる出来事を原因として生じる特徴的なストレス症状である」とされている。
- わが国においては、1995年の阪神・淡路大震災、同年3月の地下鉄サリン事件以降注目を集めるようになった。
- 2011年に発生した東日本大震災でも、被災者や支援者の心のケアの重要性が指摘されており、PTSDを予防するような取り組みも行われた。
- 災害や大事故などの直後に提供されるサイコロジカル・ファーストエイドが、アメリカ国立PTSDセンターとアメリカ国立子どもトラウマティックストレス・ネットワークにより開発されており、東日本大震災後の活動で参考にされた。
- サイコロジカル・ファーストエイドは、「トラウマのリスクと回復に関する研究結果に合致すること」「災害現場への適用が可能で、実現性があること」「生涯発達の各段階に適切であること」「文化的な配慮がされており、柔軟な使用ができること」の考えから、トラウマ的出来事によって引き起こされる初期の苦痛を軽減すること、短期・長期的な適応機能と対処行動を促進することを目的に作成されている。

診断・症状・治療

1. 診断

- DSM-5では、心的外傷となる出来事から1か月以上症状の持続があるものをPTSD、1か月未満をASD（acute stress disorder：急性ストレス障害）と診断している。ただし、心的外傷の出来事から3日後までは、ASDを診断することはできない。
- 出来事の直後には、一過性の睡眠障害や抑うつ気分などストレス反応が起きる場合がある。これはPTSDやASDとは区別され、正常反応とされている（図1）。
- 診断には「実際にまたはあやうく死ぬ」「重傷を負う」「性的暴力を受ける出来事のうち、直接体験すること、他人に起こったことを目撃すること、近親者などに起こったことを耳にする」などの1つ以上にさらされることが必要である。

2. 臨床症状

①侵入症状
- 出来事に対して、苦痛で不快な記憶やイメージ、または夢が反復的に起きることや、出来事が再び起こっているかのように行動したり、感じたりすること、また動悸や冷や汗などの身体的反応も含む。

②回避／認知と気分の陰性変化
- 回避とは、心的外傷の出来事について考えたり、話したりすること、感情が湧き上がるのを避けようと努力すること、出来事と関連する場所や人物を避けようとすることである。
- 認知と気分の陰性変化とは、出来事の一部を

図1 ● トラウマ反応の時間経過

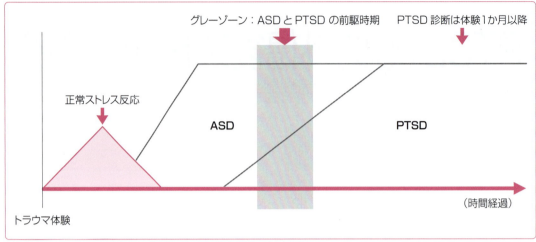

金吉晴編：心的トラウマの理解とケア 第2版．じほう，東京，2006：10．より引用

思い出せないこと、活動や参加意欲の減退、孤立感や周囲からの疎遠な感覚、愛情を感じなくなること（感情領域の狭小化）、未来が短縮した感覚（未来に期待をもてない）がある。

③過覚醒症状
- 睡眠障害やイライラ感、集中困難、過度の警戒心（必要以上に警戒する）、過剰な驚愕反応（物音などちょっとしたことで驚く）があり、精神的な緊張が高まっている状態である。

3. 治療

- PTSDの治療法としては、精神療法と薬物療法がある。

  精神療法：心理教育、認知行動療法、その他（集団療法、心理的ディブリーフィングなど）

  薬物療法：抗うつ薬のSSRI(selective serotonin reuptake inhibitor：選択的セロトニン再取り込み阻害薬)が第一選択となっている。そのほか、三環系抗うつ薬、β遮断薬（アドレナリン作動性遮断薬）、ベンゾジアゼピン系抗不安薬、気分安定薬、多元受容体作用抗精神病薬なども用いられる。うつ病、全般性不安障害、恐怖症、パニック発作などが随伴する場合があり、薬物療法は合併する疾患に合わせて対応する必要がある。

介入の方法

- PTSDは、半数程度は自然回復が見込まれるので、自然に回復できるような環境を調整し、二次的トラウマを与えないようにすることが重要である。
- 二次的トラウマは、医療者の悲嘆の軽視や病院などでの配慮のない対応などから生じ、いっそう孤立無援感を強めることになる。援助者自身が被害を増強させてしまう可能性があることを十分に自覚しておくことが大切である。
- 患者は、生死にかかわる強い恐怖を体験しているので、安全や安心感を保障する態度やかかわりが重要である。また、患者は、人と違ってしまったという感覚や、わかってもらえない感情に支配されるために、援助者は相手の話を傾聴し、相手の感情に共感的な態度をとり、人間関係の再構築ができるようにかかわる必要がある。
- PTSDは、災害、犯罪被害や性暴力被害などさまざまな要因で生じるために、それぞれの出来事に応じた対応が重要であるが、ここでは一般的な介入を示す。

1. 日々の行動の援助

- 心的外傷的出来事の後には、自我機能の低下

から、患者の判断力や決断力が弱まっている。そのときどきに何をするべきかの決断を、援助者が適切に代行したり、本人が決断できるように支持したりする。

2．自分自身の症状の気づきの促進

- 本人が自分自身の症状やストレス反応について理解できるように援助する。出来事の後の抑うつや不安など、正常な精神的変化を訴える場合には、それが当然の変化であることを認める。

3．セルフケアの不足に対する援助

- 食事、排泄、睡眠、清潔、活動性などのセルフケアの不足が生じるので、セルフケアを維持できるように援助する。

4．同じ体験をした人どうしの結びつき

- 治療者などが話を聞くこと以上に、当事者どうしで語ることが共感を得られることがあるので、本人の希望や必要なときには、当事者どうしの会の情報を提供する。

5．専門的治療の判断

- 患者によっては、精神症状が強く出ている場合もあり、また自殺念慮などを抱えている場合もあるため、精神科医や心理カウンセラーなどと連携をとり、適切に専門的治療を受けられるように橋渡しをする。

介入の留意点

- 心的外傷となった出来事を援助者が聞いていると、「代理トラウマ」あるいは「二次的外傷性ストレス」が起き、援助者の側も精神的打撃を受けることや、援助者がバーンアウト（燃え尽き症候群）や精神医学的問題を起こす可能性がある。
- 援助者の健康を維持するために、援助者自身が常に自分自身のストレスマネジメントを行い、リラクセーションの実践、グループでの語り合い（その日の相談活動の話し合い）、スーパービジョンなどを受け、よりよい状態で援助に望むことが大切である。
- 援助者はチームで活動することが多いため、援助者どうしの自己肯定や相互のサポートを行い、お互いのメンタルヘルスの状態に十分配慮しながら活動を支えあうことが必要である。
- 災害や事故などに遭遇した人が、偶然にも生存した後に、「どうして私だけが生き残ったのだろうか」という自責の感情から、生きていることさえ罪のように感じるサバイバーズギルト（生き残った罪悪感）を生じる場合がある。
- 周囲は、「そんなふうに思わなくていい」「何とかしてあげたい」と考えがちだが、まずは、あるがままの感情を受け止めることが重要である。サバイバーズギルトを感じている人が、ありのままの感情を話せるような信頼関係の構築は、回復を支えるために重要な要素である。

（小山達也）

■文献
1. 飛鳥井望：PTSDの診断と症状．看護技術　2005；51(11)：11-14.
2. 兵庫県こころのケアセンター　日本語版作成：サイコロジカル・ファーストエイド実施の手引き　第2版．2011.
3. 日本精神神経学会 監修：DSM-5 精神疾患の診断・統計マニュアル．医学書院，東京，2014.

リエゾン精神看護

成長発達と起こりうる問題
強迫

定義と概要

- 診断としての「強迫」は、DSM-5では強迫症／強迫性障害(obsessive compulsive disorder：OCD)と定義されている。従来は強迫神経症とも呼ばれていたものである。
- 強迫症／強迫性障害の中核をなすのは、強迫観念と強迫行為である。強迫観念とは、自分でもばかばかしい、理屈に合わないと感じるようなある考え・イメージ・衝動が、抑えつけようとしても繰り返しわき起こってくるものである。強迫行為とは、例えば手を洗ったり、物事を確かめたりするなど、特定の行為を繰り返し行うことである。
- 多くみられるのは不潔恐怖(の強迫観念)と洗浄強迫、不完全恐怖と確認強迫という組み合わせである(表1)。
- 強迫症／強迫性障害は思春期、青年期より発症する。統合失調症の前駆症状として現れる場合もある。
- こうした診断とは別に、本人の傾向を表す言葉として「強迫」はしばしば用いられている。
- 「強迫傾向を有する患者」という場合、それは強迫観念があるという意味でも、強迫行為があるという意味でも使われる。物事をきちんと制御しなければ気がすまないといった傾向を「強迫心性」と表すこともある。一般に、(健常者であっても)思春期には強迫心性が強まるといわれている。

介入が必要な状況・現象

- 強迫症／強迫性障害を有する者は、最初は少しの強迫行為で済んでいても徐々に本人の不安や焦燥が収まらなくなり、次第に強迫行為が長引く・増えるという経過をたどる。そのために経済的な浪費(1日に何本も石けんやシャンプー、洗剤およびトイレットペーパーといったものを消費する)、家族が振り回される(少しでも家具が汚れたように感じたら

表1 ● 強迫観念と強迫行為の組み合わせ

	強迫観念	強迫行為
定義	自分でもばかばかしい、理屈に合わないと感じるようなある考え・イメージ・衝動が繰り返しわき起こってくる	特定の行為を繰り返し行う
組み合わせの例	【不潔恐怖】ある特定のものに触れる・近くに寄ることで汚れるのではないかと気になる、触ったと思うと汚れたと気になる	【洗浄強迫】何度も手を洗う、長時間にわたって体を洗う
	【不完全恐怖】戸締まりなど物事をきちんとこなしたか、何かやり忘れていたりしないか(何度確認しても)気になる	【確認強迫】戸締まりなどの確認行為を何度も繰り返す

表2 ● 強迫症／強迫性障害への介入の方法

対象	方法	内容
本人	薬物療法	SSRI（選択的セロトニン再取り込み阻害薬）
本人	心理療法	曝露反応妨害法などの行動療法（認知行動療法）
周囲の人	心理教育	本人への接し方

買い換えてもらわないと気がすまないなど）といった状況に至る。

- 症状が重いものでは、例えば不潔恐怖をもつ者では自室の外に出られなくなるなど、活動不能な状態に陥ることもある。このように、強迫症状のために本人の社会生活が制限されているときには、症状そのものを軽減するための介入が必要となる。
- 強迫症状に伴って併発症状が発生することがある。例えば強迫観念や強迫行為に対して本人が無力を感じることで、抑うつ状態の併発がしばしばみられる。
- 強迫症／強迫性障害とは異なるが、神経発達症群／神経発達障害群を有する者の場合、物事に対するこだわりが強いために、強迫行為に類した行動がみられることがある。例えば、外出するとき、靴を決まった位置にそろえないと（その範囲はかなり狭く限定されており、ちょっとした位置のずれを許容できない）、靴を履いて外出するという次の行動にとりかかれないなどである。

介入の方法と留意点

- 強迫症／強迫性障害の現在の一般的な治療としては、薬物療法と心理療法を組み合わせた介入が行われている（表2）。

1．薬物療法

- 薬物療法における第一選択薬（最初に投与する薬）は、現在ではSSRI（selective serotonin reuptake inhibitor：選択的セロトニン再取り込み阻害薬）とされている。
- SSRIは従来の抗うつ薬（三環系・四環系）と比べて副作用が少ないとされる新世代抗うつ薬である。強迫症／強迫性障害の患者に対しては、強迫観念と強迫行為の両方を軽減させる効果がある。

2．心理療法・心理教育

- 強迫症／強迫性障害に有効な心理療法としては行動療法（認知行動療法）が近年盛んであり、そのひとつに曝露反応妨害法が挙げられる。この療法では、対象者を、恐れたり避けたりしてきた状況にあえてさらし（＝曝露）、そのときに生じる不安や不快感を消すための強迫行為をできるだけしない（＝反応妨害）といった一連のプロセスを繰り返し、不安から強迫行為への連鎖を解消していく。
- 本人に日常的に接する者は、つい本人を説得しようとしがちだが、強迫行為の必要性の乏しさを説得することによって本人の不安が治まるわけではない。治療者は本人の家族等に対して、本人への接し方に関する心理教育も実施することが望ましい。

（中西三春）

■文献
1. American Psychiatric Association. *Diagnostic and Statistical Manual of Mental Disorders: DSM-V*. Washington, DC: American Psychiatric Publishing; 2013.
2. Stuart GW. Unit Three Chapter 16, Anxiety Responses and Anxiety Disorders. In Stuart GW and Laraia MT. *Principles and Practice of Psychiatric Nursing*, 8th edition. Missouri: Elsevier Mosby; 2004.

リエゾン精神看護

成長発達と起こりうる問題

物質関連障害群

定義

- 物質関連障害群はアルコール、カフェイン、大麻、幻覚薬など10の異なる分類の薬物を含んでおり、物質使用障害と物質誘発性障害の2群に分けることができる(**表1**)。
- 物質使用障害の特徴は、物質に関連した重大な問題が生じているにもかかわらず、本人が物質を使い続けることを示す、認知的・行動的・生理学的症状である。
- 物質誘発性障害には、中毒・離脱、物質・医薬品誘発性精神疾患が含まれる。

介入が必要な状況・現象

- 物質使用による中毒・離脱症状、物質・医薬品誘発性精神疾患、物質使用と関連する身体疾患等の症状が顕著な場合。
- 上記症状沈静後(通常1〜3か月後)の物質使用障害の治療。
- 家族への介入。

介入の方法と留意点

- 急性症状に対しては対症療法(解毒治療、妄想・幻覚に対する薬物治療など)を行うとともに、入院生活を利用して健康管理や規則正しい生活の回復を目指す。
- 物質使用障害は、ほかの精神障害と比較して、精神医学的問題以外の諸問題(社会的・情緒的・行動的)との関連が深い。
- 医療機関における解毒や精神症状鎮静のための治療に引き続き、地域資源を利用して生活全体の改善および自己の再構築を行うことが、再発防止にはきわめて重要である(**図1**)。
- 急性症状鎮静後は、物質使用障害に関する正しい知識を身につけるための教育プログラム、再発予防など各種集団療法、回復を目指して先行する仲間との関係構築、生活一般の諸問題(家族関係、借金問題など)の解決等が必要である。しかし、医療機関により院内のプログラム内容やその充実度には偏りがあり、マンパワーにも限界があることから、利用できる地域資源に関する情報収集と、連携体制の整備に努める(**表2**)。
- 物質使用障害は「家族の病」ともいわれており、回復に家族が果たす役割が非常に大きい。
- 本人が引き起こす、さまざまな問題に長期間巻き込まれ対応し続けた結果、家族も心身ともに疲弊し、支援が必要な状態である場合が少なくない。本人だけでなく、家族を適切な地域支援機関につなげ、継続的にフォローが得られる状態にする。

(近藤あゆみ)

■文献
1. 日本精神神経学会 監修:DSM-5 精神疾患の診断・統計マニュアル. 医学書院, 東京, 2014:475-578.

表1 ● 物質関連障害群の分類と診断基準（DSM-5に準ずる）

物質使用障害 物質の問題となる使用様式で、臨床的に意味のある障害や苦痛が生じ、以下の2つ以上が、12か月以内に起こる	①予定していた以上に大量に、長い期間、しばしば物質を使用する ②物質使用を中止または制限しようとするがうまくいかない ③物質を得るための活動、使用、またはその作用からの回復などに多くの時間を費やす ④物質使用に対する強い欲求や衝動がある ⑤反復的な物質使用の結果、職場や家庭などで重要な役割の責任を果たせなくなった ⑥物質使用により持続的または反復的に社会的、対人的問題が起きているにもかかわらず、使用を続けている ⑦物質使用のために重要な社会的、職業的または娯楽的活動を放棄または減少させている ⑧身体的に危険な状況で物質を反復使用する ⑨身体的または精神的問題が持続的または反復的に起こり、悪化していることを知っているにもかかわらず、物質使用を続ける ⑩中毒または期待する効果に達するために著しく増大した量の物質を必要としたり、同じ量の持続使用で効果が著しく減弱したりするなど、耐性が生じている ⑪物質に特徴的な離脱症候群があったり、離脱症状を軽減または回避するために物質を使用したりする
物質誘発性障害	●物質中毒：最近の物質使用により出現した、その物質に特徴的な可逆的症状 ●物質離脱：大量・長期間の物質使用を突然中止または減少したことにより出現する、その物質に特異な問題行動上の変化　など

図1 ● 物質使用障害治療の流れ

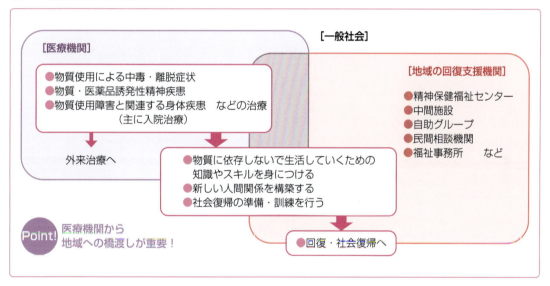

表2 ● 地域の回復支援機関の主な役割や活動内容（※地域により異なる）

機関名	主な役割または活動内容
精神保健福祉センター	● 物質使用障害治療機関に関する情報提供およびケースワーク ● 家族のための教育プログラム ● 本人のための再発予防プログラム ● 本人や家族に対する個別相談 ● 物質使用障害に関連する研修や勉強会
中間施設	● 本人のための回復施設（入所・通所） ● 当事者（物質使用障害の経験をもつ仲間）がスタッフとして後続の仲間の回復を支援 ● プログラムの中心は「12ステップ」*を用いたグループ・ミーティング
自助グループ	● 当事者による自助組織 　アルコール使用障害 → AA（Alcoholics Anonymous）、断酒会 　その他の物質使用障害（覚醒剤、大麻など）→ NA（Narcotics Anonymous） 　アルコール使用障害者の家族・友人 → Al-Anon（アラノン） 　その他の物質使用障害者の家族 → Nar-Anon（ナラノン）　など多数 ● 全国各地で「12ステップ」*を用いたグループ・ミーティングを実施
民間相談機関	● 物質使用障害治療機関に関する情報提供およびケースワーク ● 本人および家族を対象とした個別相談 ● 教育プログラムや各種集団療法
福祉事務所	● 生活保護に関する相談

＊12ステップ：アルコール使用障害の自助グループの創始者たちが自らの経験から生み出しテキストにまとめあげた、素面（しらふ）で生きていく方法を身につけるための12段階のプログラムのこと。1930年代後半に米国で発行され、わが国でもアルコールに限らず薬物、ギャンブルなど多くの問題を抱える人の回復に役立っている。

リエゾン精神看護

成長発達と起こりうる問題

アルコール使用障害（アルコール依存）

定義と概要

1．定義
- アルコール摂取によって精神的・身体的・社会的な問題が繰り返され、悪化しているにもかかわらず、アルコール摂取をやめることができない状態を指す。
- アルコール使用障害（アルコール依存）に至った以後は、自分の意思でアルコール摂取量を制御することが不可能になる。このため、心身の健康を維持するためには、アルコールを摂取しない生活を維持すること（断酒）が必要になる。

2．要因
- 長期間にわたってアルコールを摂取すると、アルコールへの耐性が生じ身体的適応が起こる。このため摂取の中止や減量によって不眠、自律神経系の過活動、不安感などの離脱症状が出現する。

3．特徴
- 本人が、アルコール摂取に関連する自分の問題を否認する。
- 家族など周囲の人が、本人のアルコール問題に振り回され、本人が起こした問題の後始末をするなどの不適切な努力が繰り返される。これが逆効果となることが多く、さらに本人のアルコール問題を進行させるという悪循環が生じる。
- 家族関係の崩壊、社会関係の崩壊、本人自身の生命の危険に発展する。
- アルコール使用障害（アルコール依存）に関するスクリーニングの方法として、14項目の質問からなるKAST（久里浜式アルコール症スクリーニングテスト）（表1）、4項目の質問からなるCAGE（表2）などがある。

介入が必要な状況

- まずは離脱症状に対する治療が必要となる。
- アルコール使用によるさまざまな合併症（表3）への早期介入が必要となる。
- アルコールを摂取しない生活を獲得し、維持することを目的としたリハビリテーションが必要となる。

介入の方法と留意点

1．離脱症状の治療
- アルコール血中濃度が下がると、離脱症状が生じる。症状は1週間程度で消失する。
- 離脱症状には、精神病症状、知覚症状、けいれん発作、手指振戦のほか、全身的な易刺激性、胃腸症状（嘔気や嘔吐など）、自律神経系交感神経の過活動（不安、過覚醒、発汗、顔面潮紅、瞳孔散大、頻脈、軽度高血圧など）がある。
- 離脱症状の経過をアセスメントし、体内のアルコールを安全に消失させることと、低栄養・脱水・電解質異常の補正が重要である。
- 離脱症状の治療として、ベンゾジアゼピンやカルバマゼピンなどの薬が用いられることがある。離脱に伴うけいれん発作、せん妄、不安、頻脈、高血圧、発汗、振戦などを抑制す

表1 ● 久里浜式アルコール症スクリーニングテスト(KAST)

● 最近6か月の間に次のようなことがありましたか？		
1. 酒が原因で、大切な人(家族や友人)との人間関係にひびが入ったことがある	ある ない	3.7 1.1
2. せめて今日だけは酒を飲むまいと思っても、つい飲んでしまうことが多い	あてはまる あてはまらない	3.2 -1.1
3. 周囲の人(家族・友人・上役など)から大酒飲みと非難されたことがある	ある ない	2.3 -0.8
4. 適量でやめようと思っても、つい酔いつぶれるまで飲んでしまう	あてはまる あてはまらない	2.2 -0.7
5. 酒を飲んだ翌朝に、前夜のことをところどころ思い出せないことがある	あてはまる あてはまらない	2.1 -0.7
6. 休日には、ほとんどいつも朝から飲む	あてはまる あてはまらない	1.7 -0.4
7. 二日酔いで仕事を休んだり、大事な約束を守らなかったりしたことがときどきある	あてはまる あてはまらない	1.5 -0.5
8. 糖尿病、肝臓病、または心臓病と診断されたり、その治療を受けたことがある	ある ない	1.2 -0.2
9. 酒がきれたときに、汗が出たり手が震えたり、イライラや不眠など苦しいことがある	あてはまる あてはまらない	0.8 -0.2
10. 商売や仕事上の必要で飲む	よくある ときどきある めったにない	0.7 0 -0.2
11. 酒を飲まないと寝つけないことが多い	あてはまる あてはまらない	0.7 -0.1
12. ほとんど毎日、3合以上の晩酌をする (ウイスキーなら1/4本以上、ビールなら大瓶3本以上)	あてはまる あてはまらない	0.6 -0.1
13. 酒の上の失敗で警察のやっかいになったことがある	ある ない	0.5 0
14. 酔うといつも怒りっぽくなる	ある ない	0.1 0
合計点		
[判定方法] 2点以上 ：重篤問題飲酒群　　　2〜0点 ：問題飲酒群 　　　　　　0〜-5点：問題飲酒予備軍　　　-5点以下：正常飲酒群		

©久里浜アルコール症センター

表2 ● CAGE*

1. 飲酒量を減らさなければと感じたことがありますか？(Cut down)
2. 人から飲酒を非難されて、気に障ったことがありますか？(Annoyed criticism)
3. 自分の飲酒に後ろめたさを感じたことがありますか？(Guilty Feeling)
4. 神経を落ちつかせたり、二日酔いを治すために迎え酒をしたことがありますか？(Eye-opener)

[判定方法] 2項目以上あてはまる場合は、アルコール使用障害(アルコール依存)の可能性がある。

*4項目の英文の頭文字をとってCAGE(ケイジ)と呼ばれるスクリーニングテスト。
北村俊則：精神症状測定の理論と実際. 海鳴社, 東京, 1995：112. より一部改変

表3 ● アルコール使用による合併症状および合併疾患

アルコール摂取に伴う栄養障害による神経系の疾患	●ウェルニッケ＝コルサコフ症候群 ●小脳変性症 ●末梢神経障害 ●視神経障害 ●ペラグラ（ナイアシン欠乏症）　　など
アルコール摂取による全身疾患	●肝疾患：肝性脳症・後天性慢性肝脳変性（非ウィルソン病）など ●胃腸疾患：吸収不良症候群など ●心臓血管疾患：不整脈・心筋症など ●血液疾患：貧血・血小板減少症など ●感染症：髄膜炎など ●低体温および高体温 ●低酸素症 ●低血糖および高血糖 ●低ナトリウム血症 ●高カルシウム血症 ●低マグネシウム血症 ●低リン酸血症　　　　など
原因不明のアルコール関連性疾患	●橋中心髄鞘崩壊症 ●胎児アルコール症候群 ●ミオパチー ●アルコール関連脳萎縮　　など
アルコール摂取に伴う外傷発生率の増加による障害	●硬膜外血腫 ●硬膜下血腫 ●脳内血腫 ●外傷後けいれん性障害 ●圧迫性神経障害 ●外傷後症候性水頭症（正常圧水頭症） ●筋断裂損傷　　　　など

Rubino FA. Neurologic complications of alcoholism. Psychiatr Clin North Am.. 1992；5：361. より転載

表4 ● アルコール使用障害（アルコール依存）から回復するための3本柱

①セルフヘルプ・グループに通う
②アルコール使用障害（アルコール依存）の専門医療機関に通う
③医師と相談のうえで断酒補助剤（アカンプロサートカルシウム）やアルコール代謝阻害剤（シアナミド、ジスルフィラム）を使用する。

る効果が認められている。
- アルコール離脱せん妄（振戦せん妄）は、自律神経系交感神経の過活動、知覚障害、精神運動の変動を伴う医学的緊急性をもった重篤な状態であり、密な観察とケアを要する。

2. リハビリテーション

- リハビリテーションにおいては、断酒への強い動機づけを維持・増強する支援、アルコールのない生活様式を獲得する支援が必要となる。
- アルコール使用障害（アルコール依存）から回復するための3本柱（表4）を入院中から実践し、退院後も継続できるように支援する。
- 本人が、アルコール摂取によって起こした問題に直面化する「底つき体験」が、「自分は断酒するしかない。断酒したい」という強い動機づけにつながる。
- 回復のプロセス（表5）においては、共通の体験と課題をもつ仲間の共感が大きな力となる。セルフヘルプグループで自分の体験を語り、

表5 ● 回復のプロセス

①アルコール使用障害（アルコール依存）からの回復	・「底つき体験」によって「何とか回復したい」という動機づけを得る ・基本的な規則正しい生活を取り戻す ・身体機能・体力を回復する ・アルコール摂取に費やしていた時間を、同じ目標をもつ仲間（セルフヘルプグループ）と過ごす
②共依存からの回復	・自分を主語にして語る ・自分と他者の境界をつくり、侵したり侵されたりしないようにする ・自分の感情を受け止める ・他者のためではなく、自分の意向を優先し、セルフケアをする ・原家族（生まれ育った家族）で果たしていた役割が、現在の自分に影響を与えていることを理解する ・身につける機会がなかったライフスキル（生き方の技術）を学ぶ
③トラウマからの回復	・過去を整理し傷を癒すことにより自己信頼を育てる

表6 ● アルコール使用障害（アルコール依存）に関連する市民団体

- 全日本断酒連盟
- AA（Alcoholics Anonymous）
- Al-Anon（アラノン）
- アルコール薬物問題全国市民協会（ASK）
  1983年8月7日に設立され、任意団体として17年間活動してきた組織・活動を基盤に、2000年12月21日にNPO法人として再スタートした。アルコールをはじめとする依存性薬物の問題を予防し、人々の健康の維持・増進及び回復に寄与することを目的としている。
  ホームページ：http://www.ask.or.jp/ （2014/8/19アクセス）
- アディクション問題を考える市民の会（AKK）
  1986年2月に設立され（当初は「アルコール問題を考える会」として発足）、アルコール、薬物、ギャンブル依存症、摂食障害、AC、家族内暴力、買い物依存症など、嗜癖（アディクション）問題の啓発や回復援助活動を行っている。
  ホームページ：http://www.akk-jp.asia （2014/8/19アクセス）

人の体験を聞くことが回復を進め、支えとなる。

■ 本人の回復のためには、家族も「共依存」から回復することが必要となる。家族も専門治療やセルフヘルプグループを活用することが有効である（**表6**）。

（林　亜希子）

■文献
1. Allen J. Frances著，大野裕，中川敦夫，柳沢圭子訳：精神疾患診断のエッセンス　DSM-5の上手な使い方．金剛出版，東京，2014：138-149．
2. Benjamin J. Sadock, Virginia A. Sadock, （監訳）井上礼一，四宮滋子他：カプラン臨床精神医学テキスト第2版 DSM-Ⅳ-TR 診断基準の臨床への展開．メディカル・サイエンス・インターナショナル，東京，2004：436-456．
3. 北村俊則：精神症状測定の理論と実際．海鳴社，東京，1995：112．

リエゾン精神看護

成長発達と起こりうる問題

自殺

定義と概要

- 自殺の定義は、一般的には「その結果を予測しつつ、自ら意図して自らを殺す行為」とされている。
- 自殺は、個人的な問題としてとらえるべきものではなく、さまざまな社会的要因が関係している。自殺予防には、医療・保健・福祉・経済など、社会的な取り組みが必要である。
- 自殺予防は、一般的にプリベンション(予防)、インターベンション(介入)、ポストベンション(事後対応)に分けられる。
- 日々患者に接している看護師は、患者の自殺の徴候や危険に最初に気づく存在であり、自殺についての正しい知識をもち看護することは、自殺予防において重要な役割がある。

介入が必要な状況・現象

- 自殺の危険因子(表1)をアセスメントし、そのほかにも生育歴、性格傾向、児童虐待の経験や精神状態などを検討しながら、自殺の危険を総合的に判断する必要がある。
- 自殺は、その背景に何らかの精神障害の存在が認められていると考えられており、精神症状のアセスメントや看護介入が必要である。
- 身体疾患で入院している患者については、精神疾患のなかでもうつ病などの疾患や、関連する抑うつ症状の発見が、自殺予防にとって重要である。

表1 ● 自殺の危険因子

自殺未遂歴	自殺未遂は最も重要な危険因子。自殺未遂の状況、方法、意図、周囲からの反応などを検討する
精神障害の既往	うつ病、統合失調症、パーソナリティ障害、アルコール使用障害(アルコール依存)、薬物乱用
周囲からサポートが得られない状況	未婚、離婚、配偶者との死別 職場での孤立
性別	自殺既遂者:男>女　　自殺未遂者:男<女
年齢	年齢が高くなるとともに、自殺率も上昇する。中高年男性の危険が最も高い
喪失体験	経済的損失、地位の失墜、病気(慢性疾患、難病など)や外傷、近親者の死亡、訴訟
他者の死の影響	精神的に重要なつながりのあった人が、突然不幸な形で死亡
事故傾性	自分の健康や安全を守れなくなる。事故を防ぐのに必要な措置を不注意にもとらない。慢性疾患に対する予防、または医師の助言を無視する
児童虐待	小児期の心理学的・身体的・性的虐待

高橋祥友:自殺の危険　臨床的評価と危機介入[第3版]. 金剛出版, 東京, 2014:55. より引用、一部改変

介入の方法

- 患者から突然「死にたい」と言われれば、「何言っているんですか、駄目ですよ、そんなこと言ったら」と答えたくなるかもしれない。あるいはどのように答えるべきかがわからず、患者の話を遮り、他の話をしてしまうかもしれない。場合によっては死を無意識に避ける可能性もある。「死にたい」気持ちに接することは初めての経験かもしれないが、患者は救いを求めて訴え、気持ちを聞いてほしいと考えており、丁寧に傾聴することが大切である。
- 患者が死にたい気持ちを訴えた場合、「誰でもいいから打ち明けたのではない、この人なら話を聞いてくれる」と思って語っている。患者の思いをきちんと受け止め、他のスタッフとも情報を共有しながら、看護することが大切である。
- 自殺念慮は、「死にたい」と訴える場合だけではなく、状況にそぐわない形で「これまでお世話になりました」と感謝の言葉を述べたり、逆に「死にたい」と訴えていた患者が、急に訴えをしなくなったりする場合もある。「死にたい」という直接的な表現ではなく、生きることを諦めた表現にも注意が必要である。患者の日常の言動を観察し、「いつもと何か違うな？」と感じる言動を把握することが重要であり、そして気づいたことを、患者にフィードバックしたり、医療者で共有したりすることが大切である。
- ここでは、うつ状態にある患者への働きかけを提示する。

1. 安心して休養できる環境の提供

- 患者は疲労しており自我が弱まっているため、叱咤激励することなくそばで見守るという、自我を支える援助をする。
- 看護師との信頼関係の構築は必要であるが、負担になることなく、患者自身のペースを尊重できるように援助する。

2. 自尊心を維持できるように援助

- 患者は否定的に物事をとらえやすい状態のため、患者の肯定的な面をフィードバックしながら、強化できるように援助する。
- 患者の訴えに共感的に対応し、価値のある一人の人間として接する、人間的かかわりが重要である。

3. 効果的な薬物療法

- 抗うつ薬には、起立性低血圧によるめまいやふらつき、また口渇、便秘などの副作用が出現するため、あらかじめ副作用や対処方法などを説明しておく。
- 副作用が強いときには、患者の訴えをよく聞きながら、患者の状態を医師に相談し、薬物調整などの連携を図る。

4. セルフケアの援助

- 活動性が低下しているため、食事、睡眠、活動状況、排泄、清潔などのセルフケアが維持されるように、患者本人のペースに合わせながら援助する。

5. 自殺企図の可能性に対する観察と援助

- 自殺念慮が強いときには、患者にとっての危険物を検討し、日用品の預かりを含めた環境の調整を行う。
- 自殺について聴くことは、「自殺を助長するのではないか」と考えがちだが、患者にとって、自殺について率直に語り合う機会は、自殺の危険を的確に把握することにつながる。話をはぐらかすことなく、看護師が真剣に耳を傾けることが重要である。
- 発病の初期やうつ状態の回復期（活動性や気分の改善など）には、特に自殺が起きやすい。
- 看護師が患者の精神状態を把握しきれない入院直後や、「少しずつよくなってきて、よかった」と感じる時期には、特に自殺の危険性を考慮しケアを考える。

- 自殺リスクのアセスメントツールなどの活用も有効である。

6. 家族への援助

- 自殺未遂を起こして入院している患者の家族は、それまでの患者の思いや病気の苦しさに気づけなかったことに対する後悔や自責の念をもっている場合があり、家族自身も危機状態にある。
- そうした家族の思いに共感し、家族が患者の病状を適切に把握し、かかわることができるように援助する。
- 患者によっては、家族間の葛藤が自殺の引き金になっている場合など、家族がキーパーソンになれないこともあるので、家族関係のアセスメントもポイントのひとつである。

介入の留意点

- 自殺予防に万全を尽くすことは当然であるが、不幸にして自殺が起きてしまったときには、家族などの近親者はもちろん、治療にかかわったスタッフなど周囲にも大きな影響を及ぼすことがある。
- 遺された家族は、患者の自殺により自責感、抑うつ感、合理化・正当化などのさまざまな感情を体験しやすい。
- 社会からの偏見のために家族が自殺した事実を周囲に話しづらいことが、悲嘆過程からの回復を妨げる場合がある。また、周囲からの励ましや心ない言葉かけにより、二次的な苦痛を負うことがある。
- 遺族に接する看護師は、家族の複雑な感情をありのままに受け止める。また遺族どうしで感情を率直に話し合える会などの情報提供を行い、必要があれば専門家による援助や助言を受けられるようにする。
- 自殺で家族を失った遺族の会が、各地域で行われており、同じ体験をした人との出会いが、遺族の回復支援に役立つことがある。
- 患者にかかわった医療スタッフも、自責感などを生じやすいので、語り合える場を設けたり、影響を強く受けたスタッフには個別にかかわっていくなどの十分な配慮を行う。
- 病院などで自殺が起きた場合には、他患者への連鎖自殺などにも十分な配慮が必要である。

(小山達也)

■文献
1. Bertolote, J.M., Fleischmann, A.：Suicide and psychiatric diagnosis. A world wide perspective. World Psychiatry. 2002；1：181-185.
2. 高橋祥友：精神科における自殺について．精神科看護 2000；27(11)：8-14.
3. 高橋祥友：自殺の危険 臨床的評価と危機介入 [第3版]．金剛出版，東京，2014：53-65.

リエゾン精神看護

成長発達と起こりうる問題

過労死

定義と概要

- 過労死は「過重な労働が誘因となり、高血圧や動脈硬化を悪化させ、脳出血、くも膜下出血、脳梗塞などの脳血管疾患や虚血性心疾患、急性心不全などを急性発症させ、永久的労働不能、または死亡に至らせる状態」とされている。
- 過労死は、国際的にはきわめて特異な問題で、適切な訳語はなく、"karoushi"と英訳されている。
- 過労自殺は「過労死と同様に過労に起因した自殺を意味するが、過労とは、心身ともに疲弊・消耗して蓄積疲労が進み、健康障害まで起こした状態を指している」とされている。
- 近年、過労死が多発し大きな社会問題となっていることや、過労死が本人だけでなく、その遺族や家族を含めた社会にとって大きな損失となっている状況から、2014年11月から「過労死等防止対策推進法」が施行された。この法律は、過労死等の防止策を推進することによって、過労死等がなく、ワークライフバランスを考慮し、健康で充実して働き続ける社会の実現を目指している。
- 看護師は、常に労働者の健康状態を把握しながら、過労死を未然に予防することにかかわり、過労死を起こさない職場環境の構築に寄与することが重要である。

介入が必要な状況・現象

- 過労死を予防するためには、心身ともに対策が必要であるが、ここではメンタルヘルスの対策を中心に説明する。
- 過労死の要因は、職場での要因（長時間労働、不規則勤務、交代勤務など）と、職場外での要因（家事労働、家族関係、経済問題など）に分けられる。
- 近年の雇用背景（終身雇用制度の見直し）や労働環境（成果主義）など経済・産業構造の変化を背景に、「過労死」「精神障害」の労災請求件数の増加がみられており（図1、図2）、労働者のメンタルヘルス対策は重要な課題となっている。2013年度の精神障害の労災請求件数は1,409件であり、過去最多となっている。
- 過労死や精神障害の労災請求年代は、30～50歳代に多く、また自殺も中高年に多くみられる。よって、労働者のライフステージの発達段階の特徴を把握したうえで介入していく必要がある。

介入の方法

- 「職場における心の健康づくり」（表1）では、本人自身のセルフケア、職場環境の改善と相談への対応、事業場内産業保健スタッフ等によるケア、専門機関によるケアが示されている。
- 労働者のメンタルヘルスにかかわる看護職は、本人、管理監督者、医師や専門機関などとの連携をそれぞれに働きかける。
- 職場におけるメンタルヘルスケアは、その場で働く人々が、満足や充実感をもって、生きがいをもって働けることが重要である。そのために以下のような支援を行う。

図1 ●「過労死」等[*1]の労災補償状況

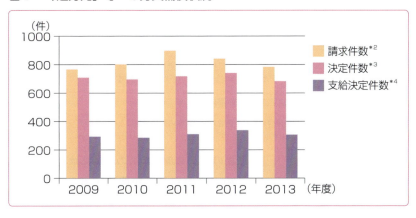

* 1 「過労死」等とは、業務により脳・心臓疾患（負傷に起因するものを除く）を発症した事案（死亡を含む）
* 2 請求件数は、当該年度に請求されたものの合計
* 3 決定件数は、当該年度内に業務上または業務外の決定を行った件数で、当該年度以前に請求があったものを含む
* 4 支給決定件数は、決定件数のうち「業務上」と認定した件数
* 5 精神障害とは、業務により精神障害を発病した事案（自殺を含む）

図2 ●精神障害[*5]の労災補償状況

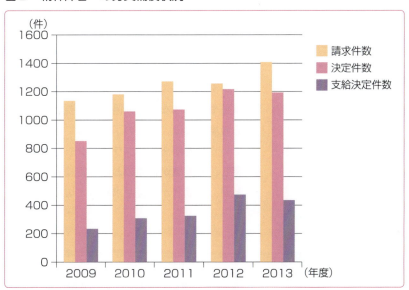

図1、図2とも平成25年度「脳・心臓疾患と精神障害の労災補償状況」（厚生労働省）

- 身体の健康を保つことは、メンタルヘルスにとっても重要であり、適切な睡眠、食事、運動、余暇活動（趣味）などを行えるように支援する。
- ソーシャルサポートネットワークの活用への支援は、友人や家族成員とのつながりをもてるように支援する。
- 職場の管理者とのつながりを強めることは、管理者は労働者のメンタルヘルスにとって大切な役割であるために、いつでも相談を行えるように、信頼関係を構築しておく。
- メンタルヘルス不全に対するケア（治療を行っている者）として、主治医の治療方針に従い、生活環境・労働環境・作業条件を調整するなどの支援を行う。
- ポジティブなヘルスケアとして、ストレッサーの軽減に参画し、ストレス耐性とQOLの向上への支援、職場風土づくりの推進への支援を行う。
- その他のメンタルヘルス教育を行い、労働者自身の気づきやリラクゼーションへの有効活用の支援、またEAP（従業員支援プログラム）などの対策も重要である。
- 精神障害の労災認定件数の増加を背景として、2014年度の労働安全衛生法の改正では、ストレスチェック制度が創設された。医師、保健

表1 ● 心の健康づくり計画の4つのケア

1	セルフケア	労働者が自ら行うストレスへの気づきと対処
2	ラインによるケア	管理監督者が行う職場環境などの改善と相談への対応
3	事業場内産業保健スタッフなどによるケア	産業医、衛生管理者、保健師などによる、メンタルヘルスケアの実施に関する企画立案、セルフケアやラインによるケアの実施に対する支援
4	事業場外資源によるケア	事業場外の専門機関による情報提供や支援

厚生労働省, 独立行政法人労働者健康福祉機構：職場における心の健康づくり～労働者の心の健康の保持増進のための指針～ をもとに作成

師などによるストレスチェックを事業者に義務づけ、結果の通知をされた労働者の希望に応じて医師による面接指導を実施し、必要な場合には、作業の転換、労働時間短縮など、適切な就業上の措置を事業者が講じる仕組みとなっている。

介入の留意点

- メンタルヘルスケアにかかわる看護職は、日常的に職場に出向き、声をかけ、社員の背景や会社の背景、社会全体の雰囲気に敏感であることが大切である。
- 問題が起きてからの介入や、相談を待つという姿勢ではなく、日ごろから事前に問題を把握する活動を行う。労働者のみでなく、職場状況、会社を含めた社会環境に敏感になり、職場との関係をつくりながら介入をしていくことが求められている。
- 職場のメンタルヘルスの不調には、職場のいじめや嫌がらせ等が関係することもあり、年々相談件数は増加している。職場状況を見学することは、職場の雰囲気も把握することができ、職場関係の人間関係やストレスの状況を知り、メンタルヘルスの不調の早期発見につながる。
- プライバシーの保護は必要不可欠であるが、メンタルヘルスの対策を講じる場合には、所属長や人事部などとの協力も必要である。
- その場合には、本人の了解を得て対策を進めていく必要がある。プライバシーを適切に保護し、看護職が信頼のおける相談者であることが、労働者が支援を求める大切な条件である。

（小山達也）

■文献
1. 黒木宣夫：自殺と精神疾患に関する労災補償の動向. 精神神経学雑誌 2002；104：1215-1227.
2. 上畑鉄之丞：過労死. 医学のあゆみ 1989；150：33.

リエゾン精神看護

成長発達と起こりうる問題

DV（ドメスティック・ヴァイオレンス）

定義と概要

- DV（domestic violence：ドメスティック・ヴァイオレンス）の定義は、いまだ明確化されておらず不明瞭である。
- DVという言葉が「誰による誰に対する暴力」を意味するかという点については、広義には「家族間暴力」の意味合いがある。そのなかには配偶者（以下、法的婚姻関係にない親密なパートナーを含む）間暴力とともに、親子間暴力なども含まれるが、狭義の意味合いである「主に男性による女性配偶者に対する暴力」として用いられることが多い。
- 「暴力」の形態としては身体的暴力のみならず、精神的暴力、性的暴力、その他の暴力なども含まれる（表1）。

介入が必要な状況・現象

- 医療機関における重要な役割のひとつは、受診者のなかからDV被害者を迅速に見極め、早期発見に努めることである。DV被害者に見られる身体的・精神的特徴を表2に示す。
- DV被害者を発見した場合は、医療関係者は

表1 ● DVの形態および具体例

暴力の種類	具体例
身体的暴力	●殴る ●蹴る ●髪を引っぱる（引っぱり、ひきずりまわす） ●ものを投げつける ●刃物を突きつける ●首を絞める
精神的暴力	●大声で怒鳴る、ののしる、脅す ●無視する ●交友関係や電話の内容などを監視する ●外出を禁止するなど行動範囲を制限する ●人前で侮辱する
性的暴力	●性行為の強要 ●避妊に協力しない ●中絶の強要 ●無理にポルノビデオやわいせつな雑誌を見せる
経済的暴力	●必要な生活費を渡さない ●外で働くことを許さない ●家計を必要以上に厳しく管理する
子どもを巻き込んだ暴力	●従わないと子どもに暴力をふるうと脅す ●子どもを危険な目にあわせる ●子どもを取り上げる ●子どもに暴力を見せる

表2 ● DV被害者に見られる身体的、精神的症状

身体的症状	精神的症状
外傷	● 抑うつ症状　● パニック発作
● 内出血　● 歯や口周辺のけが	● 自殺願望　● 摂食障害
● 骨折　● かみ傷	● 不安症状　● 薬物乱用
● やけど　● 切り傷	
状態	
● 外傷が体のあちこちにある	
● 治療段階が異なる複数の外傷がある	
● 治療に来るまでに日数が経過している	
● 傷に対する説明が不自然またはあいまいである	

配偶者暴力相談支援センター*等の利用についてなど、情報提供に努めなければならない。また、緊急性が高い場合には警察等への通報もありえると「配偶者からの暴力の防止及び被害者の保護等に関する法律(以下、DV防止法と記す)」に明記されている。

介入の方法と留意点

- DVは生命にかかわる危険をはらんだ問題であるため、対応する者は安全性と秘密の保持に最善を尽くさなければならない。
- 多くの場合、被害者は度重なる暴力に精神的に不安定な状態であり、対応する者の配慮のなさによって被害者をさらに傷つけるようなことはけっしてあってはならない(二次被害の防止)。
- スクリーニング時の留意点としては、付き添いの者などは陪席させず、患者一人のときに行うこと、秘密の保持を約束し、安心感を与えることなどである。
- 緊急度が高い場合は、警察等への通告の可能性が出てくるが、その際には必ず被害者の意思を十分尊重する。
- 被害者の安全確保のために、加害者やその関係者からの、被害者の受診や入院の有無に関する問い合わせには一切応じない。
- 医療記録が家族や配偶者に見られないよう注意する。必要に応じて写真などによる記録が有効と思われることがあるが、その際には患者の合意を得る。看護記録は詳細に記入すること。
- 2013年(平成25年)のDV防止法の改正により、配偶者の範囲が広がり、これまでの事実婚を含む配偶者や元配偶者に加え、生活の本拠をともにする交際相手も法の適用とされるようになった。

(近藤あゆみ)

＊各都道府県に設置が義務づけられている、配偶者からの暴力の防止および被害者の保護に関する相談・指導等を行う機関。

■文献
1. 女性のためのアジア平和国民基金編：支援者のためのマニュアル「DVと保健・医療」, 2004.
2. 内閣府男女共同参画局編：配偶者等からの暴力に関する事例調査　夫・パートナーからの暴力被害についての実態調査. 財務省印刷局, 東京, 2002.

リエゾン精神看護

成長発達と起こりうる問題

更年期の問題

定義と概要

- 更年期とは生殖期から非生殖期への移行期であり、卵巣機能が衰退し完全に消失するまでの期間を指す。「更年期に現れる多種多様の症候群で、器質的変化に相応しない自律神経失調症を中心とした不定愁訴を主訴とする症候群」を更年期障害という。
- 更年期には、閉経前後の卵巣機能の低下に伴いエストロゲン（卵胞ホルモン）の分泌量が減少する。エストロゲンは間脳や脳下垂体などの部位や性腺系に変調を起こすため、内分泌系や自律神経系に失調をきたし更年期障害が起こる。
- 更年期は、夫の転勤や定年、子どもの自立、親の介護など、さまざまな問題を抱えやすい時期であり、心理的に不安定になったり、精神的な負荷を背負うことも多い。症状の発現には、これらの心理的要因や環境要因も関係するといわれている。

介入が必要な状況・現象

1. 更年期障害の症状
- 更年期障害の症状として、**表1**のような項目が挙げられる。

2. 更年期障害の特徴
- 自律神経症状、精神症状、身体代謝症状などさまざまな症状を呈し、症状の種類や強さが変化しやすいという特徴がある。

介入の方法

- 更年期障害には、ホルモン療法、心理療法、漢方療法などの治療法がある（**表2**）。また、睡眠、食事、運動など規則正しい生活を心がけたり、夫や家族の協力体制を整えるなどの環境調整も必要である。

表1 ● 更年期障害の症状

自律神経症状（特に血管運動神経症状）		熱感（顔面潮紅、のぼせ）、冷感、発汗、動悸（心悸亢進）、耳鳴り、めまい、頻脈、徐脈、頭痛（頭重）、知覚異常、睡眠障害　など
精神症状		神経過敏、抑うつ、不安、イライラ、気力減退　など
身体・代謝障害症状	皮膚・分泌系症状	皮膚異常感（かゆみ、蟻走感）、口内乾燥感（口渇）、流涎　など
	運動器官系症状	肩こり、腰痛、関節痛、筋肉痛　など
	泌尿器・生殖器系症状	頻尿、残尿感、排尿痛、性交痛　など
	消化器系症状	食欲不振、嘔吐、便秘、下痢、腹痛　など
	その他の症状	疲労感、倦怠感　など

表2 ● 更年期障害の治療法

ホルモン療法		卵胞ホルモン補充療法…急激に減少するエストロゲンを補充することでホルモンのバランスを整える
	[長所]	・のぼせやほてりなどの血管運動神経症状に効果がある ・骨粗鬆症や高脂血症などの退行期症状に効果がある
	[短所]	・不正出血、乳房の張りやしこり、むくみ、頭痛などの副作用が出現しやすい ・子宮体がん（子宮内膜がん）や乳がんのリスクが高まることがある
薬物療法		抗不安薬、抗うつ薬など
心理療法		●更年期に生じる心理社会的問題を抱えている場合や閉経等の身体変化を悲観的にとらえているような場合には、不安感や喪失感を受容し、内外の変化に適応できるようにサポートする（カウンセリング） ●更年期障害の原因や症状、対処法等に関する正しい情報を提供する（心理教育） ●家族や周囲の人々の協力体制を整える（環境調整）
漢方療法		体質や症状などに合わせて漢方薬（桂枝茯苓丸、加味逍遙散、当帰芍薬散など）を処方する
その他		●定期的な運動 ●規則正しい生活、食生活 ●休息、十分な睡眠

介入の留意点

1. 更年期障害とその他の病気との関係

- 他の疾患が原因で更年期症状によく似た症状が出現する場合もある。不調の訴えがあった場合には婦人科等の専門医の診察を受けることを勧める。

2. 男性の更年期障害

- 更年期障害の症状は、女性だけでなく男性にも現れる。男性ホルモン（テストステロン）の減少によって脳下垂体からの性腺刺激ホルモンが過剰になり、自律神経系をコントロールする視床下部に混乱が起こることで症状が出現する。
- 抑うつ、イライラ、神経過敏、不安、疲労・倦怠感などの精神症状、発汗、のぼせ、睡眠障害、自律神経失調症などの身体症状、性欲低下、勃起障害などの性機能関連症状が出現する。

（田島美幸）

■文献
1. 麻生武志, 水口弘司, 八神喜昭編：図説産婦人科VIEW11 中高年女性の健康管理 心と身体の変化とその背景 婦人科治療. メジカルビュー社, 東京, 1994.
2. 寺尾俊彦編：産婦人科治療ハンドブック. 南山堂, 東京, 1988.

リエゾン精神看護

成長発達と起こりうる問題
老年期うつ病

定義と概要

- 老年期とは医学的には65歳以上を指し、この時期のうつ病を老年期うつ病という。
- 老年期うつ病では、精神症状よりも身体症状の訴えが出現しやすく、適切な受診や治療が遅れることもある。また、認知症状との鑑別が困難であるなどの問題もある。
- 老年期における自殺率の高さとうつ病の関連も指摘されている。うつ症状を早期に発見し、適切な治療につなげる必要がある。

表1 ● 老年期うつ病の症状

- 憂うつ感
- 毎日の活動に興味や関心がもてない、楽しめない
- 癇癪(かんしゃく)、興奮
- 睡眠困難(日中の眠気、入眠困難、睡眠が持続しない)
- 食欲の変化(多くの場合は食欲不振)
- 疲労感
- 集中力の低下
- 無価値感、悲哀感
- 体重変化(多くの場合は体重減少)
- もの忘れ
- 過剰な罪責感
- 希死念慮、自殺の計画

介入が必要な状況・現象

1．老年期うつ病の症状
- 老年期のうつ病では、表1のような症状が見られる。

2．老年期うつ病の特徴
- 身体疾患と合併してうつ症状が出現したり、治療薬の副作用としてうつ症状が出現することもある。また非定型なうつ病像を示しやすいなどの特徴もある(表2)。

3．老年期うつ病の危険因子
- 老年期には、配偶者や身近な人との死別などのライフイベント、社会的な孤立や役割の変化等の慢性的なストレスを体験しやすい(表3)。これらの体験が誘因となって将来を悲観的にとらえやすくなり、抑うつや不安症状が出現することもある。

表2 ● 老年期うつ病の特徴

身体疾患との合併	脳梗塞(こうそく)などの脳血管障害、パーキンソン病、狭心症などの心臓病などに伴い、うつ症状が出現する
非定型的な病像	仮面うつ病………身体症状の訴えが強く、精神症状に対する自覚が乏しい 心気的(不安)…病気に対する恐怖心が強く、不安感や自律神経症状の訴えを繰り返す 妄想……………罪業妄想、貧困妄想、心気妄想などを呈する
治療薬の副作用としてうつ症状が出現する	鎮痛剤、高血圧治療薬、抗がん剤、ステロイド薬、抗精神病薬などの副作用として、うつ症状が出現する

表3 ● 老年期うつ病の危険因子

ライフイベント	慢性的ストレス
●「重要な他者」の喪失体験や死別体験(配偶者、友人など) ●自分や身近な人が生命の危機にさらされる体験をする(病気など) ●家族や友人とのいさかい ●急性の身体疾患 ●深刻な経済的危機	●体力の衰え、身体の不自由(知覚機能、認知機能など) ●慢性的な痛み ●人間関係の問題(同居家族との問題など) ●経済的な問題 ●社会的役割の変化(退職など) ●社会的孤立(独居など)

表4 ● 老年期うつ病と認知症(痴呆)との鑑別

	老年期うつ病	認知症
発症	急性	緩やか、潜伏性
症状の持続	症状の持続が短期	症状の持続が長期
態度	能力低下を苦にして深刻に悩むことが多い	能力低下をとりつくろうことが多い
質問への答え	質問に対して「わからない」と答えることが多い	質問に対して誤った答えをする
認知機能障害	認知機能の障害が大きく変動する	認知機能の障害が一定している

介入の方法

- 介入の方法としては、抗うつ薬による薬物療法が挙げられる。
- 自殺の危険性が切迫する場合や、副作用によって薬物の使用が制限される場合には、通電療法を行うこともある。
- うつ症状の改善に加えて、身体症状のケアや日常生活の援助、社会資源を活用したサポート体制の整備も並行して進める。
- うつ病に対する理解の不足や偏見から、本人が精神科の受診を拒否することもある。このような場合には、まずは不眠や食欲不振等の身体症状を改善するために、内科等の一般診療科の受診を勧め、段階的に精神科等の専門医療機関につなげるなど、受診勧告の方法を工夫する。

介入の留意点

1. 認知症との鑑別

- 老年期うつ病は、意欲の低下、注意や集中の困難、記憶力の減退等の症状が顕著になることも多く、認知症との鑑別が困難になる場合もある。両疾患の特徴を表4に挙げる。

2. 自殺の危険性

- 老年期の自殺では、うつ病に罹患している人の割合が高いことが報告されている。自殺をほのめかすような言動には十分に注意を払う。

(田島美幸)

■文献
1. Benjamin J. Sadock, Virginia A. Sadock,(監訳)井上礼一, 四宮滋子他：カプラン臨床精神医学テキスト第2版 DSM-IV-TR 診断基準の臨床への展開. メディカル・サイエンス・インターナショナル, 東京, 2004
2. 大野裕編：高齢者のうつ病. 金子書房, 東京, 2006.
3. 鈴木映二, 藤澤大介, 大野裕監訳：高齢者うつ病診療のガイドライン. 南江堂, 東京, 2006

リエゾン精神看護

成長発達と起こりうる問題

認知症とBPSD

定義と概要

- 認知症とは、一度正常に達した認知機能が後天的な脳の障害によって持続性に低下、日常生活や社会生活に支障をきたすようになった状態をいう。また、それは意識障害がないときにみられなければならない。
- 認知症をきたす疾患・病態には、中枢神経疾患のみならず、種々の疾患が含まれる。中枢神経変性疾患の主な疾患はアルツハイマー病やレビー小体病、前頭側頭葉変性症（ピック病など）である。そのほか、脳梗塞や脳出血が原因である（脳）血管性認知症、正常圧水頭症、脳炎、脳腫瘍、甲状腺機能低下症などによっても、認知症や認知症様症状が生じる。
- 認知症の主な認知機能障害には、記憶障害、見当識障害、遂行機能障害、失語、失行、失認といった症状がみられる。加えて、認知症の症状には認知症の行動・心理症状（behavioral and psychological symptoms of dementia；BPSD）があり、日本では周辺症状や随伴症状と呼ばれることもある。
- BPSDは行動症状と心理症状の2つに分けられ、行動症状には、身体的攻撃性、激しく叫び立てる、不穏、焦燥性興奮、徘徊、文化的に不適切な行為、性的脱抑制、収集癖、ののしる、つきまとう等が含まれる。心理症状には、不安、抑うつ症状、幻覚、妄想がある。
- BPSDは、認知症の種類によって傾向が異なる（**表1**）。

介入が必要な状況・現象

- 認知症に伴うBPSDはすべての認知症患者に出現するわけではなく、また認知症の進行に比例して増悪するものではない。早期に診断し、初期から進行期に至るまで、それぞれの病期で出現する可能性が高いBPSDに対して、出現を予防する観点で介入していく必要がある。
- 特に本人にとって苦痛や負担になっている場合や、介護者や家族の負担になっている場合は、周辺症状の治療・介入が必須な状態である。

介入の方法

- BPSDはその種類によって、介入による改善が期待できるもの、薬物療法が必要なもの、改善が困難なものなどさまざまある（**表2**）。

1．原因の検索
- 第一にBPSDの原因となる要素がないかを検索し、その改善を試みることが重要である。
①併発症の治療薬…抗パーキンソン薬、ベンゾジアゼピン系薬剤、抗コリン作用のある薬剤（三環系抗うつ薬、頻尿治療薬等）、抗潰瘍薬（H_2ブロッカー等）が、特に多剤併用されている場合はBPSDの悪化の原因になっている可能性がある。これらの使用は必要最小限とする必要がある。
②身体疾患の悪化
③睡眠覚醒リズムの悪化
④環境要因…家族関係や家族の不適切な対応

表1 ● 認知症の種類とBPSDの特徴

アルツハイマー病による認知症(AD)		認知機能障害に加えて感情や意欲の障害、妄想、幻覚、興奮、徘徊などの精神症状・行動障害を伴うことが多い
	初期	●人格や社会的行動は比較的保たれているが、自発性低下や無為無関心等のアパシーが認められることが多い ●うつ状態も病初期には認められることが多い
	中期	●妄想や幻覚の出現が増加する。妄想の内容では、自分の金品を盗まれるという「物盗られ妄想」の頻度が最も高い
	中期以降	●徘徊や興奮、易怒性等が目立つようになる ●特に若年発症のアルツハイマー病の中期以降には、鏡に映った自分を自己と認識できず、他人と思い込み話しかけたり攻撃したりする「鏡現象」を認める
血管性認知症(VAD)		●自発性の低下が前面に立ち、不安、うつ状態を認めることが多い ●自発性の低下は、アルツハイマー病よりも一般的に顕著である ●脳の障害部位によっては衝動的な攻撃性が出現する場合もある
レビー小体型認知症(DLB)		●変動する認知機能障害、繰り返す具体的な幻視、錯視、変形視、うつ状態、妄想、誤認、自発性低下、幻視以外の幻覚、失神、レム期睡眠行動異常症による睡眠中の大声での寝言や異常行動がみられる ●病初期には必ずしも認知症症状は前景に立たず、うつ症状や幻視といった精神症状のみが目立つことがしばしばある
前頭側頭型認知症(FTD)		●前頭葉、側頭葉の障害(前頭側頭葉変性症)による症状が前景にたち、記憶障害はかなり進行するまで目立たないことが多い ●影響性の亢進(環境依存症候群)、我が道を行く行動(反社会的あるいは脱抑制とも称される、本能のおもむくままの行動)、固執傾向が強まり同じ行動を繰り返す常同行動、自発性の低下、無関心、甘いものを大量に食べるなどの食行動異常がみられる

2. BPSDに対する非薬物治療

- 認知症に対する介入は、非薬物療法が第一選択である。

①睡眠覚醒リズムの改善

- 日中の活動性の低下から睡眠覚醒リズムが乱れ、BPSDが悪化している場合が多い。そのため規則的な生活を行い、デイサービスなどを利用したりして日中の活動性を維持することが大切である。

②被害妄想の対象との距離の確保

- 物盗られ妄想や嫉妬妄想の対象になる人物は、最も身近にいる介護者である場合が多い。そのためデイサービスなどを利用して、妄想の対象となっている介護者との接触時間を減らすことで妄想が軽減する場合もある。

③初期からの心理教育

- 特にレビー小体型認知症患者に対してであるが、初期から、幻視は病気により出現する幻であり、危害を加えたりすることはないため安心してよいことを保証し説明していく。幻視が見えたらすぐに介護者に伝え、幻であることを確認し安心を得るように指導する。

④家族側への介入

- 患者の訴えに対して、怒ったり強く否定したりすることは、不快な感情の記憶のみが残り、BPSDの増悪を招く場合があるため避けるよう指導する。介護家族の負担の軽減のために、適切な介護保健サービスの利用を勧める。

3. BPSDに対する薬物療法

- 年齢や体重、BPSDの種類や重症度、身体合併症、治療環境(服薬管理や副作用出現の確認が介護者によって可能か)などを考慮し、効果が副作用を上回るメリットがあると判断される場合に行う。
- 初期からの多量使用、多剤併用は避け、増量や薬剤変更は慎重に行う。日中の傾眠、過鎮静、錐体外路症状、脱力による転倒傾向、嚥

下障害などの副作用が出現した場合は、速やかに減量・中止を検討する。抗コリン剤（一部の抗パーキンソン剤）は原則として使用しない。また非定型抗精神病薬は適用外使用であるため、本人と家族に十分に説明し有害事象に留意する。

① 暴力・興奮・不穏
- 非定型抗精神病薬であるリスペリドン0.5～1.5mg／日、オランザピン2.5mg～7.5mg／日、クエチアピン12.5mg～75mg／日、アリピプラゾール4～10mg／日の使用が推奨される。抗てんかん薬であるバルプロ酸やカルバマゼピンも効果が報告されている。

② 妄想・幻覚
- 非定型抗精神病薬であるリスペリドン0.5～1.5mg／日、オランザピン2.5mg～7.5mg／日、クエチアピン12.5mg～75mg／日、アリピプラゾール4～10mg／日の使用が推奨される。

③ うつ症状
- セロトニン・ノルアドレナリン再取り込み阻害薬（serotonin-noradrenaline reuptake inhibitor：SNRI）、選択的セロトニン再取り込み阻害薬（selective serotonin reuptake inhibitor；SSRI）などの抗うつ薬、ドネペジルの使用を検討してもよい。

④ 不安
- ベンゾジアゼピン系薬物は初期の認知症患者の不安症状を緩和するため、ときに有用であるが、中等度から高度のアルツハイマー病では記憶障害が増悪する場合があるため、推奨されない。非定型抗精神病薬であるリスペリドン0.5～1.5mg／日、オランザピン2.5mg～7.5mg／日、クエチアピン12.5mg～75mg／日の使用が推奨される。

⑤ 睡眠障害
- 一般の睡眠障害にはベンゾジアゼピン系薬物が最も使用されているが、鎮静作用や筋弛緩作用から高齢の認知症患者には推奨されない。リスペリドン0.5～1.5mg／日、クエチアピン12.5mg～75mg／日で睡眠・覚醒リズムが改善したと報告されている。

⑥ 徘徊
- 徘徊だけに限って有効性が報告されている薬剤はない。リスペリドンで様々な周辺症状の改善がみられたなかで、徘徊が減少したという報告はある。

入院治療と介入の留意点

- 環境調節や家族指導などの非薬物療法に加え、非定型抗精神病薬による周辺症状の治療を開始しても、十分な改善がみられない場合は精神科への紹介を検討する。入院治療を検討すべきケースには以下のようなものがある。
- 妄想や興奮に基づき、介護者や利用している介護サービス施設の他の利用者に対して、暴力的な行為がみられるようになった場合。

表2 ● BPSDの種類と対処の難しさ

	やっかいで対処が難しい症状	やや処置に悩まされる症状	比較的処置しやすい症状
心理症状	● 幻覚 ● 妄想 ● 抑うつ ● 不眠 ● 不安	● 誤認	
行動症状	● 身体的攻撃性 ● 徘徊 ● 不穏	● 焦燥 ● 社会通念上の不適切な行動と性的脱抑制 ● 部屋の中を行ったり来たりする ● 喚声	● 無気力 ● 繰り返し尋ねる ● シャドーイング

- 認知症に昼夜逆転等によるせん妄が合併し、急激にBPSDが悪化している場合。
- 本人から入院治療についての理解や同意が得られない場合には、医療保護入院が適用される。医療保護入院は、妄想や興奮、易怒性等の精神症状が入院治療をすべき状態にある場合にのみ適応となる。そのため、症状が物忘れや見当識障害のみであったり、介護者の疲れを軽減するためというような介護負担軽減の目的では適用されない。また、医療保護入院では入院治療に対して家族等の同意が必要である。

（繁信和恵）

リエゾン精神看護

健康障害と起こりうる問題

自我と防衛機制

- 人の心は取り出して解剖学的に確かめることはできない。なぜなら、心は臓器のように目に見える器官ではなく、機能（はたらき）のあり方だからである。人によって感じ方やはたらき方が異なる心は、日常生活のすべてに影響を及ぼす大きな存在でもある。
- 心と体の相関によって、さまざまな身体的な症状が起こってくることは誰しも経験的に知っているだろう。そうした心のあり方やはたらきを理解したいという願いを誰しもが抱き、人の心を理解するためのたくさんのモデルが提案されてきた。

意識と無意識

- そのひとつが精神分析の理論である。この理論を最初に見出したのは、オーストリアの精神科医フロイト（S. Freud）だった。彼はヒステリー症状を訴えて自分のところに診察に訪れる多くの女性が、自分では意識していない（そのころの社会や文化では意識することが許されなかった）性的な衝動や恋愛感情などを、自分で認めることができないままに抑圧していることに気づいた。そこからフロイトは「**無意識**（unconscious）」を発見する。「無意識」とは、確かに存在するさまざまな感情や衝動が意識されない形に閉じ込められることによって、本来の姿ではない形にゆがめられたり、爆発したりという表現をとることで、その存在が照らし出される性質をもっている。
- 人の心には、このほかに、常にその存在を意識できる「**意識**（conscious）」、無意識ほどに深く抑圧されずに、意志をもてば意識することができる「**前意識**（preconscious）」があるとされる。**図1**にこれら意識の構造を示す。
- これらの心のはたらきすべての源となるエネルギーは、人が生きたいと願う「**本能**（id＝イド）」から生まれる。本能はマグマのように人の存在の中心にあって、活動のための心的エネルギーを供給していると考えると理解しやすい。
- 人は社会のなかで多くの他人や組織とかかわりながら生活しており、乳児の一時期を除けば、本能のままに振る舞うことはできない。この、社会とかかわる存在である人にとって欠かせないのが、「**自我**（ego）」の存在とはたらきである。
- 「自我」とは、自分をめぐる周囲の機制、価値づけなどが自分のなかに取り込まれて形づくられる。本能のままに動いていた乳児が、「こういうときには（母親は）喜んでいるようだ」「こういうことをすると（母親は）怒る」といった自分を教育する他者の反応を感じ、感覚を共有し、その重要な相手とともに快い状態にありたいと願うことから芽生えるのが自我である。
- 自我は、「**超自我**（super ego）」と呼ばれる外部の規範や価値と、本能のエネルギーの間にある。超自我を取り込んだり、イドの突き上げをくらったりして板ばさみになりながら、社会的なルールに合わせて自分自身の欲求の充足もめざす調整役のような存在である。

自我の機能

- 自我の機能と意識、無意識の関係は複雑であ

図1 意識の構造（フロイトの理論による）

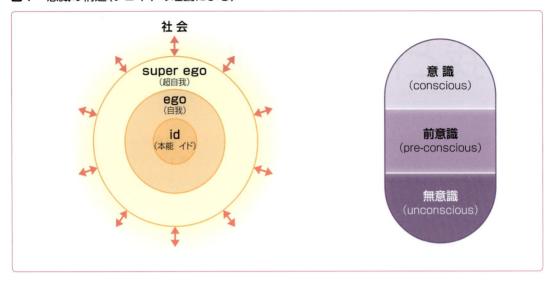

る。例を挙げて説明しよう。

- 例えば、あなたがとても眠かったとする。あなたが乳児であれば、外出中であろうが入浴中であろうがただちに本能の欲求に従って眠り込むだろう。しかし、あなたは看護学生で実習中であり、明日の朝にはまたナースステーションで行動計画を発表しなくてはならない。患者の病気や薬のことも調べてくるように教師から言われている。このとき「眠い」と言い続けるのはイドである。それに対してたくさんある課題を認識するのが超自我である。
- 自我は、本能と超本能の両者からの欲求を受けてどのような行動をとるかを判断する。ここでその人の自我の特徴が発揮される。例えば、小さいころからやらなければならないことを重視し、自分の感覚や欲求などは優先すべきではないとたたきこまれてきた人は、「今日は徹夜しなくてはならない。眠いからといって甘えてはならない」と判断し、「眠りたい」気持ちを抑えつけてしまうだろう。逆に「眠いときには寝る。我慢するのは良くない」という価値観を身につけている人であれば、「今は眠って、明日の朝早く起きて調べよう」と判断するかもしれない。判断したとおりに行動をコントロールして翌日実習でもトラブルを起こすこともなければ、それは自我が機能しているということである。
- このとき、あなたの意識のなかでは「**葛藤（conflict）**」が起こっている。葛藤とは、相反する複数の欲求や価値がぶつかったときに起こる、内なる戦いである。意識のうえでは自我が「眠らない」という選択をしたとしても、無意識のなかで、例えば多すぎる課題を出す教師に対する怒りが強くあったり、こういうときに眠らないように育てた両親への怒りがあったとする。しかし意識のうえではそれに対して腹を立てることができない。人はそのようなとき、自分の行動をコントロールできなくなる。
- 起きているつもりだったのに実習の申し送りの途中で突発的に眠り込んでしまい、せっかく仕上げた計画も記録も発表できなかったとする。この結果は自分も傷つけるが、結果的に教師の面子もつぶすことになるかもしれない。この行動は無意識にではあるが教師を攻撃する役割を果たしたことになる。
- このように、人の心のはたらきは複雑であるが、人それぞれ状況によって場面がまったく異なっているように見えても、実はいくつかのパターンがあることが知られている。このパターンを説明するのが「**自我の防衛機制**」である。

- 防衛機制とは、自我が自らの機能を守るために無意識的に行う反応であり、次に述べるようなものがある。

自我の防衛機制

1．否認・抑圧

- この防衛機制は、自我が脅かされたときに最も基本的に起こる。事実を受け止めきれないために、事実そのものを起こらなかったことにする、なかったことにすることである。私たちの日常生活のなかでも比較的よく起こる。
- 友だちに頼まれた大事な用事をどうしても思い出せなかったり、受けたはずの説明の記憶が、その前後の記憶も含めてすっぽりと抜け落ちていたりといったことがそれに当たる。
- 重い病気をもち、病名告知や治療の説明を受けた直後の患者や家族が「そのような説明は受けていない」と真顔で怒りをぶつけてくることがある。そのようなとき、「いいえ、確かに説明しました」と水掛け論を展開するのではなく、「もしかしたら重過ぎる説明を受け止め切れなくて、否認・抑圧が起こっているのではないか」と受け止めることができれば、提供できるケアの質が大きく異なってくるであろう。

2．投影

- この防衛機制も、基本は前に述べた否認・抑圧と同じである。経験している感情や出来事を何らかの理由で自分自身のうえに起こっていることとして受け止められずに、それは自分ではなく他者が思っていたり、感じているのだととらえて自分を納得させようとする。
- 例えば友人と話していて、友人から「今いやな顔したでしょう。私を軽蔑したでしょう」と言われる。あなたとしてはそのように感じていないと思うのだが、友人はしつこく繰り返し、挙げ句の果てに「友だちなのにどうしてわかってくれないの」と泣き出したとする。そのとき、実際には友人自身があなたに対して劣等感をもっており、しかしそれを認めたくないために「あなたが私を軽蔑した」と投げかけている場合がある。
- 患者や家族との関係性が困難になってくると、このような感情が起こる。実習指導者や教師との間でも同じである。どうも相手が自分を避けているような気がする、というときには「自分が」そうした感情をもっている可能性があることを考えてみよう。

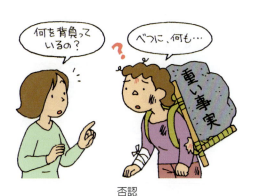

否認

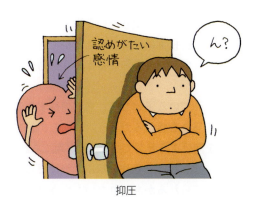

抑圧

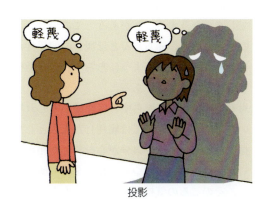

投影

3．取り入れ

- 映画を見て、その主人公にあこがれ、そのようになりたいと思ったとき、映画館を出てからの身のこなしや話し方が、主人公に似てしまう体験をしたことはないだろうか。これはあまり長続きしないことが多いが、あこがれた対象を自分のなかに取り入れているのである。
- 尊敬する先輩や先生など、長期にわたってその相手とかかわりをもつ機会がある場合などは、生涯にわたって影響を受けるほどにその相手に似ていく場合がある。その人の人格が誰かを取り入れながら形づくられたということであろう。

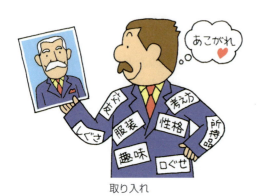

取り入れ

4．退行

- 人は自我が弱まるような体験をすると、自分が最もそこにとどまりたいと願っている年代に「子ども返り」することがある。
- 弟妹が生まれた幼い子どもが、もうとっくに卒業していたおむつやおっぱいにおずおずと近づき、自分もまるで赤ちゃんであるかのようにおっぱいを吸ってみたり、おねしょをしてしまったりすることがある。この場合、この子は目の前の赤ちゃんと母親との関係性が自分の身にも起こるように赤ちゃんの状態へと退行しているのである。
- 思春期の退行をもたらすのは恋愛かもしれない。親や友人に対しては成長した大人として振る舞っていても、自分が心を許した相手に対しては幼いころのつらい経験を打ち明けたり、そのころの気持ちをわかってもらいたいと願うことがある。そのようなとき、すでに忘れたと思っていた幼いころの感情などが生々しくよみがえることもある。
- 大人の患者と接していて、まるで子どもと接しているようだと感じて不自然に思うときには、その患者が何らかの理由で退行を起こしていると思われる場合がある。
- そのようなとき、退行が一時的であって、そのことによって患者が心的エネルギーを回復し、再び社会で活躍できると思われる場合には、退行を問題として取り上げる必要はない。しかし、長期にわたって入院するうちに、年齢や社会的役割に見合わないほど医療スタッフに過度に依存したり、できなくてはならない自己決定や決断さえもできなくなっているとアセスメントしたときには、患者のペースのままに子ども扱いするのではなく、学生と患者という立場に見合った対応の方法を考えていく必要がある。

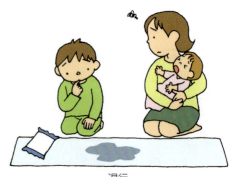

退行

5．自己への敵対

- 本当は自分ではない誰かに対して腹を立てていたり、攻撃してやりたいと思っているのにそれを直接相手にぶつけることができず、自分に対して攻撃性を向けるという防衛機制である。
- 虐待されている子どもは、当然虐待する者に対して怒りを感じるだろう。しかし、正当に怒りを向けようとしても、対象が親であれば、子どもは怒りと、それを親にぶつけたら自分が見捨てられるかもしれないという恐怖の2

つの感情の板ばさみになってしまう。そのようなとき、子どもは自分の頭を壁にぶつけたり、手をかむといった行為に及ぶことがある。
- 統合失調症の患者の妄想で、「いやなことを見てしまう自分の目が悪いから目をつぶしてしまう」といった自分に向かう攻撃性がみられることがある。これは自己への敵対のひとつの表現である。

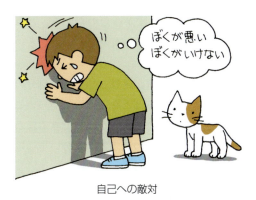

自己への敵対

6．置き換え

- 強い感情を誰か、あるいは何かに対してもっているが、その感情をそのままの形で満足させることができない場合に起こる防衛機制である。欲求の水準を下げて満足したり、対象をまったく変えて、自分がもっている欲求を形や程度を変えて充足することによって満足を得る。
- 赤ちゃんが、常に母親のおっぱいを欲しているが得られないとき、手近にあった自分の指をたまたま吸ってみたところ、似たような満足感が得られたとする。その体験をもとに指しゃぶりが始まり、その後は空腹なときだけではなく、何らかの欲求が満足されない状況では常に指しゃぶりをするようになる。

7．反動形成

- 「可愛さ余って憎さ百倍」という言葉がある。自分にとって受け入れにくかったり、相手に対して表出しにくいが抱え込むこともできないような強い感情を抱いたとき、その感情をまったく逆の形で表現して発散することがある。
- 例えば、本当は子育てに疲れ果てていて子どもに対して敵意をもっている母親が、「子どもにつらくあたることは社会的に受け入れられない」と感じて、子どもを束縛し、干渉するような猫かわいがりをするといったことがみられる。
- 患者や家族、または医療スタッフと接していて、その場に明らかにそぐわない、逆の感情や行動ではないかと誰もが感じるときには、行為をしている人に反動形成の防衛機制が起こっていることがある。

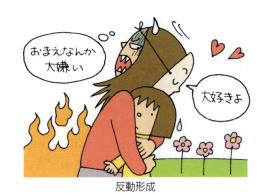

反動形成

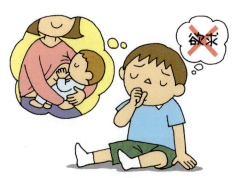

置き換え

8．分離

- ある出来事をめぐって、当然起こると思われる感情的な反応がみられず、自分の感情を切り離してしまったかのような表情をしている人に出会うことがある。これは、出来事がもたらす衝撃に自我が耐え切れないために起こる防衛機制である。
- 例えば、父親を亡くした同僚が、翌日何事もなかったかのように出勤し、まるで申し送り

をするように淡々と父親の臨終の場面を語ったりする。このようなときには感情の分離が起こっており、それは永遠に続くわけではなく、あるとき急にがっくりと落ち込んだり、体調を崩したりする場合が多い。
- 本人が出来事を受け入れていないときには、休みがいつでもとれるようにしながら休息を促し、見守ることが望ましい。

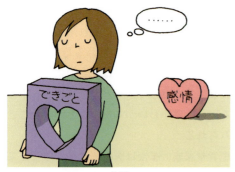

分離

9．打ち消し
- 何かを不安に感じたり、自分が悪いのではないかと罪悪感を抱いた場合、何かほかのことに強くこだわったり、強迫的に何かの行為を繰り返すことで本質的な感情を打ち消そうとすることである。
- 例えば、友人と口論をして、明らかに自分が言いすぎたが、その発言を取り消すことができない。そんなとき、突然家中の掃除を始めてごしごしと磨き、まるで取り消せない発言を汚れとして洗い流そうと試みたりするような行為がこれにあたる。

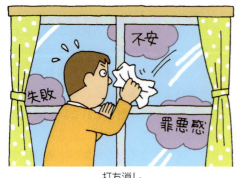

打ち消し

- 強迫的に何らかの行為を繰り返している場合には、何らかの強い欲求や感情を体験している場合がある。

10．合理化
- これは小学校の道徳で習った人も多い「すっぱい葡萄機制」ともよばれるものである。キツネがおいしそうな葡萄を木の枝に見つけて、取ろうとしたが手が届かなかった。キツネは「あの葡萄はすっぱかったのだから、とれなくてよかった」といってあきらめた、という寓話である。
- 思ったように物事が運ばないとき、自分の能力が不足しているととらえるのはつらいことである。そのため、自分が納得できるほかの理由をつけて自分の欲求と折り合いをつけようとするものである。

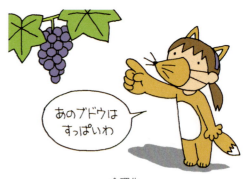

合理化

11．昇華
- 自分の本能的な衝動のエネルギーを、社会で受け入れられるほかの形にして発散し、社会からも承認を得ることである。
- 自我の発達過程である肛門期（トイレットトレーニングの時期）にこだわりのある人は、金銭の出し入れにこだわり、いわゆるけちであることも多い。こだわりすぎるのは社会的には嫌われることであっても、その性格を生かして会計士や税理士として成功すれば、自分の欲求を満たしながら、社会からも尊敬を受けることになる。

*

- 防衛機制とは、自我が脅かされたときに、自分を保つために無意識のうちにとられる、心理的なはたらきである。これらを知ることは患者や家族、ひいては同僚などの心の動きを理解するヒントになるだろう。しかし、使い方を間違ってはいけない。弱っている人を目の前にして、「あなたはこういうふうに弱っていますね」と言っても、それは何の助けにもならないばかりか、弱っているその人を傷つけることにもなりかねない。

- 防衛機制の理解は、相手の置かれている状況を理解し、何らかの援助を考えるためのモデルのひとつであり、この知識だけですべてを決めつけることはできないことを述べておきたい。

(萱間真美)

■文献
1. 南裕子, 稲岡文昭 監修, 粕田孝行 編：セルフケア概念と看護実践 − Dr. P.R.Underwoodの視点から. へるす出版, 東京, 1987：113-121.

リエゾン精神看護

健康障害と起こりうる問題
不安

定義と概要

- 不安とは、「心身ともに安心できない状態」「対象が特定されず、漠然と経験されるもの」と定義される。
- はっきりした外的な対象や状況がある場合は「恐怖」といい、「不安」とは区別されている。しかし、身体に疾患をもつ人の不安の場合などは、「死への不安」「治療への不安」「検査への不安」「再発への不安」「経済的な不安」など対象があることが多い。
- 不安によって、呼吸困難、動悸、冷汗、震え、めまい、頭痛、頻尿などの自律神経系の変化がみられる。
- 不安の要因には、心理的な危機状態を回避するために形成された防衛機制や、薬物乱用や内分泌障害などの身体的要因、さらに、抑うつ障害群、双極性障害、認知症、せん妄、心気症、統合失調症、不安症などの精神医学的な要因がある。
- 不安のレベルは、「軽度」「中等度」「強度」「パニック」の4段階に分けられる（表1）。
- 不安は、誰でももちうる「健康な不安」と、精神医学的な治療を必要とする「病的な不安」に大きく分けられる（表2）。前者は、原因が了解可能であるのに対して、後者は原因が了解不可能であるのが特徴である。
- 健康的な不安も、がん患者などの死に直面するような身体疾患や、後遺症が残るような疾患や外傷をもった人の場合は、不安が持続かつ強くなり、病的な不安に発展することもある。
- 不安を表現できない患者は、不安が蓄積すると、身体症状や行動などほかの形で表現されることがある（表3）。
- 不安が長く持続することにより、身体症状に

表1 ● 不安のレベル

軽度	●毎日の生活において人を注意深くさせ、知覚領域の見る力、聞く力、理解する力が鋭くなる ●学習意欲と問題解決能力が高まる ●憂うつ、落ち着きのなさなど情緒的な反応を自覚しており、その感情を言葉で訴えることができ、注意力、集中力、判断力は保たれている
中等度	●周囲への注意力が低下する状態で、知覚領域が狭くなり、理解力も低くなる ●学習能力や問題解決能力は極端に低下する ●努力すれば注意力は回復する ●口数の変化、話題が変わりやすく、表情など行動の変化が目立つようになる
強度	●特定のささいなことに注意が奪われて、知覚領域が極端に狭くなる ●学習能力や問題解決能力は著しく低下し、もの分かりの悪い状態となる ●他の領域に注意を払うにはさまざまな指示が必要となる ●身体症状として、脈や呼吸数の増加、発汗、食欲の変化、不眠、緊張などがみられる
パニック	●混乱してコントロールする力を失い、自分自身で安全を保てなくなる ●他者からの強い指示にも、その通りの行動はできなくなる ●他人との交流が不可能となり、知覚がゆがみ、思考の論理性も喪失する ●人格の崩壊や長時間のパニック状態は死を招くこともある

花田裕子：不安．精神障害者のクリニカルケア　症状の特徴とケアプラン，川野雅資編著，メヂカルフレンド社，東京，1998：265．より引用改変

表2 ● 健康な不安と病的な不安

	健康な不安	病的な不安
不安の対象	明確	不明確（漠然としている）
不安の理由	はっきりしている（了解可能）	はっきりしていない（了解不可能）
不安の持続	長く続かない	長く続く
不安の自制	自制できる	自制できない
不安の追体験	可能	不可能

福西勇夫：さまざまな不安とその精神病理．現代のエスプリNo.480　社会不安障害　2007；21．より引用

表3 ● ほかの形で表現される不安の姿

身体的愁訴（不定愁訴）	頭痛、腹痛などの疼痛、息苦しさ、めまい、動悸など
強迫的愁訴	頻繁なナースコールなど
不適切な感情表現	攻撃性や敵意性
さまざまな心の防衛機制	抑圧、否認、置き換え、投射、反動形成、退行・依存
さまざまな問題行動	治療拒否、拒薬、拒食、無断離院

福西勇夫：一般臨床の「心の問題」診療マニュアル．メディカル・サイエンス・インターナショナル，東京，2000：32．より引用改変

も影響し、治療や日常生活に支障をきたすおそれがあるため、速やかな介入が必要となる。

介入が必要な状況・現象

- 患者の不安による苦痛の訴えが強く、不安により日常生活上に支障をきたしている場合、または中等度以上の不安状態の場合に援助が必要となる。

介入の方法

1．アセスメントの視点

①考えられる不安の原因
- 患者の基礎情報に加え、生活歴、家族背景、家族関係、病状、また精神科の受診歴（妄想や幻覚の精神症状の有無）など、患者について把握し、不安の原因をアセスメントする。
- 家族や医療スタッフからみた患者像について情報を交換し、患者の理解を深める。

②患者の病気や治療のとらえ方
- 患者が自分の病気や治療についてどのようにとらえているのか、何を求めているのか。

③患者の防衛機制の用い方
- 患者は不安に対し、どのような防衛機制を用いているのか。

④患者の不安のレベル
- 患者の訴えだけでなく、患者の行動や表情、睡眠、食事、身の回りの整理整頓など、日常生活への影響などに注意を向け、不安のレベル（軽度～パニック）を把握しておく。

⑤身体症状への影響
- 不安が疼痛や息苦しさなど身体症状として他の形で表現されていないか。

⑥自傷他害の危険性（患者の対処能力）
- 不安に対してどのように対処しているのか、自傷他害の危険性はないか。

2．看護ケア

- 怒りへのケアは、不安のレベル（パニック～軽度）に応じて働きかける（表4）。

3．薬物の必要性の検討

- 不安レベルが強度以上の場合、抗不安薬、睡眠薬などの投与の必要性について検討する。
- 不安を改善する薬物療法では、第一選択とし

てSSRI（選択的セロトニン再取り込み阻害薬）が用いられる。そのほかにベンゾジアゼピン系抗不安薬、SNRI（セロトニン・ノルアドレナリン再取り込み阻害薬）、三環系抗うつ薬が用いられる。
- 薬剤の選択は、不安の程度や患者の年齢、精神症状、身体症状などから考慮する。

介入の留意点

1. 不安のレベルに合わせて援助を行う
- 不安のレベルに応じて介入を行うことが大切である。

2. 医療者が患者の不安に気づく
- 患者は、不安を身体症状やほかの形で表現していることが多い。そのため、医療者は患者の不安を見過ごしてしまうことがある。患者の言動や、行動などを日ごろから注意深く観察しておくことが大切である。

3. 患者の訴えを否定しない
- 統合失調症の幻覚・妄想、認知症にみられる夜間せん妄や被害妄想は、患者にとって事実であるため、否定をせず対応する。否定は患者の不安を増強する危険がある。

4. 薬物の副作用をしっかり説明する
- 薬への抵抗を示す患者は多い。薬物を検討する場合は、必ず患者に副作用の説明もしっかり行うことが必要である。

5. 精神科へのコンサルテーション
- 患者の不安が強く、スタッフ間での対応が困難と感じた場合は、抱え込まず、リエゾン精神看護師、または精神科に相談する。

（髙橋恵子）

■文献
1. 福西勇夫：一般臨床の「心の問題」診療マニュアル．メディカル・サイエンス・インターナショナル，東京，2000：32
2. 福西勇夫：さまざまな不安とその精神病理．現代のエスプリ No.480　社会不安障害　2007；21.
3. 片平好重：不安の強い患者．リエゾン精神看護　患者ケアとナース支援のために．野末聖香編著，医歯薬出版，東京，2004：96-104.
4. 風祭元監修：精神医学・心理学・精神看護学辞典，照林社，東京，2012：355
5. 髙橋恵子，白井教子：不安とケア．精神看護エクスペール16　リエゾン精神看護，坂田三允総編集，中山書店，東京，2006：80-85.

表4 ● 不安のレベルに応じた看護ケア

パニックの場合	● 刺激の少ない、静かで安全な環境を提供する ● 抗不安薬、睡眠薬などの薬剤投与を検討する ● 患者の言動を非難せず、尊重し、保護する ● 家族の緊張緩和へも配慮する
強度の場合	● 患者に判断や選択を求めない ● 患者に多くのことを求めず、患者の日常生活を整える ● 患者の訴えに耳を傾け、患者の気持ちを受け止める ● 安楽な体位の確保など、身体的な心地よさを提供する ● 抗不安薬、睡眠薬などの薬剤投与の必要性を検討する ● 安心できる刺激の少ない環境を提供する
中等度の場合	● 支障をきたしている日常生活を援助する ● 患者が不安に関連する感情を言語化できるように促す ● 患者の不安状態、興味に合わせ、リラクセーション法を提供し教える ● 医療者から見た患者の反応、行動を患者に伝える ● 患者とともに、不安の原因について話し合う ● 患者とともに、これまでの不安の対処法について話し合う ● 患者とともに、不安に対処するため問題解決への目標設定をする ● 対処方法が効果的であれば評価し、今後の活用を促す
軽度の場合	● 自分の問題に対処できるように、できていることを評価し、支持していく ● 感情を言語化できるように促す

リエゾン精神看護

健康障害と起こりうる問題
抑うつ状態

定義と概要

- "抑うつ"という言葉は、①症状（抑うつ気分）、②症候群（抑うつ状態）、③疾患（うつ病）を表す用語として用いられている。抑うつ状態には、「気分の落ち込み（抑うつ気分）」「何もやる気がしない（意欲の低下）」といった精神症状と、「食欲低下」「不眠」といった身体症状がみられる。具体的な症状として、表1にDSM-5によるうつ病（大うつ病エピソード）の診断基準を参考にあげる（p.9の「双極性障害群、抑うつ障害群」も参照）。診断をつけることが目的ではなく、抑うつ状態の概要を理解する手がかりとなる。
- 身体疾患の治療を行っている患者が抑うつ状態になった場合も含めて述べる。

介入が必要な状況

- 抑うつ気分や意欲低下、倦怠感などの心理的・身体的苦痛を強く訴えている。食事がとれず栄養状態が低下する、不眠が続くといった身体状態の危機。清潔ケアに配慮できない、身の回りのことができないなど日常生活やセルフケアに支障をきたしている。といった状況であれば介入が必要となる。
- 「自分はもう生きてゆけない」「死ぬしかない」といった「行きづまり感」「希死念慮」が生じた場合、自殺防止のための介入が必要になる。

介入の方法

1．アセスメントの視点

①身体的な要因

- 薬物や身体疾患といった身体的な要因でみられることがある（表2）。身体疾患の経過中に抑うつを認めた場合、身体疾患への罹患という心理的ストレスに対する反応として認識されやすいが、実際は身体疾患自体や薬剤の影響が少なくない。
- 身体疾患の改善に伴って、抑うつ状態も改善

表1 ● DSM-5によるうつ病（大うつ病性障害）の診断基準

以下の症状のうち5つ（またはそれ以上）が2週間の間に存在し、病前の機能からの変化を起こしている。これらの症状のうち少なくとも1つは1)か2)である。 1)ほとんど一日中、ほとんど毎日の抑うつ気分 2)ほとんど一日中、ほとんど毎日のすべての活動における興味、喜びの著しい減退 3)食事療法をしていないのに著しい体重減少あるいは体重増加、または食欲の減退もしくは食欲増加 4)ほとんど毎日の不眠または睡眠過多 5)ほとんど毎日の精神運動性の焦燥または制止 6)ほとんど毎日の易疲労性、または気力の減退 7)ほとんど毎日の無価値観、過剰であるか不適切な罪責感 8)思考力や集中力の減退、決断困難 9)死についての反復思考、特別な計画はないが自殺念慮または自殺企図

日本精神神経学会（日本語版用語監修），高橋三郎・大野裕 監訳：DSM-5 精神疾患の診断・統計マニュアル．医学書院，東京，2014：160．

することがあるので、身体疾患の改善が見込める状態であれば、まずその治療が優先される。
- 抑うつ状態を引き起こす危険性がある薬剤として、インターフェロン製剤と副腎皮質ステロイド薬が主に知られている。ほかにもレセルピン、β遮断薬、カルシウム拮抗薬、抗ヒスタミン薬、経口避妊薬などがある。薬剤が原因であれば、減量または中止することが望ましいが、原疾患の状態により減量・中止ができない場合、抗うつ薬などによる薬物治療が必要となる。

②精神疾患
- 気分障害をはじめ、統合失調症、認知症、不安障害、摂食障害といった精神疾患でもみられることがある。

③心理社会的要因
- 上記の原因が除外され、身体疾患を抱えることで心理・社会的なストレスが強くなり抑うつ状態を呈することがある。このストレッサーには身体的な苦痛（身体疾患による症状、治療・検査・処置による侵襲）、拘禁的環境、医療者や入院における同室者との対人関係、仕事・家庭・経済的な問題や気がかり、などがある。

④セルフケアのアセスメント
- 心身ともにエネルギーが減退していることにより、さまざまなセルフケアが障害される。食欲が低下して水分や食事がとれない、十分な睡眠がとれずさらに身体状態を悪化させて

いる、などである。抑うつ状態になる前と比べて障害されている部分を明確にする。
- 「死にたい気持ちはありますか？」と自殺念慮について確認する。直接「死にたい」と言葉にしなくても、自己の存在を否定する発言には注意する。
- 身体疾患の治療中、身体症状があったり治療経過に行きづまりがあったりするとき、その苦痛から逃れたい気持ちや、よくならない現状に投げやりになり、「死んでしまいたい」と口にすることがある。「自分は世の中にいない方がいい」「消えたい」など無価値観・自責感からくる、いわゆる抑うつ状態の症状のひとつとしての自殺念慮なのかを考える。身体症状に由来する場合、苦痛の緩和や実際に存在している問題を解決することが必要となる。

2．看護ケア

①身体的苦痛の緩和
- 抑うつ状態が疼痛、倦怠感、嘔気、かゆみなど何らかの身体症状による影響もある場合、その症状の軽減を図る。心身は相関しているので、身体的苦痛を取り除くことは心理的支援に直結する。

②休息できる環境調整
- 夜間の十分な睡眠をとり、日中も休息を取りながらできる範囲で活動をしてもらう。仕事を休んだり、家事を誰かに支援してもらったり、社会的役割がある場合は休息のための環

表2 ● 抑うつ状態を引き起こす一般身体疾患

疾患	例
神経疾患・脳血管疾患	パーキンソン病、ハンチントン病、アルツハイマー病、脳血管障害、脳外傷、脳腫瘍
代謝性疾患	ビタミンB_2欠乏症、電解質異常（特に低Na血症）
内分泌疾患	甲状腺機能亢進症または低下症、副甲状腺機能亢進症または低下症
炎症性疾患	全身性エリテマトーデス（SLE）、関節リウマチ、シェーグレン症候群
感染症	肝炎、単球増加症、AIDS、インフルエンザ
その他	心肺疾患、腎疾患・尿毒症、悪性腫瘍（膵がん）、産後・術後の気分障害など

野末聖香編著：リエゾン精神看護　患者ケアとナース支援のために，医歯薬出版株式会社，東京，2006．を参考に作成

境を整えてもらう。

③ セルフケアの回復・拡大
- できていることを維持しながら障害されている部分を補うかかわりをする。できるようになったことはフィードバックして自己肯定感を伸ばし、徐々にセルフケアの幅を広げられるようにする。例えば、以前は週3回、看護師が声をかけなければ清潔ケアができなかったのが、3回に1回は自分から行えるようになり、次は週3回とも自分でペースを決めて行えるようにする。

④ 現実的に物事をとらえられるようにする
- 抑うつ状態の患者は、状況の否定的な側面ばかりとらえ、非現実的な解釈をすることで抑うつ気分、自己の無価値観などにつながりやすい。否定的な考えを見つめ直し、柔軟で現実的な考え方ができるようにする。例えば、「(体の病気が)どうせ自分はよくならない」→治療効果があることを伝えていく。「家族みんなに迷惑をかけている」→家族はどう言っているのか聞いてみる。

⑤ 自殺予防
- 先にあげたような希死念慮に関連する発言が聞かれたら、「それだけつらいのですね」と、つらさに共感する。可能であればつらさの背景を言語化してもらい、"死"に置き換えられた気持ちを共有する。抑うつ状態により、極端な考え方をする傾向があることを伝え、大きな決断、特に自殺行為をしないことを約束してもらう。
- また、治療や看護により抑うつ状態が改善すれば、死にたいくらいつらい気持ちも改善することを伝え、回復という目標を意識できるようにする。

⑥ 薬物療法
- 抑うつ状態の治療の基本は、抗うつ薬を用いた薬物療法となる。適切な薬物を摂取し、効果と副作用の観察をする。

介入の留意点

1. 時間をかけて見守る姿勢
- 活動や意思決定までの時間がかかることがあるが、医療者は焦らず、患者のペースでできるように見守り待つ。

2. 回復を意識できるようにする
「笑顔がみられるようになった」「朝、自分から洗顔をしていた」など、ささいなことでも回復の兆しを見つけたら、患者に伝えて、よくなっていることを実感できるようにする。

3. 専門領域へのコンサルテーション
- 介入が必要な状況がみられた場合、組織の心のケアのサポート部門(精神科医、リエゾン精神看護専門看護師など)に相談する。

(秋山剛、山本沙織)

■文献
1. Benjamin J. Sadock, Virginia A. Sadock, 井上礼一, 四宮滋子監訳:カプラン臨床精神医学テキストDSM-IV-TR診断基準の臨床への展開. メディカル・サイエンス・インターナショナル, 東京, 2006:582-640
2. 福田紀子:3気分障害(抑うつ・躁状態)のある患者. リエゾン精神看護 患者ケアとナース支援のために, 野末聖香編著, 医歯薬出版株式会社, 東京, 2006:113-124
3. 重篤副作用疾患別対応マニュアル薬剤惹起性うつ病 平成20年6月, http://www.mhlw.go.jp/topics/2006/11/dl/tp1122-1j05_0001.pdf, 厚生労働省ホームページより(アクセス日2014年8月19日)
4. 中井久夫, 山口直彦:看護のための精神医学 第2版. 医学書院, 2004:153-172
5. 日本精神神経学会監修:DSM-5 精神疾患の診断・統計マニュアル, 医学書院, 東京, 2014.
6. 尾崎紀夫:第12章 気分障害. 標準精神医学, 野村総一郎, 樋口輝彦, 尾崎紀夫編, 医学書院, 東京, 2010:289-315

リエゾン精神看護

健康障害と起こりうる問題
怒り

定義と目的

- 怒りとは、欲求が満たされない、あるいは妨害された、気持ちが相手に伝わらないときなどに起こる、不快あるいは苦しみの感情である。
- 怒りは、自己に向かって内在化され抑うつを引き起こす場合と、他者やものに向かって攻撃的に表現される場合がある。怒りの攻撃は直接相手に向かうこともあれば、ものなどに代償的に行動化するときもある。
- 怒りは、「身ぶるいする、大声をあげる、こぶしを握る、血圧が上昇する、怒りの対象に突進する」などの行動上および自律神経系の変化が起こる。
- 怒りには、「軽度」「中等度」「重度」「極度」のレベルがある（表1）。
- 怒りの原因には、心理的、疾患、薬物、社会文化などの要因が影響する場合もある（表2）。
- 怒りは発達段階における特徴もみられる（表3）。
- 怒りの感情を抑えると、かえって怒りを増大させてしまう。そのため、怒りが軽い段階で、適切な方法で表出できるように援助することが望ましい。

介入が必要な状況・現象

- 怒りが強く、怒りによって日常生活上に支障をきたしている場合。
- 自傷や他者への直接的な形で行動化する危険性がある場合。
- 患者の怒りによって、看護師が患者に対して陰性感情を抱いた場合。

介入の方法

1．アセスメントの視点

- 怒りのアセスメントは表4のような項目について行う。

表1 ● 怒りのレベル

軽度	●日常生活の一部であり、少し嫌だと思っている程度 ●感じたことはすぐに忘れてしまい、精神的緊張が少なく容易に和らぐ
中等度	●目標の妨げになり、存在への脅威となる。フラストレーションや失望を感じる ●一般的には別の案が考えられ、修正された目標が決められる。感情は思い出されるが、すぐ解決する
重度	●目標達成の妨げになり、存在への脅威となる。強度のフラストレーションや恐怖を感じる ●別の案を見つけるのが困難、また見つけられない、感情を表出できない ●心の平静を得るのに援助が必要な場合がある
極度	●価値観、自我に対する脅威を感じる ●激怒または憤怒と呼ばれ、完全に感情に支配されている。感情表出をコントロールできない ●暴力行為の可能性がある。適応メカニズムの枯渇

片平好重：怒りの強い患者．リエゾン精神看護　患者ケアとナース支援のために．野末聖香編著，医歯薬出版，東京，2004：106．より引用改変

表2 ● 怒りの原因

心理的な要因	●対応できない脅威を感じ、不安・緊張が増した場合 ●身体症状による苦痛(激しい疼痛、持続する熱、呼吸困難) ●機能障害による苦痛(機能障害による不自由が生じた場合) ●医療者の対応による不満
疾患に伴う要因	●内分泌障害(甲状腺機能亢進症など) ●精神疾患(統合失調症、双極性障害、パーソナリティ障害) ●脳腫瘍 ●てんかん ●認知症 ●せん妄
薬物的な要因	●アルコール ●幻覚薬
社会文化的な要因	●国や文化、家庭環境や社会的習慣によって怒りの反応や表現方法が異なる

表3 ● 成長発達に伴う「怒り」の特徴

幼年期	●どのような生活環境で育ってきたかによって、怒りの表現が影響を受ける ●怒りの表現や暴力が受け入れられている環境の場合は、攻撃的で怒りの反応を示す ●怒りの表現を避ける環境にいる場合は、怒りの感情を抑圧し、否認することがある
思春期・青年期	●自己同一性の感情を獲得しようとする時期であり、精神的葛藤を招きやすく、衝動性も高まり、攻撃的な怒りの表出が問題行動としてとらえられることも多い
壮年期	●社会的役割を獲得し、自己実現のためにさまざまな能力を身につけていく時期であるが、自分自身の発達課題とともに、成人し自立していく子ども、年老いていく親の課題にも直面する過程で、怒りのプロセスはより複雑化する傾向にある
老年期	●社会的役割や人間関係の喪失、老化による身体的、精神的な変化によるさまざまな喪失と孤独を感じながら、これまでとは異なった自分を受け入れていく段階で怒りという感情をもちやすい

2. 看護ケア

①原因を除去する

- 怒りの原因が明らかであれば、まずは原因の除去を検討する。
- 患者が怒る理由が医療者側にあり、その内容が正当であれば、すぐに謝罪する。
- 発熱や疼痛などの身体症状による苦痛があれば、症状へのコントロールを早期に行う。

②怒りの表出を援助する

- 患者の訴えに耳を傾け、患者の感情を少しずつ表出させ、緊張を和らげる。
- 怒りを軽度のレベルから適切に表出できるように援助する。

③統一した看護を提供する

- 細かく具体的なケアプランを作成し、医療チームで統一したケアを提供する。

表4 ● 怒りのアセスメント

- 怒りの原因(なぜ患者は怒りをもっているのか)
- 怒りの程度(怒りのレベル):日常生活への影響がどれくらいあるのか
- 怒りの表出方法(他者に向けられる外罰的反応行動か、自分自身に向けられる内罰的反応行動か。また、自傷他害の危険性はないか)
- 患者の対処行動、防衛機制の特徴、怒りの反応に対する本人の認識
- 患者の精神科の既往や生活史、対人関係(過去に同じような経験はないか)
- 患者の気分や情動の観察(気分や情動の変化はないか)
- 患者の身体反応の観察(怒りの抑制による頭痛・消化器症状や、表出による血圧・呼吸数などの身体への影響はないか)

- 医師が患者へ指示変更などの説明を行う場合は、できるだけ看護師もその場に同席する。

④リラックスできる環境整備をする
- 音、明るさ、温度などの環境を再検討する。
- 面会者、検査、治療など再検討し、刺激の少ない環境を整える。
- リラクセーション(呼吸法・漸進性筋弛緩法・自律訓練法・音楽療法)など、緊張緩和のための対処方法を考える。

⑤患者の理解を深める
- 患者について、看護師間だけでなく家族や医療者との情報交換を行い、患者についての理解を深めておく。

⑥患者と一緒に振り返る
- 怒りの程度が落ち着いた時点で、怒りの理由などを聞き、問題解決の方向づけを行う。患者の怒りの根底にあるものを、患者と一緒に振り返る。

介入の留意点

1．看護師自身のもつ感情を自覚する
- 患者の怒りは、身近な看護師に向けられることが多い。患者の怒りに直面した看護師は、患者に対して不快感や恐怖感といった陰性感情を抱き、ケアへの妨げになることもある。
- 看護師は患者への陰性感情を自覚し、カンファレンスなどで取り上げて、医療チーム全体で対応していく。

2．リエゾン精神看護師へのコンサルテーション
- 患者の怒りに対して対応困難を感じた場合は、気軽にリエゾン精神看護師や精神科へのコンサルテーションを依頼する。第三者の助言は、問題解決を早めることができる場合が多い。

(髙橋恵子)

■文献
1. 片平好重:怒りの強い患者．リエゾン精神看護　患者ケアとナース支援のために．野末聖香編著,医歯薬出版,東京,2004:105-109.
2. 日本精神科看護技術協会『精神科看護用語辞典』編集委員会:精神科看護用語辞典　第5版．メヂカルフレンド社,東京,1999:10.
3. 瀬尾智美:怒り．精神看護学　こころ・からだ・かかわりのプラクティス,萱間真美,野田文隆編,南江堂,東京,2011:391-396
4. 髙橋恵子,白井教子:怒りとケア．精神看護エクスペール16　リエゾン精神看護,坂田三允総編集,中山書店,東京,2006:74-79

リエゾン精神看護

健康障害と起こりうる問題
拒否

定義と概要

- 拒否とは、自分に向けられた要求、希望を受け入れず拒絶する状態である。
- 看護師がしばしば遭遇する拒否は、手術や服薬等の治療処置の場合から、食事や入浴、更衣の拒否など日常生活に至るまで、さまざまな場面で見られる。
- 拒否の具体的な例には、「腎不全の患者が透析治療を拒否する」「脳血管疾患の患者が、リハビリテーションを拒否する」「糖尿病の患者が暴飲暴食をする」などがある。
- 拒否する態度には、「治療や指示を守らない」「攻撃的な態度を示す」「治療に無関心」などの行動パターンがある（表1）。
- 拒否の原因には、「医療者側の説明不足」「患者の理解不十分」「過去の医療不信につながる経験」「疾病への否認」「精神疾患の既往」などが考えられる（表2）。
- 患者の治療拒否は、患者の病状や患者－医療者関係の悪化を招くため、速やかな介入が必要となる。

介入の必要な状況・現象

- 患者が治療や指示などを拒否し、患者の病状

表1 ● 拒否の行動パターン

治療や指示を守らない	治療や指示を守らなかったり、術後に安静を保たなくてはいけない時期に動き回ったり、逆に離床を促してもなかなか実行しない
攻撃的な態度を示す	治療拒否的な行動は見られないが、検査や治療について、何度も医療者に質問を繰り返し、納得がいかないと攻撃的な態度をとる
治療に無関心である	治療に対してあまりにも無関心で、「医療者まかせ」な行動をとる

福西勇夫, 堀川直史：服薬などの医療を拒否する．JJNスペシャル "困った患者さん" へのアプローチ－問題行動のとらえ方と対応－．2000；66：64-65より引用改変

表2 ● 拒否の原因

医療者側の説明不足	医療者側が説明不足である場合に、医療者への不信感や、誤解の原因から拒否へつながる
患者の理解不十分	患者の心理状況や年齢など、さまざまな原因から患者の理解能力が低下している場合に、十分な治療説明や情報を提供していても、誤解の原因から拒否へつながる
過去の経験（医療不信）	過去に医療者への不信感につながる経験をしている場合に、医療者に拒否的な態度を示す
疾病への否認	本来の疾病自体を不安などから認めていない（否認している）場合は、治療も受け入れられない
精神疾患	統合失調症、躁状態、認知症などの精神疾患がある場合（被害妄想や、他者から脅かされないように一定の距離をとろうとすることがある）

福西勇夫, 堀川直史：服薬などの医療を拒否する．JJNスペシャル "困った患者さん" へのアプローチ－問題行動のとらえ方と対応－．2000；65より引用改変

や予後を左右する場合。
- 患者が医療者の対応を拒否し、患者−看護師関係の悪化をきたすおそれがある場合。

介入の方法

1．アセスメントの視点
- 拒否の行動を示す患者に対応する場合には、①患者の病状や治療のとらえ方、②病気による生活への影響と心理的状況、③既往歴、入院経験、生活史、④拒否の程度・行動パターンについて確認し、アセスメントする（表3）。

2．看護ケア
- 拒否の行動を示す患者には、率直に拒否の理由を聞き、患者の立場で病状や治療の説明をする。また、患者の病状や治療の理解を確認し、患者の気持ちを理解する。さらに、必要に応じて精神科に相談する（表4）。

介入の留意点

- 患者の拒否に直面した看護師は、患者に対して陰性感情を抱き、患者−医療者関係がさらに悪化してしまう。そのため、看護師自身の陰性感情を自覚し、患者の問題行動についてカンファレンスで取り上げ、患者の心理を医療者チーム全体で検討し対応していくことが大切である。

（髙橋恵子）

■文献
1. 福西勇夫, 堀川直史：服薬などの医療を拒否する．JJNスペシャル"困った患者さん"へのアプローチ−問題行動のとらえ方と対応−．2000：64-66
2. 日本精神科看護技術協会『精神科看護用語辞典』編集委員会：精神科看護用語辞典　第5版．メヂカルフレンド社，東京，1999：79

表3 ● アセスメントの視点

患者の病状や治療のとらえ方	患者が病状や治療に対してどのように理解し、受け止めているか
病気による生活への影響と心理状況の把握	病気や入院したことでの家庭や仕事、経済面などの影響はないか。また、心理的状況はどうか
既往歴、入院経験、生活史	精神疾患の有無、過去の通院や入院の経験に問題はなかったか。また、生活史のなかで、拒否の行動につながる体験などはなかったか
拒否の程度・行動パターン	拒否の行動が、病状にどれだけ影響しているのか

表4 ● 拒否の行動を示す患者への看護ケア

看護ケア	具体的な内容
率直に拒否の理由を患者に聞く	・落ち着いて、患者と向かい合い、「なぜ治療を受けたくないのですか」などと、治療や処置、検査などを拒否した理由を率直に確認する
患者の立場で病状や治療の説明をする	・病状、治療、処置などの説明時は、専門用語を用いたり、一方的に説明したりしようとせず、患者の気持ちや病状を考えたうえで、何回かに分けて、時間をかけて行う ・医療者への拒否が強い場合は、医療者側の対応の仕方を振り返ってみる
患者の病状や治療の理解を確認する	・病状や治療などの説明後には、患者がどのように受け止め、理解したのかを確認する
患者の気持ちを理解する	・患者の治療拒否などの背景の多くは、不安からの表れであることが多い。患者の訴えに耳を傾け、患者の気持ちを理解しようとする姿勢をもつ
必要に応じて精神科に相談する	・拒否の場合、幻覚や妄想から生じている場合も考えられる。そのため、患者の発言で、了解しがたい内容の言動はないか観察し、必要に応じて精神科に相談する

リエゾン精神看護

健康障害と起こりうる問題

不眠

定義と概要

- 不眠とは、睡眠障害のひとつである。
- 不眠は、実際の睡眠時間の長さに関係なく、本人が感じる十分な睡眠量と安定した睡眠経過、覚醒時の満足感や爽快感などの睡眠の質に関係する。
- 不眠は、主に「入眠困難」「中途覚醒」「早朝覚醒」「熟眠感の欠如」に分けられる（**表1**）。
- 不眠は、持続期間によって、「一過性不眠（2～3日以内）」「短期不眠（1か月以内）」「長期不眠（1か月以上）」に分けられる。
- 不眠の原因には、主に、①心理学的原因、②環境的原因、③身体的原因、④精神医学的原因、⑤薬理学的原因の5つがある（**表2**）。

介入が必要な状況・現象

- 患者の睡眠に対する不足感や苦痛が強く、不眠によって日常生活上に支障をきたしている場合に介入が必要となる。
- 不眠が続くと、患者にとって精神的な苦痛を伴い、身体的不調が現れ、さらに眠れなくなるという悪循環に陥るため、早期に介入することが必要となる。

介入の方法

1．アセスメントの視点

- 睡眠の質（睡眠時間、入眠時間、中途覚醒の回数、睡眠状況など）。
- 生活習慣（音や光、温度、寝具などの睡眠環境、就寝前の習慣、日中の過ごし方、物理的な要因の有無など）。
- 身体的苦痛はないか（咳、呼吸困難、疼痛、瘙痒感、悪心の程度など）。
- 身体的、家庭的、経済的、社会的な問題から生じる不安の有無・程度。
- 精神疾患の既往、生活歴。

2．不眠の原因を取り除く

- 患者と一緒に不眠の原因について振り返り、解決策を考える。
- 不安や心配事などの患者の気持ちに耳を傾け、一緒に解決策を考える。
- 不眠を招く身体疾患（睡眠時無呼吸症候群、慢性閉塞性肺疾患、むずむず脚症候群、気管支喘息、更年期障害、アトピー性皮膚炎など）や精神疾患による基礎疾患の治療を検討する。

表1 ● 不眠のタイプ

①入眠困難	寝つきが悪い（入眠に30～60分以上かかる）
②中途覚醒	途中で目が覚める
③早朝覚醒	朝早く目が覚める
④熟眠感の欠如	眠っていても、眠った気がしない

表2 ● 不眠の原因

心理学的原因	<精神的ストレスによる不眠> ● ライフイベントによる心理的ストレス（一時的な不眠） ● 不眠への不安やこだわり（神経質性不眠）
環境的原因	<睡眠リズムを乱す生活環境による不眠> ● 交替制勤務 ● 時差ぼけ ● 不規則な生活による不適切な睡眠 ● 急激な生活の変化 ● 温度、湿度、音、照度
身体的原因	<身体的疾患に伴う不眠> ● 慢性閉塞性肺疾患や気管支喘息による咳、呼吸困難感 ● リウマチ性疾患やがんによる痛み ● 更年期障害によるのぼせ、ほてり、発汗 ● アトピー性皮膚炎によるかゆみ ● 前立腺肥大による頻尿
精神医学的原因	<精神疾患に伴う不眠> ● 神経症（入眠困難が多く見られる） ● 気分障害（うつ病では、早期覚醒が多くみられる） ● 統合失調症 ● アルコール依存症 ● 認知症
薬理学的原因	<薬物や嗜好品の副作用として起こる不眠> ● 薬物（抗がん剤、インターフェロン、ステロイド剤、気管支拡張剤、降圧剤、抗パーキンソン病薬など） ● 嗜好品（コーヒーや緑茶に含まれるカフェイン、たばこに含まれるニコチン、アルコール）

- たばこやコーヒーなどの有害嗜好品を避けるように指導する。

3．生活習慣の改善を図る

- 可能な範囲で睡眠環境を整える（音、光、温度、寝具）。
- 日中に可能であれば、散歩や日光に触れる機会をつくるなど、適度の活動を援助する。
- 生活習慣を見直し、必要に応じて規則正しい過ごし方を指導する。
- 夕方以降のカフェイン類（コーヒー、紅茶）を避けるように助言する。
- 日中の昼寝は30分以内にするように助言する。
- 就寝前の排泄、口腔ケア、洗面などのイブニングケアを実施する。
- 起床時間を一定にする。

4．リラックスできるよう援助する

- 睡眠前の筋緊張の軽減目的に、呼吸法、漸進性筋弛緩法、自律訓練法、音楽療法などを活用し、リラックスできる状況をつくることも効果的である。

5．薬物療法を検討する

- 原因の除去と、生活習慣の改善などを図っても、不眠が改善されない場合は、薬物療法を検討する。
- 睡眠薬は主に、ベンゾジアゼピン系か非ベンゾジアゼピン系が中心である。半減期の長さから、①超短時間作用型、②短時間作用型、③中間作用型、④長時間作用型の4つに分けられ、不眠のパターンに応じて使い分けることが多い（表3）。
- 睡眠時無呼吸症候群の患者は、睡眠薬の筋弛緩作用によって、睡眠中の無呼吸を悪化させ

表3 ● 作用時間による睡眠薬の分類

分類	一般名（かっこ内は商品名）
超短時間作用型（2〜4時間）	ゾピクロン（アモバン） トリアゾラム（ハルシオン） ゾルピデム（マイスリー） エスゾピクロン（ルネスタ）
短時間作用型（6〜10時間）	ブロチゾラム（レンドルミン） ロルメタゼパム（エバミール、ロラメット） リルマザホン（リスミー）
中間作用型（12〜24時間）	ニトラゼパム（ベンザリン、ネルボン） エスタゾラム（ユーロジン） フルニトラゼパム（サイレース、ロヒプノール）
長時間作用型（24時間以上）	フルラゼパム（ダルメート、ベノジール） クアゼパム（ドラール）

るため、睡眠薬の服用は注意が必要である。
- 慢性閉塞性肺疾患の患者は、睡眠薬によって低換気を生じやすく、CO_2ナルコーシスを生じる場合があるため、可能な限り睡眠薬は控えたほうがよい。
- 高齢者に睡眠薬が処方される場合は、ふらつきによる転倒に注意する。

介入の留意点

1．精神科への相談を検討する
- 睡眠薬の投与を行っても効果が得られないときは、うつ病などの精神疾患による不眠が考えられるため、速やかに精神科への相談を依頼する。

2．薬物に対する心配を取り除く
- 睡眠薬に対して心配を抱く患者は多い。そのため、薬物開始前に、必ず患者の薬に対する思いを確認し、適切に使用すれば安全であることを伝える。

3．患者の訴えに耳を傾け、気持ちを理解する
- 患者は、病気によって身体的、社会的、経済的、家庭的なさまざまな心配を抱えている。そのため、まずは、患者の声に耳を傾け、患者が抱えている問題を理解する。

（髙橋恵子）

■文献
1. 姫井昭男：精神科の薬がわかる本　第2版．医学書院，東京，2013
2. 岡島由佳：睡眠障害．ナースの精神医学　改訂2版．上島国利，渡辺雅幸編，中外医学社，東京，2005：138-142
3. 大熊輝雄原著：現代臨床精神医学．金原出版，東京，2005：299-304．
4. 樋山光教：不眠．リエゾン精神看護　患者ケアとナース支援のために．野末聖香編著，医歯薬出版，東京，2004：44-46

リエゾン精神看護

健康障害と起こりうる問題
幻覚・妄想

定義と概要

1．定義
①幻覚
- 知覚障害は錯覚と幻覚に分けられる。
- 錯覚とは「存在する対象を間違って知覚する」ことである。
- 幻覚とは「実際には存在しない対象を、鮮明に知覚し、体験し、確信する」ことである(表1)。
- 入眠時幻覚(入眠時に起こる間違った知覚認知)、覚醒時幻覚(睡眠から覚醒する時に起こ

表1 ● 主な幻覚の内容

①幻聴 聴覚における間違った認知	・通常は声(幻声＝言語幻聴)であるが、宗教音楽のような音の場合もある ・声の主は身近な人、架空の人物、有名人、神や霊などである ・声調は、耳鳴り程度のものから鮮明なものまで多様で、現実の声や音と区別しやすい場合、区別しにくい場合がある ・声の内容は、脅し、非難、批判、命令など苦痛なものから、褒め言葉や励まし、日常の雑談、うわさ話、性的な内容などまで幅広い。自分の考えていることや願望などが人の声となって聞こえてくる(考想化声)場合もある ・声の形式は、一人または複数人の声に一方的に話しかけられている場合、一人または複数人の会話に患者自身が加わっている場合があり、話しかけに答えるような形での独語がみられることがある ・幻聴は、精神疾患において最もよくみられる幻覚である
②幻視 視覚における間違った認知	・形を成した像(例：小人、小虫、小動物、景色、生活場面など)と、形を成さない像(例：パッと光った光)の両方の場合がある ・意識障害が加わった時に生じやすく、せん妄・もうろう状態・軽度意識変化などによって生じることがある
③幻臭 嗅覚における間違った認知	・便臭、排ガス臭、体臭、ガス臭などの臭いがして、それが自分の中から発せられていると感じる場合も少なくない ・側頭葉てんかんによって生じる可能性がある
④幻味 味覚における間違った認知	・食べ物や飲み物に奇妙な味(苦い、酸っぱい、腐っている、毒など)を感じる ・幻味は、被毒妄想や被害妄想に発展することもある
⑤幻触 触覚あるいは表面知覚における間違った認知	・切断された四肢からくる感覚(幻肢)の場合もある ・皮膚上あるいは皮下を這うような感覚(蟻走感)は、コカイン使用の場合によくみられる
⑥身体幻覚(体感幻覚) 体または体の中で起きていることに対しての間違った感覚	・内臓起源のものが最も多いが、「体を触られる」「注射される」などの感覚をもつ場合もある ・「脳が溶ける」「顔がすり替えられる」「身体が腐っていく」などの奇妙な感覚もある ・誰かにやられているという被害妄想と結びついていることも多い

Benjamin James Sadock and Virginia Alcott Sadock編，井上令一，四宮滋子監訳：カプラン臨床精神医学テキスト第2版 DSM-Ⅳ-TR診断基準の臨床への展開，メディカル・サイエンス・インターナショナル，東京，2004：310-311.

表2 ● 妄想の形式

一次妄想(原発妄想)	生育歴、生活歴、人格、感情、状況を考慮しても了解不可能な妄想
二次妄想(続発妄想)	知覚、気分、感情、状況に由来するものとして了解可能な妄想

表3 ● 妄想の内容(それぞれの妄想が関連・併存することがある)

内容		発言の例
誇大妄想	発明妄想	あの大発明をしたのは自分だ、偉大な発明をしている
	血統妄想	皇族の出身です、じつは宮様の隠し子です
	宗教妄想	救世主として生まれてきた、神からの啓示を受けた
微小妄想	貧困妄想	お金がない、破産した、借金状態で返済もできない
	罪業妄想	大罪を犯した、罪深い人間だ、自分のせいで破滅させた
	心気妄想	不治の病に冒されている、死んでしまう、余命幾ばくもない
関係妄想		人ごみで知らない人たちが自分のことを話している テレビのニュースの内容は自分の行動について放送している
被害妄想 迫害妄想		同僚が自分をおとしいれようと企んでいる、隣人に妨害されている 政府組織が自分を迫害しようとしている
被毒妄想		食べ物や飲み物に毒を入れられている
注察妄想		近所の人が自分を見張っている、街中でみんなから観察されている
恋愛妄想		上司が自分のことを愛している、先輩から求婚される
嫉妬妄想		妻が不倫をしている、恋人が浮気をしている
妊娠妄想		(実際には妊娠していないのに)妊娠している
憑依妄想		狐が自分に憑いた、悪魔が自分に憑いた、霊が自分に憑依した

る間違った知覚認知)は、一般に病的な現象ではないとされている。

②妄想
- 思考障害は、思考内容と障害の思考形式(思路)の障害に分けられる。
- 思考内容の障害には、妄想や強迫観念が含まれる。
- 妄想とは、外的現実についての間違った推理に基づく不正な信念で、患者の知能や文化的背景に一致せず、正しい論証によって訂正できないものである(**表2**)。
- 妄想の生じ方が理解不可能なものを一次妄想(真正妄想、原発妄想)、妄想の生じ方が状況、環境、性格などから理解可能なものを二次妄想(妄想様観念、続発妄想)として区別する。

2. 原因と診断
- 幻覚や妄想の症状が生じる原因には、統合失調症、気分障害、物質摂取、せん妄、認知症、一般身体疾患が考えられ、鑑別診断を行う必要がある。
- 幻覚や妄想を生じる身体疾患として、悪性脳新生物(特に後頭部や側頭部)などがあり、右大脳半球や頭頂葉の障害は妄想の出現と関連するといわれる。なお、視覚や聴覚などの知覚喪失も、幻覚や妄想の原因となりうる。
- 幻覚や妄想を生じる物質として、精神活性物質(アルコール、幻覚薬、アンフェタミン、コカインなど)やその他の物質(ステロイド薬やサイロキシンなど)がある。

介入が必要な状況・現象

- 幻覚や妄想の原因疾患の確定および治療と同時に、現在問題になっている患者の言動が、患者にとって不利益とならないように、安全および安楽を確保することが重要である。
- 幻覚・妄想により患者が苦痛を感じている場合や、幻覚・妄想に左右された行動によって日常生活に支障がある場合、社会的規範を逸脱してしまう場合には介入が必要になる。

介入の方法と留意点

- 幻覚・妄想を有する患者の状況をアセスメン

トし（表4）、二次的な事故につながらないように安全な治療環境を整えて看護を展開することが必要になる（表5）。

（林　亜希子）

■文献
1. Benjamin James Sadock and Virginia Alcott Sadock編，井上令一，四宮滋子監訳：カプラン臨床精神医学テキスト第2版 DSM-Ⅳ-TR診断基準の臨床への展開，メディカル・サイエンス・インターナショナル，東京，2004：295-312.
2. 岩瀬信夫：メンタルステイタスアセスメント．鎌倉やよい監修，実践するヘルスアセスメント，学研メディカル秀潤社，東京，2012：198-199.
3. 北村俊則：精神・心理症状学ハンドブック第3版．日本評論社，東京，2013：100-112.
4. 野嶋佐由美，南裕子監修：ナースによる心のケアハンドブック 現象の理解と介入方法．照林社，東京，2000.

表4 ● 幻覚・妄想を有する患者のアセスメントの視点

現実と幻覚の見極め	● 幻覚や妄想を体験している患者の評価を行う場合には、患者が幻覚体験について表出することができるように質問を工夫する 例：「ほかの人が誰も聞こえないのに、あるいは周囲に誰もいないのに、声や音が聞こえたことはありますか」 「ほかの人にはわからないような奇妙な感覚を体に感じたことはありますか」 ● 特に現実的な訴えに対しては、訴えの背景となる出来事について患者本人や関係者から情報収集し、可能な限り状況の確認を行うことが必要となる ● 奇妙な訴えであっても安易に幻覚や妄想と決めつけず、多角的な情報から判断して、患者の心理的負担の軽減に努める ● 事実関係の把握が困難であり、現実と幻覚、現実と妄想の見極めが難しい場合には、明確にできないこととして保留にしておく方が賢明な場合もある
身体症状に関する患者独自の表現と幻覚の見極め	● 頭痛、腹痛、下痢、月経などの身体変化が、幻覚・妄想の表現に結びついていることがある ● 「誰かが頭に注射する」「おなかに誰かが入って悪さをする」「妊娠している」「股を裂かれた」など、身体の変化や疼痛を連想させる訴えの場合は、より多角的な質問や観察によって身体状態を確認することが必要となる
幻覚・妄想によって障害された日常生活行動の査定	● 妄想が生じると、患者は困惑したり、容姿が乱れたり、話のつじつまが合わなかったりすることがある。活動性は亢進あるいは低下し、一般に不快な気分を伴う ● 幻覚・妄想によって患者の日常生活行動にさまざまな支障が生じる ● 特に、幻覚が活発な時や幻覚に左右された行動をとってしまう場合には、食事、排泄、睡眠、清潔などの基本的ニーズから金銭管理、人づきあい、社会的役割などまで広範囲に支障をきたすことがある
幻覚・妄想症状への理解や受け入れの査定	● 患者は、自分が体験している幻覚や自分自身について周囲の人に理解されないと感じ、孤独や不安をつのらせ、苦痛に満ちた状況にさらされている場合が多い ● 患者自身が幻覚と現実感覚についてどのようにとらえているか、疾病や障害についてどのような知識をもち、どのように感じているかによって、個々の患者に応じた対応が必要となる

表5 ● 幻覚・妄想を有する患者の看護

幻覚・妄想による苦痛や不安を受け止める	●患者が安心できるように言葉をかけたり、そばに寄り添ったりする
	●患者が体験している苦痛や不安を十分に受け止める
	●医療者は患者の力になりたいと思っていることや、いつでも相談してほしいことを折に触れて伝える
	●ゆっくりとわかりやすい言葉で語りかけ、患者の反応をよく観察する
	●幻覚の内容に応じて、集団から遠ざけたり、刺激を減らしたりして安心できる環境を整える
	●患者が幻覚・妄想について表出したときに、看護者が幻覚・妄想の内容について肯定すると幻覚・妄想を支持することになり、幻覚・妄想の強化や固定化につながることがある。また、詮索されたり現実との相違を問い詰められたりすると、患者は最初の妄想を説明するために、次々と妄想を発展させることがある。逆に、病感や病識の乏しい患者に対して、幻覚・妄想の内容を否定すると、「自分の話や気持ちをわかってくれない」という不信感や絶望感につながることがある。幻覚・妄想の内容については肯定も否定もせず、幻覚・妄想など病的な体験をしている患者の気持ちに焦点化して、つらさや不安を受け止める姿勢をもつ
	●理解しがたい言動であっても、患者の言動には患者なりの理由があることを念頭に置き、表現された言動から潜在するニーズを推測して看護することが重要である
安全を確保し不利益を予防する	●病的体験によって、自分自身や周囲の人の安全を脅かすことが予想される場合には、必要に応じて行動の制限を行い、刺激となる人やもの、危険物などを排除した環境を提供する
	●病的体験によって、対人関係上のトラブルを生じた場合には、医療者が仲介役となるなど、他者との関係を調整する
日常生活を援助する	●食事、排泄、睡眠、清潔、金銭管理、人づきあいなど、日常生活を送るうえで必要なセルフケア能力が、幻覚によって一時的に低下する場合と、もともと身についていない場合がある
	●幻覚などの病的体験によって行動が左右され、日常生活を自立して行えない時期には、その必要に応じて看護師が援助する
現実検討力を高め、患者自身が幻覚とのつきあい方を見いだせるように援助する	●幻覚・妄想に左右されない生活を拡大していくために、現実検討を高めるような支援をする
	●現在、目前に起こっていることを話題にしたり、患者が取り組める活動を行うことによって、現実的な体験を積み重ねる。患者が自尊感情や自己評価を高められるように、肯定的な側面について本人へのフィードバックを行う
	●患者との信頼関係が深まった時期には、患者が体験している病的体験に対して「〇〇さんには聞こえたのですね。私には聞こえませんでしたよ」などと客観的な事実を伝えていく
	●幻覚や妄想に影響されている患者の言動に対しては、客観的事実を患者に伝えたり、「大きな声で独り言を話されているので驚きました」「以前、聞こえた通りに行動なさってけがをしてしまったので、私は心配しています」「今は、そうしない方がよいと思います」など、看護師の気持ちや判断を伝える
	●「どのようなときに声が聞こえてきますか?」「声が聞こえたりして調子が悪いときは、誰かに相談されますか?」など、幻覚の予兆、自覚症状、対処法について患者自身が考えられるように質問をしたり、対処法について助言したりする

リエゾン精神看護

健康障害と起こりうる問題
離人感

定義と概要

1. 定義
- 離人感とは、自分自身から離脱し外から見ているような感覚であり、多くの場合、現実感消失を伴う。

2. 診断
- 「自分の体が何となくしっくりこない」という感覚は、成長途上ではよくあることである。離人感は若年者の成長途上で起こり、加齢とともに徐々に消えていくことが多い。
- 離人感が単独の精神疾患となるほど重症な形態で独立して現れることはほとんどない。

3. 原因
- さまざまな物質の中毒が離人感の原因となる可能性が高い。
- 脳の損傷や他の神経学的疾患が離人感の原因となる場合もある。ほぼすべての精神疾患が、離人感の原因となり得る。
- 離人感が、神経学的疾患の最も初期の症状である可能性や、脳機能の障害に起因する可能性もあるため、離人症状がみられる患者の神経学的評価が必要である。
- 現実を把握できる状態が維持されている状態で、離人感が持続的かつ広範であり、多大な苦痛や機能障害を引き起こしており、他の疾患では説明できない場合には「離人感・現実感消失障害／離人感・現実感消失症」と診断される。
- 離人感は、他の疾患の随伴症状として現れることがあるため、考え得る原因が除外された場合に限り、「離人感・現実感消失障害／離人感・現実感消失症」と診断される。

4. 症状
- 本人にとっては、内的心理的過程と外的出来事が関連をもたないと感じられることがある。
- 体の全体あるいは一部が異物と感じられたり、身体感覚が変容したりすることがある。
- 自意識の重要な点が自分の体の外部に存在するように感じられたり、自分の体から離れた

表1 ● 離人体験の表現

体験	「夢のような現実のような、はっきりした感じがしない」 「もやがかかっているような感じ」
感情	「何を見ても、悲しかったり嬉しかったりという気持ちがわいてこない」 「感動するという感じがない」 「気持ちが動く感じがしない」
思考	「自分が考えているのに、自分の考えではないように感じる」 「自分が考えているという実感がない」
行動	「自分の体が自分のものではないように感じる」 「自分がしていることが現実ではないような、生き生きした感じがない」

小髙恵実：離人症のマネージメント．ナースによる心のケアハンドブック 現象の理解と介入方法，野嶋佐由美，南裕子監修，照林社，東京，2000：250-251．より引用改変

場所からまったく別の人物であるかのように自分自身を観察しているように感じられたり、同時に2つの場所にいるように感じられることがある。
- 離人感を体験した人のほとんどは、自身の混乱した現状を認識することができ、自身の体験、感情、思考、行動を表現することができる（表1）。

介入が必要な状況・現象

- 離人感は「自分がおかしくなる」という恐怖を伴う体験であり、状況に応じた介入が必要となる。
- 基礎疾患によって離人症状が生じている場合は、原因となる基礎疾患に対する治療および看護が前提となる。

介入の方法と留意点

- 離人感に伴って生じる不安症状に対しては、通常、抗不安薬が有効である。
- 患者は、「現実味のない感覚」の体験により、自分が奇異な状況に陥ってしまったと感じ不安を覚えることが多い。現実感をもてるような働きかけや、不安を軽減する働きかけが必要となる（表2）。

（林　亜希子）

■文献
1. Allen J. Frances著，大野裕，中川敦夫，柳沢圭子訳：精神疾患診断のエッセンス　DSM-5の上手な使い方．金剛出版，東京，2014：225-233.
2. Gail W. Stuart, Michele T. Laraia著，安保寛明，宮本有紀監訳：精神科看護−原理と実践　原著第8版．エルゼビア・ジャパン，東京，2007：146-163, 416-455.
3. 小髙恵実：離人症のマネージメント．ナースによる心のケアハンドブック　現象の理解と介入方法，野嶋佐由美，南裕子監修，照林社，東京，2000：250-251.

表2 ● 離人感に伴う不安をもつ患者への看護

患者の体験している現象やそれに伴う不安に耳を傾ける	●患者が何をどのように感じているのかについて話を聴く ●患者が最も不安に感じていることはどのようなことであるかについて話を聴く ●患者にとって、実生活のしづらさはどのようなことであるかについて話を聴く ●奇異な感覚や不安な感情などを患者ひとりで抱え込まず、医療者などに表出できるように働きかける
他者との体験共有によって現実感をもてるように働きかける	●現在、実際に考えていることや感じていることについて適宜問いかけ、患者が自分自身のこととしてより意識づけられるように援助する ●患者とともに行動し、その行動を患者と共有し共感することによって、患者自身がより実感をもてるように援助する ●過去の体験については、そのとき一緒に体験した人と、その出来事について話したり思い出を共有したりすることによって、過去の体験についても「確かに自分で体験した」と思えるようになることもある
事実を確認することによって不安の軽減を図る	●離人感を体験している間の出来事について、患者自身が事実関係を明確にしたいと望む場合には、患者とともに、その出来事に関係した周囲の人々から事実を確認することによって不安の軽減につながることもある

リエゾン精神看護

健康障害と起こりうる問題
解離症群／解離性障害群

定義と概要

- 解離とは「意識、記憶、同一性、または知覚といった、通常は一貫性をもって体験されているものが統合性を失い、まとまりがなくなった状態」のことである。
- 解離症群の分類および定義を**表1**に示す。表に示される通り、解離症群は複数の症状を含む非常に幅広い概念であるが、そのなかで解離性同一症は、その他の解離症において示される症状の多くを含んでいるという点で特異的である。
- 解離症による症状の多くは、他の精神疾患、一般身体疾患、物質乱用等によっても類似の症状がみられることから、その特定には厳密な内科および神経学的検査が必要となる。

介入が必要な状況・現象

- 解離は通常の人に備わった機能として日常的

表1 ● 解離症群／解離性障害群の分類（DSM-5に準ずる）

解離性同一症／解離性同一性障害	①2つ（以上）のはっきりと区別されるパーソナリティ状態によって特徴づけられる同一性の破綻がある ②日々の出来事や重要な個人的情報などの想起が不可能であり、通常の物忘れでは説明できないほどである ③症状が、本人の苦痛や社会的問題を引き起こしている ④障害は、文化的・宗教的慣習の範囲に収まらない ⑤他の医学的疾患（例：複雑部分発作）、物質乱用によらない
解離性健忘	①重要で、通常ストレスが高い個人的情報の想起が不可能であり、通常の物忘れでは説明できない ②症状が、本人の苦痛や社会的問題を引き起こしている ③神経疾患や他の医学的疾患、物質乱用によらない ④症状は、解離性同一症、心的外傷後ストレス障害、急性ストレス障害、身体症状症などによって説明できない **Point!** 器質性健忘との見分け方 ➡健忘が一般知識などではなく、個人情報に偏っている
離人感・現実感消失症／離人感・現実感消失障害	①離人感（知覚の変化、時間感覚のゆがみなど）や現実感消失（夢のようである、霧がかかった感じなど）を持続的・反復的に体験すること ②離人感または現実感消失の間、現実検討は正常に保たれている ③症状が、本人の苦痛や社会的問題を引き起こしている ④他の医学的疾患（例：てんかん発作）、物質乱用によらない ⑤障害は、他の精神疾患によって説明できない
その他の解離症／解離性障害	解離症群の診断分類のいずれの障害の基準も満たさない解離性症状

日本精神神経学会（日本語版用語監修）, 高橋三郎・大野裕 監訳：DSM-5 精神疾患の診断・統計マニュアル. 医学書院, 東京, 2014：290, 296, 300, 304.

- に起こりうる範囲内のものも多く、介入が必要とされるのは、外傷などによって引き起こされる病的な解離である。
- 病的でない解離の例としては、空想にふけっていて時間の経過に気づかない、過度に集中している時に周囲で起こる出来事に気がつかない、白昼夢などが挙げられる。
- 病的解離の症状集団を**表2**に示す。症状は多岐にわたるが、①健忘と記憶症状、②解離過程症状、の2つに大別できる。家族や本人からこれらの訴えがある場合には、解離症の可能性を視野に入れた対応が必要になる。
- 二次症状としては抑うつ、不安、身体化、低い自己価値、三次症状としては物質乱用、自己破壊行動(自殺など)、色欲化行動(乱交等)などが考えられる。これらの症状が顕著である場合にも、解離症が背後に潜んでいる可能性を忘れてはならない。

表2 ● 病的解離症状の例

分類	症状	内容
健忘と記憶症状	時間喪失、ブラックアウト、種々の健忘	●自分が何かした証拠があるのに、そのことを覚えていない ●はっと気がつくとかなりの時間が経過していて、その間のことが思い出せない
	とん走エピソード	●予期せぬときに突然家庭や職場から姿を消す ●気がつくと、さっきまで自分がいたはずの場所と違うところにいる
	技能、習慣、知識水準の困惑する動揺	●ふだんよく身についている技能や知識が突然思い出せなくなる
	断片的自己史回想	●ある年齢から年齢までの自分に関する記憶が抜け落ちている
	想起した回想の由来決定困難	●ある記憶が、自分で直接経験したのか、誰かに教わったのか、何かで読んだものなのかということが判断できない
	想起した記憶内容の実在性の決定困難	●ある記憶が、実際自分に起きたことなのか、空想しただけなのか判断できない
	解離性フラッシュバック	●突然不快な記憶が回想され、そのとき感じた恐怖や生理反応を生々しく体験する
解離過程症状	離人感	●自分が自分の体を離れて、外から自分を眺めているような感覚をもつ ●自分が自分であることに違和感があり、現実感をもてない
	非現実感	●周囲の物事が奇異に感じられ、現実感がない
	被影響／被干渉体験	●自分が望まない思考や行動を外部から「させられる」感覚
	解離性幻聴	●通常一定の人格特徴をもった人物の声が自分の内部から聞こえる
	トランス様状態	●通常範囲の「白昼夢」のレベルを超えた「白昼夢」発作により周囲との接触を失うエピソード。ストレスと連動することが多い
	交代人格状態	●2つ以上の人格が反復的・持続的に現れる
	切り替わり(スイッチ)行動	●思考の流れの中断、感情の突発的変化、顔つき、言葉遣いの突然の変化などがしばしば起こる ●多くの場合、切り替わり時には眼球上転または頻繁な瞬きが起こる

介入の方法と留意点

- 治療は、抗不安薬や抗うつ薬などの薬物療法に加えて、心理的外傷が契機となっている場合は外傷体験に対応しながら力動的精神療法を行うのが通常である。
- 解離は心的外傷との関連が深いことから、治療が困難で長期間にわたる場合が少なくない。また、解離性同一症を主として、誤解や偏見を招きやすい病気でもある。
- 病気に関する正しい知識や適切な対応法に関する情報提供など、家族への支援が必要である。
- 解離の起因となる外傷が虐待など家庭内部にあることが疑われる場合には、環境調整を行い、まず本人の安全な環境の確保に努めることが重要である。

（近藤あゆみ）

■文献
1. 日本精神神経学会 監修：DSM-5 精神疾患の診断・統計マニュアル. 医学書院, 東京, 2014：289-304.

リエゾン精神看護

健康障害と起こりうる問題
せん妄

定義と概要

1. 定義
- せん妄は、変動性の意識障害であり、認知機能、感情、行動の変容を伴う。

2. 原因
- 高齢、認知症、慢性の脳血管疾患、せん妄の既往などの要因があるとせん妄を起こしやすい。
- せん妄の直接的な原因は、中枢神経疾患、全身性疾患、代謝性疾患、薬物やアルコールの中毒あるいは離脱が、せん妄の直接的な原因となることがある。1つ以上の原因により脳機能が障害されることによって、せん妄が生じる。
- 環境変化、睡眠障害、感覚遮断・過剰、手術、行動制限などがせん妄の発症を誘発する。

表1 ● DSM-5によるせん妄の型

A.
①物質中毒せん妄
②物質離脱せん妄
③医薬品誘発性せん妄
④他の医学的疾患によるせん妄
⑤複数の病因によるせん妄
B. 他の特定されるせん妄
C. 特定不能のせん妄

3. 診断
- 診察や各種検査によって、身体疾患、頭部外傷、アルコールやその他の物質依存の存在を把握し、せん妄の原因に関する手がかりを得る。
- DSM-5では、せん妄の型別の診断基準が設けられている（表1）。
- 特徴的な脳波として、一般に基礎律動の全般性徐波化が認められる。アルコールや鎮静薬などの離脱の場合は、低振幅速波が出現する。

表2 ● 他の精神疾患との鑑別診断

せん妄と認知症の鑑別診断	● せん妄の発症が突然であるのに対して、認知症の発症は通常潜行性である ● せん妄患者は意識が低下する時期があるが、認知症患者は通常意識清明である ● 認知症による認知障害は、せん妄による認知障害と比較して、時間的な変化や日内変動が少ない ● 認知症を有する患者がせん妄を生じる場合もある
せん妄と統合失調症の鑑別診断	● 通常、統合失調症患者には意識水準や見当識の変動が認められない ● 一般的には統合失調症患者の方が、せん妄患者よりも行動がまとまっている
せん妄とその他の精神疾患の鑑別診断	● うつ病性障害、短期精神病性障害、統合失調様障害、解離性障害、虚偽性障害の患者には、せん妄の症状が認められる場合がある ● 精神症状の診察や脳波検査によってせん妄との鑑別診断をすることが可能である

脳波検査によって他の精神疾患などとの鑑別診断（表2）に役立つことがある。
- せん妄における脳波は、ときに局在的な過活動を示すことがあり、てんかんに伴うせん妄と他の原因に由来するせん妄の区別が困難な場合がある。

4．主な症状と特徴
- 注意を集中し、維持し、ほかに転じる能力が低下するなど意識の障害がみられ、環境認識の清明度が低下する。
- 随伴症状として、思考の解体、錯覚や幻覚、精神活動の活動性の亢進や低下、行動の異常、睡眠覚醒周期の崩壊、気分の変調、神経症状（振戦、はばたき振戦、眼振、運動失調、尿失禁など）が認められることがある。
- せん妄の間の出来事に関して、患者は断片的にしか思い出せないことが多い。

5．経過
- せん妄の発症に先立って、不穏や恐怖感などの前駆症状が生じることがある。
- 意識障害や知覚障害は、短期間のうちに出現し（通常数時間から数日）、1日のうちで変動する傾向があり、ときに夜間の悪化が認められる（夜間せん妄）。
- せん妄は、通常1週間以内におさまるが、原因となる要素が存在する限り、せん妄の症状も継続される。
- 原因となる要素が除去されると、せん妄の症状は通常3〜7日間で消退し急速に改善するが、完全に症状が消失するまでには2週間ほどを要する場合もある。
- 患者が高齢であることは、せん妄が遷延化する因子となる。
- せん妄状態が長く続くことも、せん妄が遷延化する因子となる。

介入が必要な状況・現象

- せん妄状態に陥ると、意識や認知の障害、妄想、幻覚などによって、不安、恐怖、興奮につながり、患者は著しく不快な体験をすることになる。

表3　せん妄患者への看護

安全・安楽・人権を保証し、安心できる治療環境を整える	●医療者として自己紹介し、落ち着いた態度で支持的に接する ●愛着のあるものや好みの寝具など、日ごろ慣れ親しんだものを使用する ●患者や家族にせん妄症状と治療方法および経過について説明し、不要な恐怖感を防ぐとともに治療への協力を要請する
見当識を補強し、現実適応を支援する	●日常会話を通して、さりげなく見当識を高める ●簡潔な文章を話す ●一度にひとつの話題にする ●抽象的な言葉を使用しない ●幻覚や錯覚がある場合には、患者の注意を現実に向け直すように声をかける ●患者の注意が現実に向いているのを確認してからケアを行う ●妄想がある場合は、妄想内容については反応せず、妄想の体験に伴う感情に焦点化して反応するようにする
患者の機能を活用して活動レベルを維持する	●患者の損なわれていない機能を最大限に活用し、通常の活動レベルを維持できるように支援する ●食事、排泄、清潔行動、移動、活動など、できるだけ患者の身体機能の低下を予防するようにかかわる

表4 ● せん妄の予防

基本的ニーズの充足	●水、電解質、ビタミン、栄養のバランスを維持する ●睡眠を確保し、休息と活動のバランスを保持する ●排泄を整える
安楽な治療環境の整備	●騒音レベルを最小限にする（特に夜間） ●昼夜に合わせて照明を調節する ●換気を行う
現実見当を保持する支援	●医療スタッフやそれぞれの役割を説明する ●使用する医療機器類とその治療上の目的について説明する ●日常会話を通して、人、場所、時間、状況について見当識を高める ●照明を調節したり、時計をおいたりして、昼と夜のサイクルを感じられるようにする ●家族や関係者の面会を促す

- 患者が不穏となり、チューブ類を自己抜去する、夜間に大声をあげるなどの症状を呈するため、基礎疾患の治療や看護に悪影響を及ぼしたり、二次的な合併症や事故につながったりするリスクが高まる。

介入の方法と留意点

- せん妄を発症するリスクについてあらかじめ把握し、予防的に働きかける（**表4**）ことが必要となる。
- せん妄の前兆（**表5**）を早期発見し、せん妄の重症化を予防することが必要となる。
- 意識障害によって生じる偶発的事故などの二次障害を予防するために治療環境を整える。そして環境から感覚遮断せず、安心感をもたらす知人や物の存在を活用する一方、過度な刺激を与えないように留意する。

（林　亜希子）

表5 ● せん妄の前兆の例

- 不安
- イライラ
- 不機嫌
- 憂うつ
- ぼんやりしている
- はしゃぐ
- 落ち着きがない
- 集中力が続かない
- 注意力が散漫
- 考えがまとまらない
- 話のつじつまが合わない
- 悪夢を見た様子
- 一過性の錯覚や幻覚
- 音や光に敏感になる

■文献
1. Allen J. Frances著，大野裕，中川敦夫，柳沢圭子訳：精神疾患診断のエッセンス　DSM-5の上手な使い方．金剛出版，東京，2014：150-154.
2. Gail W. Stuart, Michele T. Laraia著，安保寛明，宮本有紀監訳：精神科看護-原理と実践　原著第8版．エルゼビア・ジャパン，東京，2007：607-640.
3. 日本精神神経学会：DSM-5病名・用語翻訳ガイドライン（初版）．精神神経学雑誌　2014；116（6）：452.

リエゾン精神看護

健康障害と起こりうる問題

ICUでみられる精神症状（ICU症候群）

定義と概要

- いわゆる「ICU症候群」は、intensive care unit syndromeの略である。
- 重症度の高い状態や危機的状態のクライエントに集中的な治療や看護を提供する治療環境下で、意識鮮明な期間をもった後に、興奮、幻覚、妄想、意識混濁やせん妄などの意識障害を中心とした精神症状がみられる。集中的な治療環境から出た後にはこれらの症状を呈さず、後遺症もない一過性の状態がICU症候群である。
- 生命の危機的状態に対しクリティカルケアを必要とする特殊な治療・ケア環境下において、クライエントの身体面、心理面および社会面が深く関与しながらみられる現象である。
- ICU症候群の発症により、合併症発症率の増大や回復過程に支障を生じ、入院期間の延長化にもつながりやすいため、発症予防が看護の重要な点になる。
- わが国の医療にICUが導入されたのは1970年代である。ICU症候群はクリティカルケアの治療環境内で生じるさまざまな精神症状という現象を表す言葉である。ICUに限定した危機的状況のみならず、CCUや救命センターなどの身体面での危機的状態へのクリティカルケアを必要とするクライエントにみられやすいこともあり、「ICU症候群」という言葉は用いない方向にある。
- また、ICU症候群には多くの要因が関与し、さまざまなレベルや状態がみられるが、これらの個別性を考慮しにくい表現であり、そこに単一のラベルをつけることで、問題を見逃しがちになる可能性もある。こうしたことも「ICU症候群」という言葉を使わなくなってきている要因である。

アセスメントが必要な状態

- クリティカルケアを必要とする場合、意識障害を主とする精神症状を呈しやすい要因を表1に挙げた。これらを満たす場合には、治療やケアに支障を生じやすくなる可能性が高まるため、適切なアセスメントを行い、予防的対応や早期発見と働きかけが必要になる。
- 特に60歳以上の高齢者では発症率が高く、クリティカルケアが事前に予測・予定されている場合には、十分な説明など、ICU症候群の発症予防へのアセスメントを行うことが求められる。またさらに、身体的・心理的・社会的に準備（readiness）を整えることなく突然のことであったり、適度な睡眠状態が確保できにくい場合などはハイリスク状態として、全身管理とともに入室直後からのアセスメントが必要になる。

アセスメントの視点

- 表1に示すとおり、身体的・心理的・社会的など各側面でのアセスメントが必要となる。
- 身体面においては、年齢、睡眠状態、接続ライン数、気管内挿管の日数などをアセスメントする。入室が予定された手術に伴うもので予測されている場合と緊急の場合では、後者のほうがクリティカルケア環境への適応の準

表1 ● 精神症状を呈しやすい要因

身体的側面	①年齢：高齢者(60歳以上) ②睡眠状態・昼夜逆転傾向 ③6本以上の接続ライン ④気管内挿管4日以上 ⑤入室状況：緊急 ⑥薬物の影響 ＜原疾患・既往歴・治療歴・性別は有意に影響しない＞
心理的側面	①パーソナリティ傾向 ②不安や緊張レベル ③自発的訴えや依存行動がとりにくい ④不機嫌さ・刺激性の高まり・注意力や判断力、記銘力
社会的側面	①家族や職場での管理的役割：拡大家族で家長的役割や職場での管理職役割 ②乏しいソーシャル・サポートあるいはキー・パーソンの不在：入室前からの孤立した状態や入室後の重要な他者からのサポートの乏しさ ③クリティカルケア在室：4日以上
治療環境	①音：医療機器の音やスタッフ間の会話、足音 ②照明：自然光の有無と昼夜間の違い ③プライバシーの確保状態

備状態が整うことなく入室となるため、発症率は高まりやすい。

- 心理社会的側面だけでなく、全身のホメオスターシス不良の影響も大きいため、表2に含まれる身体面でのアセスメントや全身状態のアセスメントも重要となる。
- ICUなどへの入室後の変化が、精神疾患によるものか、これまでの生活環境と大きく異なる特殊な場に対する環境移行事象に伴うものであるのかの判断のために、精神疾患歴の確認や、肝機能障害などの背後にあるアルコール依存症の離脱症状の確認も必要である。
- ICU症候群でみられやすい、"せん妄"状態の重症度別の状態を表3に挙げた。前駆症状の段階で包括的なアセスメントに基づき、迅速な対応が求められる。

アセスメントの留意点

- クリティカルケアを受けざるを得ない治療環境下においては、身体面では活動性の制限を余儀なくされる。先の見通しや希望が抱きにくく、かつそれまでの生活とは大きく異なるさまざまな非日常的刺激や過剰刺激、逆に感覚遮断や単調さがあり、常時70dB前後の音圧と人の可聴音を超える低周波にさらされ、全身の生理機能に影響を受けている。
- 治療環境における危機的状況には、急性ストレス障害やPTSD(心的外傷後ストレス障害：posttraumatic stress disorder)を発症している可能性があることも留意しておく必要がある。
- 手術前の術前オリエンテーションなどが行える場合には、治療環境の物的・人的説明や紹介、経過に対する説明などへの反応や、事前の心理面でのチェックなどが可能となる。不安の高い状態やそれまでの生活での適応困難な状態の有無の確認も、予防においては効果的といえる。
- 失見当識がみられ、理解が得られない場合には、一方的に説得をするように説明を繰り返さない。クライエントからの求めがあったときだけ、知りたいこと、理解度をアセスメン

表2 ● ホメオスターシス不良が生じやすい状態

脳の脆弱性と侵襲状態	脳血管障害の既往歴・脳血流低下、幻覚妄想歴など
代謝障害	電解質や血糖、腎・肝障害、栄養状態など
呼吸障害	呼吸器系の既往歴、喫煙歴など
健康障害や治療による侵襲状態	入室前の全身状態、アルコールや薬物歴
薬物効果	副腎皮質ホルモン・非ステロイド系消炎鎮痛剤・鎮痛剤・循環器系剤・抗パーキンソン薬・泌尿器系
年齢	高齢になるほど、薬物効果の個人差が拡大
精神疾患歴	統合失調症などの思考障害、抑うつ状態などの気分障害、不安障害などの既往歴

表3 ● せん妄状態の分類

段階	症状
前駆症状	不眠・傾眠傾向・現実見当識障害がみられるが、指摘で間違いに気づき修正可能
軽度	見当識障害（時間・場所・人物）、理解困難の発言、多弁傾向、コミュニケーション困難
中等度	不穏、落ち着きのなさ、独語、幻覚、妄想、安静状態維持困難、ラインなどの自己抜去
重度	不機嫌、拒否的態度、強度の興奮状態、攻撃的言動

トとして提供することも必要である。

■ どのような意識状態であっても、たとえ同意が得られにくい状態であっても、ICU入室などの環境移行事象に伴う変化をクライエントに説明しておくことは、その後の回復過程におけるその人自身の自己回復力を高めるためにも必要である。

（五十嵐透子）

■文献
1. 橋本 悟：ICU症候群？ HEART nursing 2002；15（4）：4-5.
2. 石原知代：せん妄．エマージェンシーナーシング 夏季増刊号 1997；61-67.
3. 石津 宏，下地紀靖，奥古田孝夫，他：ICU症候群の発症要因と性格特性に関する心身医学的検討．心身医学 2000；40：347-355
4. 和泉田浩子，中野和美，中野美砂，他：ICUにおける精神症状出現の要因分析．臨床看護研究の進歩 1992；4：32-39.
5. 中谷茂子，上林哲生，松井豊晴：ICUシンドロームの時，どのように対処すべきか．総合循環器ケア 2001；1（2）：137-141.
6. 髙馬美和，山川幸栄，西坂和子，他：集中治療室の音環境特性．兵庫県立大学看護学部紀要2002；9：77-85.
7. 西口直希，前田 潔：術後合併症の原因・治療・予防 精神障害．外科治療 2004；90：771-776.
8. 谷岡美佐枝：ICU入室患者における状況的危機への介入－ケアリング行動のためのパフォーマンス・マネージメントの探索－．日本行動分析学会年次大会プログラム発表論文集：2003.

リエゾン精神看護

健康障害と起こりうる問題

拘禁症状

定義と概要

- 拘禁症状とは、それまでの社会的関係を遮断し、特定の場所に拘束された状況下で生じるさまざまな精神症状である。英語では「刑務所精神病(prison psychosis)」と呼ばれるように、狭義には刑務所や強制収容所、政治的拘束、難民キャンプなどでみられ、19世紀なかばから報告されるようになった。
- 広義では、自傷他害の可能性が高く、クライエント自身によるコントロールが得られにくい、あるいは得られない場合にクライエントの身体的・心理的・社会的刺激を制限する状況や、閉鎖病棟の保護室など、著しく感覚が遮断された状態でみられる場合もある。
- 循環器系疾患の急性期や骨髄移植に伴う無菌室入室などでも発症する可能性がある。身体の保護や安静の保持、治療や看護の目的から、刺激を制限したことにより生じるものである。これが逆に拘禁症状につながる可能性をもち、身体面での抑制や制限のみならず、心理的制限に伴うもので、心因性のものである。
- 一過性で拘束状態からの解放によって改善することが多いが、状態の遅延化や固定化、拘禁状況への再入室での再発がみられることも理解しておく必要がある。

アセスメントが必要な状況・現象

- 身体的・心理的・社会的制限が必要となることを説明しても、同意が得られにくい場合には、置かれている環境を心理的制限として受け止めやすく、拘禁症状を発症しやすい場合がある。
- 拘禁症状は心理的制限に伴うものであるため、個人差があり、その環境をどの程度"制限"としてとらえ、不安や不満、怒りなどを抱いているのかを確認することが求められる。
- 前述したように、精神科の保護室使用や、急性期の循環器疾患に伴う活動の制限、骨髄移植に伴う無菌室入室などの治療環境下では留意しておくことが必要であるが、多くの人々はこれらのストレスフルな環境に順応している。
- 治療環境下で感覚遮断が生じる場合、拘束される時間の見通しをもてる場合ともちにくい場合で反応は異なる。
- 治療環境下では、明確に治療期間は何日間と説明できにくい。回復の見通しを抱きにくいような不安の高い状態では、拘束感を強く体験する可能性が高まりやすい。
- 近年急増している自然災害に伴う避難生活が長期化した状態も、拘禁症状に類似した症状を呈しやすい環境となる可能性を考慮しておく必要がある。医療機関内でなく地域で生活する人々も対象となりうる。

アセスメントの視点

- 拘禁反応は心因性であるため、さまざまなストレス反応がみられる。**表1**にその一部を挙げた。
- 拘束された環境下では、ショック状態を呈したり、危機的状況として体験した場合には自律神経系が亢進する。身体的変化として、表

表1 ● 拘束状況下でのストレス反応（自律神経系のホメオスターシス不全を含む）

症状の種類		症状
不定愁訴		頭重感、頭痛、眼痛、めまい、胸部圧迫感、動悸、食欲不振、違和感や疼痛（胃部・腰部・背部など）、不眠など
気分変調	抑うつ気分	寡黙、不安、焦燥感、いらつき、不機嫌、気分易変、被刺激性など
	躁的反応	多弁、興奮、多幸感など
攻撃性		憤怒、混乱、泣き叫ぶ、壁を叩くなどの驚愕反応、顔面紅潮、呼吸促迫、器物破壊など
妄想・幻覚		攻撃的、被害的、逃避的など
身体疾患		胃潰瘍、鼻出血、過剰発汗、手足振戦など
その他		ヒステリー反応、けいれん発作、昏迷状態、自傷行為など

情や活動性の減退や感覚麻痺などと、興奮や不穏、驚愕反応など二極化した反応がみられる可能性がある。自律神経系の亢進状態により、さまざまな不定愁訴や睡眠の変化などを伴う場合もある。

- 心理面での変化としては、易刺激性で小さな刺激に対しても過敏に反応したり、生命や自己存在感などの危機的状況としてとらえる場合には攻撃的になり、激怒しやすくなる場合もある。被害者感が高まり、憤慨、反発、拒絶がみられる一方で、訴えが多くなり、懇願行為につながる場合もある。
- 気分の変調の激しさや不機嫌な状態から衝動的な行動になったり、抑うつ気分や孤立化、さらに自傷行為となる場合もある。
- 拘禁反応は、パーソナリティ傾向、それまでのライフスタイル、身体的苦痛や疼痛、不安レベル、将来の見通しの理解、そしてケア提供者をはじめとする対人関係に大きな影響を受ける。クライエントが理解できるような説明と、理解できるまで継続かつ統一した説明、ケアの統一が必要になり、同時に自らのケアのアセスメントも必要になる。

アセスメントの留意点

- 感覚が遮断されたり社会的に制限される環境において、何らかの反応を示すのは自然なことでもある。刺激が制限されたなかでは、セルフ・トークする内容にとらわれやすく、特に内容がネガティブなものであれば現象のとらえ方にも多大な影響を及ぼす。
- 拘束された環境に過剰適応し、従属的、依存的、受動的に指示されるままに動く状態をプリゾニゼーション（prisonization）と呼ぶ。これは、その人らしさや主体性、積極性を喪失する状態になる可能性もあるため、"問題のない状態"ととらえて見過ごすことがないように留意する必要がある。
- 拘束というストレスフルな状況下では、何らかの精神症状が発症する可能性も否定できないため、的確なアセスメントが必要不可欠になる。さらに、拘禁反応は疾病利得のための詐病や統合失調症、その他の精神疾患との鑑別の重要性が指摘されている。
- 司法や医療などの領域でも、人権侵害にならないような配慮が行われ、拘束は可能な限り行わないようにしている。どうしても必要な場合は時間を可能な限り短くするなどの対応

- がなされており、予防対応がなされている。
- 拘禁反応が心因性と指摘されるように、クライエントとケア提供者間の関係が大きな影響力をもち、かつ"希望（hope）"をもち続けられる場合には、拘禁反応が生じにくい場合もある。
- 拘束状態の時間的・空間的制限の延長化だけでなく、クライエントが現状をどのように受け止めているのか、将来に対する見通しや希望などをも把握しておくことも必要であろう。
- 拘禁反応は、身体面ではエコノミー症候群として知られている肺動脈血栓塞栓症にも留意しておく必要がある。
- 拘禁状態から解放された後には解放に伴う安堵感を体験する一方で、それまでの適応方法とは異なる環境への適応が求められる。感覚麻痺や憂うつさ、表情の乏しさや感情鈍磨などの状態や、逆に興奮状態などがみられる場合もあるため、変化に留意しておく必要がある。

（五十嵐透子）

■文献
1．朴 光則, 山上 皓：拘禁反応. 臨床精神医学講座第19巻 司法精神医学・精神鑑定, 風祭元, 山上皓編, 中山書店, 東京, 1998：361-367.
2．小木貞孝：拘禁状況の精神病理. 死刑囚と無期囚の心理. 金剛出版, 東京, 1974：229-288.

リエゾン精神看護

自己コントロールを高めるためのケア
リラクセーション

定義と概要

- "リラックス"とは、精神的あるいは身体的緊張を緩めたり、和らげたり、くつろいだりする状態で、リラクセーションはその方法である。
- リラックス状態の獲得には"からだ"と"こころ"の緊張を緩める、あるいは高まらないようにする方法があり、その人の好みや状況などで柔軟に使い分けることができる。

介入が必要な状況・現象

- 人は適度の緊張とともに生きることができる。逆に、適度の緊張がなければ、その人がその人らしく機能しにくい状態が生じるともいえる。
- この緊張状態を自分の意思でコントロールし、適度な緊張を必要としない場面では緊張状態を軽減する、あるいはもう少し強い緊張が必要なときには強めるという"自己コントロール"は適宜必要である。"自己コントロール感覚"を獲得し、より高める方法のひとつとしてリラクセーションを位置づけると、誰でもどのような場面でも用いることのできるリラクセーション法の提供が必要である。
- 過剰な緊張状態が続き、その人らしさが発揮しにくかったり、治療やケアに支障を生じるような場合には、クライエントの理解と同意を得た上で実施を促す必要が高くなる。リラクセーションは、あくまでクライエントが主体的に行うものである。

介入の方法

- リラクセーションにはさまざまなものが含まれるが、身体的・心理的・社会的な各側面に区分したものが**表1**である。
- **身体面**では、筋肉緊張の軽減、嗅覚や触覚を通した全身への効果などにより、緊張状態の軽減を図ることが主になる。特に身体面でのリラクセーションには、特定のことを能動的にすることではなく、心身の状態にとらわれることなく、あるがままの状態に身を任せる受動的注意集中（passive concentration）が必要となる。
- **心理面**では、心身ともに健康に影響を及ぼす抑圧や抑制している感情を表出したり、出来事をより理性的に、論理的にとらえたり、考え方の柔軟性を高めたりすることが含まれる。
- 音楽を聴くという受動的、あるいは歌ったり音色や音楽をつくる能動的な方法も含まれる。
- 気にかかることがあって、そのことを考えないようにしようとすればするほど、気にかかることが頭から離れない状態になり、過剰な緊張状態になる場合には、他のことに集中することもひとつのリラクセーションである。また、現象や出来事に対する見方やとらえ方を変えることもひとつの方法で、これらを認知の転換や再構成と呼ぶ。
- ストレッサーの多くを占める**社会面**では、対人関係のなかで緊張状態を高めないようにするコミュニケーション・スキルの向上や関係性の改善とともに、ソーシャル・サポートとして家族や友人らとの時間の共有などが含まれる。

表1 ● リラクセーションの方法

側面	種類	
身体的	呼吸法、筋弛緩法、自律訓練法、バイオ・フィードバック、運動やエクササイズ、禅やヨガ、アロマセラピー、タッチング、笑い、食事など	その人のやりやすい方法・好み・ライフスタイルに合わせる
心理的	感情の表出による浄化(話す、叫ぶ、書く、何かを作るなど)、イメージ(落ち着くイメージを抱く)、音楽(受動的・能動的)、認知の転換や再構成、ユーモアや笑いなど	こころ → からだ 心の緊張緩和を通して体の緊張を緩和する
社会的	コミュニケーション・スキルの改善や向上、孤立化あるいは家族や気のおけない仲間との時間共有、関係性の改善、ユーモアなど	からだ → こころ 体の緊張緩和を通して心の緊張を緩和する

介入の留意点

- リラクセーションは、クライエント自身が日常生活のなかで用いるものである。「治してもらう」「楽にしてもらう」などの受動的な態度ではなく、能動的に"自己コントロール"する方法を習得し活用することで、心身ともにより健康的な生活を維持することである。
- ライフスタイルに合わせた導入の工夫が求められる場合がある。プロチャスカ(J.O. Prochaska)が提唱した5段階からなる変化ステージ・モデル(stages of change model)＊の無関心期や、対人関係のパターン、生活に支障を生じやすい要因に対するとらえ方、パーソナリティ傾向、既往歴などのアセスメントに基づき、工夫する。
- 健康障害や生活歴、対人関係のパターンなどによっては、リラクセーションを用いることが禁忌、あるいは準禁忌の状態もあることを理解しておく必要がある。
- 日常生活で活用できるまで練習を継続することが必要になるため、「やってみてください」だけでは、練習の継続は容易ではない。具体的にいつ、どのように、何回程度、クライエントの生活のなかで練習を行うのかを話し合い、練習しやすい状況設定をすることは必要不可欠である。記録をつけるよう働きかけると継続しやすさが高まる場合もある。ときには「できない」「しない」「うまくできない」場合があるが、最初からうまくできなくても、必ずうまくなることを伝えておくことも必要である。
- それぞれの方法をケア提供者自身が行い、その効果を体験しておくことも重要な点で、提供者自身が工夫しやすくしたり、効果を伝えやすくなる。そして、これらはすべてクライエントと提供者の関係のなかで営まれるため、関係づくりも必要不可欠である。

(五十嵐透子)

＊トランス・セオレティカル・モデル(超理論的モデル：transtheoretical model)とも呼ばれ、健康状態への関心や不安や健康に関する行為などに関し、5段階〈無関心期(precontemplation)、関心期(contemplation)、準備期(preparation)、実行期(action)、維持期(maintenance)〉からなるとしている(Prochaska,DiClemente & Norcross,1992;Vilicer,Prochaska,Fava,Norman & Redding, 1998)。効果的なケアと阻害要因をとらえ、コストパフォーマンスのバランスも考慮し、各段階に応じた対応が求められるが、文化的影響も配慮する必要のあることも示されている。

■文献
1. 五十嵐透子：リラクセーション法の理論と実際　ヘルスケア・ワーカーのための行動療法入門.医歯薬出版，東京，2001.
2. Prochaska,J.O.,DiClemente,C.C., & Norcross,J.C. In search of how people change：Applications to addictive behaviors. American Psychologist. 1992；47,：1102-1114.
3. Vilicer,W.F.,Prochaska,J.O.,Fava,J.L., et al. Detailed overview of the transtheoretical model. Homeostasis, 1998；38：216-233.

リエゾン精神看護

自己コントロールを高めるためのケア
ボディイメージ

定義と概要

- ボディイメージとは、自分の体に対するその人自身の「思い」や「感じ」である。思いや感じという表現には、意識と無意識の両方にまたがるという意味合いが込められている。自分の体(ボディ)に対する知覚・期待・評価の総体がボディイメージであると考えると、わかりやすいだろう(図1)。
- 私たちが自分に対して漠然ともっている「自分ってこんな人」という認識や感覚のことを「自己概念」と呼ぶ。ボディイメージは「自分の体ってこんな感じ」という認識や感覚であり、自己概念の一部に位置づけられる(図2)。
- ボディイメージは、現実の体の状況、体に対する他者からの反応や社会的評価、それらに関する自分の受け止め方や考え方などに影響を受ける(図3)。
- ボディイメージは、その人の心の安寧状態や幸福度に直結する。ボディイメージに違和感や不満足感があると、人は穏やかで落ち着いた精神状態を保てなくなり、幸福感が低下する。
- 一方、病気の人にとって、ボディイメージは

図1 ● ボディイメージ

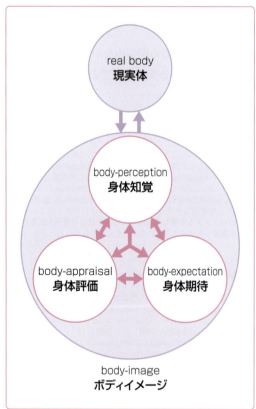

藤崎郁:ボディ・イメージ・アセスメント・ツールの開発.日本保健医療行動科学会年報 1996;11:187.より引用

図2 ● ボディイメージと自己概念の関係

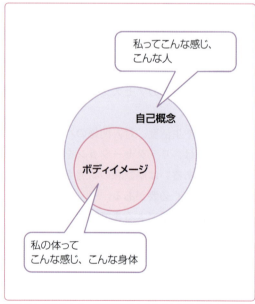

藤崎郁:ボディイメージの変化にともなうケア① 概念の理解とケアの基本姿勢.乳がん患者へのトータルアプローチ エキスパートナースをめざして,射場典子,長瀬慈村監修,PILAR PRESS,東京,2005:195-201.より引用

図3 ● ボディイメージに影響する因子

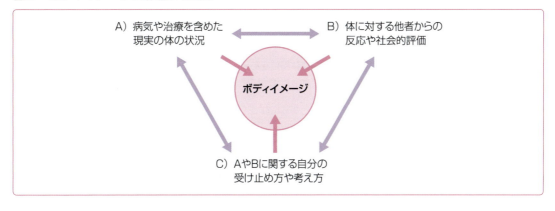

図4 ● 乳がん患者にとってのボディイメージ

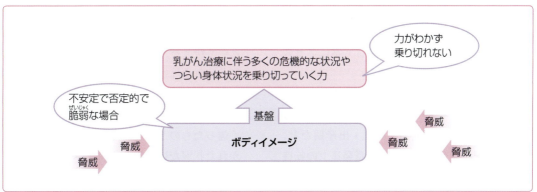

藤崎 郁：ボディイメージの変化にともなうケア① 概念の理解とケアの基本姿勢．乳がん患者へのトータルアプローチ エキスパートナースをめざして，射場典子，長瀬慈村監修，PILAR PRESS，東京，2005：195-201．より引用

病気と闘うための原動力となる。例として、乳がん患者にとってのボディイメージの意味を図4に示す。

アセスメントが必要な状況・現象

- 自分のボディイメージに納得がいかず、体に関する心配事や異常感覚に心がとらわれたり苦しめられている状態を「ボディイメージの混乱状態」と呼ぶ。ボディイメージに混乱が起こっている場合、ケアが必要になる。
- 精神科領域でいえば、例えば、摂食障害や統合失調症などによって起こるボディイメージのゆがみなどがそれである。脳血管障害による身体認知の障害、四肢切断による幻肢・幻肢痛といった身体知覚の障害なども、ボディイメージの混乱の一例である。
- ボディイメージに混乱が起こる状況は、このような精神科や神経科などの特別な疾患や状況に限らない。ボディイメージの混乱は、体の状態が変化するときに起きやすい。体の状態の変化、なかでも好ましくない変化のことを、一般に病気や障害と呼ぶ。つまり、病気や障害によって、ボディイメージの混乱も起こりやすい。
- 病気や障害による体の変化には、劇的な変化もあれば緩慢な変化もある。また、外見上の変化もあれば、機能上の変化もある。それらのすべてが、ボディイメージに大きく影響する。つまり、ボディイメージの混乱は、疾患の種類や病期、治療法などを選ばず、どのような病気のどのような段階であっても起こりうる。従って、医療の対象となる人々に対し

表1 ● ボディイメージの混乱の5つの症状

①身体境界の混乱	自分の体とそうでないところの境界がはっきりしなかったり、その境目がいつも一定でないような状態
②身体の離人化	あるはずのない身体部位をあるように感じて違和感を覚えたり、体(の一部)を自分のものでなくなったように感じる状態
③身体カセクシス	体(の一部)のことが気になって仕方がなく、他のことが手につかない状態
④身体コントロール感の低下	体の調子によって自分の気持ちや生活が振り回され、体がいつどうなってしまうのかわからず不安な気持ちになっている状態
⑤身体尊重の低下	自分の体をかけがえのない大切なものと感じられない状態

ては、病気の種類や治療法にかかわらず、その人がボディイメージに関する問題を抱えていないかどうかを、どんな場合も常にアセスメントする必要がある。

■ ときには医学的にはまったくの健康体であっても、ボディイメージの混乱が起こることもある。思春期や初老期、妊娠・出産期など、身体状況の変化が大きく、成長発達上の転機となる時期には特に注意が必要である。

アセスメントの視点

■ ボディイメージの混乱の症状は、①身体境界の混乱、②身体の離人化、③身体カセクシス、④身体コントロール感の低下、⑤身体尊重の低下、の5つのタイプに分けられる(**表1**)。同じくボディイメージの混乱状態といっても、タイプによって患者の苦しみのありようはかなり違っているので、それらを区別してアセスメントする視点が大切である。タイプが違えば介入の方向性も異なる。

アセスメントの留意点

■ ボディイメージの混乱は、あらゆる病気、あらゆる状況によって起こる可能性がある。疾患や状況によって、リスクの高いタイプはある程度予想することが可能であるが、「この疾患の患者には、このタイプの問題が起こる」という決まった図式があるわけではない。

■ 同じ病気や障害があっても、それが与えるボディイメージへのダメージには個人差があり、一人ひとりのボディイメージの状態もまったく違ったものとなる。そのため、疾患名や置かれた状況だけに頼らず、すべての患者に対して、ボディイメージの問題を想定した丁寧な情報収集とアセスメントを行うことが必須といえる。

(藤崎　郁)

■文献
1. 藤崎 郁：臨床研究におけるボディ・イメージ概念の成り立ちに関する歴史的検討. 看護研究 1996；29(2)：57-68.
2. 藤崎 郁：看護学におけるボディ・イメージ研究の原状と展望. 看護研究 1996；29(4)：39-51.
3. 藤崎 郁：ボディ・イメージ・アセスメント・ツールの開発. 日本保健医療行動科学会年報 1996；11：178-199.
4. 藤崎 郁：ボディ・イメージの障害をもつ患者のアセスメント—「ボディイメージ・アセスメントツール」を用いて. 看護技術 1997；43(1)：19-26.
5. 藤崎 郁：ボディ・イメージ. エキスパートナース 1997；13(1)：112-113.
6. 藤崎 郁：ボディイメージ. 保健医療行動科学事典, 日本保健医療行動科学学会監修, メヂカルフレンド社, 東京, 1999：283.
7. 藤崎 郁：ボディイメージの変化に対処していく周手術期患者の「力」とその具体的方略に関するマイクロ・エスノグラフィー. 看護診断(日本看護診断学会誌) 2002；7(1)：91-102.
8. 藤崎 郁：ボディイメージ・アセスメントツールの開発(2)−確認的因子分析による構成概念妥当性の検討. 日本保健医療行動科学学会年報 2002；17：180-200.
9. 藤崎 郁：ボディイメージの変化にともなうケア① 概念の理解とケアの基本姿勢. 乳がん患者へのトータルアプローチ エキスパートナースをめざして, 射場典子, 長瀬慈村監修, PILAR PRESS, 東京, 2005：195-201.

リエゾン精神看護

自己コントロールを高めるためのケア

危機介入

定義と概要

- カプランは「危機とは不安の強度な状態であり、喪失に対する脅威あるいは喪失に直面して、それに対処するには自分のレパートリーが不十分で、そのストレスを処理するのに直接役立つ方法をもっていないときに体験する」と定義づけている。
- 人は、強いストレスに直面すると情緒的な緊張が生じ、この不快なストレス状況を何とか解決しようとしてさまざまな試みを行う。しかしその試みがうまくいかないと、どのように対処すればよいかわからず混乱してしまう。この状態が危機である。
- 人は危機に陥ると、混乱、不安、怒り、抑うつ、無力感、絶望感などを抱く。危機が強い場合には、自殺念慮や自殺企図が発生する場合もある。
- 危機は誰もが体験し、その人の弱点が増大する危険性と、パーソナリティの成長につながるチャンスという2つの面をもっている。

危機の種類

- 危機は、発達的危機、状況的危機、偶発的危機の3種類に分類される。

1. 発達的危機

- 発達的危機は、人間の成長発達過程において乗り越えなければならない課題をうまく乗り越えることができない場合に陥る、心理的不均衡状態である。
- エリクソンは、乳幼児から老年期を8段階に分け、それぞれの段階における心理・社会的発達課題を明らかにしている。ひとつの段階から次の段階へ成長・発達する移行期は、役割、機能、環境の変化などのさまざまなストレスにさらされるため、心理的不均衡状態に陥りやすい。

2. 状況的危機

- 状況的危機とは、特定の出来事が、個人あるいは家族の心理的均衡状態を脅かすものである。例として、愛する対象者の突然死や別離、深刻な疾患への罹患、失業、受験の失敗、転職や昇格などが挙げられる。

3. 偶発的危機

- 偶発的危機とは、日常生活では体験しない予期せぬ偶然の出来事によって、心理的均衡状態が脅かされた状態をいう。例としては、自然災害(洪水、火災、地震など)、国際的災害(戦争、暴動など)、暴力犯罪(レイプ、殺人、虐待など)といったものが挙げられる。

危機の過程

- カプランは危機を4つの過程で表している(図1)。

1. 第1段階

- 危機状態のきっかけとなるストレスの高い出来事に出会い、不安が高まる。これを乗り切るために、まずは日ごろ使用している対処法を用いて問題解決を試みる。

図1 ● 危機状態の過程

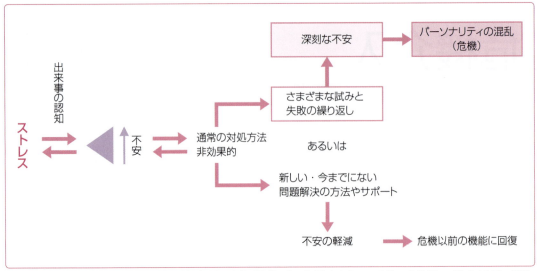

Elizabeth M. Varcarolis. Foundation of Psychiatric Mental Health Nursing A Clinical Approach Fourth Edition. Phyladelphia. USA. W.B.Saunders Company；2002：618より引用

2．第2段階
- いつも使用している方法で不安が軽減されないと、不快感が強まり情緒面に混乱をきたすようになる。
- 通常のバランスを取り戻すため、解決のためのさまざまな試みが繰り返される。

3．第3段階
- さまざまな試みが失敗すると、不安は深刻なレベルに急上昇する。そうなると、ストレスの多い出来事から手を引いたり、問題を回避するといった自動的に苦痛を軽減する行動をとるようになる。一方、問題に対して妥協したり、状況を再び定義しなおすといった対処法が身につく段階でもある。

4．第4段階
- 問題が持続し、解決することも避けることもできない場合には、不安は極限となり、抑うつ、混乱、他者への暴力、自殺といった深刻な精神状態に陥る。

危機モデル

- さまざまな理論家が危機モデルを構築しているが、ここではアギュレラの問題解決モデルについて説明する。アギュレラはストレスの多い出来事に遭遇した際に、危機に陥るか陥らないかには3つの要因が影響していると考え、モデルを示している（図2）。
- 人間はストレスの多い出来事に遭遇すると不均衡状態となり、均衡回復への切実なニーズが働く。その場合に、①出来事に関する現実的な知覚、②適切な社会的支持、③適切な対処機制、が存在する場合は、問題解決に至り均衡が回復するが、3つの決定要因のうち1つ以上が欠けている、または弱い場合は、問題が解決されず不均衡状態が持続し、危機に陥るとしている。

介入の方法

- 危機介入は、現在ある問題に焦点を当てた短期の問題解決援助である。介入の目標として

図2 ● ストレスの多い出来事における問題解決決定要因の影響

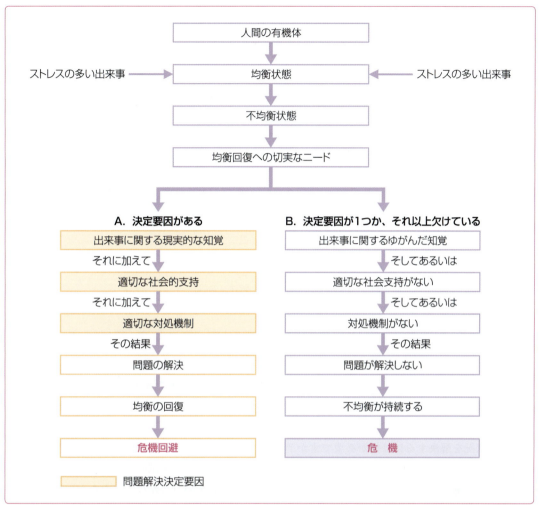

Donna C. Aguilera著，小松源助，荒川義子訳：危機介入の理論と実際　医療・看護・福祉のために．川島書店，東京，1997：25．より引用

は、少なくとも患者が危機前の機能レベルに回復することである。
- 危機の解決過程を体験することで新しい洞察力や対処法を得た患者は、より高い発達段階へ成長することが可能になる（図3）。ここでは、危機介入の「アセスメント」「介入」「評価」について説明する。

1. アセスメント
- 3つの要因（「出来事の知覚」「社会的支持」「対処機制」）をもとに、アセスメント項目を述べる。

①出来事の知覚
- どのような出来事が危機のきっかけになったかを明らかにする。
- その出来事を患者がどのように認識しているのか、患者にとってどのような意味があるかなどを確認する。その出来事をゆがめて見ていないかということも検討する。

[アセスメントガイドの例]
・ここ数日から数週間以内に、何か特別な予期せぬ出来事が起こりましたか？
・今の（危機）状態になる前に何が起こりましたか？
・助けが必要と思った理由を教えてください。
・今どのように感じているか話してください。
・今いちばん心配なことは何ですか？
・この状況はあなたの生活にどのように影響

図3 ● 危機介入"ローラーコースター"

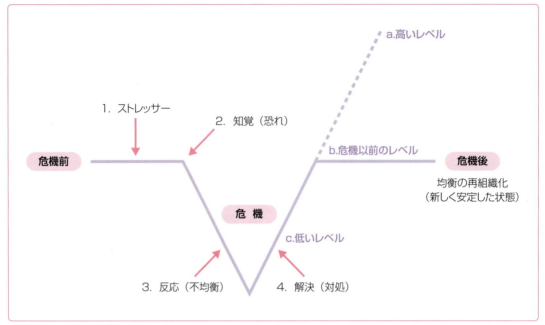

Judith Haber, Barbara Krainovich-Miller, Anita Leach McMahon, et al. *Comprehensive Psychiatric Nursing Fifth Edition*. New York. USA. Mosby; 1997：166. より引用

　しますか？
・この出来事が将来にどのように影響すると思いますか？
・今の状況を解決するには何が必要ですか？

②社会的支持
■ 患者をサポートしてくれる人について明らかにする。介入に際してはそれらの人たちの協力が必要になる。

［アセスメントガイドの例］
・どなたと一緒に住んでいますか？
・問題が生じたときどなたに相談しますか？
・どなたを信頼していますか？
・現在どなたが最もサポートしてくださいますか？
・過去困難な状態になったとき、どなたに最も手助けしてもらいたいと考えましたか？
・利用できるサポートはありますか？

③対処機制
■ 今まで患者が用いてきた対処法は何か、今回の出来事でその方法を試みたか、その方法でうまくいかなかった理由は何かなどを検討する。

［アセスメントガイドの例］
・ストレスに対処するために、いつもどうしていますか？
・今問題となっている状況に対処するために、どんなことを試みましたか？
・もしその方法が役に立たなかったら、その理由についてどのように考えますか？
・同じような状況で、これまでどのような方法が役に立ちましたか？

2．介入
■ 危機介入は短期問題解決援助のため、より直接的で積極的にさまざまなアプローチを駆使して行われる。

①安全な環境の提供
■ 危機状態にある人にとって、まず安心できる環境を提供することが優先すべき事項である。
■ 危機状態のきっかけとなっている外的環境から物理的に距離を置く。例えば、虐待のおそれがある場合は、親や配偶者から物理的な距離を保つため入院させるなどの対処が必要になる。

- 緊急性を評価し、必要時精神科の専門治療へつなぐ。早急に精神科の専門治療が必要になるのは、自殺のリスクがある場合、他者を危険にさらすような暴力行為がある場合、混乱が激しい場合、妄想などの思考障害がある場合などである。
- 睡眠や休息が不十分な場合、安心して休むことができるよう環境調整をしたり、食事や水分がきちんととれるように工夫する。

②緊張や不安の軽減に対する支持的な働きかけ
- 支持的にかかわる。落ち着いたしぐさや声、ゆっくりとした態度で接するように心がける。不自然でなければ、軽い身体的な接触を試みる。
- 話をよく聴き、感情を表現してもよいことを保証する。
- 考えていることについて話すことを奨励する。言語化することで、患者は考えを明確にすることができる。

③出来事の知覚に対する働きかけ
- 危機の引き金となった出来事を患者がどのように知覚しているかアセスメントし、認識に不足がある場合は、現実的な認識を強化する。
- 一度に提供する情報はわずかにとどめ、それを繰り返し伝えることを心がける。
- あいまいな情報は避け、具体的な情報を中心に提供する。
- 現在の問題に焦点を当てるように話を進める。
- 危機がもたらす不安のために決断力が低下している場合がある。状況によっては次に何をすべきか患者に指導する。

④社会的支持の強化
- 現在のサポートや利用できるサポートシステムについてアセスメントし、家族や友人など本人にとって信頼できる人、助けになる人たちからの積極的な協力を求める。

⑤対処機制への働きかけ
- 肯定的な対処法についてはうまくできていることを保証し、その対処が強化されるように働きかける。
- 有効な対処法について、患者とともに考える。
- 必要があれば、新しい対処法を提供する（例：深呼吸法、運動、瞑想、リラクセーション、優先順位のリスト作成など）。

3. 評価

- 実施した介入の効果について評価する。可能なら患者とともに行う。評価のポイントは次の通りである。
  - 患者は危機前の機能レベルまで回復したか。
  - 危機に陥れた出来事や促進された要因を明らかにできたか、患者もそのことに気づけるようになったか。
  - サポートシステムをもつことができたか。
  - 対処法は有効に機能するようになったか、新しく身につけた対処法はどんなことがあるか。
  - もし同じ出来事に直面したとしたら、患者はどのように対応しようと思うか。
- 危機介入は、一般に6週間以内とされている。精神的な問題が継続している場合や、長期的な介入が望まれる場合は、適切な機関につなげる必要がある。

（梅澤志乃）

■文献
1. Donna C. Aguilera著，小松源助，荒川義子訳：危機介入の理論と実際 医療・看護・福祉のために．川島書店，東京，1997．
2. Elizabeth M. Varcarolis. *Foundation of Psychiatric Mental Health Nursing A Clinical Approach Fourth Edition*. Phyladelphia. USA. W.B. Saunders Company ; 2002
3. Gail Wiscarz Stuart, Sandra J. Sundeen著，樋口康子他監訳：新臨床看護学大系 精神看護学Ⅱ．医学書院，東京，1986．
4. Judith Haber, Barbara Krainovich-Miller, Anita Leach McMahon,et al. *Comprehensive Psychiatric Nursing Fifth Edition*. New York. USA. Mosby ; 1997.
5. Linda M. Gorman, Donna F. Sultan, Marcia L. Raines著，池田明子監訳：心理社会的援助の看護マニュアル．看護診断および看護介入の実際．医学書院，東京，1999．

リエゾン精神看護

自己コントロールを高めるためのケア
認知療法

自己コントロールを高めるための方法：思考面

- 「ものの見方・考え方」(認知)に着目し、バランスのとれた考え方をすることで、「気分」を改善することが主な目標となる。
- ある状況で、感情とともにほぼ瞬間的に頭のなかに浮かんでくる考えやイメージを自動思考という。
- 自動思考の根底にはスキーマが存在している。スキーマは、これまでに(特に幼少期に)体験した事柄に基づいて形成された、心の底に気づかないまま存在している個人的な確信のことである。
- 「うつの思考パターン」は、スキーマによって規定され、自動思考として現れる。
- 「自動思考記録表」を用い自動思考を検討し、バランスのとれた考え方を導き出す(**表1、2**)。

自己コントロールを高めるための方法：行動面

- 行動面では、抱えている問題に対して現実的に解決策を考え、行動を起こせるように働きかける。
- 方法として、「問題解決リスト」や「アクションプラン」(**表3**)の作成がある。

(岡田佳詠)

■文献
1．岡田佳詠：看護のための認知行動療法. 医学書院, 東京, 2011.

表1 ● 自動思考記録表の書き方の手順

①状況	気分が動揺し、つらくなったときの状況を挙げる ＊状況をしぼって5W1H(いつ、どこで、誰が、何を、どのように)で
②気分	その状況で感じていた気分とその強さ(%)を書く ＊その気分の強さが、これまでの自分の経験のなかで、「最大」と思われる場合を100％、「まったくない」の場合を0％として、何％になるかを決める
③自動思考	気分を体験した瞬間に浮かんでいた自動思考(イメージも含む)を書く また、最も気分が動揺する考え、すなわちホットな自動思考を選ぶ
④根拠	自動思考が浮かんできた根拠(理由)を挙げる ＊事実だけを書くようにする。思い込みや解釈はできるだけ入れない
⑤反証	自動思考をはね返す別の事実、自動思考以外の考えを挙げる ＊効果的な問いかけ方 　「もし親しい人(家族や友人)が同じようなことで悩んでいたら、なんてアドバイスするだろう？」 　「これまでに同じような体験をしたとき、どんなことを考えたら楽になっただろう？元気なときなら、同じ状況でどんな見方をするだろう？」
⑥適応思考	自動思考に替わる新しい、バランスのとれた考えを導き出す 根拠と反証をそれぞれ簡単にまとめ、その両方を取り入れた文章をつくる
⑦気分の変化(%)	バランスのとれた考えを導き出した後の気分と強さ(%)を書く

表2 ● 自動思考記録表の作成例

状況	×月△日、午後6時 用事を済ませて帰宅。姑がかたい表情で「今日は帰りが遅いのね」と言った。「すみません」と謝った
気分	落ち込み（90%）、悲しみ（70%）、不安（70%）
自動思考 （○：ホットな自動思考）	○姑を怒らせてしまったのは、私が悪いからだわ ・いつも姑に怒られてばかり。これからもずっと続くに違いない 　（以降の根拠、反証、適応思考はホットな自動思考に対するもの）
根拠	・姑の表情がかたかった ・「段取りが悪い」と姑に言われたことがある
反証	・姑は最近イライラし、夫や子どもにもあたる。姑は最近、体調が悪い ・姑の表情がかたいのは、私が悪いというより、姑自身が病気のことでストレスをためているからかもしれない
適応思考	姑の表情は実際かたかったが、姑は最近夫や子どもにもあたるほど体調が悪いので、私が悪いというよりも、姑自身がストレスをためているのかもしれない
気分の変化	落ち込み（60%）、悲しみ（40%）、安心（40%）

表3 ●「アクションプラン」の作成例

①目標設定（自分が変えたい、改善したいと思っている行動）
自分の体調について、休日に夫に話す

②アクションプラン（できるだけ具体的に）
休日のランチ後、その日の朝からの体調について話す

③開始時期（具体的な日時）
明日の午後1時

④イメージする（実際に行動しているところを想像する）

⑤心配なこと（実行できないかもしれないと心配なこと）
皆の食べる時間がばらばらだったり、後片付けで忙しくなると機会を逃すかも

⑥心配を乗り越える方法（心配を乗り越える方法を考える）
ランチを食べたあとの10分間は体調を話す時間と決め、それに集中する

⑦実行

⑧計画の達成状況（できたこととできなかったことの両方を含める）
○月○日：話そうとしたら、姑に外出に付き添ってほしいと言われ話せず ○月○日：話はできたが、自分の伝えたい内容をきちんと伝えられず ○月○日：夫のほうから、「今日の具合はどうなの？」と聞いてきた

⑨この計画を実行した結果、分かったこと（実行して発見したこと、改善点など）
・発見したこと 　いざ話そうとしたら、うまくまとまらず、自分の伝えたいことが伝えられなかった 　意識して話すようにしたら、夫の方から尋ねてくれるようになった ・改善点 　話す前にメモにまとめておくと、伝えたいことが伝えられるのではないか 　　→次回のアクションプランに役立てる

リエゾン精神看護

自己コントロールを高めるためのケア

認知行動療法

認知行動療法の背景と定義

- 認知行動アプローチは、それまでの行動アプローチ、認知アプローチの利点や欠点を考慮して発展してきている。
- 認知行動療法はさまざまな治療パッケージの総称であり、そのなかに認知療法やSST（social skills training；社会生活技能訓練）、問題解決療法などが含まれる（**図1**）。
- バンデューラの社会学習理論が、行動アプローチと認知アプローチを結びつけることに貢献した。
- ここでは、認知行動療法のなかでも問題解決療法について簡単に紹介する。

問題解決療法

- ディズリラとゴールドフリードによって提唱された治療法で、人の社会的能力を高め心理的苦痛を軽減することを目的としている。
- うつ病患者、がん患者、性暴力者などへの有効性が実証されてきている。
- 例えば、実際にうつ病患者が取り組むときには「うまくいかないかもしれない」と初めの一歩が踏み出せないことが多いので、**表1**のように働きかけるとよい。

問題解決の実際の進め方

1．問題の明確化

- 解決可能な具体的な問題を見つけることが大切である。

①現在抱えている問題を書き出す

- 自分が何に困っているかを、状況がイメージできるように5W1Hで具体的に書き出す。

②優先順位を考えながら、今回取り組む問題を選ぶ

2．ブレインストーミング

- ブレインストーミングとは、できるだけ頭を自由にして思いつくままに解決策を考えてい

図1 ● 認知行動療法（イメージ）

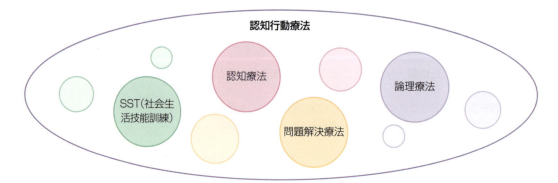

表1 ● 問題解決技法導入前の働きかけの例（うつ病患者の場合）

- 気軽にやろう
- ゆっくりとひとつずつ取り組もう
- チャレンジの機会ととらえよう（結果にとらわれずに！）
- うまくできれば、自分に自信が出てくるだろう
- 今回解決できなくても、何が問題なのかははっきりするだろう

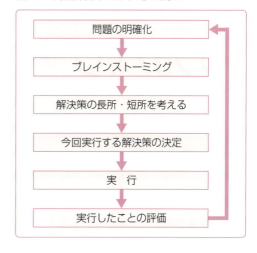

図2 ● 問題解決の基本的な流れ

図3 ● ブレインストーミングのコツ

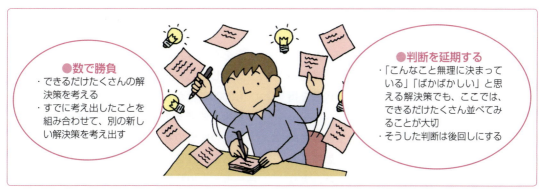

くことである。図3に挙げたこつを参考にして書き出すとよい。

3．解決策の長所と短所を考える
- ブレインストーミングで挙げた解決策それぞれの長所と短所を書く。

4．今回実行する解決策の決定
- 今の段階で最も実行しやすく、問題解決につながりやすい方法を選ぶ。

5．実行
- 選択した方法を実際に行動に移してみる。余裕があれば、予行演習や頭のなかでシミュレーションをしてみる。「うまくいかないかもしれない」と心配になることがあったら、事前に対策を立てておくと達成しやすい。

6．実行したことの評価
- 実行した結果を評価する。もし十分に解決できていないときは、これから何が必要かを考えてみる。またはじめの「問題の明確化」に戻って、再度今回の問題を明確にしたり、新たな問題を発見したときは、また同じように取り組む。

（岡田佳詠）

■文献
1. 福間幸夫：心理教育・SST．精神障害者の地域支援ネットワークと看護援助　退院計画から地域支援まで，田中美恵子編，医歯薬出版，東京，2004：103-117.
2. 大澤香織，金井嘉宏，坂野雄二：2章 ネズ夫妻はどのような臨床経験をしているか．認知行動療法の臨床ワークショップ2，丹野義彦他編著，金子書房，東京，2004：47-68.
3. 坂野雄二：認知行動療法．今日のうつ病 治療と研究への最新アプローチ，上島国利，樋口輝彦，野村総一郎編．アルタ出版，東京，2004：59-64.
4. W. Dryden, R. Rentoul編，丹野義彦監訳：認知臨床心理学入門　認知行動アプローチの実践的理解のために．東京大学出版会，東京，1996.

リエゾン精神看護

自己コントロールを高めるためのケア
リカバリーの考え方

定義と概要

- リカバリーとは、直訳すると「回復」である。精神保健領域で「リカバリー」というときには、自分の人生を取り戻すこと、たとえ精神健康の困難があったとしても、自分の人生を生きることを指す。
- リカバリーは、従来の医学で表現してきた「回復」とは、指しているものが異なる（**表1**）。リカバリーは、「症状がない」とか「機能が完全に回復した」など、ある特定の状態を指すわけではなく、ゴールでもない。
- リカバリーは、一人ひとりが望む生き方に向かうその過程（プロセス）を指す。疾患による影響があったとしても、希望に満ちた、実り多い人生を歩んでいく、それがリカバリーである。リカバリーの過程は人によって異なるもの、それぞれ個別のものとみなされている。リカバリーを考えるときに着目しているものは、疾患や症状ではなく、人間としてのその人である。精神症状があるかないかではなく、その人が自分の人生を生きているか、その望む人生に向かっているかに着目することが、リカバリーを目指すうえで重要である。
- 「リカバリー」を重視する考え方は、精神疾患を有する人たちが自分の経験や思いを発表しはじめた1980年代ごろから広がり、日本でも2000年代から普及してきた。リカバリーを重視する考え方をリカバリーモデルと呼び、従来の医療の考え方を医学モデルと呼ぶことがある。**表2**に従来の医学モデルとリカバリーモデルの特徴を示す。

表1 ● 医学的回復とリカバリーの違い

医学的回復、治癒	リカバリー
●症状がない状態、以前の状態や機能に戻ること	●症状があったとしても、その人の力を最大限に生かすこと ●状態像やゴールではなく過程である ●人によって異なるもの、個別のものとみなされている

表2 ● 従来の医学モデルとリカバリーモデル

	従来の医学モデル	リカバリーモデル
見ているもの	●症状や疾患 ●症例 ●患者の症状	●人間としてのその人 ●○○さん（名前） ●その人の体験・経験
目標	●症状をなくすこと、機能の維持・向上	●自分の人生を生きること
専門家として扱われる人	●医療者やサービス提供者	●本人
病気を有することについて	●治療の対象	●病気で誰かを定義することをせず、かといって病気を否認することもしない

介入が必要な状況・現象	介入の方法

- 人には元来力が備わっており、その力があれば、困難に出会ったとしても、状況を柔軟に乗り越えていくことができる。しかし、精神健康の困難の度合いが大きいときには、医療が有用なこともある。
- また、精神健康の問題による困難の生じていた長さによっては、社会生活のなかで多くのものを失ってしまうこともある。例えば、自分が過ごしていた場（学校や職場、仲間など）から離れてしまったり、就学や就労の機会を逸してしまったりすることがある。以前もっていた生活基盤（住む場所や職場、家族関係）を失ってしまうこともある。そのようなときに、本人が自分で自分の健康を守り、築きたい人生を築いていくための支援をすることで、その人のリカバリーの助けになることがある。

- リカバリーとは、本人が主体となるものであり、医療者などの周囲からリカバリーさせるというものではない。医療者のできることは、本人がリカバリーに向かっていくサポートをすることである。具体的には、リカバリーのために本人の力を発揮しやすい環境をつくること、本人が必要としている情報や資源を紹介することである。
- リカバリーを主眼とする支援で目指すものは、その人の幸せを最優先し、その人の力を最大限発揮できるように環境を整えること、その人の人生や、その人が力を発揮することに影響を及ぼす病気や症状を最小限にすることである（図1）。
- 表3に、精神健康に困難を有する人のリカバリーに役立つものの一部を挙げる。人により目指すもの、望む人生が異なるため、リカバ

図1 ● リカバリーを主眼とする支援で目指すもの

- その人自身の力を最大限にし、その人の幸せを最優先にする。
- 病気や症状による影響を最小限にする。
  → 自分で症状や健康を管理しやすくなり、力を発揮しやすくなる。
- 病気や症状からその人を見るのではなく、自分の健康を管理する人として見る。○△患者、としてではなく、○○さん個人としてその人を見る。

 病気や症状からその人を見る

 自分の健康を管理する人としてその人を見る

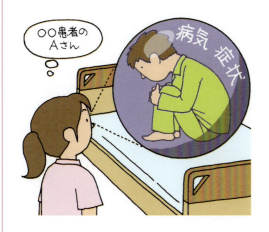
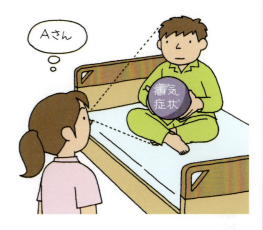

表3 ● 精神健康に困難を有する人のリカバリーに役立つもの

- 自分の気持ち、したいこと、ありたい自分の姿に目を向ける
- ○△病の患者であるということ以外の自分自身に対する見方をもつ。病気が自分のすべてというわけではないことに気づく
- 自分にとって「病気」が意味するものは何か、「大切なこと」は何かを考える
- 医療者に管理されるのではなく、自分で自分の健康を管理する
- 自分にとってのよい状態に向かう
- 必要に応じて助けやサポートを求める
- 自助グループやピアサポート
- 他者とかかわる
- 医療者が何かを患者にさせたり与えたりするのではなく、本人が決めるのだということを医療者が認識する

リーは人それぞれである。従って、正しい介入というものが存在するわけではないことに留意する必要がある。

介入の留意点

- リカバリーで重要なのは、周囲がどうさせたいか、ではない。本人がどうありたいか、である。精神障害を有する人は、ひとりの人間というよりは「治療や支援の必要な人(患者)」として扱われてしまうことが多かった。また、精神障害を有する人には医療が強制されることもある。

- しかし、看護師を含む医療者は、医療者側の一方的な考えで治療やサービスを提供すべきではない。一人の人間としての本人の意思や希望を、敬意をもって聞くこと。その人の願いが実現するよう支えること。患者を医療に合わせさせるのではなく、医療者が患者本人に合わせることを当然とする環境をつくっていくことが重要である。

(宮本有紀)

■文献
1. Slade M：100 ways to support recovery. London. England. Rethink, 2009.

リエゾン精神看護

自己コントロールを高めるためのケア
ストレングスモデル

定義と概要

- ストレングスモデルは、アメリカで入院中の精神障害者の脱施設化を進めるプロセスのなかで生み出され、1998年にラップ（Charles A. Rapp）がケアマネジメントの一類型として体系化したモデルである。
- それまでは、精神障害者の"個人・家族・地域社会の病理、欠陥、問題、異常、犠牲および障害"に着目するアプローチが行われていた。すなわち、支援者は患者個人とその環境の問題点を抽出し、それを改善することを中心に行っていた。その一方で患者（精神障害者）の主体性は侵害され、自分の力が感じられない状況（パワレス状態）に置かれていたといえる。
- パワレス状態にある精神障害者が、一人の人間としてリカバリー（p.334）に向かうことができるようにサポートする支援モデルが、ストレングスモデルである。
- ストレングスモデルとは、精神障害者と支援者とのパートナーシップ形成という関係性を基盤にして、精神障害者のストレングス（強み）を支援者が強化し、それを生かして、今後どのように生活して行きたいのかを精神障害者とともに考え、計画立案、実践、評価するモデルである。
- ストレングスとは、「対象者の誰もがもち、対象者をプラスに変化させていく力」とされている。ストレングスには、個人因子（希望・能力・自信）と環境因子（資源・社会関係・機会）があり、それらに支援者が働きかけることで、精神障害者は生活の質の高まりや満足を感じ、エンパワメントされると考えられている。つまり、彼らのリカバリーを促進することが可能となる支援モデルである。

介入が必要な状況

- ストレングスモデルによる介入は、どのような精神障害者に対しても有効であるが、特に、精神障害者が自分の力を感じられない状況（パワレス状態）から抜け出せず、希望を見いだせないときに必要である。
- 例えば、精神疾患に罹患したことで患者が「もう自分は何もできないのではないか」と無力感や絶望感、怒りを抱いている場合、看護師がストレングスモデルによる介入をすることによって、患者自身が自分のストレングスを感じられるようになり、今後の希望を見いだすリカバリーのきっかけになる可能性がある。
- ひきこもりなど、地域から孤立している人々に対しても有効な介入であるといわれている。

介入の方法

1. 対象者とのパートナーシップ形成

- パートナーシップとは、ストレングスモデルによる介入の基盤となる関係性であり、リカバリーの旅路をともに歩むパートナーとして、患者が支援者と相互同意に基づく契約を交わし、支援者と患者がパワーを共有できるようになる平等な関係である。
- 看護師が患者とパートナーシップを形成するためには、患者と時間と場所をともにするこ

と、これまでの患者の人生や思いを積極的に傾聴すること、患者を人として見ること、患者の能力を信頼し、内側から回復していく力がある存在として捉え直すことが必要である。

2. ストレングスアセスメントシートの作成

- 看護師は、患者との相互作用のなかで見出したストレングスを率直に患者に伝え、患者自身が自分のストレングスを感じられるようにかかわることが必要である。これは、患者がリカバリーしていることを意味する。
- その方法として、"ストレングスアセスメントシート"の活用が挙げられる。これを患者と会話をしながら作成し、彼らの願望・熱望・希望をともに確認し合うことで、患者のストレングスを強化することにつながり、患者自身が今後の目標を設定することができる。このようなかかわりによって、患者の主体性が引き出され、患者が自分自身の今後の人生を意思決定できるようになるのである。これは、患者がリカバリーしていることを意味する。
- 退院を希望している入院患者のストレングスアセスメントシートの記入例を図1に示す。このシートは定期的に患者と見直し、継続的に改訂を加えて行くことも必要である.

介入の留意点

- 患者が看護師に向けて自分の希望や思いを言語化できるようになるためには、看護師とのパートナーシップが形成されていることが前提であることはいうまでもない。その関係性を土台として、患者が希望に向かって主体的に取り組めるようになるのであり、そのためには、看護師は患者をバックアップしていく姿勢で接することが必要である。
- ストレングスアセスメントシートの願望・熱望の表現は、患者の言葉そのものを記述し、看護師の希望や言葉に修正しないこと、また、患者のペースを尊重し、看護師が目標を押し付けることがないように留意したい。そのことによって、患者は自分が看護師から尊重されていることを感じ、エンパワーされ、リカバリーが促進していくことにつながるのである。

(大熊恵子)

■文献
1. Charles A. Rapp, Richard J. Goscha著, 田中英樹監訳:ストレングスモデル[第3版] リカバリー志向の精神保健福祉サービス. 金剛出版, 東京, 2014
2. 野中猛:図説リカバリー 医療保健福祉のキーワード. 中央法規出版, 東京, 2011.
3. 田中英樹:ストレングスモデルでアウトリーチがうまくいく. 精神看護 2013; 16(3):19-23.

図1 ● ストレングスアセスメントシートの記入例

○○さんのストレングスアセスメント

	現在のストレングス 私の今のストレングスは？ 才能・技能、個人、環境のストレングス	願望・熱望（希望） 何がしたいか？ 何がほしいか？	過去の資源 個人、社会、環境 どんなストレングスを今まで使ってきたか
家／ 日常生活	・外泊訓練時、病院から自宅まで、公共交通機関を利用して一人で移動することができる ・母親が身の回りの世話をしてくれる	・「早く退院して、母と一緒に暮らしたい」	・グループホームで3年間生活していた 「そこで友人ができた」
財産・経済 ／保険	・障害年金を受給している ・困ったときは、母親や兄弟が資金援助をしてくれる	・「自分でお金を稼いで、母に楽をさせてあげたい」	・清掃の仕事で貯めたお金で、母親にプレゼントをしたことがある
就労／ 教育／ 専門知識	・家の近くに作業所がある ・就労に対する希望が一貫している	・「どんな仕事でもいいからしたい」 ・「自立して母に楽をさせてあげたい」	・以前、清掃の仕事を3年間続けられた
支援者との関係性	・「相談できる人は5人」	・「困ったときに相談にのってほしい」	・グループホームの友人とは今でも付き合いがある
快適な状態／健康	・「薬は必ず飲みます」	・「疲れやすいので、体力をつけたい」	・清掃の仕事をしていたときは「どんなに疲れていても、一晩寝たら次の日もがんばれた」
レジャー／余暇	・「ラジオを聴くことが楽しみ」	・「母親と旅行に行きたい」	・ときどき友人と外出していた
スピリチュアリティ／文化		・「いつか結婚して、子どもを育てたい」	

優先順位

1 早く退院したい　　　　2 仕事をしたい
3 体力をつけたい　　　　4

私についての追加コメント・重要事項
退院したら、すぐに仕事探しをしたい。なぜなら、これまでお世話になった母親に楽をさせてあげたいから。

これは私のこれまでの人生で特定されたストレングスの正確な姿です。私たちは、私のリカバリーの旅において、私にとっていちばん重要な目標達成の助けとなるよう、時間をかけてストレングスを追加し続けていきます。 私のサイン 日付	私は、人生において重要で意義ある目標の達成のために、この方が特定されたストレングスを使うことを支援することに同意します。 この方がリカバリーのたびに何が重要なのかをさらに学びながら、この方がストレングスを追加していくことを支援し続けるでしょう。 支援者のサイン 日付

Charles A. Rapp, Richard J. Goscha著, 田中英樹監訳：ストレングスモデル［第3版］ リカバリー志向の精神保健福祉サービス. 金剛出版, 東京, 2014：137を元に一部加筆修正

> リエゾン精神看護
> 自己コントロールを高めるためのケア
エンパワメント

定義と概要

- エンパワメント（empowerment）という言葉は、もともと法律用語であり、「公的な権威や法律的な権限を与える」という意味であった。
- エンパワメントは1950〜60年代にアメリカで起きた公民権運動（黒人解放運動）で使用されるようになり、ソーシャルワークの基本的枠組みとして、社会的に差別や搾取を受けたり、自らコントロールする力を奪われたりした人々が、コントロールを取り戻すプロセスを意味するようになった。
- 1980年代に入り、アメリカの公衆衛生や看護、精神保健などの領域でもこの言葉が使われるようになった。それまでの医学モデルでは病理や弱さに注目し、精神障害者は自己決定ができないという前提で、専門家が選択し障害者にサービスを提供するというパターナリズムが中心であった。そのため、精神障害者は規範やステレオタイプを内在化させ、羞恥心、低い期待感、拒否されるというおそれを体験し、無気力に陥り、サービス提供者のパワーを増強させることになった。これに対する批判から、ストレングス視点とともにエンパワメントの概念が広まった。
- レーガンは、リカバリーには①希望、②エンパワメント、③自己責任、④生活のなかの有意義な役割、という4つの段階があるとしている。
- エンパワメントという言葉は、使用される領域により定義があいまいである。安梅は「エンパワメントとは、元気にすること、力を引き出すこと、共感に基づいたネットワーク化に発展するもの」と述べている。精神保健福祉分野においては、「病気や障害によって力が弱まっている人々を支援して、本来の力を発揮するように支援する作業」として位置づけられている。
- ギブソンはエンパワメントの概念分析を行い、先行要件として、パワレス、無力感、絶望、孤立、抑圧、服従、パターナリズム、生活のコントロール感喪失、依存をあげている。
- グティエーレスは精神保健におけるエンパワメントの構成要素として、「①決定と実行、②尊重、③カミング・アウト、④積極的参加と所属、⑤他者への貢献、⑥情報と教育」を紹介している。以下に具体的内容を述べる。
- 精神障害者は、周りの人から先にサポートを提供される経験が多いために、選択権があると認識していない場合や、失敗する権利も奪われている場合がある。そのため、自分で選択・自己決定し、自分が行ったことに責任をとる体験が必要である。自己決定はコントロール感につながり、選択肢が増えていく。
- 精神障害者は成功体験や認められた体験が少ない。そのため、他者に話を聴いてもらい他者から尊重された体験が自信につながる。次にグループに参加し、信頼できる仲間の間でカミング・アウトすることで、一人ではないと気づく。支援者との関係においても、それまで陥りがちであった「支援を受ける」という立場ではなく、支援者とパートナーの関係または他者に貢献することで、自分の可能性を信じることができるようになる。
- エンパワメントは結果であるともプロセスであるともいわれている。

介入が必要な状況

- 介入が必要な状況としては、長期入院や未治療・治療中断で引きこもるなど、夢や希望をもつことができず、幸せに生きる権利を放棄している場合が考えられる。

介入の方法

- 介入の際のエンパワメントの原則として、安梅は「答えを教えるのではなく、当事者が自分で答えを見つける手助けとなる環境を整える」として表1のような8点を挙げている。
- 看護の文脈において、エンパワメントは、①クライエントに関連する属性、②看護師に関連する属性、③クライエントと看護師の両方に属する属性の3つの要因からなる、図1のような看護師のためのエンパワメントモデルがある。

介入の留意点

- 精神障害者が自分の問題に気づき、情報を得たうえで、自己決定、自己選択し、行動を起こし、自分の人生を自分でコントロールできると信じることを目指す。
- われわれ医療専門家がサービスを提供する場合には、パターナリズムに陥りやすいことを意識しておく必要がある。
- 対象者自身がパワーを獲得できるように、援助者はパートナーとして一歩後からついて行くことを心掛ける。

(村方多鶴子)

■文献
1. 安梅勅江：エンパワメントのケア科学―当事者主体チームワーク・ケアの技法. 医歯薬出版, 東京, 2004：2-7.
2. Gibson CH. : A concept analysis of empowerment. J Adv Nurs 1991;16(3)：354-361.
3. L.M. Gutiérez, R.J. Parsons, E.O. Cox 編著, 小松源助監訳：ソーシャルワーク実践におけるエンパワーメント―その理論と実際の論考集. 相川書房, 東京, 2000：123-130.
4. 野中猛：分裂病からの回復支援 精神障害リハビリテーション論集. 岩崎学術出版, 東京, 2000：218-225.
5. Mark Ragins 著, 前田ケイ監訳：ビレッジから学ぶリカバリーへの道―精神の病から立ち直ることを支援する. 金剛出版, 東京, 2010：24-30.

表1 ● ケアにおけるエンパワメントの原則

1. 目標を当事者が選択する
2. 主導権と決定権を当事者がもつ
3. 問題点と解決策を当事者が考える
4. 新たな学びと、より力をつける機会として当事者が失敗や成功を分析する
5. 行動変容のために内的な強化因子を当事者と専門職の両者で発見し、それを増強する
6. 問題解決の過程に当事者の参加を促進し、個人の責任を高める
7. 問題解決の過程を支えるネットワークと資源を充実させる
8. 当事者のウェルビーイングに対する意欲を高める

安梅勅江：エンパワメントのケア科学―当事者主体チームワーク・ケアの技法. 医歯薬出版, 東京, 2004：2-7. より

図1 ● 看護師のためのエンパワメントモデル

クライエント領域	クライエント―看護師 相互作用	看護師領域
自己決定　セルフエフィカシー コントロール感 モチベーション 自己成長　学習　成長 統制感　連帯感 QOLの改善　よりよい健康 社会的正義感	信頼　共感 参加型意思決定 相互の目標設定 協力　協調　交渉 組織の壁を克服する 組織化　活動　正当性	支持者　サポート カウンセラー　教育者 リソースコンサルタント 資源動員　ファシリテーター 実現する人 アドボケイト

環境（個人、家族、地域、ヘルスケアシステム）

Gibson CH. : A concept analysis of empowerment. J Adv Nurs 1991;16: 354-361. より

リエゾン精神看護

自己コントロールを高めるためのケア
心理教育

定義と目的

- 心理教育とは、精神障害やエイズなど受容しにくい問題をもつ人たちに、心理面への十分な配慮をしながら正しい知識や情報を伝え、病気や障害の結果もたらされる諸問題・諸困難に対する対処方法を修得してもらうことによって、主体的な療養生活を営めるよう援助する技法である。
- 精神科領域では、精神障害をもつ人を対象にした心理教育のほか、家族を対象とした心理教育（家族心理教育）が実施されている。身近な援助者である家族が、患者を強く心配しすぎたり、批判的な接し方をする（高EE：Expressed Emotion）ことで、統合失調症の再発のリスクが高くなる。家族心理教育は、家族の気持ちに配慮しながら、必要な情報を提供し、ゆとりをもって患者とかかわることができるよう支援する目的で行われる。
- 入院病棟や外来、デイケアのほか、地域の障害者施設や家族会などで実施されている。行われる場所や対象のニーズに応じて、集団もしくは、個人に対して行われる。
- 心理教育は、再発・再入院の予防のほか、服薬アドヒアランスの向上や生活技能の向上などの効果が期待されている。

介入が必要な状況

- 心理教育は、統合失調症などさまざまな精神障害をもつ人やその家族のほか、それ以外の日常生活に困難を抱えた人を対象として行われる。
- 当事者に対する心理教育は、急性期の症状が治まり、医療チームが実施可能と判断した時

表1 ● 当事者を対象とした集団心理教育プログラムの一例

第1回	オリエンテーション、メンバーの紹介、心の病気の症状と経過について
第2回	精神科における治療とリハビリテーション、薬の作用と副作用について
第3回	再発の原因・サインと対処法
第4回	自分らしい生活を実現するために
第5回	自分の住む町で頼れる人とサービス

表2 ● 家族を対象とした心理教育プログラムの一例

第1回	心の病気の要因、症状と経過
第2回	心の病気の治療　よい点と悪い点
第3回	回復に向けて家族ができること
第4回	病気をもった家族との付き合い方
第5回	頼れる人とサービス
第6回	家族の健康とケア

期から、長期入院患者、地域で生活している人など幅広い場面で実施される。

介入の方法

- 対象者の参加目的やニーズに応じたプログラムを準備する必要がある。例えば、障害の理解や症状の自己管理、服薬支援、社会参加や就労を支援する内容のプログラムなどがある。プログラムの一例を表1、表2に示す。
- テキストやパンフレットを用いて行われる場合も多い。当事者向けパンフレットの一部を図1に示す。
- 集団を対象とするセッションでは一般的に、全体の進行を行うリーダー、そのサポートや個別の対応をするサブリーダーの役割をもつスタッフが入る（図2）。実施する職種に決まりはなく、医療・福祉職のほか、当事者や家族がリーダー、コ・リーダーを担う場合もある。
- 対象者やそのニーズ、実施場所によっても異なるが、おおむね週1回60分程度、5回から10回のセッションで構成されているプログラムが多い。

介入の留意点

- 心理教育を導入する際には、目的や必要性を十分に説明し、動機づけを行う必要がある。
- 一方的な情報の教示ではなく、対象者の抱えている困りごとや反応に配慮しながら、セッションを進める。

（松村麻衣子）

■文献
1．大島巌，伊藤順一郎：再発予防とExpressed Emotion（EE）．精神医学　1995；37（1）：53-58．
2．浦田重治郎ほか：心理教育を中心とした心理社会的援助プログラムガイドライン．統合失調症の治療およびリハビリテーションのガイドライン作成とその実証的研究　心理社会的介入共同研究班，千葉県，2004：7．

図1 ● 当事者向け心理教育で用いられるパンフレットの一例（服薬支援の内容）

あなたのお薬のことを知りましょう

①あなたの主治医が処方しているお薬は何ですか？
　お薬の名前と用法、どんな効果があるのか書き込んでみましょう。

薬の名前	用法・用量	種類・効果
ジプレキサ	5mg　1錠 夕食後	統合失調症のお薬
リーマス	200mg　2錠 朝夕食後	気分を調整する薬

②あなたはどのような思いをもってお薬を飲んでいますか？満足度と具体的な思いを書いてみましょう。

飲んだらよく眠れるけれど、昼間眠たくて仕方がない。
昼間やりたいことができないのがつらい。

③あなたは今飲んでいるお薬の副作用について、誰かから説明を受けたことがありますか？
それはどのような内容ですか？

先生から、食欲が増えたり、糖尿病になりやすくなると聞いている。

④あなたは現在副作用と思われる症状を経験していますか？そのなかで特につらいと感じるものを教えてください。

昼間に眠たい。
朝起きられない。
夕食後、胸が苦しいような気がする。

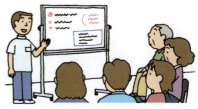

図2 ● 集団を対象とした心理教育の一場面

リエゾン精神看護

コミュニケーション能力を高めるためのケア
カウンセリング

定義と概要

- カウンセリングとは、通常何らかの症状や問題に悩む人（クライエント）と、専門的な知識と経験を積んだ専門家（カウンセラー）とが、日常生活とは異なる特殊な人間関係と構造のなかで展開していく相談援助行為である。
- 一般的には、週1回あるいは2週間に1回、45分から1時間程度の面接を、特定の場所で継続して行う。
- 看護師が患者の悩みを聴いているからといって、それをカウンセリングとは言わない。しかし、カウンセリングの基本的な考え方やカウンセラーの態度、そして基本的な技法は、看護師が患者をより適切に理解し、援助的にかかわるうえでプラスになるであろう。

肯定的人間観と成長モデル

- クライエントは、何らかの悩みや問題、あるいは深刻な精神病理を抱えており、対人関係もうまくいっていない可能性がある。医療においては、基本的に患者の病理を理解し、そこを治療していく（変えていく）ことに重点が置かれている。そもそも"患者"という言葉は、何らかの症状や病気で困っている人という意味である。そのため、ともすると患者に対して症状や病気を中心にして見ることになり、専門家が上位に立ち、患者は下位に置かれるという上下関係になりがちである。
- カウンセリングでは、たとえ患者に問題や症状、病理があったとしても、それがその人のすべてではなく、あくまでも一部であって、十分に機能している面、資質、能力、成長への欲求ももっていると見なす。つまり、一人の人間として理解し援助しようとするのである。したがって、通常カウンセリングでは患者という言葉は使わず、"クライエント"（依頼人・来談者の意味）と呼ばれる。

カウンセラーの基本的態度

- カウンセリングでは、カウンセラーがどのような技法を用いるかも重要である。ただし、近年のさまざまな効果研究によれば、どのようなアプローチのカウンセリングを行うとしても、クライエントの改善にとって最も重要な因子は、カウンセラーとクライエントとの信頼関係であることが明らかになっている。つまり、カウンセリングの成否を左右する核は、2人の人間関係そのものなのである。
- たとえカウンセラーが著名なベテランであったとしても、また高度な技法を駆使したとしても、クライエントがカウンセラーを信頼できなければ、カウンセリングはうまくいかない。カウンセラーとクライエントとの望ましい信頼関係を築くためにも、カウンセラーとしての態度が重視されており、とりわけ以下の4点が重要である。

1. 受容・無条件の積極的関心（acceptance・unconditional positive regard）

- カウンセラーが、クライエントの体験の一つひとつを、そのクライエントのありのままの

姿として認め、温かく受け入れることである。クライエントは、カウンセラーにさまざまなことを語る。肯定的な感情、自信、楽しみや喜びの感情など、積極的で前向きで肯定的なことを語るときもあれば、否定的な感情、恐怖感、強い不安感、死ぬことへの思い、防衛的な感情、一見異常とも思える考えなどを語るときもある。

- それらに対してカウンセラーは、積極的で肯定的な関心を示し、受容しようと心がける。つまり、「私があなたを受け入れるのは、あなたがこうであるから」とか、「あなたがこうであれば、私はあなたを受け入れない」という条件つきの受容ではないのである。
- 通常の人間関係では、相手の話を聴く、受容するといっても、多くの場合が条件つきである。例えば、相手が自殺願望などを語ると、「そんなことは考えないほうがいい」とか「もっと明るく考えなければ駄目だ」と言ったりして、そう語る相手の気持ちや苦悩をそのまま受容するというのは非常に難しい。しかし、カウンセラーはそれを心がけなければならない。ただし、受容するということは、相手の言いなりになるということではないということは注意しておく必要がある。

2．共感的理解
（empathic understanding）

- 共感と似た言葉に、"同感"という日常的によく使われる言葉がある。しばしば混同されて用いられているが、両者には明確な違いがある。
- 同感とは、自分と相手が同じような感情や考えをもつことである。一方、共感的理解とは、「相手の私的世界を、あたかも自分自身の私的世界であるかのように感じとること。しかし、けっして『あたかも……かのように』という感覚を見失わずにそうすること」であるとされる。
- クライエントが語る恐れや混乱、不安、葛藤などの感情を、聴き手はあたかも自分自身の

ものであるかのように感じ取るのだが、それはあくまでも相手のものなのである。

- 例えば、「もう死ぬことしか考えられないほど絶望なんです」と語るクライエントを前にして、聴き手もクライエントと同じように絶望的になってしまうわけではない。ある程度落ち着いていられると同時に、まるでクライエントであるかのようにその絶望感を感じ取ることができる。したがって、共感的理解とは、相手の心の内側にカウンセラーの方が入って理解することとも言える。その意味では相手と非常に距離が近くなるが、クライエントは自分と同じ人間ではなく、まったく違う個性をもった別の人間として接しているので、はっきりとした境界線があるとも言える。クライエントの感情や考え、不安を理解することは、非常に繊細な感受性が要求されるのはもちろん、非常に知的な作業でもある。

3．自己一致・純粋性
（self-congruence・genuineness）

- カウンセラーが、カウンセリングのなかでクライエントを前にして純粋で偽りのない姿でいることである。カウンセラーも一人の人間であり、真剣にクライエントの話を聴いているなかで、さまざまな感情や考え、あるいは不安を体験する。それらを否定したり抑圧したりせずに、自分自身に向き合うことである。すでに述べたような受容・無条件の肯定的関心や共感的理解は非常に重要だが、実際のカウンセリング場面では、ときにそのような理想的態度が保てなくなることがある。
- 例えば、クライエントが「死にたい」と訴えれば、カウンセラーの方が不安になったり動揺したりする。すぐに「大丈夫だ」と保証したくなるかもしれないし、クライエントが自分に対して怒りをぶつけてくれば、ひどく落ち込んだり、クライエントに怒りを感じることもあり得る。そのような自分に向き合うのは苦しいことであるが、そこから目を背けることはクライエントに対しても不誠実な態度

を示すことになる。

4．関与しながらの観察
（participant observation）

- カウンセラーは、クライエントの話を聴きながら、クライエントを細やかに観察しなければならない。例えば、言語内容と非言語的コミュニケーションとの不一致（「とても悲しい」と言いながら笑っている、など）、語調や視線、姿勢、服装、セッションごとの変化、などである。そのようなクライエントの様子に気を配ることは、クライエントが本当に語りたいことは何か、語りにくいことは何か、面接の場で何を感じているのか、カウンセラーに何を訴えたいのか、どのようなパーソナリティの人なのかといったことを、より深く理解することにつながる。

役に立つ援助者になるために：技法と自己理解

- すでに述べたような基本的な態度を基盤として、クライエントをより適切に理解し、クライエントの苦痛を和らげ、問題解決に導くために身につけなければならないのが技法である。表1にまとめた基本的技法は、看護場面でも十分活用できるものも含まれている。
- カウンセリングの理論を学び技法を身につけることは非常に重要であるが、それと同じくらい重要なのは、**援助者側の自己理解**である。つまり、自分自身がどのような人間であり、どのような長所や短所があるか、問題や葛藤を抱えているか、性格傾向、対人関係の傾向、価値観、人間観、家族観、ジェンダーバイアス、などについて理解を深めることで、クライエントとかかわる際になるべくそれらが妨げにならないように心がける。
- 自分自身が体験しているその時々の感情、感覚、思考、不安、欲求といったものを、的確にとらえる必要性がある。自分を見つめるという作業は、ときに苦痛を伴うこともあり、ここまでやれば完璧という終着点があるものでもない。そのためのトレーニングも数限りなく存在する。
- どのような理論を用いてクライエントを理解し、どのような技法を用いてクライエントにかかわろうとも、その主体となっているのは、援助者という一人の人間であることを忘れてはならない。

（野末武義）

■文献
1．平木典子，袰岩秀章編著：カウンセリングの基礎－臨床の心理学を学ぶ．北樹出版，東京，1997．
2．平木典子，袰岩秀章編著：カウンセリングの技法－臨床の知を身につける．北樹出版，東京，2001．
3．平木典子：新版　カウンセリングの話．朝日新聞社，東京，2004．

表1 ● カウンセリングにおける基本的技法

技法	要点
沈黙	あえて言葉をはさまないことによって、クライエントの心の動きを妨げない。クライエントの内的体験を共有したり、クライエントと一緒に考えたりする
質問	理解を深めたいことについてクライエントに尋ねる。「はい」「いいえ」で答えられるような閉ざされた質問と、自由に答えられるような開かれた質問がある
明確化	クライエントの発言の不明確な点を説明し直してもらったり、クライエントのなかでつながっていなかったいくつかのことを結びつけて返す
反射	クライエントが言った言葉をそのまま繰り返す。とりわけ、クライエントが語った感情の反射が重要
承認	クライエントのこれまでの人生における苦労や困難、問題解決の試みや努力を肯定的に評価し、言語化して返す
直面化	クライエントが気づいていなかったことや、避けていたことに目を向けるように促す。タイミングが重要

リエゾン精神看護

コミュニケーション能力を高めるためのケア

アサーション

定義と概要

- アサーションとは、「自分の意見、考え、欲求、気持ちなどを率直に、正直に、その場の状況に合った適切な方法で述べること」「他者の基本的人権を侵すことなく、自己の基本的人権のために立ち上がり、自己表現すること」と定義される。
- 1950年代に行動療法家のウォルピ（J. Wolpe）が、対人関係の苦手な患者に対する治療として始めたのが起源とされている。その後、1960年代の米国における人権回復運動を背景に一般市民に広がりはじめ、さらに人間性心理学や論理情動療法の影響を受けて発展し、現在に至っている。
- わが国では、米国で学んだ平木典子が日本人向けに改良したアサーション（自己表現）トレーニングを1980年から行っており、一般市民だけでなく、看護師、教師、カウンセラーなど、さまざまな専門職に携わる人たちにも広がっている。

3つのタイプの自己表現と自他への影響

- アサーションでは、われわれの自己表現の方法、すなわちコミュニケーションの方法、あるいは対人関係のあり方には、3つのタイプがあると考える（**表1**）。

1．非主張的自己表現

- 非主張的（non-assertive）自己表現とは、自分のことは二の次にして、相手を優先するような自己表現である。自分の考えや気持ち、欲求などを率直に表現しなかったり、表現はしているものの、言い訳がましく言ったり、遠慮がちに言ったり、遠回しに言ったり、引っ込み思案に表現するために、相手に自分の言いたいことが伝わらなかったり、無視されやすくなるような自己表現も含まれる。
- 看護師の場合、以下のようなさまざまな問題を生じる。
  ①権威的な医師に対して服従してしまい、意見や不満があっても言えない。
  ②怒りが強い自己中心的な患者に対して、腫れ物に触るように言いなりになってしまう。
  ③自分が他のスタッフとは異なる意見をもっていても、言わないで表面的に同調する。
  ④仕事を頼まれると適切に断ることができずに燃え尽きてしまう（バーンアウト）。
  ⑤仕事上の問題や悩みを抱えたときに相談できずに、一人で抱え込んでしまう。
- このような非主張的な傾向が強いと、自分自身の中にストレスをため込みがちである。その結果、抑うつ状態やバーンアウト、さらには離職といった事態につながりかねない。
- 職場全体にこのような非主張的な傾向が蔓延すれば、医療スタッフ間のコミュニケーションが希薄になり、お互いをサポートし合えるような信頼関係を築くことは困難である。また、業務上のミスも生じやすくなる。

2．攻撃的自己表現

- 非主張的自己表現と対照的なのが、攻撃的（aggressive）自己表現である。これは自分の言いたいことは言うが、相手の気持ちや考え、あるいは状況を考慮しなかったり、踏みにじ

表1 ● 1つのタイプの自己表現の特徴一覧表

非主張的	攻撃的	アサーティブ
引っ込み思案	強がり	正直
卑屈	尊大	率直
消極的	無頓着	積極的
自己否定的	他者否定的	自他尊重
依存的	操作的	自発的
他人本位	自分本位	自他調和
相手任せ	相手に指示	自他協力
承認を期待	優越を誇る	自己選択で決める
服従的	支配的	歩み寄り
黙る	一方的に主張する	柔軟に対応する
弁解がましい	責任転嫁	自分の責任で行動
「私はOKではない、あなたはOK」	「私はOK、あなたはOKではない」	「私もOK、あなたもOK」

平木典子：改訂版アサーション・トレーニング．金子書房，東京，2009：27．より引用

ったりするような自己表現である。本人自身はむしろ自信満々で、自分に問題があるとは考えていないことも珍しくない。
■ 看護師の場合、以下のような状況が考えられる。
①患者の立場で話を聴くことができず、自分の正しいと思う方向に患者を向けようと説教がましくなる。
②医師に対して意見を言うときに喧嘩腰になる。
③部下に対してミスや欠点は指摘するが、褒めたり励ましたり支えたりするようなかかわりができない。
④ミーティングなどで自分とは異なる意見に耳を傾けず、一方的に否定する。
⑤自分の気に入らないスタッフの悪口を陰で言う。
■ これらは表面的にみれば自己主張しているようにみえるが、それは一方的なものであって相手を大切にしているとは言い難い。そのために、周囲の人にとっては、話を聴いてもらえない、気持ちをわかってもらえない、自分はがんばっているのに認めてもらえない、信頼してもらえていない、傷つけられる、怖い、といった体験になることが多く、信頼感を基盤とした親密な関係にはなりにくい。

■ 極端になれば、他のスタッフのやる気を失わせ、離職に追いつめてしまうことも起こりかねない。
■ このような攻撃的自己表現をしがちな人は、ごく一部の問題のある看護師とは限らない。むしろ、管理的な立場にあり、経験豊富で責任感が強く、仕事に対しても非常に積極的である人が少なくない。そうしたよい面があるにもかかわらず、攻撃的に表現してしまうために、本当に伝えたいことが相手には伝わらず、誤解が生じやすい。

3. アサーティブな自己表現

■ 非主張的自己表現でもなく攻撃的自己表現でもない、自分のことを大切にするが、相手のことも大切にする、自他尊重の自己表現がアサーティブ（assertive）な自己表現である。
■ 自分の気持ちや考え、欲求などを正直に率直に"I message（私メッセージ）"で述べるが、相手の気持ちや考えにも耳を傾け尊重しようとする。「私はこう思う」「私はこんな気持ちだ」「私はあなたにこうしてほしい」といったことを明確に表現する一方で、「あなたはどう思う？」「あなたはどんな気持ち？」という聴く（listning）姿勢、相手を理解しようとする姿勢ももっている。

- アサーティブな傾向の強い人は、「そもそも人間は一人ひとりが個性をもった独自の存在であり、一緒に仕事をしていたとしても、異なる気持ちや考えや欲求をもっていて当たり前だ」という出発点に立っている。その両方をなるべく大切にしたいと考えるのである。
- そうすることで、むしろ相手との葛藤が表面化することもあり得るが、非主張的にすぐに相手に合わせてしまったり、反対に攻撃的に相手を抑えつけてしまったりせずに、なるべく互いに納得のいく結論を出せるよう話し合おうと努力する。つまり、葛藤を過度に恐れることがないのである。
- アサーティブな自己表現として忘れてはならないのは、悩みを打ち明けたり、相談したりすることも、アサーティブな自己表現だということである。悩んでいる自分や困っている自分を否定しないで認めるということは、自分自身を大切にし、自分をいたわることであり、それを他者に率直に表現する、つまり助けやサポートを求めてもよいのである。
- アサーティブであるとは、常に自信をもって明確に自己表現することではない。自信がもてない自分も含めて自己受容し、人に頼ることや甘えることがあってもよいのである。
- このような3つの自己表現は、誰もがいずれも日常的にしているはずであり、状況や相手によって異なるのが普通である。まずは、自分がふだん誰に対してどのような自己表現をしているかをよく理解しておくことが重要である。

ポイントと留意点

- よりアサーティブになるために大切なのは、自分自身の存在にかかわる側面を理解し修正していくことである。そのためにまず自己信頼を高めることが必要である。つまり、自分自身の肯定的側面と否定的側面をバランスよく知り自己理解を深めること、自分の弱さや不完全さも含めてありのままに自己受容すること、自分を大切に思う気持ち、すなわち自尊心をもつことである。
- 2番目にアサーション権、すなわち自己表現の権利について知り確信することも必要である。アサーションとは単なるコミュニケーションスキルだと誤解している人も多いようだが、実は自己表現というのは、その人自身の存在のありようそのものを表現しているとも言える。
- 3番目に、自分の心の内側にかかわる側面、とりわけ、ものの見方や考え方を修正していくことが重要である。図1はABC理論と呼ばれる考え方を説明したものである。ふだんわれわれは、何らかの出来事(図中A)に対して、自分なりの自己表現や反応(図中C)をしていると思っているが、実際には、自分なりのものの見方や考え方という枠組み(図中B)を通したうえで反応しているのである。もし、Cの部分がアサーティブでないならば、それはBの部分を修正することによって、よりアサーティブな自己表現に修正することが可能である(図2)。
- 4番目に、自分の気持ちや考え、あるいは相手に対する要求を表現するスキルにかかわる側面も重要である。とりわけ看護師の場合、さまざまな人との間で葛藤が生じたり、何かについて話し合って問題を解決しなければならないことは日常的に起こっている。それらは話し合いによって解決していくしかないが、ただ話し合えばよいというものでもなく、いくつかのポイントがある。アサーション・トレーニングでは、DESC法(図3)という方法を学び、より効果的な葛藤解決・問題解決のアサーションを学ぶ。

*

- 最後に、アサーションは万能薬ではないということを付け加えておきたい。アサーティブに自己表現したからといって、相手がすぐに理解を示してくれたり、自分の思うようにことが進むとは限らない。しかし、アサーショ

図1 ● ABC理論

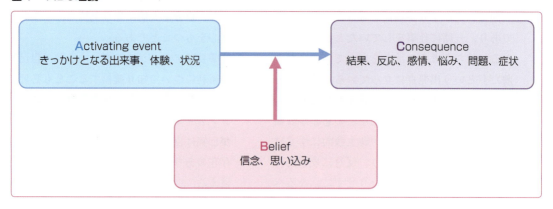

図2 ● 同様な状況（A）に遭遇したときの、X,Y,Z 3人それぞれの（B）（C）の違い

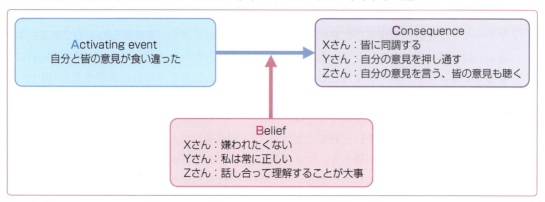

図3 ● DESC法

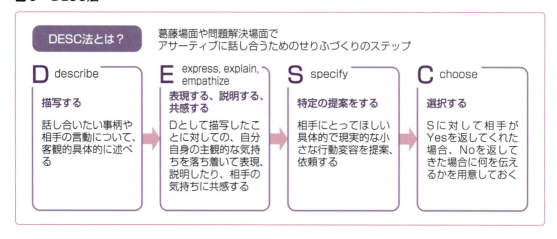

ンの考え方を理解し、自分自身を見つめ直し、スキルを身につけることで、何よりも自分自身が楽になり、仕事上のストレスにもより効果的に対処できるようになることが期待される。

（野末武義）

■文献
1. 平木典子：改訂版アサーション・トレーニング さわやかな〈自己表現〉のために．金子書房，東京，2009．
2. 平木典子，沢崎達夫，野末聖香編著：ナースのためのアサーション．金子書房，東京，2002．
3. 平木典子編集：アサーション・トレーニング 自分も相手も大切にする自己表現．至文堂，東京，2008．

リエゾン精神看護

コミュニケーション能力を高めるためのケア

集団療法（集団精神療法）

目的と概要

- 日本では、集団療法（集団精神療法）は主として統合失調症を対象として発展してきた。そのため、病棟単位での大集団療法が行われることが多く、また頻度も週1回がほとんどであった。
- 現在では、統合失調症以外の多くの疾患にも適用され、5〜9名程度の小集団療法も盛んに行われている。頻度については、欧米では週5回のグループなどが精力的に行われ、治療効果が高いことも証明されているが、日本では週2回以上行われるグループはいまだにまれである。

集団精神療法の治療的要因

- グループはなぜ効果があるのだろうか。集団療法を新たに始めたときに感じられるのは、多くの患者が病気に対する知識を十分にもっていないことである。このような苦しみは自分だけがもっているものだと思い込んでいた患者が、グループのなかで同じような苦しみをもっている人の話を聞き、驚き、そして安堵する。
- 家族も患者の病気について、「自分たちだけに降りかかってきた特殊な恥ずかしい出来事である」ととらえていることが多い。精神疾患が世間一般に高頻度で存在する病気であり、治療方法もそれなりに確立されているのを知ると、そこで安心感が生まれ、治療に立ち向かう姿勢が現れてくる。このようなことを、集団精神療法の治療的要因のうち、「**普遍性**」という。
- ヤーロム（Yalom）は、この普遍性を含めて11の治療的要因を挙げている（**表1**）。
- グループのなかでほかのメンバーがよくなったことを知り、自分もよくなれるという気持ちをもつことを「**希望をもたらすこと**」という。
- グループのなかでは、メンバーどうしが助言し合うことが奨励される。多くの患者は、ふだん自分の言葉に誰も耳を傾けてくれないという体験をしているため、グループのなかで初めて皆が自分の言葉に真剣に耳を傾けてくれ、さらにはその助言が役に立ったなどと言ってもらえると、非常に新鮮で自己効力感をもたらす体験となる。これは「**愛他主義**（人の役に立てるという感覚をもつこと）」である。

表1 ● ヤーロムの11の治療的要因

①希望をもたらすこと（Instilation of Hope）
②普遍性（Universality）
③情報の伝達（Imparting Information）
④愛他主義（Altruism）
⑤初期家族関係の修正的な繰り返し（The Corrective Recapitulation of the Primary Family Group）
⑥社会適応技術（ソーシャルスキル）の発達（Development of Socializing Technique）
⑦模倣行動（Imitative Behaviour）
⑧対人学習（Interpersonal Learning）
⑨グループの凝集性（Group Cohesiveness）
⑩カタルシス（Catharsis）
⑪実存的因子（Existential Factors）

Irvin D.Yalom著，中久喜雅文，川室優 監訳：ヤーロム グループサイコセラピー－理論と実践－．西村書店，東京，2012．より引用

- 「**グループの凝集性**」というのは、グループを続けていくうちに育ってくるグループの一体感である。凝集性が高まってくると、今まで話すのをためらっていたことが話せるという安心感が生まれてくる。
- 多くの患者にとっては、一体感を感じること自体が新鮮な体験となるだろう。「**カタルシス**」は、今まで話せなかったことをグループのなかで話すことができ、その苦しみにほかのメンバーが共感を示してくれたときに感じられる解放感を指す。「カタルシス」単独の治療効果は、長期には持続しないといわれている。
- ヤーロムが最後に挙げているのは「**実存的因子**」である。これは人間が本質的にもっている有限性を受け入れることである。
- 「到達できない目標がある（万能感の放棄）」「すべての人と仲よくはなれない（八方美人は結局不可能）」「病気になったことには原因も犯人もない（運命を受け入れる）」「自分のことに関しては最終的には自分が責任を取るしかない（他人に責任を転嫁することは結局その場しのぎでしかない）」などといったことを受け入れられるようにするのは、じつはグループの最も重要な機能といえる。なぜなら一人の人間として万能でなくても、集団でいることによってそれが補われているからである。

グループの構造

- グループが治療的であるためには、構造の安定が必要である。時間や場所が一定でなかったり、スタッフの入れ替わりが激しかったりすると、グループの結果は悲惨である。グループが消滅することもある。
- 外的な構造としては、時間、場所、スタッフが一定であること、どのようなメンバーが参加するかについての取り決めが明確であること、期間が明確に示されていることなどがある。
- 内的な構造としては、グループの場で話されたことはその場だけにするという約束（**守秘義務**）がなされているかどうか、グループの目標が共有されているかどうか、人の話を尊重する態度が共有されているかどうか、スタッフとメンバーの役割の区別が明確かどうかなどが重要である。
- 年度ごとの人事異動などでやむを得ずスタッフが交代することがある。この出来事はグループへの脅威となりうるが、それを振り返り治療的に生かすことを試みるべきである。

グループの多様性

- **大集団療法**は、主として病棟単位で行われ、20〜30名の参加者があることも珍しくない。
- **小集団療法**では、7名前後が理想的といわれている。メンバーが固定されている場合は「クローズドグループ」という。参加したい人が誰でも参加できる場合は「オープングループ」、メンバーが抜けるたびに新メンバーを補充するグループは「セミクローズド」という。
- 男性グループ、女性グループ、男女混合のグ

図1 ● グループの構成

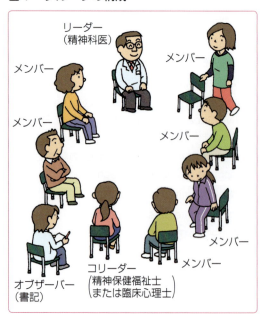

ループ、外来グループ、入院患者グループ、外来入院混合のグループ、回数の決まっているグループ、無期限のグループ、統合失調症のグループ、うつのグループ、パーソナリティ障害のグループ、いろいろな病名の患者さんが混じっているグループ、主治医がグループセラピストを兼ねるグループ、主治医とグループセラピストがまったく別のグループ、など多様なグループがあり、それぞれメリットとデメリットがある。
- 服薬管理グループ、就労支援グループなど、目的を特化したグループもある。

グループの発達のプロセス

- 新たにメンバーを集めてグループを開始した際には、メンバーはリーダーに依存的になる。そしてグループが安全な場かどうかについての確認、いわば探り合いが起きてくる。
- その後徐々にグループのなかで安心して話せることがわかってくると、グループの凝集性が高まってくる。ビオン（Bion）はこうしたプロセスを、依存、闘争‐逃避、ペアリングという3つの**基底的想定**（Basic Assumption）として記述した。ペアリングというのは、グループのなかの2人のメンバーが積極的に会話し、ほかのメンバーがそれに依存している状態を指す。

グループリーダーの役割

- グループを運営するスタッフは、一般的にはグループリーダーとオブザーバー（書記）である。コリーダーとしてさらに1人のグループリーダーを置く場合も多い（図1）。
- 保険の規定では精神科医1名と精神保健福祉士または臨床心理士（1名以上）が参加することが義務づけられている。
- グループリーダーの役割は、まずグループの構造を維持することとメンバーの選択（オープングループ以外）である。ここで述べているグループは言語によるグループで、行動は利用しない。そのためグループが始まると、リーダーにとって最も重要な作業は耳を傾けるということである。
- 先に挙げた治療的要因が働くようにするには、リーダーが価値判断を控え、非指示的に振る舞うことが重要である。
- グループの内容と構造を明確に区別することは不可欠であり、グループで話されている内容についてリーダーは肯定的に受け入れるべきである。ただしグループの構造に関する話題の場合、リーダーは明確な姿勢を打ち出す必要がある。
- グループの構造に関してメンバーから不満があった場合、それを受け入れるかどうかの判断は慎重に行わなければならない。構造を変えることはグループに不安定をもたらすことが多い。構造を変えることよりも、なぜそういう不満を感じるのかを取り上げたほうが治療的に価値があるだろう。
- グループリーダーはオーケストラの指揮者に例えられる。カリスマ的なリーダーシップをとるのではなく、各人がそれぞれ自分の音を出しつつ、それが調和していくように導くのがグループリーダーの仕事である。

（柴田応介）

■文献
1. Irvin D.Yalom著, 中久喜雅文, 川室優 監訳：ヤーロム グループサイコセラピー－理論と実践－. 西村書店, 東京, 2012.

リエゾン精神看護

コミュニケーション能力を高めるためのケア

SST（社会生活技能訓練）

定義と概要

- SSTはsocial skills trainingの略で、「社会生活技能訓練」「生活技能訓練」と訳される。
- 形態上からは集団療法で、その内容からは認知行動療法に分類することができる。
- 精神障害を抱える人は、精神障害から派生するさまざまな生活障害のために対人関係を良好に維持することができなかったり、ストレスへの対処が困難なために再発を招いたりする場合がある。
- SSTは学習理論や行動療法の技法を援用しながら、具体的な日常生活上の問題場面を課題とし、それらを解決しながら日常生活をよりよく送るために必要な技能（スキル）を習得できるように工夫されている。
- わが国では、1994年に「入院生活技能訓練療法」として診療報酬化されて以来、SSTの普及が進んだ。2002年調査では全国361施設で実施されていると報告されている。

1．生活技能とは

- 精神障害を抱える人が自立して生活していくために必要な技能（スキル）を Social and Independent Living Skill（SILS）と呼ぶ。これは大きく3つの技能から構成される（図1）。
  ① **日常生活技能（Living Skill）**：食生活・身だしなみ・金銭管理・公共機関の利用などの生活能力。
  ② **疾病自己管理技能（Illness Management Skill）**：向精神薬を自分で管理したり、注意すべき症状を把握したり、疾患を上手にコントロールする能力。
  ③ **社会生活技能（Social Skill）**：社会生活を維持する助けとなるような人間関係をつくり上げ、維持し、深めるための対人コミュニケーション能力。
- 社会生活技能はさらに以下の2つの技能に分けられる。
  ① **道具的技能**：身体的・物質的・経済的欲求を充足する具体的目標を獲得するために行われる社会的交渉。
  ② **親和的技能**：愛・結婚生活・友情など、対人関係をつくり維持すること自体が目的となる社会的交渉。

2．社会生活技能と日常生活技能の違い

- 社会生活技能と日常生活技能は混同されやすいが、日常生活技能は対人関係を含まない。
- 例えば、スーパーに行って米を買おうとしたがどこに置いてあるかわからない場合、場所を見つけるために案内板を見る能力が「日常生活技能」、店員に尋ねる能力が「社会生活技能」である。

SSTが目指すこと

- 精神障害は生物学的脆弱性と心理社会的ストレスとの相互作用から起こるとされる。ストレスの影響を弱めたり、ストレスに対する対処法を身につけたりすることによって、経過の改善につながると考えられている（ストレス－脆弱性－対処技能モデル）。
- 自立した生活を送るためには、SILSの3つの技能を必要に応じて高めていくことが必要であるが、SSTでは特に社会生活技能（対人

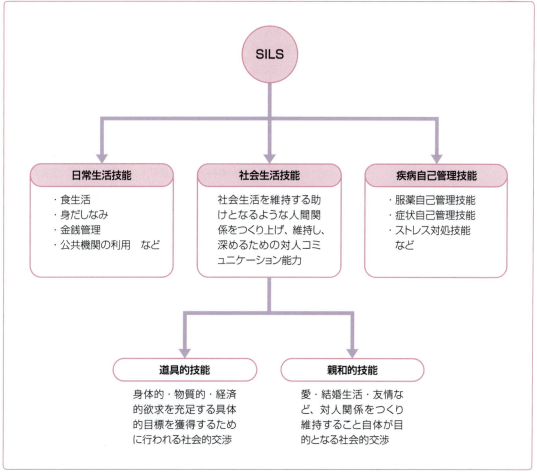

図1 ● 自立した生活を送るために必要な技能（SILS＝Social and Independent Living Skill）

岩田和彦：SST普及協会認定講師研修会標準テキスト　SSTの講義の仕方，SST普及協会(p.16)を参考に作成

コミュニケーション能力）の向上を重視していることが特徴である。

- 精神障害を抱える人は対人関係が不得手で、対人ストレスを感じることが多い。SSTによって対人関係を良好に維持する技能や日常生活におけるさまざまな対処法を身につけることによって、対人関係および環境からのストレスを和らげ、疾病の増悪・再発の危険を減らすこと、社会適応や生活の質（QOL：Quality of Life）を高めることを目指す。

包括的治療のなかでのSST

- SSTは精神障害への介入技法として重要だが、SST単独で有効な治療方法になるというわけではない。従来のさまざまな治療方法と協同するなかで初めて効果を発揮する。
- それぞれの治療にはそれぞれの役割がある。薬物療法は精神症状を「治す」役割を、精神療法は落胆や怒り・葛藤などを「癒す」役割を果たす。一方、SSTは生活する力を得て生き生きと「生きる」ことを援助する役割を果たすと考えられる（図2）。

介入が必要な状況・現象

- SSTは、精神障害を抱える人が生活障害を改善し、ストレスへの対処能力を高め、疾病再

表1 ● SSTの形態

形態	特徴
①基本訓練モデル	個人の希望に沿った目標を立て、その目標達成のために必要なスキルを小さなステップに分解し、学習を進める
②社会生活問題解決モデル（モジュール）	服薬自己管理、症状自己管理、地域生活再参加、基本会話、余暇の過ごし方といった領域ごとのスキル訓練パッケージ（モジュールとよばれる）を使用して、学習を進める

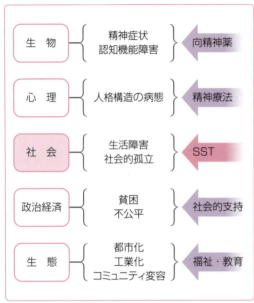

図2 ● 精神科の疾病モデル－障害と治療

岩田和彦：SST普及協会認定講師研修会標準テキスト　SSTの講義の仕方，SST普及協会(p.13)を参考に作成

発のリスクを減らし、社会適応やQOLを高めることを目指して行われる。
- 介入が必要な状況はさまざまに考えられるが、例えば以下のようなことが挙げられる。
  ①入院患者の退院準備、就学・就労など、新しい環境に適応していく必要のある場合。
  ②デイケアで友人をつくりたいがうまく話しかけられないなど、対人交流が苦手な場合。
  ③上手に不満を伝えられないなど、ストレス対処能力の不足によって疾病再発を繰り返している場合。
- 現在、精神保健医療福祉分野において社会的入院の解消が推進されている。不必要な精神科病院への入院を減らし、精神障害を抱える人々が地域で生活できるようにしよう、というものである。
- 精神科病院へ長期に入院している患者のなかには、電話をかけたり、買い物をしたり、公共の交通機関を利用したり、ごく普通の日常生活行動を経験したことがない人も少なくない。
- 地域で生活することを可能にするためには、地域環境の整備はもちろんのこと、対人技能も含め日常生活をスムーズに送れるような生活技能の訓練、獲得が重要となる。

介入の方法

1．SSTの形態
- わが国で行われているSSTには、大きく分けて、①基本訓練モデル、②社会生活問題解決モデル（モジュール）の2種類の形態がある（表1）。多く実施されているのは基本訓練モデルであるが、近年はモジュールの使用も増加してきている。

2．どこにどう働きかけていくのか
- SSTで扱っている社会生活技能には、3つの構成要素が仮定されている（図3）。すなわち、適切な対人コミュニケーションを実施するための技能を、①適切に状況を把握し（受信技能）、②その状況に応じた判断を行い（処理技能）、③その判断に基づいて適切な行動を実行する（送信技能）という3段階の流れでとらえている。
- 3つの構成要素のうち、SSTでは行動面、すなわち「送信技能」の改善を重視してきた。

- 送信技能には、①言語的技能（発言内容、声の大きさなど）、②非言語的技能（表情、ジェスチャーなど）が含まれる。
- 近年では、問題解決法や認知機能リハビリテーションを用い、認知面、すなわち「受信技能」や「処理技能」への介入も重視されるようになってきている。

3．SST－基本訓練モデルの実際

- SSTは主にグループで行う。6～8名のメンバーに対し、SSTのリーダーを務めるスタッフ1名と、サポート役のコリーダーを務めるスタッフが1～2名入る。
- 基本訓練モデルでは課題をわかりやすく示したり、スキルのポイントや解決策を示したりするために、ホワイトボードを活用する（図4）。
- 実際の練習例を図5に示す。
- この一連の流れが送信技能を高めていくためのテクニックであり、このテクニックはモジュールのなかでも用いられている。
- 課題の内容によっては「問題解決法」を用いて、よりよい結果を得るための解決策を皆で考える。これは処理技能への介入である。問題解決法によって導き出した解決策を、ロールプレイを用いて練習することもある。

介入の留意点

1．本人の意欲を引き出す

- 本人が意欲をもって練習しているかどうかが、技能獲得のための一番の鍵である。そのため、まずは本人のSST参加意欲を十分に引き出すことが大切である。
- ふだんから丁寧な面接を行い、本人が興味をもっていること、上達したいと思っていることなど、しっかりと話を聞いておくことが必要である。
- 意欲低下など陰性症状が強い人には、グループの雰囲気を入りやすい楽しいものにするなど、少しでも本人が参加したいという気持ちを引き出す工夫をしていく。

図3 ● 社会生活技能の構成要素

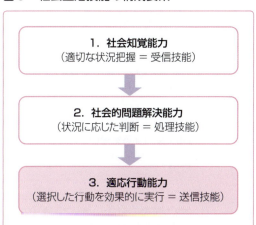

図4 ● 基本訓練モデルの実際

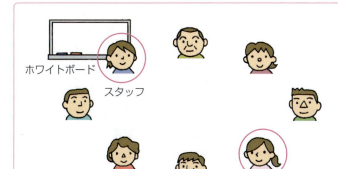

基本訓練モデルの流れ
1. 問題場面の設定
2. ロールプレイ（予行演習）
3. 正のフィードバック（ほめる）
4. 矯正的なフィードバック（修正案）
5. 見本のロールプレイ（モデリング）
6. 新しい行動のロールプレイ（再演）
7. 正のフィードバック（ほめる）
8. 宿題の設定

図5 ● 実際の練習例

		〈例〉
1. 問題場面の設定	本人から練習したい課題を出してもらう	薬を飲んでいるためアルコールを飲めないのだが、友人からビールを勧められた ➡ 雰囲気を壊さず断る
2. 予行演習	本人がロールプレイで課題場面を実演	断ることに精一杯で、友人との間が気まずい雰囲気になる
3. ほめる	視線、声の大きさなど、対人技能で大切なポイントを押さえつつ、よかった点を必ずフィードバック	「相手の顔を見ながらきっぱり断っていた」
4. 修正案	どうしたらもっとよくなるか、改善点をメンバーやスタッフから提案	「"残念なのだけど" と気持ちを付け加え、ノンアルコールで付き合うことを提案する」
5. モデリング	メンバーのなかでスキルが高い人（場合によってはスタッフ）が、修正案を盛り込んだロールプレイを行う	「せっかく誘ってくれたのに残念なのだけど」と付け加えたうえで、アルコールを飲まないで付き合うことを提案
6. 再演	モデリングをふまえ、修正案を盛り込んだロールプレイを本人が再度行う	モデリング通り「せっかく誘ってくれたのに残念なのだけど」と伝えて断る
7. ほめる	再演に対し、よかった点をフィードバック	「相手に対する気遣いが感じられて、断られても嫌な気持ちがしなかったと思う」
8. 宿題の設定	練習したスキルを実際の生活場面で本人に使ってもらえるような設定にする。一般化とスキルの定着がねらい	本人が実際に断りたい場面で実践（なければ身近な人に協力してもらい架空の設定で）

2. 本人の実生活にかかわる課題を練習する

- 本人が自分の生活で使える技能、使いたい技能を練習することが重要である。あいさつが大切だからと皆で一律にあいさつの練習をしても、あまり効果は上がらない。
- 本人が自分の生活のなかで必要としている技能（友人や恋人をつくる、勧誘を断る、など）を取り上げることが、本人の意欲を高め、技能の般化を促進する。
- 本人にはまだハードルが高いと思われる課題でも、いったんはきちんと引き受け、そこから技能を細分化して（友達をつくりたいなら「まずはあいさつだよね」と勧めるなど）、よ

表1、図3，4，5の初出（一部改変）は、木村美枝子，宮本有紀作成. e-らぽーる（精神コメディカル支援サイト）「生活技能訓練（SST）の実際とその効果」https://www.e-rapport.jp/ebm/effect01/01.html

りハードルの低い実際的な技能の練習にもっていければ理想的である。

3．アセスメントを行う

- 漫然とSSTを行うのではなく、きちんと評価をしながら実施することが大切である。
- SST導入前にはSSTの適応であるか、SST導入後にはSSTの効果があるかを評価する。
- SSTは、統合失調症者の「生活障害」、すなわち、精神症状や認知機能障害によって生じる生活上の不自由を改善することを主として普及してきた。生活障害の原因はさまざまである。いくつかの視点を参考にしながら(**表2**)、何が不足しているのか、どこにどう介入していけばよいのか十分検討し、SSTのプランを立てていく。
- 評価についてはさまざまな尺度が存在するが、実際の臨床場面では、普段の行動観察で評価していくのが現実的と思われる。その際、自分たちの使いやすいチェックリストを作成してもよい。

（木村美枝子）

表2 ● SSTの視点

①疾患による認知・学習の障害が新たな技能獲得の妨げとなる。
②統合失調症は比較的若年で発病するため、生活経験が乏しく、生活技能を学習する機会が得られない。
③意欲低下や不安などの精神症状により、学習した技能が失われたり、発揮が妨げられる。
④施設に長くいたり、引きこもりの生活が続くことによって、技能を使用する機会が得られず、技能がさびついてしまう。

■文献

1. 安西信雄, 佐藤さやか：第6回SSTアンケート調査報告. SSTニューズレター　2003；15(3)：11-15.
2. 池淵恵美, 安西信雄：社会生活技能訓練と精神科リハビリテーション－認知的介入とエンパワメントへの展開. 臨床精神医学講座 第15巻 精神療法, 岩崎徹也他編, 中山書店, 東京, 2000：381-404.
3. 岩田和彦：SST普及協会認定講師研修会標準テキスト　SSTの講義の仕方, SST普及協会, 東京：11-32.
4. 日本精神衛生会編：精神保健シリーズ6 生活技能訓練演習 エクマン博士のワークショップ記録, 日本精神衛生会, 東京, 1991.
5. 西園昌久：わが国におけるSST発展への期待. SSTニューズレター　1995；7(3)：4-11.
6. R.P.Liberman, W.J.DeRisi, K.T.Mueser著, 池淵恵美監訳：精神障害者の生活技能訓練ガイドブック. 医学書院, 東京, 1992
7. SST普及協会編：SSTの進歩, 創造出版, 東京, 1998
8. 東大生活技能訓練研究会編：わかりやすい生活技能訓練. 金剛出版, 東京, 1995.

> リエゾン精神看護

コミュニケーション能力を高めるためのケア
コーチング

定義と概要

- コーチングとは、相手の自主性を引き出し、自発的な行動を促すコミュニケーション技術である。
- 主な目的は、相手が自分自身で目標を設定し、戦略を立て、行動できるように促していくことである。
- 自発的な行動を促すために一方通行ではなく、双方向のコミュニケーションが求められる。

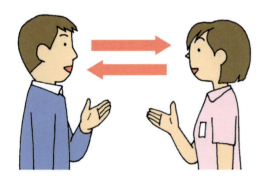

介入が必要な状況

- あらゆる患者に活用できるが、特に自発的な行動がとれない患者に用いるとよい。

介入の方法

- 基本的なコーチングのステップを図1に示す。

1．ステップ1：ゴールの決定

- ゴールがはっきりとイメージできるように、具体的に話してもらう。
    例）患　者「よくなったら退院したい」
    　　看護師「よくなったらとは、どういう感じのことですか？」
    　　患　者「身の回りのことが自分でできて、薬も言われなくても飲めること」
- ゴールは、数値化して測定できたり達成可能なものであること、現実的であること、期間の設定があることが大切である。

2．ステップ2：現状の把握

- 今の状況を詳しく聴いていく。状況をイメージできるように聴いていくとよい。
    例）「今、どのような状態ですか？」
    　　「ゴールに向けて、どんなことをしていますか？」

3．ステップ3：障害や強みの把握

- ゴールに向けて行動するにあたり、妨げとなることを挙げてもらう。

図1● コーチングのステップ

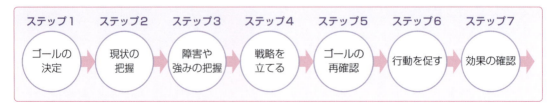

図2 ● コーチングに必要なコミュニケーションスキル

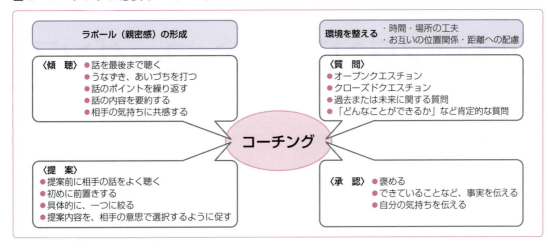

- ゴールに向かうのに助けとなる自分の能力、家族や友人、社会資源などを挙げてもらう。
  例）3か月後に職場復帰を目指しているうつ病患者
  ・障害について
  　看護師「ゴールの達成を妨げそうなこと（または心配なこと）は何ですか？」
  　患　者「朝、憂うつ感が強くて、決まった時間に起きられないことです」
  ・強みについて
  　看護師「どのような人があなたを助けてくれると思いますか？」
  　患　者「妻ですね。病気に対して理解してくれています」

4．ステップ4：戦略を立てる
- 実現可能な具体的行動を起こすための方法を引き出す。
  例）「どうすればそれができると思いますか？」
  　「誰に協力してもらうといいですか？」
  　「これまで似たようなことに出会ったとき、どうするとうまくいきましたか？」

5．ステップ5：ゴールの再確認
- ゴールできたときの自分をイメージしてもらう。
  例）「ゴールできたとき、どんな自分の姿が想像できますか？」

6．ステップ6：行動を促す
- いつまでに何をどのようにするか、行動後の報告はどうするか、などを確認する。
  例）「何から始めますか？」
  　「いつ始めますか？」
  　「いつその結果を教えていただけますか？」

7．ステップ7：効果の確認
- コーチングをしてどうだったかを、本人からフィードバックしてもらう。
- 本人は話すことで、自分のこれから実行する行動についてもう一度確認できる。
  例）「ここまで話してみて、どうですか？ 今、どんな気持ちですか？」
  　「うまくやれそうですか？ 何か心配なことはありますか？」

8．コーチングに必要なコミュニケーションスキル
- 「ラポールの形成」「環境を整える」「傾聴」「質問」「承認」「提案」など（図2）。

（岡田佳詠）

■文献
1．柳澤厚生：ナースのためのコーチング活用術．医学書院，東京，2003．

リエゾン精神看護

コミュニケーション能力を高めるためのケア
アドヒアランスとコンコーダンス

背景にある考え

- アドヒアランスとコンコーダンスは、受療行動に関する概念である。通院や服薬や入院医療の必要性を、医療者が考えるか当事者が考えるかによって、重視する概念が異なる。医療にまつわる行動に対する考え方について、コンプライアンスとともに紹介する。

1．コンプライアンス

- コンプライアンス（compliance）は日本語で「遵守」と訳されることが多く、「（命令・要求などに）従うこと」「法律や道徳を守ること」といった意味をもつ。医療の分野では、患者が医師の処方箋や治療指示に従い、規律として守ることを指す。逆に看護診断の「ノンコンプライアンス」は医師の指示通りに治療が進まない（服薬を拒否しているなど）という意味になる。
- 精神科救急や自傷他害行為の発生時などには、患者の意思を尊重するよりも生命や生活の安定を図る必要があり、治療の最終責任者である医師に患者の権利（自己決定権）をゆだねる。

2．アドヒアランス

- アドヒアランス（adherence）は、辞書的には「（精神的）粘り強さ、執着、（信念などへの）支持」などと訳され、医療の分野では、治療方針の決定について患者自身が積極的に参加し、その決定に沿って治療を受けることを意味している。患者が自身の病気を理解し、治療に対しても主体的にかかわることで、より高い治療効果が期待できる。
- アドヒアランスの考え方が特に有益な領域は、心理的受け入れが難しい疾患（例えばエイズ、糖尿病、精神疾患）である。心理教育および健康教育によって疾病に対する理解を促進しながら、必要な治療について患者自身の理解を促し、患者自分の意思で服薬や健康行動を継続していくことが長期的予後を良好に保つことへつながる。
- 健康行動を医師の「命令・法令」とすることが不自然であることから、服薬や治療行動へ

表1 ● 患者の受療行動に関する概念の特徴

	コンプライアンス compliance （遵守）	アドヒアランス adherence （やりぬく意思）	コンコーダンス concordance （調和・一致）
意味合い	医師などの権威者による治療方針をチームで遵守し、患者も医師の指示どおりに実行すること	重症化を予防する必要のある疾病について、患者が疾病や自身を理解して治療に積極的に参加する	患者（当事者）の価値観やライフスタイルにあった保健行動の合意形成
重視される領域	救急・急性期	2次予防 疾病教育	1次予防・3次予防 回復期医療
重視される価値	生命や生活の維持 医療者および支援者の治療的専門性	重症化予防（社会善としての保健医療）	意思決定の主体としての当事者 医療者の協働的専門性

の患者の参加に対してアドヒアランスという呼び方をしている。

3. コンコーダンス

- コンコーダンス(concordance)とは、「調和」「一致」などの意味をもつ言葉であり、回復期や地域生活に重要な用語である。健康行動や治療内容と、当事者の価値観やライフスタイルとが一致していることを指し、継続した健康行動につながる概念であると考えられている。
- 現代では、慢性疾患への治療には多様な選択肢が存在するため、健康行動や服薬行動の選択を反映した概念を必要とするようになった。
- 例えば統合失調症患者の治療薬は少なくとも7種類以上あり、投与(服用)の方法や服用回数、服用方法(持続性注射剤など)の選択肢がある。精神症状の緩和効果はいずれの薬剤も期待できるので、治療薬の選択にはその患者のライフスタイルや、回避したい副作用への価値観が大きく反映される。
- 処方箋を書くという行為の主体は医師であるが、薬を飲むという行為の主体が患者であることをより重要視して、患者の考えを重視した対話を行う必要がある、という考えが基盤にある。

援助の方法

- アドヒアランス・コンコーダンスの概念を実践に生かすには、具体的なコミュニケーションの工夫が必要である。例えば、入院中に服薬の自己管理が開始される患者に言葉をかける場合には、自己管理する自信があるかどうかのアセスメント、協働や支持の表明などを行うことが望ましい。
- このとき、閉じた質問ではコンプライアンス志向の質問になりがちなので、得点化の質問で自信を聞いたり、開いた質問で心配を聞いたりするなどの工夫ができる(**表2**)。このように、患者と調和した関係を構築するための面接技術を活用すると実践に生かすことができる。

援助の留意点

- コンコーダンスの概念は、主体的な意思決定とそれに基づく適切な責任の発生を尊重している概念であり、リカバリー(回復)やエンパワメントの概念と近しい関係にある。
- コンコーダンスは関係性を重視する概念である。対立しそうな場面では意見の一致を見出すことや、相互の尊重(一方的なお客様主義でもない)に基盤がある。

(安保寛明)

■文献
1. 安保寛明, 武藤教志:コンコーダンス 患者の気持ちに寄り添うためのスキル21. 医学書院, 東京, 2010.
2. J. A. Muir Gray著, 斉尾武郎監訳:患者は何でも知っている EBM時代の医師と患者. 中山書店, 東京, 2004.
3. 吉尾隆:アドヒアランスを高めるための薬剤師の役割-医師との連携を中心に. Schizophrenia Frontier 2006;7(3):29-34.

表2 ● 服薬自己管理の開始にあたっての言葉かけの例

背景にある考え	質問例	伝わる意味
コンプライアンス志向	自己管理を始めますが、飲み忘れはしませんよね?	自己管理を成功させるのは当然であり、飲み忘れは「失敗」だ
アドヒアランス志向	自己管理を始めますが、どれくらい自信がありますか?	自己管理ができるかどうかに関心を向ける必要がある
コンコーダンス志向	自己管理を始めるにあたり、どんな心配事がありますか?	心配事の存在はよくある事項であり、協働によって緩和・解決することができる

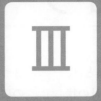

事例でみる
精神看護の展開

精神科看護の展開
リエゾン精神看護の展開

事例でみる精神看護の展開

精神科看護の展開

[事例展開の前提として]
バイオ・サイコ・ソーシャルモデル

- WHO憲章ではその序文において「健康とは、完全な肉体的、精神的および社会的福祉の状態であり、単に疾病または病弱の存在しないことではない」と定義している(厚生労働省訳)。これは平易に言い換えると、「健康とは、病気でないとか、弱っていないということではなく、肉体的にも、精神的にも、そして社会的にも、すべてが満たされた状態にあること」(日本WHO協会訳)であり、すべての保健医療福祉に携わる者は、支援対象者の「病気」のみに着目するのではなく、疾患を抱えている「人」の「からだ」「こころ」「くらし」を総合的にバランスよくアセスメントし、真に必要とされる全人的医療やケアを提供する必要がある。
- バイオ・サイコ・ソーシャルモデル(biopsychosocial model、以下BPSモデル)は、「健康な状態は、生物学的、心理学的、社会文化的な要因による複雑な相互作用によってもたらされる」ということを前提にした、多くの学問分野にまたがるモデルであり、精神科医であるエンゲルによって1977年に提唱された、人間の行動や疾患に対する総合的、包括的なアプローチである。

精神科看護とBPSモデル

- 現代の精神科看護技術は、生物学的・心理学的・社会学的なアプローチによって得られた多くの研究成果を基盤に、それらを臨床応用する形で日々の実践に用いている。BPSモデルは精神科臨床において、精神疾患や感情の問題を抱えている人に関する情報を、これら3つの領域の理論や知識に基づいて整理するのに最適であり、偏りなく全人的に、より深く、そして正確に理解することができ、精神症状が活発な急性期からリハビリテーション期、地域における生活支援やケアマネジメントまで一貫して用いることができる。
- BPSモデルは、生物学的(バイオ／からだ)・心理学的(サイコ／こころ)・社会文化的(ソーシャル／くらし)の3つの領域で構成されている。それぞれの領域は、独立した理論や知識に基づいているが、他の領域とも相互に作用し合い、相互に依存し合っている(図1)。以下、各領域の構成要素について説明していく。

1. 生物学的領域(バイオ／からだ)

- 生物学的領域は、精神疾患や障がいに関する内容だけではなく、他の身体疾患を含むすべての疾患や健康問題に関する生物学的な情報で構成される。多くの精神疾患において生理学的な変性が認められることはすでに明らかになっており、生物学的領域にはそれらに基づくと考えられる精神疾患の陽性症状や陰性症状、生理学的な各種検査の指標、薬物療法の内容および副作用を含む精神および身体への影響が含まれている。
- 例えば、統合失調症などの思考障害を抱えている人は、急性期を中心として特徴的な行動や言動をすることがあるが、BPSモデルにおいては、基本的に心理学的ではなく生物学的に解釈する。
- また、栄養状況(食事や水分の摂取状況、栄養状態など)、睡眠状況(睡眠時間、入眠困難や睡眠維持困難などの状況)、活動状況、お

図1 ● バイオ・サイコ・ソーシャルモデルの概念図

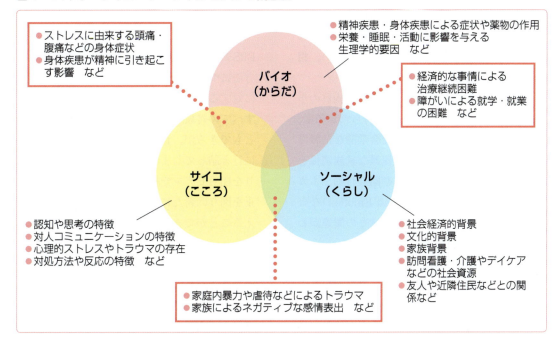

よびこれらに影響を与えていると考えられる生理学的な要因も、この生物学的領域に含まれる。
- この領域への介入は、対象者本人の認識や意向を十分に確認しつつ、精神症状や薬物療法についてであれば医師や薬剤師と、活動状況や生活技術であれば作業療法士（OT）と、栄養状況であれば栄養士といった他職種と協働して行うことが望ましい。

2. 心理学的領域（サイコ／こころ）

- 心理学的領域は、対象者の認知や思考の特徴、対人関係コミュニケーション上の特徴、心理的ストレスやトラウマの存在、およびその対処方法や反応の特徴などの心理学的な特性やプロセスで構成されており、生物学的領域で述べたような精神症状発現のきっかけとなる場合や、精神症状の表れ方、程度や頻度にも影響を与えていることもある。また、ストレスに対する反応として頭痛や腹痛などの身体症状が表れていることや、逆に、悪性腫瘍などの身体疾患の状態が心理学的な問題を引き起こしていることも多い。

- そのような場合は生物学的領域との相互関係がわかりやすいように、矢印を付けておく、境界領域に配置する、などで整理しておくと理解がしやすい。
- 現代の精神科看護技術として多く用いられている精神分析や認知行動療法に基づいた介入方法、患者本人や家族に対する心理教育などは、心理学的な理論や技法を基盤とし、看護学において応用した構成となっていることが多い。
- 看護師は地域生活や入院中における日常生活を支援し、あらゆる日常生活行動の場面に心理学的な理論や技法を応用することができる職種であるため、臨床心理士（CP）や医師などと協働し、その活用が期待されている。また、精神疾患に対する受容や生きづらさ、退院への不安などに対する情緒的な支援は、ピアサポーターとの協働も効果的である。

3. 社会文化的領域（ソーシャル／くらし）

- 社会文化的領域には、社会経済的背景（学歴、職歴、収入、婚姻、居住など）、文化的背景（生活習慣、食習慣、宗教・信仰など）、家族背

景(家族構成、同居の有無、経済関係など)、友人や近隣住民との関係などの情報で構成され、これら社会文化的領域の情報も、上述した他の2領域と同様に相互に作用し合い、相互に依存し合っている。

- 例えば、対象者をサポートできる家族員の年齢や職業、居住地、サポートが得られる頻度、経済的関係などは代表的な社会学的情報であるが、家庭内暴力などの複雑な家族関係を背景としたトラウマの存在や回避行動、ネガティブな感情表出(Expressed Emotion)などが認められれば、心理学的領域との関連がわかるように整理しておくとよい。
- この領域への介入も、まずは対象者本人の認識や意向を最大限に尊重し、精神保健福祉士(PSW)や行政サービスなどの地域生活を支えるさまざまな支援者を巻き込んだ協働に加え、家族や近隣住民といったインフォーマルな資源も視野に入れて実践を行うことが望ましい。

臨床実践への適用

- BPSモデルの臨床実践における具体的な運用方法については、次ページ以降の各疾患事例に対する解説を参照されたい。BPSモデルはすべての対象者に対して日常的に使用することもできるが、複雑に絡み合った課題の解決に行き詰ってしまった場合などに、視点の偏りをBPSモデルで視覚化することによって是正を図り、新たに全人的な視点で対象者を捉えることができるようになる有益なツールである。
- また、対象者の情報を包括的に整理することができるため、多職種チームにおいても活用がしやすいのが特徴であり、入院中のケア、地域生活支援などさまざまな場面での活用が期待される。

(木戸芳史)

■文献
1. Engel GL. The need for a new medical model: a challenge for biomedicine. Science. 1977;196(4286), 129-136.
2. Engel GL. The clinical application of the biopsychosocial model. Am J Psychiatry 1980;137(5), 535-544.

事例でみる精神看護の展開

精神科看護の展開

統合失調症

事例の展開

Aさん、女性、26歳

身長158cm　体重45kg
診 断 名：統合失調症
入院形態：医療保護入院
入 院 日：X年11月
経済状況：教員として働いており、貯蓄あり
家族構成：父（同居）、母（同居）、妹

生育・生活歴

　Aさんは東京で生まれ育った。2人姉妹の第1子。おとなしく、「手のかからない子」だった。友人は少ないが、親友はいた。絵が好きで、卒業アルバムの表紙を描くなどしていた。
　中学卒業後、画家になるため著名な画家に弟子入りしたいと主張した。しかし、両親の説得により高校に進学した。高校卒業後の進学は希望せず、自宅で絵を描いたり、母親の手伝いをしたりして1年間過ごした。その後、今後の生活を心配した両親の強い勧めがあり、教師を目指して予備校に通い始め、公立大学へ進学した。大学生活では、美術サークルには熱心に参加したが、勉強にはあまり積極的ではなかった。
　大学卒業後、自宅近くの中学校に美術の教師として就職した。仕事はとても忙しく、帰宅が深夜に及ぶこともあった。休日は、好きだった絵画にも関心を向けず、何もしないで家にいることが多くなった。
　この1～2年の間、友だちとのつきあいはまったくなくなった。また半年前より、自宅で明け方までパソコンに向かっていることも多くなり、そのため仕事に行くこともできず休職することになった。両親は疲れているためであると考えていた。

入院までの経過

　X年10月初めごろから、「自宅に核兵器が打ち込まれる、マイクロチップが入っているので言おうとしていることがわかってしまう」などおびえるように両親へ訴え始める。
　食事をとることも少なくなったが、水分はペットボトルの飲料でとっていた。また次第に、近隣を昼夜問わずはだしで歩き回るようになる。歩きすぎで足の皮がむけてしまい、皮をむしりながら自分で足の爪をはがしてしまうこともあった。これらを見た両親が心配になり、翌日、精神科病院に両親同伴で向かう。病院へ向かう車中では、母親に対して「あなたは親じゃありません、ソルジャーだ」と言ったり、父親に「私をいくらで売ったの？」と問うたりするなど奇異な言動があり、著しくおびえていた。病院にて入院を勧められるが、必要ないと拒否した。
　医師は繰り返しAさんと両親に入院の説明を行った後、両親の同意もあり、医療保護入院となった。

統合失調症は、疾患の特性から自分が病気であることを認識するのが困難であり、また食事や排泄、清潔といった基本的な生活行動や人とつきあうことにおいても障害をもたらす疾患である。そのため、患者の思いや気持ちに配慮し、症状の改善だけではなく生活全般の支援を安心できる治療関係のなかで行い、疾患の理解を深めて、うまく病気とつきあう方法を得られるようなかかわりが必要となる。

ここでは、急性期にある統合失調症の幻覚妄想状態にある事例をもとに、看護の展開を示していく。

1．入院後の状態

入院時のAさんは、おびえた表情で看護師が近寄ることを怖がった。言葉を発することはほとんどなく、「怖い」「やめて」と小声で言うのみであった。医師の指示により、入院から5日間は隔離室を使用することになった。

また、脱水と食事量の低下により栄養状態に変調があったため、点滴を施行した。入院3日目より、食事を全部摂取することはできないが、次第に袋に入ったパンや密封包装されている栄養補助飲料、ペットボトルに入った飲み物は摂取できるようになった。そのため、脱水と栄養状態が改善したため、点滴は終了となった。また、夜間の睡眠も得られ、「よく眠れた」と話すようになった。

2．隔離が終了し、入院1週間目以降の状態

医師の指示にて隔離が終了した後、Aさんは個室で入院生活を送っている。入院1週目ごろより、Aさんは「自分は病気ではない」と話すようになり、ときどき、薬を飲まないこともあった。

Aさんには、1日6mgのリスペリドンが処方されていた。また、眠気を強く感じたり、手や足がそわそわすると話し、抗精神病薬の副作用が認められた。とても苦痛な様子で、表情もさえなかった。

食事は病室で摂取しており、「誰かにねらわれて、食べ物に劇薬が入っている気がする」と言い、紙パック入りの飲み物や包装されたパン、カップラーメンのみを摂取していた。

また、パジャマを着て病室内で一日を過ごし、ベッドで臥床していることが多くみられた。病室外に出るのは、トイレに行くときや、看護師に用事があるためナースステーションに来るときに限られていた。入浴も自らすすんで行うことはなく、看護師が付き添うなかで行うことが多かった。病室にいるとき、看護師や面会に来た両親と話をするときは穏やかな笑顔をみせるが、廊下で見知らぬ人とすれ違うときや検査に行くときなどは緊張した表情であり、身を縮めるような姿勢で歩いている。

アセスメントの視点

統合失調症のどのような症状がみられ、Aさんの日常生活に影響があるのかを把握するために、精神状態とセルフケアのアセスメントを行う。その結果から必要な看護援助を導き出す。

1．精神状態のアセスメント（表1）

Aさんの精神状態を、「外観（外見・行動・態度）」「会話」「気分・感情」「思考」「知覚」「認知」の項目に従ってアセスメントする。

Aさんの特徴的な症状は、現実的ではない被害的な言動があることから、思考の内容に障害がある（被害）妄想状態だと理解できる。あるいは、実際の事実がないのに何かを感じている、知覚していることから、何らかの幻覚がある可能性も考えられる。これらのことから、Aさんは統合失調症の幻覚妄想状態にあると考えられる。

また、Aさんは自分に起こっていることを病気の症状であると認め、理解することができず、自分自身のために適切な配慮や判断をすることができない精神状態である。疾患の認識が不十分であり、現実検討能力の低下により入院の必要性を判断できない。生命維持にも影響するよ

表1 ● 精神状態のアセスメント

精神状態	アセスメント
外観 （外見・行動・態度）	● 小柄な、細身の体形である ● 寝衣を常に着用しているが、清潔さはある ● 病室にて一人で過ごしているときは、表情はよい ● 病室外に出ると表情がかたく、緊張している ● 動作も緩慢で、かがみこむような前傾姿勢で歩行する
会話	● 発語は少なく小声で、声のトーンも低い ● 疎通はよく、話の理解、集中力もある ● 言葉はバラエティーがあり、一貫したまとまりをもった話をすることができる
気分・感情	● 食事時や病室外に出るときは表情が暗く、緊張した印象である ● おびえているようにもみえ、時折、「怖いんです」と話すが、強い恐怖感ではないと話す ● 医療スタッフや両親とかかわるときには、安心したような笑顔がみられることが多い
思考	● 順序だてて一貫した内容で考えることができ、思考形式には問題がない ● 「狙われている」「毒が入っている」といった現実的でない発言があることから、思考内容に障害があり、被害関係妄想として現れている
知覚	● はっきりとした行動としては見られないが、「毒が入っている」との発言や周囲の環境に物理的距離をとる態度がある ● 何かしらの幻覚がある可能性があり、特に幻味・幻臭、体感幻覚などの存在は否定できない
認知	● 意識清明で、一定である。見当識の問題はなし、集中力あり、記憶の問題なし、簡単な計算は可能である ● 幻覚妄想により自傷のリスクもあったが、入院治療、薬物療法の必要性を認めてはいない ● 病識もなく、病気であるという認識もないことから、現在の状況や自分の状態を知り、必要なことは何かを適切に判断することは十分にできない

うな入院時の状態と入院1週間目以降の状態は、幻覚妄想状態は変わらないが、看護師や両親などとかかわることが可能となり、人とかかわる恐怖・不安感は部分的に消失している。このことから、Aさんの精神状態は急性期の重症状態から、徐々に回復してきている状態と考えられる。

2. セルフケアのアセスメント（表2）

統合失調症の幻覚妄想状態にあるAさんのセルフケアの状態を、「空気・水・食物」「排泄」「個人衛生」「活動と休息」「孤独とつきあい」「安全を保つ能力」の6項目に沿ってアセスメントをする。

幻覚妄想状態であるAさんは、食べ物に毒が入っているという被毒妄想があるために摂取可能な食物が限られている。そのため、身体症状（脱水、栄養状態の変調）が出現したと考えられる。身体状態が改善したのは、点滴の効果だけではなく、食物や水分の内容、摂取方法の選択を行っているためだと考えられる。また摂取できるようになったのは、Aさんが看護師や両親を被害的な妄想の対象とはせず信頼していること、その人から安全だと思われる食事を提供されたためであるとも考えられる。

被害的な幻覚妄想のあるAさんは、入院環境自体にも不安や恐怖感をもち、人と安心してつきあうことができない。病室外で行う清潔などにも看護師の見守りが必要な状態である。Aさんは、限られた安心できる人のサポートがあるなかで基本的な生活行動がとれるため、食事や清潔、排泄などの基本的生活行動を維持するには、Aさんが「大丈夫だ」と思える人に行動の支援を受けることが必要であると考えられる。

また、Aさんには自分が病気であるという認識がないため、服薬を中断してしまう危険性が

表2 ● セルフケアのアセスメント

セルフケア	アセスメント
空気・水・食物	● 呼吸は静かで安定しており、喫煙していない。呼吸器疾患・皮膚疾患の既往なし ● 食欲はあり、嚥下良好。口腔内の疾患なし。経口摂取動作には問題がなく、順序だてて行うことができる。消化器疾患の既往はない ● 被毒妄想があり、摂取可能な食事内容は限定される。バランスよい栄養がとれず、栄養状態に変調をきたすリスク、水分摂取状態が安定しない危険性はある
排泄	● 病室外のトイレを使用するときにはややおびえる動作があり、トイレまで行くことに時間を要するが、排泄行動には問題はない。In・Outバランスは保たれている ● 排便は2日に1回あり、腹部状態問題なし ● 病室外に出ることは少なく、活動量が減少しているため、さらに水分・食事摂取量が減少することが重なれば便秘のリスクは高くなると考えられる
個人衛生	● バイタルサインは安定 ● 足指の爪に外傷はあるが、疼痛なく消毒等の処置にも協力的である ● その他、身体的な症状はなく、疲労感の訴えもなし ● 病室外に出ることに不安があり、看護師と同伴でないと移動できないため支持が必要である ● 入浴、清潔動作は問題ない ● 更衣・整容は、病室内で自発的に行うが、衣類の選択には関心はない。寝衣で一日を過ごしている。日中と夜間の衣類が選択できるようになることも必要だろう
活動と休息	● 多くの時間を病室内で臥床しているが、深く入眠はせず、覚醒している。眠気なし ● 臥床しているときは、ほとんど体動なく、活動量は少ない ● 夜間は22時頃に入眠し、7時30分頃に覚醒する。中途覚醒なし。熟眠感あり ● 動作には問題はない ● 以前は余暇活動ができ関心もあったが、現在は活動への意欲はない
孤独とつきあい	● 交流があるのは、医療スタッフや面会に来る両親のみに限定されている ● 一人で過ごしていることが多い ● 人のなかでは警戒していることから、周囲に対する被害関係妄想が存在し、安心した対人交流が限定されていると考えられる
安全を保つ能力	● 幻覚妄想に影響された危険行動(はだしで歩くなど)はなく、身体へ配慮することができている ● 入院治療、薬物療法の必要性は認めてはおらず、病識もないため、安定した服薬・治療継続をしていくことは困難であると思われる ● 生活上の変化やストレスには効果的に対処できず、我慢や引きこもる傾向がある ● 家族は見守っていることが多い ● 初めての精神科への入院であり、本人、家族とも疾患と治療に対する知識に乏しいと考えられ、状態が悪くなったときに適切な対処を効果的に行えない可能性がある。家族を含めた、安全な自宅生活を目指した教育的なアプローチが必要である

あると考えられる。幻覚妄想状態が増悪してしまわないためにも、Aさんの希望を取り入れながら、病気とうまくつきあう方法について情報提供をしたり、ともに考えたりする援助が必要だと思われる。

看護の実際と留意点

アセスメント結果をもとに、具体的に必要なケアを導き出してみる。

図3 ● 幻覚妄想状態にある患者に対するケアのポイント

Aさんの状態
- 食事に関連した妄想があり、食事量が少ない
- 食べられる物と食べられない物がある
- 食事の提供方法によって食事ができる

- 周囲の環境に対して不安、恐怖感があり、入院生活を安心して送ることができない。看護師あるいは家族が付き添わないと行動できない
- 環境の調整をうまく行うことができない

- 病気だという認識がない
- 薬の必要性が理解できない、また薬物の効果がわからない
- 精神科への初めての入院、治療である

ケアのポイント

基本的な日常生活への援助
- 身体面の安全を確保する
- 無理をせず、タイミングをはかる
- 実行可能な方法を一緒に検討する

病気とうまくつきあうための援助
- 今までの生活を一緒に振り返る
- 入院・治療した事での変化を肯定的に伝える
- 疾患・治療・看護に関する説明を行う

安心で安全な環境をつくる
- 看護者との信頼関係の構築
- 侵入的にならない距離をとる
- 音や光、人などの環境調整
- 話に耳を傾け、気持をくみ取る

ケアプラン1

目標 食事を安全だと理解し、安心してバランスよく栄養摂取することができる

①食事方法、食べ物に対する思いをよく聞く
- 今までの食生活をどのように思っているのかをよく聞く。
- 食べられないことを責めたり、励ましや努力で摂取することを促さず、食べられない思いやつらさをねぎらう。
- どのようにしたらバランスよく食事を選び、摂取ができると考えているのかを確認する。
- 食べることができたときは、ポジティブな評価を返す。

②食べられる物を確実に摂取できるように勧める
- 食べることを強くは勧めず、強制はしない。
- 食物や摂取方法を好みのものにする。
- 一緒に調理する、買い物に行くなど、食べられる物を獲得する方法を提示する。
- 食事の提供、補食を勧めるときには、時間や場所のタイミングをはかる（頻回に食事を勧めない）。
- 食事をする環境を整える（例：静かな安心できる病室に配膳する。ナースステーションで、看護師が見守るなかで摂取する）。

③安全な食事であることを示し、説明する
- 信頼関係のある看護師などが試食をして、安全な食事であることを示す。
- 他の人々が同じ食事内容を摂取しているところを見てもらう。
- 病院は安全なところで、食事も安全なものを提供していることを伝える。

■ 食事について気軽に話し合える関係にあることが前提である。
■ 食べてもらいたいと思って食事のことばかりが話題の中心になると、患者を焦らせることにもつながる。ときには、食事のことから現実的で楽しめることに話題の焦点を変えることも必要であり、病的体験の意識を軽減することにつながる。

ケアプラン2

目標 安心して基本的な日常生活行動や他者との交流を行うことができる

①安心して日常生活行動ができるように、環境を調整する
- 幻覚妄想を助長する環境因子、また幻覚妄想

による行動の意味を理解する。
- 行動を円滑にとるために、可能であればその刺激となる因子を除去する（例：テレビの音が刺激となっているときは、テレビから離れるようにする、または電源が入っていないときにその前を通るようにする）。
- 安心でき、安全と感じられる病室に整える（例：ナースステーションに近い病室や、個室にする）。
- 看護師の名前や役割（例：Aさんのお手伝いにきた）を説明することで、人的にも安全、支持的な場であることを示す。

②行動に付き添う
- 病室外に出るとき、「一緒にやってみましょう」と声をかけて、日常生活行動をともに行う。
- 行動時は、「見守っているから大丈夫である、心配ない」ということを伝え、安全の保証を示す。
- 付き添いや見守るときには、適度な距離をとり、許可なく身体に触れない。
- 幻覚妄想にとらわれず、行動に集中できるように、適宜声をかける。

■ 患者は臭いや音、色など、さまざまなことに敏感に反応する。患者が、疾患の症状により不安や恐怖に陥りやすい状況をよく理解し、侵入的にならないかかわり方が必要である。

ケアプラン3
目標 統合失調症とうまくつき合う方法を身につける

①生活方法を一緒に計画する
- 入院前から現在までの生活状況を振り返ることで、自己洞察を促す。
- 入院して変化したこと、改善したことに着目して、自信がもてるようなポジティブな評価を行う。
- 今までの振り返りをもとに、退院後どのように生活したいのか希望を聞き、希望する生活方法を一緒に計画する。
- 医師や家族と協力して、計画した退院後の生活を、外泊や外出などで練習してみる。

②疾患・治療の知識や情報を提供する
- 医師と協力して、疾患の知識や情報、状態、回復状況をAさんと家族へ提供する。
- 家族の状況や思い、Aさんを受け入れる準備状態を理解したうえで、Aさんの入院中の過ごし方や退院後のAさんとの生活での注意点を説明する。
- 地域の社会資源に関する情報を提供する。
- 説明の内容でわからないことや理解できないことなどを患者・家族に確認する。

③服薬指導を行う
- 服薬に関する思いや考えをよく聞く。
- 服薬を強く勧めず、強制しない。
- 薬物療法を受けたときは、ポジティブな評価を返す。
- 副作用について説明し、症状が生じたときは医師と相談しながら早急に軽減を図る。

（大橋明子）

■ 文献
1. 阿保順子編，急性期精神科看護研究会：統合失調症急性期看護マニュアル．すぴか書房，埼玉，2004
2. Judith M.Schultz, Sheila Dark Vdebeck著，田崎博一，阿保順子監訳：看護診断にもとづく精神看護ケアプラン．医学書院，東京，1994
3. 金城祥教：32妄想．精神障害者のクリニカルケア 症状の特徴とケアプラン，川野雅資編著，メヂカルフレンド社，東京，1998：312-323.

事例でみる精神看護の展開

精神科看護の展開

うつ病・躁うつ病

事例の展開

B氏、男性、38歳

診 断 名：躁うつ病
職　　業：営業職
家族構成：妻、長男、長女

入院までの経過

　B氏は2年前、営業職に異動になってから残業が増え、帰宅が深夜になることがたびたびあった。また売り上げの伸び悩みから眠れない日が続き、次第に食欲低下、考えのまとまりのなさ、気分の落ち込みなどがひどくなった。近医を受診し、うつ状態とのことから抗うつ薬を処方されたが、その後躁転し、躁うつ病と診断されて炭酸リチウムを服用していた。しかし数週間前、職場の上司とトラブルがあり、不眠に陥り「自分は家族に迷惑をかけているだけだ。生きていても仕方がない」という自殺念慮も出現したことから、本人の希望で入院することになった。

現在の状態

　入院1か月が経過し、自殺念慮はみられなくなっている。日常生活面では、食欲が徐々に回復し全量食べられるようになった。また睡眠は睡眠薬を服用することでとれている。しかしおっくう感があり、入浴は毎日できず、週に2回入るのがやっとである。洗面や歯磨きは、1日1回行っているが、行動に移すまでに時間がかかる。また、新聞やテレビを見ても内容が頭に入らず、ほとんど臥床して過ごしている。仕事に対する焦りや経済面での不安が強く、日中落ち着かないときは、廊下をうろうろと歩き回ったり、何度も母親に電話をして、「早く仕事に戻らないと、みんなに取り残されるに違いない」「働かなくては家族を路頭に迷わせてしまう」と訴える。現在、炭酸リチウムと睡眠薬を服用している。
　妻は子どもが小さいことから10日に一度面会にくる程度で、B氏はそのときもほとんど自分の病状については話さず、妻の育児の相談にのるようにしている。

アセスメントの視点

1. 日常生活行動について

　B氏には精神運動制止、すなわち、入浴や洗面、歯磨きなどの日常生活行動への抑制、さらに新聞やテレビなどの内容が頭に入らないなど、思考面への抑制がみられる。本人はしなければならないとわかっていても、できない状態であるため、けっして急がず、無理をしないでゆっくりとできる範囲を広げていく働きかけが必要である。

　また落ち着かず廊下を歩き回ったり、母親に何度も電話をして、仕事への焦りや経済面での不安を訴えている。この焦りや不安という気分、また廊下を歩き回る、何度も電話をかけるという行動には、「早く仕事に戻らないと、みんなに取り残されるに違いない」「働かなくては家族を路頭に迷わせてしまう」というB氏の悲観的で非適応的なものの見方・考え方(認知)が影響していると考えられる。

　このものの見方・考え方をB氏と一緒に調べ、バランスのとれた考え方に変えることで、気分や行動を改善することが可能である。

　そのほか、入院時に比べて自殺念慮はおさまっているが、不安や焦燥感が強く、落ち着きのない行動をとっていることから、自殺の可能性を視野に入れながらかかわることが大切である。

　また、母親には自分の不安や焦りを表出できるが、妻には病状などを話さず、逆に育児の相談にのっている状況である。「働かなくては家族を路頭に迷わせてしまう」という言葉も聞かれることから、夫あるいは一家の大黒柱としての役割意識が強く、弱みを見せられない面があると考えられる。今後の病状の安定、再発予防などを考えると、家族関係の調整も必要であろう。

2. 服薬について

　最後に、服薬状況、薬物の効果の程度、副作用の有無などの観察、服薬継続のための働きかけは、急性期・維持期等の時期にかかわらず、大変重要である。特に急性期の場合、十分な休養と同時に、これらが看護の中心を占める。患者のなかには、「薬は体によくないから」「周囲に精神科の薬を飲んでいることを知られたくない」「副作用が出るから」など、さまざまな理由で服薬を自己中断する人がいるため、薬物療法が躁うつ病の回復に非常に重要であること、服用している薬の作用・副作用などを説明すると同時に、服薬に関する困り事などの相談に乗ることが大切である。

　B氏の場合、現時点では特に服薬中断などはみられないが、効果の程度と同時に、服薬状況や副作用の観察は継続して行う必要がある。炭酸リチウムは有効血中濃度と中毒を生じる血中濃度が近く、過剰投与により中毒を起こすことがあるので、血清リチウム濃度を定期的に測定することが重要である。有効血中濃度は0.4〜1.2mEq/Lであることを確認し、用量を調節する。リチウム中毒では食欲低下、嘔気、嘔吐などの消化器症状、振戦、傾眠などの中枢神経症状、発熱などを示すので、注意して観察する。

　また、B氏と薬の効果や副作用などについて定期的に話す機会を設け、B氏の効果の実感、服用に対する思い、心配事などを聴き、解決策をともに考えていくことが大切である。場合によっては、薬剤師と協働することも必要である。

看護の実際と留意点

　上記のアセスメントのうち、以下の2点について、具体的な看護介入について述べる(自殺念慮に関する介入については他稿に譲る)。

1. 日常生活行動の範囲が拡大できること

　主に、入浴や洗面、歯磨きなどについて介入することが必要であるが、その前におっくう感と実際の活動状況について調べることが必要である。

表1 ● 活動記録表の例

時間	○月○日(月)	○月○日(火)	…	○月○日(土)	○月○日(日)
午前6～7時	起床(90)	起床(80)	…	起床(70)	起床(70)
午前7～8時	臥床(80)	洗面(70)	…	朝食(65)	朝食(60)
⋮	⋮	⋮	⋮	⋮	⋮
午後2～3時	昼食(60)	音楽鑑賞(45)	…	廊下の往復(30)	電話(30)
午後3～4時	臥床(60)	入浴(40)	…	電話(30)	散歩(30)
⋮	⋮	⋮	⋮	⋮	⋮
午後9～10時	就寝(30)	就寝(20)	…	就寝(20)	就寝(20)

＊活動内容と、そのときのおっくう感の程度を点数(0～100)で書き込む。

①おっくう感の強さと活動状態を調べる

午前のほうが午後よりもおっくう感が強いこと(日内変動)が通常だが、B氏の場合は、特に1日の時間帯のうち、どこが強く、また逆に強くないのか、さらに1週間を通してみた場合はどうかなどを調べる。例えば、**表1**のような1週間の活動記録表に、実際に活動したこと、そのときのおっくう感の程度を、B氏と一緒に1時間単位で記録し、どんなパターンがあるか、どの時間帯なら活動できそうかを調べるとよい。ここで得られたことは、活動を広げるときのきっかけになるだけでなく、すでにB氏が活動できていることを確認するうえでも役立つ。

活動記録表を作成する際には、まず書き込むこと自体がB氏の負担にならないようにすることが大切である。書くことで何がわかるかを説明するのと同時に、1時間ごとに無理に書き込む必要はなく、B氏のできそうな時間帯にまとめて書けばよいこと、活動したことをこと細かにすべて書き込むのではなく、おおざっぱに1つ2つを選んで書けばよいことを伝える。

また、おっくう感の程度を点数で表す場合、自分が体験したこれまでのおっくう感のなかで最大に強い場合を100点、まったくない場合を0点として、点数をつけるように伝える。点数をつけると、おっくう感の変化がわかりやすく、またどういう活動ならできるかが把握しやすい。

②すでにできている活動について支持する

おっくう感と活動状況を調べた結果、すでにできていることがあれば、「〜はできている」「今できることは十分にやっている」と伝える。患者のなかには、実際にはできていることも、「できていない」と悲観的な見方をしてしまう人がいるため、具体的に作成した表を見ながら、できている点を確認し、上記のように伝えると効果的である。

③おっくう感の強くない時間帯に応じた活動計画を、B氏と一緒に立てる

どの時間帯ならおっくう感が強くなく入浴や洗面などがスムーズにできそうかを話し合い、それに応じた1日の(あるいは1週間の)活動計画を立てる。そのときには、**表2**のような活動スケジュール表を用いて予定を立て、実際に行った活動、おっくう感の程度を書いてみるとよい。

予定の内容はあまり細かく書くとそれに縛られてしまう可能性があるため、1時間ごとに何をするかがわかるように1語か2語くらいで書くようにする。

実際に活動する場合は、無理やり立てた予定を達成しようとせず、実際の活動内容が違っていてもいいこと、「どうせできないに違いない」「やっても無駄だ」とB氏が考えてしまうときには、何かをやることで気分が変わる場合があ

表2 ● 活動スケジュール表の例

時間	予定(一日)	○月○日	実際行った活動 おっくう感の程度(0～100)
午前6～7時	起床、洗面		起床(80)
午前7～8時	朝食		洗面(70)、朝食(60)
⋮	⋮		⋮
午後2～3時	音楽鑑賞(ベッド上にて)		臥床(60)
午後3～4時	入浴		入浴(50)
⋮	⋮		⋮
午後9～10時	歯磨き、就寝		歯磨き(40)、就寝(30)

ること、「少しだけやってみよう」というくらいの気持ちで取り組むとよいことを伝える。実際に行った活動、おっくう感の程度は、その日の終わり、または気分のよいときに記入するように伝える。

1週間くらい継続して記録し、B氏と振り返りをしてみる。予定を立て、実行してみたことで気づいたこと、改善点などを挙げ、それを生かして新たに次の予定を立てる。これを繰り返すことで、患者自身、自分の行動をコントロールできるという感覚を持つことができるようになる。

2. 患者自身でものの見方・考え方をチェックし、バランスよく整えることで、気分や行動を改善すること

B氏は、「早く仕事に戻らないと、みんなに取り残されるに違いない」「働かなくては家族を路頭に迷わせてしまう」など、悲観的で非適応的なものの見方・考え方(認知)をしてしまい、焦りや不安、何度も電話をかける、廊下をうろうろするなどの行動がみられる。

このようなものの見方・考え方をチェックし、バランスのとれた考え方に変えることで、これらの気分や行動を改善することが可能である。実際の進め方は「認知療法」の項(p.99)に示した自動思考記録表等を用いることが効果的である。

しかし、これらを進めるときに最も重要なのは、患者－看護師間の信頼関係はもちろんのこと、互いに協力し合える関係を築くことである。一方的に看護師が「考え方を見直しましょう」と進めても、患者自身、自分の考えは間違っていないと思っており、看護師の言葉を簡単に受け入れられないことがある。ものの見方・考え方を変える作業は、まず患者が自ら進んでしようとしないとなかなか進まず、効果もみられない。

そのため、まず、患者が自分の見方・考え方が気分や行動にどのような影響を及ぼしているかを気づけるような働きかけが大切である。そのときには、第1章「認知療法」の項で示した「5つの領域の関連性」(p.99)、「状況のとらえ方による影響」(p.100)などを用いて、思考(ものの見方・考え方)、気分、行動、身体状態を整理し、ものの見方・考え方の影響を、患者とともに調べてみるとよい。そして、患者に、それらをバランスのとれた方向に変えることで気分が楽になること、適切な行動がとれるようになることを説明し、これらの作業に協同して取り組むことを提案する。

実際に患者と、自動思考記録表などを用いて、ものの見方・考え方をチェックし変えていくときは、看護師自身の考えを患者にわからせようとするのではなく、患者自身が自分で別の考え

表3 ● うつ状態の前駆症状

①他者や活動への興味がなくなる
②意欲がなくなる
③抑うつ的な気分になる
④集中力が下がる
⑤睡眠に支障が出る
⑥考え方がネガティブになる
⑦自尊心が下がる
⑧食欲がなくなる

表4 ● 躁状態の前駆症状

①睡眠に関心がもてなくなる（睡眠時間が減る）
②目標志向的な活動が増える
③過活動
④易刺激性
⑤気分が高ぶる
⑥社交性が増す
⑦いろいろな考えが次々に浮かぶ
⑧自尊心の肥大

方を導き出せるような問いかけ方を工夫する。例えば、「もし親しい人（家族や友人）が同じようなことで悩んでいたら、あなたはどうアドバイスしますか？」「これまでに同じような体験をしたとき、どんなことを考えたら楽になりましたか？」などと自分自身を第三者の立場におけるように、また過去の経験を思い起こせるように問いかけてみるとよい。

3．再発予防のために前駆症状に気づくこと

Bさんは、初めうつ状態で発症し、抗うつ薬を服用していたが後に躁状態が出現したことから、躁うつ病、つまり2013年に米国精神医学会から刊行されたDSM-5（精神疾患の診断・統計マニュアル）でいえば双極性障害へと診断が変更になった（それ以前の診断基準では、うつ病も躁うつ病も同じ「気分障害」のカテゴリーに含まれていたが、DSM-5では、症候論、家族歴、遺伝学的観点から、双極性障害は「抑うつ障害群」と分離されている）。このようにうつ状態で発症した場合、躁うつ病であることを見落とされ、適切ではない治療を受けざるを得ないケースも存在するため、発症時には過去の躁状態の有無などを確認することが非常に重要である。

Bさんは今回、うつ状態となり入院してきたが、それ以前には一度躁状態にもなり、今後、躁とうつの波を繰り返す可能性がある。しかし、できるだけこのような再発は避けた方が予後は良好であるため、躁状態からうつ状態に移行する前の前駆症状に気づき、適切に対処できるのが望ましい。

表3、4はそれぞれ前駆症状として知られているもので、以前、躁状態やうつ状態になる前にこれらの前駆症状があったかどうかを振り返り、対処法を話し合って見つけておくようにする。

（岡田佳詠）

■文献
1．大正富山医薬品株式会社・大正製薬株式会社：リーマス錠100 リーマス錠200.添付文書
http://medical.taishotoyama.co.jp/data/tenp/htm/li/tenpu.htm

事例でみる精神看護の展開

精神科看護の展開

パーソナリティ障害

事例の展開

Cさん、女性、18歳

診 断 名：境界性パーソナリティ障害
家族構成：父、母、妹

入院までの経過

Cさんは中学2年生のころより欠席が目立ち、高校に入学するが不登校となる。家では暴言、器物破損、母に対しては暴力をふるうようになる。要求が通らないとリストカットを繰り返すようになる。

母は、自宅近くのクリニックに相談し、紹介で精神科の病院に入院させるが、「リストカットはもうしないから退院させて」と母に泣きつき1週間で退院となる。

退院するとすぐに、器物破損やリストカット、自宅マンションの3階から飛び降りようとする行為があり、目が離せない状態になったため、入院となる。

入院後の経過

入院にはかなりの抵抗があり、家族には暴言を吐き、看護師に対しても拒否的であった。

夜間になると、「死にたい、つらいから話を聞いてほしい。話を聞いてくれたら落ち着くから」と、話を聞いてほしいと毎日要求する。常にイライラしており、すぐに話を聞かないとナースステーションのカウンターをたたき、興奮して怒鳴り、短時間でも待つことができない状態であった。「イライラするのはここに入院しているから、退院したらすぐによくなる」「イライラさせるようなことを言うからイライラする」と言う。また、「○○看護師は優しいこと言ってくれるのに、どうして冷たいこと言うの」と言う。

家族には、一日何度も電話し、「退院させないと何をするかわからない」と脅す。そして、「すぐに面会に来てほしい」と泣き叫び要求する。

要求が通らないと、手鏡を割った破片やテレフォンカードでリストカットし、「リスカしちゃった」と看護師に見せに来る。たばこの吸い殻を浸した水を飲んだり、洗濯洗剤を飲んで胃洗浄したり、自傷行為を繰り返していた。

夜間は、夜中まで電話をしており不眠傾向。朝はなかなか起きることができず、日中もミーティングに参加しない。

アセスメントの視点

情報収集が必要な項目を**表1**に示した。
それをもとに患者の情報を整理したものを**表2**に示した。それらは看護介入が必要な項目である。

看護の実際

看護の実際を**表3**に、かかわる際のポイントを**表4**に示す。

表1 ● 情報収集が必要な項目

項目	内容
自傷	● 自傷行為の既往 ● 自傷他害の危険性
行動のコントロール	● 暴力 ● 器物破損 ● 衝動性 ● 攻撃性 ● 興奮 ● 耐性能力
不安行動	● 身体化(過呼吸・頭痛・腹痛・嘔気) ● 強迫観念、強迫行為
気分	● イライラ ● 気分の波 ● 不安感 ● 抑うつ
自己評価	● 見捨てられ感 ● 空虚感 ● 孤独感
他者とのつきあい方	● 対人関係 ● 対人パターン ● 理想化 ● 軽蔑 ● こきおろし ● 依存性 ● 操作性 ● 人格の未熟度
生活パターン	● 睡眠時間、睡眠状態 ● 覚醒状況 ● 昼夜逆転 ● 食事量、食欲、食物の好き嫌い

表2 ● 問題点・看護介入が必要な内容

項目	内容
自傷	● 夜間になると死にたい、つらいと訴える ● 夜間になると話を聞いてほしいと毎日要求する ● 話を聞いてくれたら落ち着くと言う ● 自傷行為を繰り返す
気分	● 常にイライラしている ● すぐに対応しないと興奮し怒鳴る
耐性能力	● 待てない ● イライラしているのを入院しているせいにする
他者とのつきあい方	● 退院すればよくなると言う ● 退院させないと何をするかわからないと脅す ● イライラさせるようなことを言うからと他人のせいにする ● 要求が通らないと自傷行為をする ● 他の看護師はやさしいことを言ってくれるのに、どうして冷たいことを言うのかと言う ● 家族に一日何度も電話する ● すぐに面会に来てほしいと泣き叫び要求する ● 自傷して看護師に見せに来る
生活パターン	● 夜は不眠傾向 ● 朝はなかなか起きることができない ● ミーティングに参加しない

看護の留意点

境界性パーソナリティ障害患者の対応の原則を**表5**に示す。

また、頓服薬や注射の使用についての留意点は以下のとおりである。

1. 不安やイライラの症状を抑えるために使用する

パーソナリティ障害は薬では治らない。症状を抑えるために使用する。

2. 希望してきたときに我慢させない

嫌なことやつらいことがあると、そのことから逃げ出したいために自傷行為をしてしまうことがある。自傷行為をしないで、注射や頓服薬を希望してきたときは、自傷行為を我慢できたことに焦点をおき、注射や頓服薬は我慢させないようにする。しかし、患者が自傷行為の代わりに注射や頓服薬をうまく使えるようになれば、使用する時間を延ばしていくことも我慢する力をつける方法のひとつになる。

つまり、自傷行為をせずに注射や頓服薬を希望してきたら褒めるなど、我慢できたら褒めることが大切である。また、患者自身に「自分を

表3 ● 看護の実際

看護	根拠・意味
①契約を交わす ・自傷したときの約束事 ・看護師が内容を決めるのでなく、患者自身で決められるようにする ・行動の枠をつくる	● 契約は患者本人が行動の責任を取ることを促す ● 問題行動を起こしたときの対処方法として必要である ● 看護師が一方的に決めた内容は、患者自身が守る効果が薄れる ● 行動の枠をつくることで、患者自身が安心できる ● 看護師も振り回されずにすむ
②日中に時間をとって話す ・夜は話を聞かず、日中に話を聞く ・夜は話を聞けないが、日中は話を聞く時間をとることを患者に話す ・話を聞く時間をとることを保証する ・夜は眠れるようにしていく	● 夜は不安になりやすく、話を聞いてほしいと訴えることが多いため ● 夜勤帯は看護師の人数が少なく、毎晩話を聞くことは難しいからである。また、聞く時間があったとしても、聞けない状況のときに、なぜ今日は聞いてくれないのか、見捨てられたからではないかと感じ、自傷行為に及ぶ可能性があるからである ● 夜は話を聞かないですむようになる ● 患者のために時間をとって話を聞くということが伝わり、安心させる。夜に話を聞いても解決つかないため ● 夜は眠れず、朝起きられないという生活を立て直すことが必要であるため
③自傷行為 ・自傷したら動揺せず淡々と対応する ・ほとんど出血がない浅い傷は、放っておく ・自傷行為に焦点を置かない ・看護師のせいにしても気にしない ・自傷行為した後、落ち着いたころに話を聞く ・自傷行為する前に言いに来るように話し、指示の頓服薬を内服するか、注射を使用するか患者に選択させ、行動のコントロールができるように導く	● 自傷行為は、注目を引きつけるためであったり、試したりする目的で行うことが多いためであり、看護師が騒いだり、あわてたり、動揺したり、心配すると、ますます自傷行為が増える可能性があるからである ● 自傷すれば注目を集められると思わせ、注目を集めるために自傷行為を繰り返す ● 無意識で行っているため、なぜ自傷したのかという聞き方をしても答えられない。自傷するほどの出来事があったのか、感情を言葉にできるように手助けする 「何かあったの？」 「何かつらいことでもあった？」 「自分を傷つけたくなるような出来事でもあったの？」 ● 自分自身で行動をコントロールする手段として、薬も必要であると伝える
④自傷行為をほのめかす・脅す ・本当に自傷するつもりなのか確認する ・自傷するとはっきり言った場合は、安全を患者自身で守れないため、身体拘束を行う場合がある	● 注目を集めたり、思い通りに操作したりするために行う行動であるので、患者の言動に過敏に反応せず対応する ● 安全を守る必要があり、その際は動揺せず、淡々と対応する
⑤患者自身が行動をコントロールできるように導く ・定期的な面接の設定 ・1週間の行動を振り返らせる ・自傷行為がなければ評価する ・問題行動を起こしそうなときの対処方法を考えさせる	● いつでも、何度でも要求どおりに聞くよりも、定期的に時間を決めるほうがよい。話を聞いてくれる場があることで、患者も安心感を得ることができる

表4 ● かかわる際のポイント

- 患者が何をしようと、一定の関心をもってかかわる
- 統一した対応で、患者は自分の分裂や投影、同一視に振り回されずにすみ、自分の衝動と外的要求（常識）の調整を行うことを学習する
- あわてず淡々と、毅然とした態度で対応する
- 公平にかかわることで、被害的にならずケアを受けている感覚がもてる
- ほかの患者と同じように対応し、特別扱いはしない

表5 ● 境界性パーソナリティ障害患者への対応の原則

- 他者を操作・コントロールするために自傷していることを念頭に置く
- 自傷させないために患者本人の言うとおりに行動するのは、患者本人のためにならない
- 自傷したのは自分のせいだと、罪の意識を感じることはない、感じてはならない
- 境界性パーソナリティ障害の患者は、看護師に逆転移を起こさせる
- チームが一丸となり、感情を分かち合う
- 看護師どうし、信頼し合う
- 話し合いを行い、逆転移の確認をする
- 怒りに気づかないと、無意識のうちにたくさんの約束をさせ、たくさんの罰を与えてしまう
- 境界性パーソナリティ障害の患者は、その人格を看護師の経験よりずっと長くやってきている。どうやったら操作できるかもよく知っている
- 患者は、家族のなかで起こったことを病院でも引き起こす
- 病院では不安の対処方法を学んでも、家に帰ればまた同じ行動を繰り返すことが多い

長谷川病院B・P・Dケアマニュアルより

傷つけずに頓服薬を飲みに来られたね」「頓服薬をすぐに飲まなくても過ごせるようになったね」など言葉にすると、自信にもつながるのである。

3．患者が希望したからといって、そのまま使用しない

　与薬回数以内であれば、時間を置いて使用してもよいが、それ以上希望する場合がある。いろいろな理由をつけて操作しようとするが応じない。例えば、主治医にかまってほしい、他の医者にみてもらいたい、薬が効かないからもっと欲しいなどの理由があるため、与薬回数などが決められていれば、枠として守るようにする。患者の要求を全部のんでいては、振り回されかねないからである。

（檜垣晃子）

事例でみる精神看護の展開

精神科看護の展開
強迫症／強迫性障害

事例の展開

Dさん、20歳、女性

診断名：強迫症／強迫性障害
家族構成：父、母、妹

入院までの経過

　Dさんは、幼いころから細かいことや周囲を気にする完璧主義の傾向があった。大学1年の夏休みのころに、友人とのトラブルや、レポートがうまく書けないことなどが重なり、この時期より「自分が汚いのではないか」「菌がついているのではないか」といった考えが出てくるようになった。そして手洗いを1回15分以上行う、自分の部屋を掃除し続けるなどの行動が出始め、次第に不登校気味となったため大学を一時休学することにした。

　半年ほど経過したところで、さらに症状が悪化し、一日の大半を洗面所で過ごし、ハンドソープを一日1本使い切るような状態となった。手は白く粉をふき、あかぎれが目立つ状態となった。本人も自分の考えや行動はおかしい、理屈に合っていないと感じながらも止めることができず、止めようとすると余計に不安が強くなった。そのため「普通の生活もできない。私なんか……」と苦しんでいた。また、排泄後に自分に菌がついていないか執拗に母親に確認するようになり、困った母親とともに精神科を受診したところ入院となった。

入院後の経過

　入院後もDさんは、菌に汚染されるのではないかという考えが強くなっていった。そのため食堂やロビーに出たり、共有のいすやテーブルを使うこともできなかった。1日のほとんどをカーテンで閉めきった自分のベッド周辺で過ごし、そこも絶えずウェットティッシュで拭いていた。また、排泄後の手洗いは30分以上、それが1日に7〜8回以上あるため、他の患者から苦情が出るようになった。

　しかし、Dさんはそれでもきれいになったという確信がもてず、自分に菌はついていないかと頻繁に看護師に確認に来るようになった。そのため対応する看護師が不快な感情を抱くこともあった。看護師からは、Dさんは自分の思うように完璧に物事ができないと、手洗いや拭き掃除が増えるように見えた。

　医師はDさんの症状に対し、デプロメール®を処方した。120mgまで増量したところ、「菌に汚染されるのではないかという気持ちが少し和らいできたような気がする」との発言があった。内服開始後、しばらく軽度の吐き気がみられていたが、数日でおさまった。

アセスメントの視点

1. 強迫症状のアセスメント

①症状

　入院している患者の場合、24時間そばにいる看護師が行う症状の査定は治療のうえで重要な意味をもつとともに、ケアを考えるうえでも大

表1 ● 症状のアセスメント

	アセスメント
強迫観念	Dさんは、過剰に自分が汚いのではないか、菌がついているのではないかという不潔に対する恐怖(不潔恐怖)が続いている。その考えは、止めようと思っても自分では止められない侵入的な考えである
強迫行為	強迫観念を打ち消すため、手洗い(洗浄強迫)や拭き掃除などを過剰に行っている。そしてそれを止めることができずに、何度も行動を繰り返す反復行動がみられている。また母親や看護師に自分に菌がついていないか何度も聞く確認行為もみられている
強迫観念・強迫行為の不合理性	Dさんは、強迫観念や強迫行為を理屈に合っていないと思いながらもそれを止めることができず、苦しんでいる。このことからAさんが強迫観念や強迫行為について不合理だと感じていることがわかる
洞察力	Dさんは自分の強迫観念や強迫行為について、「おかしいのではないか」と思っていることから、疾患についての洞察があると考えられる

切である。例えば、医師がいない夜間の強迫行為や、一日を通した症状の査定をすることで、治療やケアはより患者に近いものになる。アセスメントとして、強迫観念、強迫行為、強迫観念・強迫行為の不合理性、洞察力などをみていく(表1)。

また、実際の強迫行為(手洗い)の頻度、時間、程度やそのときの様子などをさりげなく観察するとともに、本人がそれをどのように思っているのかも聞いていく。

Dさんの場合、強迫観念や強迫行為があり、それを不合理だと思いながらも、止めることができずに苦しんでいる。疾患に対する洞察力があることを生かし、入院目標の設定や具体的な治療・ケアへの協力など、Dさんが主体的に参加できるよう促していく。

②薬物療法による症状の変化

強迫観念や強迫行為などが薬物療法によってどのように変化しているのかを看護師の視点から継続して観察し、変化をアセスメントする。Dさんの場合、薬物の増量とともに気持ちが和らいだという発言があり、薬物療法の効果が見られ始めている。

また、Dさんは処方開始後、軽い吐き気が出ている。デプロメール®はSSRIという種類の比較的副作用が少ないといわれる薬である。しかし、処方の時期と吐き気の出た時期を考え合わせると、副作用であった可能性が考えられる。

現在のところ症状は改善されているが、今後も副作用症状についての観察が必要である。

③治療(薬物療法以外)やケアによる症状の変化と症状の傾向

薬物療法以外の治療や看護師が行うケアにより、症状がどのように変化したかをアセスメントする。治療・ケアを患者がどのように受け入れるかで、症状の査定をすることもある。

また、どのようなときにDさんの症状が強くなるのか、どのようなときに弱くなるのかをアセスメントし、患者が自分の傾向を知り、症状をコントロールするのに役立てる。

2. 日常生活への支障

Dさんの手洗いやベッド周囲の拭き掃除は、通常の生活範囲を超えた過剰な清潔行動である。それが一日の大部分を占めており、休息を十分にとれないでいる。また、汚染されるのではないかという恐怖のために自分のベッド以外のところに行けず、食事を食堂でとることもできない。そして、あかぎれができるまで手を洗い続けても止めることができないことから、身体の安全を保つ力も低下している。

これらのことから、強迫的な行動によって生活全般に支障をきたしていることがわかる。そのため、日常生活そのものと強迫的な行動に対して、看護師の援助が必要であると考えられる。

3. 患者のもつ不安

強迫症状は、対処しがたい不安から自我を守る役割をもっているといわれ、隔離・打ち消し・反動形成などを主とするさまざまな防衛機制を無意識に使用していることが多い。看護をしていくなかで、症状の根底にある不安や強迫性障害をもつことの意味がみえる場合もある。

Dさんは、完璧に物事ができないと不安になる傾向があるようである。しかし無意識に、そのような傾向をみえないように遠ざけ（隔離）、自分ではそれに気づいてはいないようである。そしてそれを打ち消すかのように手洗いを行っているようにもみえる。

4. 対人関係の傾向

Dさんは大学に通っていたが、強迫観念や強迫行為のために引きこもりがちとなり、20歳の女性としては対人関係が障害された状況となっている。また、入院中も手洗いが長時間続き、他の患者からも苦情が出ていることや自分のベッド周囲から出られないことで、対人関係や社会相互関係をつくることに支障をきたしている。

加えて、Dさんは自宅では菌がついていないかを母親に確認し、入院後は同様のことを看護師に行っている。患者は自らの不安を、他者を巻き込む形でコントロールしようとしているとも考えられる。このような強迫症／強迫性障害のタイプを「巻き込み型」という。そのままこれを続けていると患者の巻き込みは強くなることもあり、治療や看護を行ううえでも影響が出ることもあるため、かかわりを考えていく必要がある。

看護の実際

1. 患者－看護師関係を基盤にしたアプローチ

看護師はいろいろな場面でDさんとかかわるが、どの場面においても患者－看護師関係をもとにアプローチをする。このとき、プライマリーナースが中心となることが効果的である。患者－看護師関係の時期によりそれぞれの役割は変化していくため、各時期にどんな役割をとることが必要か、意識しながらかかわる。また、意思決定や問題解決を行うのは、あくまでも患者自身であり看護師はそれをサポートする役割であることを忘れてはならない。

また、強迫症／強迫性障害では、各時期を通して看護師が支持的にかかわることが大切である。看護師の支持的で共感的なかかわりは、強迫的な行動を変容させることが不安な患者にとって助けとなりうる（表2）。

2. 継続した症状のアセスメント

「強迫性障害のアセスメント」（p.48～50）をもとに治療、ケア入院の経過を加味しながら、継続して症状をアセスメントし、変化を追う。症状の変化に伴い、一貫性を保ちながらも柔軟に

表2 ● Dさんに対するアプローチ

入院初期	患者との関係をつくる時期である。この時期に、患者の症状や日常生活についても初期のアセスメントをしていく。また、Dさんが症状についてどのように思っているのか、これからどうなっていきたいのかを話し合い、今回の入院での目的・目標を明らかにする
入院中期	「初期のアセスメント」と「患者がこれからどうなっていきたいのか」をもとに、問題解決をするために患者に何ができるのか、看護師は何を手伝えるのかを具体的に話し合い、できることから段階を踏んで実施していく時期である。実施の評価をして、できなかったことがあれば再度話し合い、新たに達成できそうな具体案を明確にしていく
入院後期	中期で行ったことをDさんが一人でできるように支援し、できるようになったことを強化していく時期である。また、患者が退院し自宅での生活に戻るために必要な準備をする。それとともに、看護師との関係も終結に向けて意識したアプローチが必要な時期である

表3 ● 生活を支えるかかわり（例）

食事	●症状が改善するまでの間、ベッドサイドで食事がとれるように援助する ●食事、飲水量が保たれているか、汚染への不安などによって減っていないかなどの観察をし、必要ならば補うための援助をする
活動や休息をとること	●身辺をウェットティッシュで拭き続けているため、一日の活動に見合った休息がとれているかどうかを観察する。必要ならば、声かけや話し合いをするなどして、休息がとれるようにかかわる
身体の安全を保つこと	●手洗いをするときには、肌に優しい石けんを選択し、ハンドクリームを塗ることなどで皮膚損傷を防ぐように働きかける

表4 ● 強迫的な行動へのかかわり

強迫的な行動に対して	●患者と生活のうえで「変えたいこと」「これからどうなりたいか」と思っていることを話し合い、そのことを具体的に表現していく。例えば、30分続けなければならなかった手洗いを今週は20分にしてみる、一日1本使っていたハンドソープを1/2本にしてみるなど、話し合いをして、患者が達成できそうな課題をともに設定する。同時に、看護師は何を手伝うことができるのかも話し合っていく。このように1週間ごとの具体的な目標を話し合い、目標が達成できたら次の課題を話し合っていく ●目標が達成できたら外出に行くなど、できたことへの褒美を設定するのもよい ●目標が達成できなかった場合、患者にどのような抵抗があったのか話し合う。話し合う過程で患者は自分を理解し、さらに自分の行動の責任を負うことを学ぶ。そしてまた新たな目標を一緒に話し合っていく
教育	●Dさんの場合、疾患に対する洞察力があるため、教育による効果が期待できる。患者に現在の状況が生活にどのくらい支障をきたしており、今後もそれによる損失が大きいこと、それを減らしていくことによって、得るものが大きいことなどを教育する ●どのようなときに症状が強くなるのか、またどのようなときに弱くなるのか患者が自分自身の傾向を知り、コントロールできるようにかかわる ●強迫行為以外の適応的な代替行為を患者に提案したり話し合いをしたりする ●教育により、強迫的な行動を変容させることへの抵抗を少なくする
参加	●患者-看護師関係をもとに、Dさん本人が関心をもって治療やケアへの参加を促す。「参加」をすることで、自分自身が症状の改善に責任をもっているということを自覚できる
サポート	●信頼できる患者-看護師関係、看護師の支持的な働きかけがあることが、患者が強迫的な行動を変化させる際のサポートとなる

ケアを対応させていく。アセスメントの視点をもとに、継続して症状の査定を行う。

3. 日常生活の支障へのかかわり

アセスメントの視点からわかるように、Dさんは症状により日常生活を送ることが困難な状態となっている。このような状態に対しDさんの「生活を支えるかかわり」と、「Dさん自身が強迫的な行動をコントロールできるようなかかわり」を行っていく（表3、4）。

日常生活の援助の中では、一時的に看護師が患者のとるべき役割を担うことがあるが、時期がきたら患者にその役割を返していくことも忘れてはならない。また、手荒れの処置を通して患者との関係をつくったり世間話をすることで、強迫観念にとらわれない時間を過ごすことにつ

ながる場合もある。そのため日常生活の援助は、単に生活を補うだけでない意味をもつ。

表4「強迫的な行動へのかかわり」は、行動療法と関係するので医師や心理療法士などとの連携が重要となる。情報交換を密にして医療チームとして治療方針を確認し、かかわりを考えていくことが大切である。

4．対人関係の傾向へのかかわり

強迫症／強迫性障害の患者に対しては、看護師も強迫行動ばかりに気をとられたり、巻き込みに対してつい強迫的になってしまい、患者自身を見失ってしまうこともあるため、注意が必要である。また、このような患者に対して、以下のようなことを考えていく場合もある。

①強迫的な行動の限界を決めること

菌がついていないかどうかの確認は一日3回までにする、手洗いは1回20分までにするなど患者とともに行動の限界を決める（これは**表4**の「強迫的な行動へのかかわり」と通じる）。限界を決めるときには、看護チームや医療チームで情報や内容を共有し、統一された対応をとっていく。

②看護師自身の気持ちに気がつくこと

患者が何度も同じことを聞いてきたり、確認行為に何度もつき合わなければならないことから、看護師自身がイライラしたり、怒りをかきたてられたり、疲弊することがある。また、強迫症／強迫性障害の根底にある患者の不安が看護師の心理面に影響を与えることもある。

このようなときに、看護師が自分自身の気持ちに気づくことが大切である。看護をするうえでは看護師にもさまざまな感情がわいてくる。大切なのはその気持ちを押し殺したり、流されたりするのではなく、感情に気づいて看護師自身の行動をコントロールし、ケアに影響を及ぼさないことである。

5．退院後の生活を視野に入れたケアを患者と組み立てる

病院で患者として看護師が出会うDさんは強迫観念や強迫行為、それに伴う苦痛を感じている患者であるが、もともと20歳の女子大学生である。強迫症／強迫性障害といった特性をもちながらも、一人の人としてこれからどう暮らしていきたいのかを本人に話してもらいながら、入院中から退院後の生活を視野に入れて関わっていく。その際、患者の強みを生かしながら看護計画をともに考え、支援していく。

看護の留意点

強迫症／強迫性障害では、「およそ3分の1には大うつ病性障害が認められ、強迫性障害患者のすべてに自殺の危険がある」といわれている。Dさんの場合にも自殺の危険について注意する必要がある。

*

これまで、Dさんの事例を通して強迫症／強迫性障害の看護の展開をみてきた。現在、精神科医療の入院治療の短期化や地域化が進んでいる。入院したときから、家族も含めた退院後の生活を視野に入れて看護を行い、外来や地域へケアをつなげていくことが大切である。

（後藤優子）

■文献
1．Benjamin J. Sadock, Virginia A. Sadock著，井上礼一，四宮滋子監訳：カプラン臨床精神医学テキストDSM-IV-TR診断基準の臨床への展開．メディカル・サイエンス・インターナショナル，東京，2004．
2．成田善弘：強迫症の臨床研究．金剛出版，東京，1994．

事例でみる精神看護の展開

精神科看護の展開

てんかん

事例の展開

Eくん、8歳、男児

診 断 名：てんかん
併 発 症：自閉スペクトラム症／自閉症スペクトラム障害
家族構成：父、母

入院までの経過

Eくんは出生時の異常は特になかった。幼児期には一人遊びが多く、こだわりが目立ち、ときにパニックを起こしていた。5歳のころ、幼稚園で受診を勧められ、小児精神科で自閉スペクトラム症／自閉症スペクトラム障害の診断を受けた。小学校は通常の学級に入学したが、小学校3年生になっても友達ができず、いじめの対象になってしまった。徐々に不登校が目立つようになり、母親への暴力や奇声を発するなどの問題行動が出現し、小児精神科病棟に入院となった。

入院後の経過と初回発作

入院してからは院内の特別支援学校分教室に通い、病棟内では徐々に他児との交流もみられ明るく過ごすことも増えてきた。ここ数日、不機嫌でぐずぐずいう様子がみられ、看護師が聞いてもはっきりとした理由がわからなかった（前駆症状）。

病棟内で過ごしているとき、短い叫び声（初期叫声）とともに突然床に倒れた。目はカッと見開かれ眼球は上転し、歯は強く食いしばっていた。

両腕は、軽く肘の関節で屈曲したまま全体として下方に伸展し、脚も伸展して反り返った姿勢となった（強直期）。

やがて、全身に細かな震えが出現し、次第に大きくなっていった。短いが強い筋肉の収縮と弛緩が交互に起こり、手足がガクッ、ガクッと大きく揺れ、次第に間隔が延び停止した。（間代期）

強直間代期を通じて呼吸は停止し、チアノーゼをきたして顔面は紫色になった。最後のけいれんが終わると大きな呼吸が回復して口から泡を吹き、その後眠りに入った。

発作後に行われた諸検査では脳波異常が確認され、神経画像検査ではてんかんの原因となるような器質性疾患は否定された。初回発作後も反復して発作が起こり、抗てんかん薬による薬物療法が開始された。

観察・アセスメントの視点

①てんかんの型を医師が診断し、適切な治療が行われるように、看護師は発作の型・頻度・前駆症状・誘因などを注意深く観察・記録し、医師に報告する。

②てんかんは慢性の疾患であり、規則正しい服薬を長期間行う必要がある。本人および家族の疾患や治療に対する受け止め方をアセスメ

表1 ● てんかん発作の観察ポイント

観察ポイント		観察項目
発作の誘発因子	身体状況	不規則な服薬、発熱、興奮、睡眠不足、過飲水、便秘、生理など
	生活場面	運動、遊び、過労など
	その他	光、音、テレビの刺激など
発作が起きる時刻	日中	すっきり目覚めているときか、ぼんやりして眠気のあるときか
	夜間	寝入り時か、熟睡時か、起床前か
初期症状（前兆）	自覚症状	頭重感やめまい、吐き気、いらだち、ふっと気が遠くなる、チカチカやピリピリする皮膚感覚、「発作がくるな」という感じ
	他覚症状	叫び声、うめき声など
発作の始まり	意識の曇り	動作が止まる、応答がなくなる、返事がちぐはぐになるなど
	転倒	転倒時の勢いとその方向、姿勢、発声の有無
	けいれん	どこから始まったか、眼球、頭部の位置など
	動作の異常	表情、視線、発声、呼吸の状態、どのような動作がみられたか
発作の経過		意識は保たれているのか、最初はあったが途中から失われたか 目、頭、体の動き、表情、顔色、呼吸の様子 けいれんは体のどの部位に広がったか、突っ張っていたかガクガクしていたか
発作後		意識の回復はどうか 終末睡眠*に移ったか緩徐に回復したか、もうろう状態（不穏・興奮）があったか 名前を呼んだときの様子、動作や表情の変化、泣き声など 発作による打撲、外傷の有無

*終末睡眠：てんかん大発作終了直後におちいる睡眠のこと。多くの場合、発作終了後の昏睡に次いで、一時覚醒し自己と周囲を理解しようと努力するが不十分であり、やがて楽な姿勢をとって終末睡眠に移行する。この睡眠は通常数十分ないし数時間程度続き、覚醒後には頭痛、吐き気などを訴えることが多い。また、終末睡眠にならない場合には比較的短時間（通常15〜30分）のもうろう状態を経て意識清明となることが多い。

ントする。
③発作の誘発予防や発作時の転倒などによる危険を回避するため、患者のライフスタイルや生活環境（病棟・病室内、家庭環境、学校生活など）についてアセスメントする。
④発作による危険を回避しつつ心身の発達を促すため、活動範囲が制約されすぎないよう、患者の心身の発達レベルをアセスメントする。

看護の実際

1．発作の特徴を知る

初回のてんかん発作から間もないため、発作の型・頻度・前駆症状・誘因などについて、特に注意深く観察を行う。具体的な観察項目は表1に示す。

Eくんは8歳の小児で、また、自閉スペクトラム症／自閉症スペクトラム障害によるコミュニケーション障害もあるので、発作前後の様子をうまく訴えられないことがある。動作や表情の変化なども含め発作の観察を行う。

2．危険防止

発作の際の危険防止には、最大の注意を払わなくてはいけない。発作に伴って外傷などを負わないように、以下の点に特に注意する。
①入浴
入浴時の発作はきわめて危険である。浴槽の

図1 ● 保護帽の例

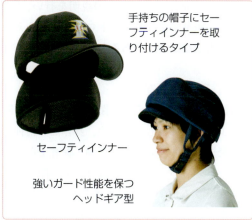

手持ちの帽子にセーフティインナーを取り付けるタイプ
セーフティインナー
強いガード性能を保つヘッドギア型
（写真提供／株式会社特殊衣料）

図2 ● てんかん発作時の咬舌予防、気道の確保、誤嚥防止法

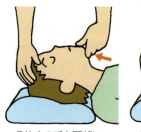 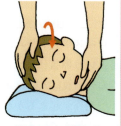

①片方の手を頭部に、もう片方の手を下顎部にあて、顎を上方に押し上げる

②けいれんが終わるのを待ち、大呼吸とともに顔を横に向ける

中でおぼれる可能性は大きく、生命にかかわることがある。発作頻発時にはシャワー浴にする、入浴時は必ず看護師が付き添うなど、危険を回避する。

②転倒

発作に伴う転倒は、頭の外傷なども受けやすく十分な注意が必要である。常に周囲のものを整理し外傷を防ぐとともに、発作頻発時には保護帽の着用を促す。最初は保護帽を嫌がり取ることもあるが、繰り返し説明を行い必要時には着用してもらう（図1）。

③危険物使用時

カッターなどの危険物は使用せず、代わりのものを使用することとする。

3．発作時の対応

発作時の対応について、以下のことを基本とし看護計画を挙げた。

①前駆症状がみられた場合は、発作後ただちに対応できる場所に移動する。
②発作が起きたらすばやく体を支え、臥位をとらせ、周囲の危険物を取り除き安全を確保する。
③頭部にクッションをあて、衣類やベルトをゆるめ、呼吸を回復しやすくする。呼吸状態を確認する。
④発作時は片方の手を頭部に、もう片方の手を下顎部にあて、顎を上方に強く押し上げる。その姿勢でけいれんが終わるのを待つ（気道の確保・咬舌予防）。間代期には四肢を軽く支持する（脱臼予防）。大呼吸とともに顔を横に向け、分泌物、吐物などで誤嚥しないよう注意する（誤嚥防止）（図2）。

通常1回の発作は数分で自然に収まる。けいれん発作時、体を押さえ込んだり、舌をかむからと口腔内にタオル・割り箸などを押し入れたりしない。
⑤発作後、バイタルサインを確認する。
⑥発作後に意識がもうろうとしたまま歩き回ることなどがある。発作後も意識が完全に回復するまで観察を継続する。
⑦国際抗てんかん連盟（ILAE）によれば、てんかん重積状態（status epilepticus：SE）とは、「発作がある程度の長さ以上に続くか、または、短い発作でも反復し、その間の意識の回復がないもの」と定義されている。発作が5分以上続けばSEと診断し、治療を始めるように推奨されている。速やかに医師に報告し指示を受ける。治療には、ジアゼパムやフェニトイン、あるいはホスフェニトインなどの静脈内投与が行われ、輸液、気管内挿管による呼吸管理などの全身管理が必要となることがある。
⑧発作の時間と経過、薬物に対する反応、意識

状態、けいれんの部位などを記録する。治療と並行して、脳波記録が行われることもある。

4．てんかん（病気）の受容への援助

自閉スペクトラム症／自閉症スペクトラム障害という障害に加え、てんかんという診断にEくんの両親は大変ショックを受けている。また、いつ発作が起きるかわからず、今後どうしたらよいか悩んでいる。

てんかんは慢性の疾患であり、また社会の偏見などもいまだあり、正しく理解されないと本人や家族の心理的な負担は加重される。一方通行の説明ではなく、家族の子育て観や生活全般に対する価値観などを含め、疾病や治療への受容ができるよう十分に話し合うことが大切である。

看護師は、両親の心境を確認しつつ日常生活上の留意点などを具体的に話す。Eくんへの告知については、両親と主治医が話し合い「病名を隠したり別の病名を伝えると、後から矛盾が生じたり服薬を拒否したりするおそれがある。薬は長く飲まなければならないが、薬で発作のコントロールがついていくので、子どもにはわかりやすく伝えたほうがよい」という判断で、本人の理解度に合わせて説明した。

5．日常生活における留意点

日常生活における留意点については、看護師がEくんとご家族のライフスタイルなどを確認したうえで、説明を行う。

①発作の誘発予防

てんかん発作の誘発因子としては、①身体状況（不規則な服薬、発熱など）、②生活場面（運動、遊びなど）、③その他（光・音の刺激など）が挙げられる（**表1**）。これらの誘発因子で避けられるものは避け、規則正しい生活を送ることが大切である。とくに誘発因子が重なると発作が生じやすいことを、本人と家族に説明する。

②規則正しい服薬

服薬に関しては、医師が抗てんかん薬の血中濃度測定を行い、薬剤師と連携をとりながら至適投与量を決定する。薬剤師も、本人と両親に薬の作用や副作用についての説明を行い、「規則正しい服薬が発作をコントロールするうえでとても大切なこと」であると重ねて伝える。

6．心身の発達を促す

自閉スペクトラム症／自閉症スペクトラム障害による発達障害もあるため、身体面・精神面での発達アセスメントを、医師・保育士など医療チームメンバーとともに行う。その際、自閉スペクトラム症／自閉症スペクトラム障害と、てんかんに必要な医療・療育を併せて行う。

危険がないよう十分に観察を行いながら外遊びを取り入れ、過度の行動制限とならないよう留意する。

7．学校との連携

初回発作から間もないため再発作の危険があり、発作が起きたときの対応や危険防止について学校と連携をとっていく必要がある。学校への病名告知については両親と担当医とが十分に話し合ったうえで行い、けいれん発作時の処置や運動・学校行事への参加上の留意点などを学校側へ伝え、具体的な対応と配慮を求める。

看護の留意点

1．発作症状の観察と看護記録

てんかんの治療・看護は、発作の誘因・前駆症状・発作の状態を正確に把握することが出発点になる。これは医師によるてんかんの診断と治療の選択についての情報源になるとともに、患者・家族が疾患を正しく理解し、生活設計、安全対策を立てていくための情報源になるからである。

そのため、けいれん発作の際の看護師の観察と記録が重要となる。看護記録は、発作の様子をありのままに順を追って書く。発作症状と合わせ、**表1**で挙げた事項についても観察と記録を行い、医師に報告する。

2. 重複障害のある場合の看護計画

てんかんと、自閉スペクトラム症／自閉症スペクトラム障害や精神発達遅滞などほかの障害を併せもつ場合は、看護計画がどちらかに偏らないよう、双方のポイントを踏まえた看護計画を立案する。

3. 成長発達への支援と看護計画

てんかん発作による危険を回避するため患者の活動を制限することがある。その場合、医療的側面だけではなく、子どもの心身の成長発達を促す環境の確保も視野に入れた介入が行われるよう、看護計画を立案する。

（木田井草）

■文献
1. 秋元波留夫監修：新版てんかん．日本文化科学社，東京，2002：206-276．
2. Allen J. Frances著，大野裕，中川敦夫，柳沢圭子訳：精神疾患診断のエッセンス　DSM-5の上手な使い方．金剛出版，東京，2014：34-38．
3. 加藤正明，保崎秀夫，笠原嘉他編：精神医学事典　増補版．弘文堂，東京，1985：121．
4. 「てんかん治療ガイドライン」作成委員会編，日本神経学会監修：てんかん治療ガイドライン2010（第1版6刷）．医学書院，東京，2012：40-46．
5. Thomas R. Browne, Gregory L. Holmes著／松浦雅人訳：てんかんハンドブック　第2版．メディカル・サイエンス・インターナショナル，東京，2004：255．

事例でみる精神看護の展開

精神科看護の展開
身体合併症

身体合併症の看護

　身体合併症の看護では内科、外科、整形外科、脳外科など多様な疾患を扱い、疾患別に多様な症状や状態の患者をみることになる。身体疾患が重症化して転院するまでの間、身体症状の観察や管理を行ったり、手術のために転院し、術後すぐに帰院した患者の術後管理やリハビリを行ったりもする。ほかにも、生活習慣病を含む慢性疾患患者の身体管理や観察、院内での感染症の管理や予防などさまざまである。精神科看護を行ううえでは、広く身体的な疾患の知識や技術、理解を必要とする。

　身体合併症の看護を難しくする要因として、患者の認知機能の特徴がある。
①精神症状や薬物の作用によって認知機能が低下しているため、痛覚などの身体症状を自覚しにくい。
②身体症状を自覚・認識しにくいため、禁止されている事項や安静・良肢位を保つことが困難である。
③意思疎通が難しく、状況や状態をうまく伝えることが困難。

　このようなことから、身体疾患を早期に発見したり気づいたりすることが遅れてしまい、その後のリハビリテーションやリカバリーに影響が出てしまうことがある。

　また、身体合併症の看護をするうえでの対応として、以下のようなケアの技が必要と考えられる。
①精神症状を考慮したアセスメントをする
②譲れるケアと譲れないケア
③知識や経験を大切にする

1. 生活習慣病

　精神科病棟においてよくみられるのが、統合失調症に糖尿病などの慢性疾患を併発しているケースである。

　精神疾患のない人が糖尿病教育入院した場合でも、途中であきらめてしまったり、退院後血糖値が悪化したりする場合がある。生活習慣を変えるということが非常に困難で苦痛を伴うためである。

　統合失調症の患者は甘いものや味のはっきりしたものを好む傾向があり、砂糖が大量に入ったインスタントコーヒーや炭酸の効いた清涼飲料水、お菓子、カップラーメンなどを食べたり飲んだりする。このことは単なる嗜好だけでなく、抗精神病薬の服用も影響している。抗精神病薬の影響としては、
①味覚が鈍る。例えば、味の濃いものを好む、刺激物を好むなど。
②満腹感がない。
③体が重く、動きたがらない。
などが挙げられる。

2. 看護として行うこと

　生活習慣に起因する慢性疾患の場合には、日常的な管理や治療・ケアのために患者の自発性が重要になる。

①全体像をつかむ

　看護展開する際には、患者の全体像をつかむことが大切になる。患者の詳細な日常の観察と身体の客観的なデータが重要になる。

a) 定期的な体重測定データの把握

　患者のここ数年から数週間の体重の増減に関するデータをみる。

b) 定期的な血液検査データの把握

- 空腹時血糖値≧126mg/dL、随時血糖値≧200mg/dL、HbA1c≧6.5％。
- 中性脂肪値、コレステロール値、肝機能値（GOT、GPT、γ-GPT）などの推移。
- 数値が正常範囲内であっても、肝機能がGOT＞GPTの場合は脂肪肝の可能性が高くなる。
- 定期的でなくても、そのときのデータに何らかの異常があれば問題となる。

②セルフケアレベルを把握する

　セルフケアとは、人が健康で安寧な生活を維持するために行う活動であり、個人の文化的背景のなかで学習されるものである。

　ここでは、生活習慣に起因する慢性疾患（糖尿病）という視点から、栄養・運動習慣などのセルフケアレベルの低下を重点的に把握する。

a）食事内容、食生活について
- **食事の時間帯や量など**：朝起きるのが遅く、朝食と昼食の間が短い。逆に、夕食の時間が早くて寝る前までに空腹になるなど。
- **カロリー過多**：揚げ物を好み、野菜の摂取量が少ないなど、嗜好の偏りも問題になる。
- **間食**：お菓子だけでなく、ファストフードやカップラーメンなど。
- **誰が食事を作るのか**：親や配偶者が作る場合、せっかく作ってくれたのだからと食べ過ぎるケースもある。
- **食事に対する価値観**：「しっかり食べないと力がつかない、病気も治らない」と思い、食べ過ぎている場合もある。

b）運動に関する認識
- ウォーキングなど、**意識的に運動をしているかどうか**
- **ふだんから体を動かすことを意識しているか**：起きている時間でも部屋から出ず、ゴロゴロしている。歩ける距離でもバスや車、自転車などを使う。階段を使わず、エレベーターやエスカレーターを必ず利用するなど。

　食事や運動に関してだけでも、人によって価値観や習慣の違いがあり、それを知ることによって、どのようなレベルで介入すべきかがわかる。それだけでなく、患者の強みを生かし、どの点を改善すればよりよくなるかなど、入院後の生活に合わせたその人なりのケアにつながっていき、生活習慣を改善する糸口となりうる。

事例の展開

F氏、男性、52歳

診 断 名：統合失調症、糖尿病
家族構成：高齢の父と2人暮らし。ホームヘルプが入っている。

入院までの経過

　F氏は30数年前に統合失調症を発症。外来通院しているが、以前から糖尿病を指摘されていた。入院前は外来でジュースを買って飲んでいたり、ほかの患者から菓子をもらって食べたりしている光景がよくみられた。血糖値のコントロールができなくなり、体重も増加したため、血糖コントロールと糖尿病教育のために精神科身体合併症病棟に入院した（身体合併症病棟は閉鎖病棟）。

看護の実際

治療内容は、以下のとおりであった。
① 毎朝の血糖測定。
② 毎朝の体重測定（-8kgを目指す）。
③ 尿糖測定（食前と食後2時間）。
④ 運動療法を行う。
⑤ 食事制限（1200kcal）。
⑥ 間食禁止。

F氏は入院直後から厳しい環境下に置かれた。行動制限もあって自由に病棟外には出られない。今まで自由に生活していた環境から一変した管理的な環境となった。

このような状況で、最初は「仕方ない」と言っていたF氏だが、日を追うごとにささいな看護師の言動に威嚇的で攻撃的な反応を示すようになった。そのつど、看護面談を行うようにしていたが、患者は看護師の対応がどうしても我慢できないということであった。

看護師は医師の治療方針に沿った看護を行っていたが、F氏はこんなにがんばっているのになかなか結果が出ないことに対して憤りをもっていた。このような状況では治療的意味合いもなく、単に精神症状を悪化させてしまうと考えられたため、治療継続の方法を考えた。看護の方針として以下のことが出された。
① 厳しすぎる食事制限に対して、譲れる部分はないか調整し、内科医に間食の許可をもらう。
② 気分転換などの環境調整ができるように、単独で適時、院内散歩できるように精神科主治医に許可をもらう。

医師からは、間食に関しては100kcal以内であればよいこと、時間指定の院内単独外出の了承を得ることができた。100kcal以内では満足いく間食は見当たらなかったが、食事以外に自分の選んだ間食ができることに対してF氏は満足した。その後、紆余曲折を経て退院可能なレベルとなった。

看護の留意点

医療者としては、治療のために教育入院した以上は守ってほしいことがあり、治療をしなければと考えるが、入院中、治療方針のとおり進めばそれでよいというわけではない。

いちばん重要なことは、退院後の生活で大きな振れ幅がなく糖尿病をコントロールできることである。そのためには、ケースそのものを理解することが大切である。

看護師は治療などの医学的観点と社会・心理的な側面を考えることができる。それによって、「この場面では治療を優先しよう。そのためにはどのようにアプローチしようか」と考えたり、あるいは「この治療に関しては今後の生活習慣にフィットしないので、何か別の治療に置き換えることはできないか」と医師に相談して、コーディネイトしたりマネジメントしたりする必要がある。

また、患者自身にさまざまな治療法や、症状をコントロールするための方法の選択肢を提示して、自己決定を促すことも必要である。自己決定してできなかった場合は、なぜできないかだけを振り返るのではなく、できなかったことを患者が明確に認知しているか、何か無理なことはなかったかなど、一緒に振り返り支えることが必要となる。

（相原友直）

■文献
1. 青木民子, 相馬厚, 篠原昇子：身体合併症をもつ精神科患者へのアプローチ 東京都立松沢病院の看護実践から. 精神看護出版, 東京, 2003.
2. 長嶺敬彦：抗精神病薬の「身体副作用」がわかる. 医学書院, 東京, 2006
3. 坂田三允 総編集, 萱間真美 他編集：精神看護エクスペール3 身体合併症の看護. 中山書店, 東京, 2004
4. 精神医学研究所附属東京武蔵野病院看護部 編：精神科急性期看護のエッセンス. 精神看護出版, 東京, 2003

事例でみる精神看護の展開

リエゾン精神看護の展開

不眠

不眠は、睡眠障害のひとつであり、さまざまな原因や誘因によって起こる。ぐっすり眠れない、寝入るのに時間がかかる、途中で目が覚めてしまう、起きたい時間よりも早く目が覚めてしまうといったことが多くある。

睡眠は生命維持や生活に欠かすことができないものであるため、十分な睡眠が得られないことは非常に苦痛である。入院治療中に不眠となった患者への看護アプローチについて述べていく。

事例の展開

Gさん、女性、36歳

診断名：子宮筋腫、卵巣膿腫（のうしゅ）
職　業：会社員
家族歴：夫と2人暮らし。子どもなし（希望していた）。
既往歴：なし。入院経験もない。

入院までの経過

Gさんは、X年6月に職場の健康診断で異常が見つかり、自宅近くの婦人科クリニックを受診したところ、子宮筋腫と卵巣膿腫があると診断された。手術が必要な状態であったため、紹介された病院で7月上旬に手術を受けた。

入院後の経過

Gさんは、外科病棟に入院をした。入院初日は夫も来院し、手術やその後の経過について説明を受けた。「不安はない」と話すが、表情の変化は少なく、活気がなかった。

入院翌日に行われた手術は、問題なく終了した。創部に軽度の痛みがあるが、それ以外の身体状態は良好であった。翌日より食事が開始となるが、Gさんは「食欲がない」と言い、経口摂取が進まず、水分も積極的に取ることができなかったため点滴が継続して行われた。

手術後5日目となっても、食事量は変わらなかった。このころより、「どきどきして眠れないんです」と話し、夜間起きてテレビを見たり本を読んで過ごすことが多くなった。日中も午睡をとることなく、「傷が痛い」といって臥床（がしょう）しがちである。

入院数日前より眠りが浅くなっていたが、手術後はさらに寝入りが悪くなり、「深く眠ることができない」と話す。深夜2・3時にようやく眠気を感じて眠ることができる。起床時刻はその日によって異なり、起きていてもおっくうな気分で朝食を食べなかったり、昼ごろまでベッドを離れないこともあった。

手術創部は改善傾向にあるが、疲労感は強く、食事量も増加しないことから、入院期間が延長していた。また、今後の生活方法について看護師が説明をするときに、「子どもはだめですよね」「最近夫は忙しくて」などと話すことが増え、寂しい表情をしている。

現在、4人部屋の病室にいるが、ほかの患者とかかわる姿はみられず、一人で過ごしていることが多い。

アセスメントの視点

不眠の状態を理解するために、以下の3つの視点からアセスメントを行う。

1．不眠の原因・誘因

不眠の原因・誘因には、睡眠を阻害する環境因子の存在、不眠を引き起こす精神的な要因、または身体疾患や症状の存在、薬物やカフェインなどの嗜好品の使用、必要な安静度とそれに伴う活動量のバランス、加齢、環境やライフスタイルの変化などがある。

Gさんにとって初めての入院、手術という体験であり、予期せず大きく生活様式が変化した。

また、子どもを望んでいたがあきらめなくてはならないというつらい出来事も受け入れなくてはならない状況にある。Gさんの精神的な負担は大きく、その出来事に対して効果的な対処ができないためにストレスや不安が増強して、不眠が生じたと考えられる。

また、手術創部の痛みもあり、身体的な安楽を得られず、快適に休息を得られない状態にある。さらに、療養環境は慣れないことばかりであり、精神的な負担やストレスを増強する要因ともなっていると考えられる。

これらのことから、不安やストレスを増強するものを取り除くといった環境の調整、精神的負担を軽減、あるいは困難な出来事を受け止め、乗り越えることをサポートするようなケアアプローチが必要な状態である。

2．睡眠状況

Gさんの睡眠に注目すると、入院前の病気が発見されたころより変化があったと考えられ、数週間にわたって不眠がある。不眠のタイプとしては、入眠までに時間を要することから入眠困難が、よく眠れた感覚がなく、浅い眠りであることから熟眠障害があると理解できる。それに伴って、睡眠時間も短縮していると考えられる。

また、覚醒が困難で、起床時刻が一定していないことから、睡眠パターンが不規則となっている。日中の活動量が少なく意欲もないのは、よい睡眠が得られていないために身体的疲労が解消されないためと思われる。活動と休息のバランスは崩れており、睡眠と大きく関連している。

このようなGさんの睡眠状況に対して、スムーズに眠りに入り、満足できる睡眠が得られ、また規則的な生活リズムを再獲得する生活プランを計画する必要がある。

3．不眠による随伴症状

不眠によって起こる随伴症状は、食欲不振や顔色不良といった身体面、集中力・注意力・記憶力の低下や情緒不安定などの精神面、対人交流の減少や活動性・積極性の低下などの社会面に現れる。

Gさんが不眠を呈してから、食欲不振や活動量や意欲の低下、他者とのつきあいの著しい減少がみられるようになった。不眠だけが原因で

図1 ● Gさんの不眠をアセスメントするポイント

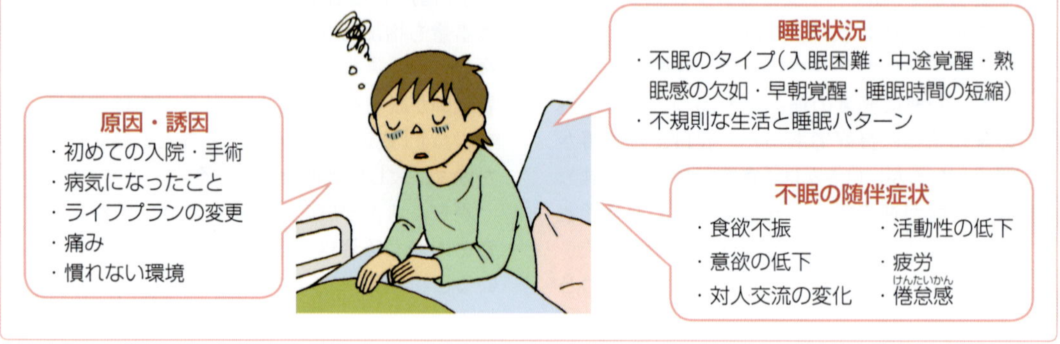

原因・誘因
・初めての入院・手術
・病気になったこと
・ライフプランの変更
・痛み
・慣れない環境

睡眠状況
・不眠のタイプ（入眠困難・中途覚醒・熟眠感の欠如・早朝覚醒・睡眠時間の短縮）
・不規則な生活と睡眠パターン

不眠の随伴症状
・食欲不振　　・活動性の低下
・意欲の低下　・疲労
・対人交流の変化　・倦怠感

はなく、生活上の変化とそれによる気分の変調によるものも考慮されるが、それらが相互に作用してGさんの苦痛を増強していると考えられる。随伴症状がさらに増悪しないようなケアが必要となってくる。

看護の実際

ケアプラン1

目標 不眠の原因・誘因となることを取り除き、継続した睡眠時間を確保する。熟眠感を得られるようにする

- 室内の温度、湿度、光、音、臭いを調整する（**表1**）。
- 身体的苦痛（創部痛）の軽減を図る（創部に刺激を与えない衣類の選択、安楽な体位の保持、指示された鎮痛薬の適時の使用など）。
- 寝具の工夫をする（安楽な姿勢が保てるもの、日ごろ使い慣れている寝具を使用するなど）。

ケアプラン2

目標 生活リズムと活動量を見直し、よい睡眠を得るための準備の行動がとれる

- 昼間に適度な活動を促す（散歩など、負担にならないものを検討する）。
- 昼間の30分以上の午睡を避ける。
- 昼間は、十分な光を浴びる、または室内が明るくなるように環境を調整する。
- 寝る前に、カフェインなど刺激の強い食べ物や飲み物の摂取を避ける。
- 歯磨きや入浴など、日常的に行っていた入眠前の行動を促し、寝る気持ちを高める。
- 足浴、リラクセーションなど、リラックスできる心地のよいケアを臥床前に提供する。
- 一日の生活方法を振り返りながら、よい睡眠を得るために生活リズムを整える必要性と方法を説明する（起床時刻と入床する時刻を決める、時間を決めて食事をとるなど）。

ケアプラン3

目標 睡眠に関連した不安を表出し、対処できる。疲労感、不安がない

- 不眠に関することや不安、心配事についての話に耳を傾ける。
- 気分転換できる方法を話し合い、可能なものを生活に取り入れる。
- 「眠らなくてはいけない」などと焦らず、意識しすぎないように説明する。
- 家族など、安心できる人に協力を依頼し、感情を表出しやすく安心できる環境を整える。

看護の留意点

1．客観的情報と主観的情報から睡眠を評価する

不眠を訴えていても眠れていることが観察される、あるいは眠れていなくても「よく眠れた」という場合もある。また、不眠の苦しみを表出できない場合もある。その人の睡眠状況をよく観察するとともに、睡眠や休息をとることに対する思いにも耳を傾ける必要がある。

2．その人の健康時の睡眠状態と不眠のパターンに応じたケアの実施、睡眠の評価指標の設定を行う

睡眠状態、あるいは不眠の種類や原因・誘因には、その人の固有のものが存在する。適切なケアや対処によってよい睡眠がもたらされるように、その人の個別性を考慮することが必要である。

また、睡眠の評価に関しても、各個人の状態に適した評価指標を設定することが必要である。

3．夜間の睡眠のみに注目せず、24時間で睡眠を考える

睡眠と覚醒の調整には、体のホメオスターシスとサーカディアンリズムがかかわり、その調整は24時間周期で行われている。つまり、昼間の状況が夜間の睡眠に関連する。そのため、不

表1 ● 環境の調整

温 度	夏季は25℃、冬季は15℃程度がよい
湿 度	50%程度がよい。加湿器などを活用する
光	20〜30ルクス程度で、うっすらと周囲の物の形が見えるぐらい。個人の好みもあるが、全体の明かりは消し、間接照明などを使用した柔らかなものにする
音	可能な限り防音にする
臭 い	不快な臭いを防ぐ。好みはあるが、アロマオイルなどを活用するのもよい
雰囲気	重要な要素であり、落ち着くものでコーディネートすることもよい

図2 ● 不眠に対する看護のポイント

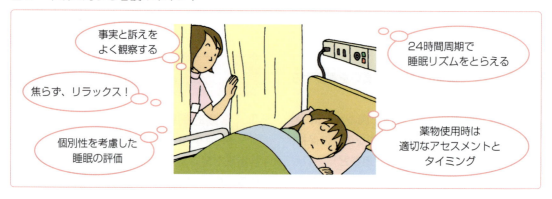

眠を改善するためのアプローチは、夜間だけではなく日中の活動内容や方法を工夫することでもある。

4. 焦りを軽減し、リラックスや快適さを増やす

眠れないとき、一生懸命に眠ることに努力し焦ると、眠れないことにイライラしていっそう睡眠を得ることが困難になる。眠れないと訴えがあったときは、その理由を聞くよりも、まずは快適なケアを提供し入眠しやすくなるように整えることが必要である。

5. 適切なアセスメントをもとに、薬物使用を検討する

睡眠薬の長期にわたる使用は、耐性や乱用などを生じるおそれもある。睡眠を得るための薬を与薬するときは、薬を使用しないで睡眠を得る方法を試した後の策として検討するほうがよい。

睡眠薬などを使用する場合、その不眠の状態に合った薬物が選択されるように、具体的に医師に報告を行う。また、処方された薬の効果を確認したうえで与薬時間を検討し、その効果や副作用を観察することが必要である。

（大橋明子）

■文献
1. 市村久美子他：不眠．New看護過程に沿った対症看護 病態生理と看護のポイント，高木永子監修，学習研究社，東京，2005：672-695．
2. Judith M.Schultz, Sheila Dark Vdebeck著，田崎博一，阿保順子監訳：看護診断にもとづく精神看護ケアプラン．医学書院，東京，1997．
3. 金城祥教：32妄想．精神障害者のクリニカルケア 症状の特徴とケアプラン，川野雅資編著，メヂカルフレンド社，東京，1998：312-323．
4. 三上章良：メンタルヘルスとスリープヘルス．臨牀看護 2005；31(12)：1783-1788．
5. 立花直子：睡眠関連疾患の診断と治療の方法論．臨牀看護 2005；31(12)：1751-1756．
6. 谷口充孝：不眠で困っている患者．臨牀看護 2005；31(12)：1757-1762．

事例でみる精神看護の展開

リエゾン精神看護の展開

怒り・拒否

事例の展開

H氏、男性、58歳

診 断 名：糖尿病
既 往 歴：特になし、精神疾患の既往歴もなし
家族構成：妻、長男、長女
職　　業：営業職（管理職）
性　　格：明るい、周囲に気を遣う（実は気が小さいと妻からの情報）。
嗜　　好：アルコール；ビール500mL・日本酒2～3合/日、たばこ；40本/日
ストレスの対処方法：酒を飲んで忘れる

入院までの経過

3年前に会社の検診で糖尿病を指摘され、内科外来で教育プログラムを受ける。しかし「忙しいのに構っていられるか」と食事管理はせず、まもなく外来受診も途絶えてしまった。今年に入ってから疲労感・口渇がひどくなり再び内科を受診、教育目的で入院となる。

入院後の経過

H氏は入院初日から言葉数が少なく、ムスッとしており看護師と視線を合わせない。妻からの情報によると入院が決まってから機嫌が悪いという。同室患者との交流もなく、カーテンを閉めきって、臥床している。翌日から教育プログラムが始まるが、横を向いていることが多く、聞いているのかわからない。病院食（カロリー制限食）に手をつけず売店で弁当を買ってきて食べることも数回あり、看護師が注意すると「うるさい！　わかってるよ！」と声を荒げる。イライラは日ごとに強まり、寄ると触ると文句を言うようになった。

検査も拒否し、医師から必要性を話されるとしぶしぶ応じる状況であった。看護師の間では対応の難しい嫌な患者という見方が強まり、次第に足が遠のいていった。毎日面会に来る妻ともたびたび口論しており、妻は短時間で帰ってしまうようになった。

ある日、教育プログラムに参加していなかったH氏を呼びに看護師が訪室すると、H氏は閉眼臥床していた。プログラムが始まることを伝えても反応がない。そこで「Hさん、始まりますから行きましょう」とさらに促すと、H氏は目を開けて険しい表情で、「勝手に始めればいいだろう！」と怒鳴り、布団をかぶってしまった。看護師は「あとで困るのはHさんですよ！」と思わず言い返してしまった。

アセスメントの視点

1. 怒りのレベルのアセスメント

怒りのアセスメントではまず、自傷他害のおそれがないか、切迫していないかを判断する。怒りが極度の場合は、多人数での対応や与薬が必要になることがある。H氏の場合は重度と考えられ、緊急の対応は必要ない。

2. 怒り・拒否の背景

なぜ怒っているのか（**表1**）、なぜ拒否しているのかを知ることが大切である。

H氏は入院が決まってから機嫌が悪くなっており、原因は精神疾患や器質的疾患・中毒などではなく、入院にかかわる何らかの不安や恐怖である可能性がある。H氏が示す怒りや拒否は、もともとの性格からかけ離れた状態であり、それだけ自我が脅かされ緊張状態であると考えられる。防衛機制の観点からみると、弁当を食べたりプログラムに参加しなかったりする行動は軽度否認退行しているようにみえる。

表1 ● 怒りの背景

- 不安・恐怖
- 性格
- 精神疾患：統合失調症、焦燥感の強いうつ病、躁状態など
- 器質的疾患：脳腫瘍、髄膜炎、認知症、てんかんなど
- 薬物依存・中毒
- 欲求不満
- 相手に気持ちが伝わらない
- 身体的苦痛
- 生育歴、生活環境など

H氏の普段のコーピングは情動焦点型である（**表2**）。問題と向き合わず、嗜好品で気晴らしすることで精神的な安定を得ていた。ところが入院して治療食や教育プログラムなど、病気と向き合わざるを得ない状況となり、強い葛藤を生じさせていると考えられる。

また、障害の受容過程は危機理論や死の受容過程（**表3**）を用いて理解されることが多いが、受容過程の一過程としての怒り・拒否であることも考えられる。

3. 怒り・拒否の影響

怒りは適切な判断や理解を阻害することがある。H氏の場合は自暴自棄な行為をとっており、今後も感情に任せて短絡的な行為をする可能性がある。

また怒りや拒否は人間関係を壊すことがある。H氏の場合は妻・看護師との関係がこじれ、孤独な状況に陥っている。

4. 家族のアセスメント

H氏の今後の生活を考えると、キーパーソンである妻の協力は大切である。その妻が、H氏の病気や今の状況をどのようにとらえているか情報がない。また、口論や短時間になった面会などは、H氏の怒り・拒否の影響を受けているものと考えられる。

5. スタッフのアセスメント

看護師は繰り返しH氏から向けられる怒りや拒否に陰性感情をもち、足が遠のいてしまっている。まず看護師自身が自分の感情に気づき、コントロールする必要がある。これは看護師に

表2 ● コーピングの種類

問題焦点型コーピング	問題そのものを明確化し、それに対処（別の解決策を見つけたり、状況を変化させようとしたり）することで問題解決したり、苦痛を和らげたりしようとする方法。
情動焦点型コーピング	問題に対する情動を変化させようとしたりコントロールしたりすることで、苦痛を和らげようとする方法。

＊現在、大きくは上記の2つで示されるが、そのほかにもコーピングの種類を複数にわたり分類しているものもある。いずれもどれかひとつが用いられるものではなく、複数の方法を同時に用いたり、状況に合わせて変えたりしながらストレスに対処している。

限らずH氏にかかわるすべてのスタッフに必要なことであり、カンファレンスなどを用いて多職種間で感情と情報の共有をする必要がある。

看護の実際

カンファレンスを開き、スタッフそれぞれの感情を話し合った。看護師は怒られたり拒否されたりすることが怖くて近寄りがたい気持ちになっていること、病気に向き合わない姿勢に腹立たしい気持ちになることなどを語った。医師や栄養士も教育プログラムでの態度が不真面目に感じられると話し、スタッフ間に陰性感情があることを確認しあった。こうした話し合いによって感情的な巻き込まれから距離を置くことができる。そのうえで今のH氏の怒りや拒否の背景を明らかにするために、言語化を促していこうと話し合った。

1. 教育プログラムへの参加の促し

怒った翌日の教育プログラムにも、H氏は閉

表3 ● フィンクらの危機モデル、キューブラー・ロスの死の受容モデル

フィンク (危機に直面した人の適応までのプロセス)	個人のもっている通常の対処能力がその状況の要求を満たすのに不十分であると感じ、以下の経過をたどる 1. 衝　　　撃：最初の心理的衝撃の時期 2. 防衛的退行：危機の意味するものに抵抗して、自分自身を守る時期 3. 承　　　認：危機の現実に直面する時期 4. 適　　　応：建設的な方法で積極的にその状況に対処する時期	
ションツ (乗り越えがたい障害に直面した人の適応までのプロセス)	個人が人生の重要目的に対する乗り越えがたい障害と思われるものに、一時的にぶつかって普段の対処方法を用いられなくなったとき訪れる 1. 最初の衝撃：現実の知覚によりショックと離人傾向に陥る 2. 現 実 認 知：現在の自己構造の崩壊が起こる。強い不安、パニック、無力感を味わう 3. 防衛的退行：以前の自己同一性の確立。不安軽減のための現実逃避、否認、願望思考の出現。自我は問題に対する怒りをもって反応する 4. 承　　　認：是認の段階で抑うつと失墜感を味わう 5. 適　　　応：新しい自己同一性が生まれる。不安の減少、安定感と価値観の再生による満足感	
コーン (突然の身体障害を受けた人の障害受容のプロセス)	突然身体障害を受け、危機に陥った人の経過を以下の段階で表している 1. シ ョ ッ ク：障害の起きた直後で、自分の障害の重さ、予後などについての洞察を欠いている。不安感もない。防御規制により心的混乱から庇護されている 2. 回復への期待：生じている障害を認める最も初期の段階。障害は消失すると信じている 3. 悲　　　嘆：障害を深め、将来の希望が阻まれ、無力感を感じ、回復意欲を失う。深い悲しみと自己否定を感じる。依存心が強くなり、また自棄傾向が強まる 4. 防　御　期：悲嘆の日々のなかで何よりも自分をだめにしているのは、自分のファイトのなさであることに気づき始める。障害の重篤さ、永続性を自覚する時期でもあるので防御反応も生じやすい 5. 適　　　応：障害は障害者の特性のひとつにすぎないものとして受け入れることができるようになる	
キューブラー・ロス (死にゆく人の死を受容するまでのプロセス)	1. 否　　　認：「そんなはずはない」といった否定する気持ち 2. 怒　　　り：「どうして私がこのような病気に」といった怒り 3. 取 り 引 き：「〜するから神様助けて」といった回避する気持ち 4. 抑　う　つ：逃れられない現実に向き合い抑うつになる 5. 受　　　容：現実を受け入れる	

小松浩子：危機理論．成人看護学A　成人看護学原論，土居洋子，泉キヨ子編，廣川書店，東京，1997：102．より一部改変・加筆

眼臥床して参加しようとはしなかった。看護師が声をかけに行ったが、昨日と同様に無視していた。そこで看護師はアサーティブに「プログラムに参加されない理由がわからなくて、私はとまどっています」と話してみた。H氏は「気が乗らないだけだ」と答えた。「どうして気が乗らないんでしょう？」と返したが、それ以上は語られなかった。「プログラムに参加されないと、Hさんが将来お困りになるのではないかと思って心配です」と伝えて退室すると、H氏は少し遅れて参加していた。その後も不機嫌な表情ではあるが参加する姿がみられた。

2. 看護師の感情の変化

H氏との関係を築き、またH氏を孤独にさせないことも考慮に入れ、訪室回数を増やし、検温時にはゆっくりベッドサイドに腰をおろして話を聞く環境づくりをした。会話の内容も疾患の話ばかりではなく、雑談やH氏に関心を向けたもの（ふだんの生活や趣味・仕事の話など）にしていった。すると少しずつ会話が続くようになり、イライラした雰囲気は薄れていった。看護師間にあった緊張感も薄れ、訪室することが苦痛でなくなってきた。

そこでH氏に「ずっとおつらそうですね」と声をかけてみた。H氏は「まじめに仕事していただけなのに、どうして病気にならなきゃいけないんだ!?」と語った。看護師は「糖尿病になったことに対して腹立たしいお気持ちがあるんですね」と共感的に受容した。その後もH氏は、病気になったことの不条理感や、仕事と自己管理を両立していかなければならないことの不安、合併症の不安などを繰り返し話した。そのたびに看護師は同様に共感的・受容的な対応を行い、そのうえで対応策を一緒に考えたり、情報の提供をしたりしていった。

3. 妻へのアプローチ

妻にH氏の今の状態をどう感じているか尋ねると「最近八つ当たりばかりされて、どうしたらいいかわからない。この前も『自分の体のことなのだから、きちんとしてください！』と言ったら喧嘩になってしまった」と話した。妻の戸惑いを受け止めたうえで、H氏の今の状態は病気に向き合うために必要な過程であり必ず通過するものであること、今は叱咤激励するのではなく、H氏のつらさを受け止めるようにしたほうが効果的であることを伝えた。

1週間ほど経ったころ、H氏は「嘆いてばかりいてもしょうがないな」と言い、今までのプログラムでわからなかったところを看護師に質問してくるようになった。また、学んだことを妻に伝える姿もみられるようになった。

看護の留意点

怒りや拒否の原因を把握することが大切である。こちらの対応が問題であるときは速やかに謝罪する。怒りや拒否はときとして患者の健康や人間関係を破壊するパワーをもっている。悪影響を最小限に抑えられるように、また適切な方法で感情を表出できるように介入する必要がある。

怒りを向けられたり、拒否されたりすると、自分自身を否定されたような気分になりつらいものである。大切なことは、自分のなかに起こった感情に気づくことである。起こった感情に良し悪しはない。患者の感情をありのまま受け止めるように、自分の感情もありのまま受け止めるよう訓練を積むことが必要である。

患者にとっても看護師にとっても、安心して感情を表出できる場が必要である。

（藤井靖子）

■文献
1. 小松浩子：危機理論．成人看護学A　成人看護学原論．土居洋子，泉キヨ子編，廣川書店，東京，1997：102．
2. 南裕子編著：アクティブナーシング　実践オレム－アンダーウッド理論　こころを癒す．講談社，東京，2005：103．
3. 野末聖香編著：リエゾン精神看護　患者ケアとナース支援のために．医歯薬出版，東京，2004：106．

事例でみる精神看護の展開

リエゾン精神看護の展開
せん妄

事例の展開

I氏、男性、77歳

診　断　名：大うつ病性障害
初回入院。
家族構成：妻と2人暮らし（長男、長女はそれぞれ結婚し、家を出ている）

入院までの経過

　定年退職後、穏やかで安定した生活を送っていたI氏だが、このところふさぎこんで家から出なくなった。夜間不眠になり、食欲の低下がみられ、心配した妻が同伴して受診し、大うつ病性障害の診断により入院することになった。

入院後の経過

　入院後、抗うつ薬による治療が始まっても、ふさぎこんだ状態や夜間の不眠がなかなか改善せず、また十分に食事を取れていない状態であったため、末梢静脈より輸液が開始され、同時にアナフラニール®（塩酸クロミプラミン）の点滴静注が始まった。輸液が始まるにあたり、I氏はそれまでいた病室から、より看護師の目の届きやすい病室へと移室した。
　移室後のI氏は、元気はないものの、面会に来た妻や看護師とぼつぼつと話すなどして過ごしていた。移室して2日目の深夜、看護師が巡視に行くと、その30分前までは静かに横になっていたI氏がベッド上に立ち上がり、点滴を抜去しようとしていた。I氏は「あそこでずっと見てる人がいるんだよ」などと看護師に訴え、「それであそこの赤い光が」と天井を指さすなどしてぶつぶつと話している。看護師は応援を呼び、まずはI氏を座らせ、安全を確保した。

アセスメントの視点

　せん妄のケアを行うにあたっては、せん妄が発症しやすくなる条件や要因となるもの（発症要因）を理解することが重要である。
　せん妄の発症要因には諸説があるが、投薬（特に抗コリン作用のあるものや中枢神経作用のあるもの）、感染、代謝障害（脱水、電解質バランスの崩れ、低栄養状態など）、不安、疼痛、睡眠障害などが挙げられている。せん妄の要因となりやすい因子の一覧を**表1**に、せん妄を誘発しやすい薬剤の一覧を**表2**に示した。
　せん妄を発症する患者はどの科においても少なからずいるが、精神科入院患者には、抗コリン作用のある薬物や中枢神経作用のある薬物の投与が行われることが多い。また、不安を抱える患者、睡眠が障害されている患者も多くいることに留意する。
　I氏の場合、以下のようなせん妄を引き起こしやすい条件がそろっていた。
①塩酸クロミプラミンの点滴（三環系抗うつ薬

表1 ● せん妄の要因となりやすい因子

- 環境の変化
- 心理的な問題
- 手術・処置
- 疼痛
- 睡眠障害
- 薬剤
- 感染症
- 排泄トラブル
- 代謝異常
- 認知障害
- 感覚遮断

表2 ● せん妄を誘発しやすい薬剤

- 抗コリン作用薬(抗パーキンソン病薬)
- ドーパミン作動薬(抗パーキンソン病薬)
- 三環系の抗うつ薬
- ベンゾジアゼピン系抗不安薬・睡眠薬など
- 鎮吐剤
- 非ステロイド抗炎症剤
- 抗生物質
- インターフェロン製剤
- 抗がん剤
- H_2ブロッカー

の投与)
② 夜間不眠(睡眠障害)
③ 低栄養状態(代謝異常)
④ 点滴の開始(カテーテルの留置という処置)
⑤ 入院および部屋の移動(環境の変化)

看護の実際

1. せん妄発症時の対応

I氏は、せん妄が発症した状態と考えられる。この状態では、まずは、患者の安全確保が優先される。以下にI氏への対応を述べる。

① ベッド上に立ち上がっているI氏を安全な体勢へ導き、ベッドからの転落や転倒を予防する。この際に、むやみに腕を引っ張るなどしないよう注意する。患者の不安や不信感を増強し、興奮時にはお互いに危険である。

② 点滴の刺入部位やカテーテルを衣服で隠す、点滴バッグ、点滴台を本人の視界からはずすなどしてカテーテル類が本人の視野に入らないようにすることで点滴の抜去を防ぐ。

ただし、点滴の血管外漏出や炎症など点滴に関連するトラブルが生じている場合には、速やかに点滴を中止して抜去し、医師に報告する。この場合には、点滴トラブルによって生じた疼痛によりせん妄の発症が促されてしまった可能性もある。

③ これらの対応をとりながら看護師は、患者に落ち着いた声で話しかける。その際には、患者の言動(「誰かがいる」など)について強く否定することはせず、しかし大丈夫であることは伝える。

話しかける際には明瞭にゆっくりと話す。患者がより安心するようであれば、背中をさするなどして寄り添うのもよい。

④ その時点で点滴されている薬剤によってせん妄が誘発された可能性が高いと考えられる場合には、その薬剤の滴下の中止について医師と相談する。

患者の興奮が収まらず、安全が保てそうにない場合には、鎮静のための薬剤の使用について医師と相談する。

2. せん妄悪化の予防(せん妄を誘発する因子を除去する)

せん妄の悪化の予防、再発の予防のためにI氏に行う援助を述べる。

① 全身状態の把握

体温、血圧、呼吸、脈拍をはじめ患者の全身状態について把握し、感染症の徴候など、その他のせん妄誘発因子の存在の有無を確認する。

② 全身状態の改善

脱水の予防、低栄養状態の改善のための援助を行う。

③ 使用薬剤および処置の検討

使用薬剤の変更および点滴類の中止について医師と相談する。

3. 活動と休息の調整

日中は、話しかけるなどして刺激を与え、本人の負担にならない程度に活動量を増やす。外を散歩して日光に当たり、外気に触れるなどするとよい。また、家族にも協力してもらい、面会時などに働きかけてもらう。これらの活動は、夜間の睡眠の確保につながり、また、見当識を保つ援助にもつながる。

4. 不安を軽減する

患者に接するときには、医療者は自分の職種や名前など、自分が誰であるかを伝え、また、日ごろからコミュニケーションを図ることで患者にとって親しみやすい存在となるよう努力する。

患者に行おうとする処置やケアについて、そのつど分かりやすい言葉で説明する。

患者には、常に明瞭にゆっくりと話す。

5. 現実への適応の援助

カレンダーや時計を患者の目に入る場所に設置する。

ラジオ、テレビ、新聞などを患者の好みや習慣に合わせて提供する。

眼鏡や補聴器などの補装具を利用している場合にはそれらを使ってもらい、患者が外界の情報を正確に取り入れられるよう援助する。

6. 患者の意識レベルに合わせたセルフケアの支援

患者の意識レベルを適宜評価し、できることは患者自身で行えるよう支援する。しかし、患者の意識レベルが低下し、混乱がみられる場合には行動を指示する、必要に応じて介助するなどの援助を行う。

看護の留意点

1. 入院環境でのせん妄

精神科に限らず、入院環境では、どの科に入院していてもせん妄を発症する可能性はある。

せん妄発症に関連するような入院環境での状況を表3に挙げる。

入院環境においては、せん妄を誘発する因子がいくつも重なり、患者はせん妄を発症しやすくなる。このことに留意し、せん妄の発症を予防するためのかかわりを日ごろから行う。

2. せん妄のタイプ

せん妄の症状は多岐にわたり、軽度の意識障害から重度の精神運動興奮状態まで、その呈する症状はさまざまである。

せん妄には、興奮や徘徊などを呈する、活動性の増すタイプ（活動過剰型）と、抑うつ状態のように活動の低下するタイプ（活動減少型）があ

表3 ● せん妄発症に関連するような入院環境での状況

- 患者は入院治療を要する何らかの疾患を抱えて全身状態が悪化していることが多い
- 入院するというイベント自体が患者に不安や恐怖を与える
- 自宅（あるいは他の施設）から入院することで患者の環境の変化が生じる
- 入院中の安静、無機質な病室、昼夜を問わない騒音など、現実感を失わせたり、感覚遮断を生じさせたりするような環境であることが多い
- 単調な入院生活により、活動と休息のバランスが崩れやすい
- 入院治療においては何らかの薬剤を投与されることがほとんどである
- カテーテル類が装着される患者も少なくない
- 手術等、身体的侵襲の大きい処置を受ける患者も少なくない

る。

また、例えば日中に活動性が低下したせん妄状態を呈し、夜間には活動性の増したせん妄状態を呈する、混合型のせん妄もある。活動性の増すタイプのせん妄は、その呈する症状から発見されやすいが、活動性の低下するタイプのせん妄は見逃されたり、うつや認知症などの他の疾患と間違えられたりするため注意を要する。

3．せん妄発症時の対応

せん妄発症時には、患者の安全の確保を何より優先させなければならない。事例で挙げたI氏への対応以外の、せん妄発症時の対応の例を以下に示す。

①障害物の除去

せん妄発症時に歩き回るような患者の場合には、歩行範囲から障害物を除去し、転倒を防ぐ。

②気をそらさせる、気分転換を図る

患者の気分転換を図る。患者のお気に入りの物品や写真、音楽、行為などがあれば、それに誘う。

③患者および周囲の者の安全の確保

患者の興奮が強く、患者自身あるいは他者の危険が高まったときには一人では対応せず、応援を求める。

④行動の制限

患者が興奮している際に力ずくで抑えるようなことは患者の不安や興奮を強め、また、事故防止の観点からも望ましくない。他の手段では安全を確保することができず、やむを得ずその行動を制限するために身体拘束等を行う場合には、必要以上に興奮をあおらないよう、医療者側は落ち着いて話しかけながら行い、危険な状態を脱した時点で速やかに制限を解除する。

⑤発症に関与している因子の除去

痛み、不穏にさせるような音、光など、その場で除去できる刺激は、速やかに除去あるいは緩和する。

4．高齢者のせん妄

高齢者はせん妄を呈しやすい。また、脱水時、発熱時など身体状態の悪化した際にもせん妄は起こりやすい。特に高齢者では発熱等の身体症状の悪さが顕在化しないことも多いため、細やかな観察が求められる。

5．他疾患との鑑別

せん妄との鑑別が必要になる状態として、認知症と抑うつが挙げられる。これらはその症状に共通点があるために間違われやすい。また、これらの状態にせん妄が重なって発症することもある。なお、精神科においては、せん妄によって呈される症状を、入院の原因となった疾患の症状の悪化ととらえてしまうことも起こり得るため、原疾患の症状との鑑別も必要になる。

何かおかしいと思うような状態、あるいは症状を呈した場合にはせん妄を疑い、その発症の様子、経過、進行、期間、患者の意識レベル、認知についての観察を行う。

せん妄の特徴は以下の3つである。

①**急激な発症**（短時間のうちに増悪する）
②**症状の変動**（日によって、あるいは時間により変化する）
③**状態の可逆性**（症状はおおむね数日〜2週間以内に軽快、消失する）

6．患者および家族への対応

せん妄を発症した患者やその家族には不安や恐怖が生じる。このため、せん妄症状やその要因と考えられる因子についての説明を行い、この状態が一時的なものであることを説明する。

家族に対しては患者へのかかわり方について具体的に説明し、協力を依頼する。せん妄を発症した、あるいはせん妄を発症するリスクの高い患者の家族へ協力を依頼する事項の例を**表4**に挙げる。

7．せん妄の発症の予防

せん妄は、発症時の早期発見、早期対応も重要であるが、そもそもせん妄の発症を予防するようなケアが最重要である。患者の状態を把握し、全身状態の改善やバランスの調整、活動と

表4 ● せん妄発症のリスクの高い患者の家族への依頼事項の例

- 面会や電話などにより、患者の精神的安定につながるようなかかわりをしてもらう
- 入院中も使用できるよう、患者の日常的に用いていた物品などを持ってきてもらう
- 患者の日課を教えてもらい、可能であれば付き添ってもらう
- 患者の不安や混乱を高めるような問いかけ（「私のことわかる？」「ここはどこ？」などのテスト的な質問など）をしないようにする

休息の確保、不安の軽減のための働きかけや環境の調整を行い、発症要因となる因子を除去し続ける努力が必要である。

（宮本有紀）

■文献
1. American Psychiatric Association：*Practice guideline for the Treatment of Patients With Delirium*. American Psychiatric Association, 1999.
2. 一瀬邦弘, 太田喜久子, 堀川直史監修：せん妄　すぐに見つけて！すぐに対応！. 照林社, 東京, 2002.
3. Ivo Abraham, Melissa M. Bottrell, Terry Fulmer編, 阿部俊子監訳：ベストプラクティスのための高齢者看護プロトコル. 医学書院, 東京, 2003.

事例でみる精神看護の展開

リエゾン精神看護の展開

精神科リエゾンチームと看護師の役割

精神科リエゾンチームとは

　コンサルテーション・リエゾンとは「身体診療科の患者が抱える精神的な問題に対して、その身体診療科とのコンサルテーション（Consultation：相談）・リエゾン（Liaison：連携）を行うことである。このコンサルテーション・リエゾンサービスをチームで提供するのが、精神科リエゾンチーム（以下リエゾンチーム）である。

　そして、2012年（平成24年）の診療報酬改定時に「精神科リエゾンチーム加算」が新たに加わり、加算申請を取ることができるようになった。このリエゾンチームの算定要件は、表1に示す基準の精神科医、看護師、心理士や精神保健福祉士などのコメディカルで構成される。

表1 ● 一般病棟における精神科リエゾンの評価
厚生労働省保険局医療課「平成24年度診療報酬改定の概要」～「チーム医療の推進」より

一般病棟における精神科医療のニーズの高まりを踏まえ、一般病棟に入院する患者に対し、精神科医、専門性の高い看護師、精神保健福祉士、作業療法士などが多職種で連携した場合の評価を新設し、より質の高い精神医療の推進を図る。

（新）精神科リエゾンチーム加算　　200点（週1回）
　[算定要件]
①一般病棟に入院する患者のうち、せん妄や抑うつを有する患者、精神疾患を有する患者、自殺企図で入院した者が対象
②精神症状の評価、診療実施計画書の作成、定期的なカンファレンス実施（月1回程度）、精神療法・薬物治療等の治療評価書の作成、退院後も精神医療（外来等）が継続できるような調整等を行う
③算定患者数は、1チームにつき1週間でおおむね30人以内とする
　[施設基準]
当該保健医療機関内に、ⅰ～ⅲにより構成される精神科リエゾンチームが設置されていること
　ⅰ　精神科リエゾンについて十分な経験のある専任の専門家医
　ⅱ　精神科リエゾンにかかわる所定の研修を修了した専任の常勤看護師
　ⅲ　精神科リエゾンについて十分な経験のある専従の常勤精神保健福祉士、常勤作業療法士、常勤薬剤師または常勤臨床心理技術者のいずれか一人

事例の展開

L氏、男性、70代

診断名：大腸がん
家族構成：妻(70代)と2人暮らし。近隣に娘家族が住んでいる

入院までの経過

1年前に大腸がんと肝転移の診断を受け、手術を施行後、抗がん剤治療を外来で行っていた。抗がん剤治療開始後より、全身倦怠感、食欲不振などの副作用が認められていた。抗がん剤治療の4コース終了後に、強い吐き気と腹痛で外来を受診、イレウスの疑いで緊急入院となった。

入院後の経過

禁食、点滴治療にて、イレウスは改善されてきて、流動食から食事が開始となったが、嘔気が残っており、ほとんど食べることが出来なかった。全身の倦怠感、不眠も認められていた。入院当初に「死んだ方が楽かな」という言葉が聞かれていた。

入院3日目の夕方に看護師が、患者がベッドの上でひもを持っているところを発見。患者は「苦しいから自分で首を絞めようと思って…」「ご飯も気持ち悪くて食べられないし、体もだるくてつらいし、だったら死んだ方が楽でしょ？」と希死念慮について話した。その夜は、医療安全マニュアルの対応（図1）に準じて、病室から看護師の目の届く処置室に移動、家族に付き添ってもらった。吐き気で内服が困難なため、主治医の指示でロヒプノールの静脈投与を行い、翌日、リエゾン精神科チームへ診療依頼がされた。

リエゾンチーム活動の実際

診療の依頼と同時に、病棟師長から、リエゾン精神専門看護師（以下リエゾンナース）に希死念慮のある患者への対応についての相談もあった。病棟のスタッフの不安があり、リエゾン精神科チームで患者を訪室するまでに時間を要したため、先にリエゾンナースが状況の把握とスタッフの対応を行い、リエゾンチームで身体科の情報と患者との面接を行った。

1. 身体状態・精神状態の要約と経過

①身体状態

主治医：現在は、嘔気・嘔吐、がん性疼痛などに対する対症療法。他臓器への転移があり寛解は難しい。抗がん剤治療による身体的ダメージ、患者の苦痛が強く、患者の精神状態が落ち着いたら、抗がん剤治療の継続か緩和ケアの方針を確認する方針。

看護師：入院してから症状は軽快してきているが、入院時に激しい嘔吐をしたときのことをとても恐怖に感じている。昨夜駆けつけた家族のうち、妻は動転して患者の行動を責めたが、娘は患者が話すつらい気持ちを落ち着いて聞きながら、そばに付き添っていた。

②精神状態

精神科医：診察の結果は、抑うつ感、睡眠障害を認め、身体疾患が自殺の要因である適応障害の診断である。

リエゾンナース：死のうと思った理由について尋ねると、「体がつらくてね。薬使っても一時的でしょ？どうせ、がんで死ぬなら苦しまずに早く逝っちゃいたいと思ってね」と話した。面接では、会話をもつことを拒否せず、逆に医療者が近くにいることに安心を感じている様子も

うかがえた。

面接後に、身体科医師、病棟看護師、精神科医、リエゾンナースで、情報の共有と治療とケア方針とプランについてカンファレンスを行った。

2．治療・看護プラン
- 抗がん剤治療は、いったん保留。
- 嘔気、嘔吐などの消化器症状への対症療法
- 食事を流動食から開始していたが、無理せずに点滴での補液として、患者が食べたいと言ったときに開始、または食べたいものを家族に持ってきてもらう。
- 内服薬は、できるだけ点滴に変更、オピオイドの鎮痛薬は内服から貼付剤に変更。
- 希死念慮はあるが身体的要因が強く、麻痺性イレウスもあるので、症状の経過に応じて抗うつ薬を検討とし、不眠時ロヒプノール®の点滴静注で対応を継続。
- 寂しい気持ち、人と話したい気持ちがあり、初回面接以降は、精神科医、リエゾンナースは別々に面接にうかがい、その後、情報交換を行うようにする。
- 病室よりも処置室の方が、医療者がいて仕事をしている姿や話し声が感じられて逆に安心するとの患者の言葉もあり、希死念慮の評価と合わせてしばらく処置室で対応。

3．介入後の経過
次第に、希死念慮に関連すること以外にも、これまでの仕事や家族、人生について、ニュースの話題や世間話など話をするようになった。看護は、会話とともに清拭や足浴など、身の回りのケアを提供した。

身体症状の緩和がされ、トイレ以外でも「ちょっと歩きたいな」「何か、食べていいかな？」と、嘔気も改善して、食事も少しずつ摂取できるようになった。「兄が、がんで苦しそうに死んでいってね。そんな風に死にたくないなって思って。でも先生が、そのころと違って、今はいい薬があるから大丈夫だよって。それに、こんなおじいちゃんに、みんな優しくしてくれるね。体もだいぶ楽になって、死にたいなんて思わなくなったよ」と、身体・精神的にも安定が認められた。

今後について、緩和ケアを患者・家族ともに希望され、患者は高齢の夫婦だけの生活の不安と娘に世話をかける心配を話した。自宅退院・転院も視野に入れて、家族、地域支援部門の社会福祉士、訪問看護師も含めてカンファレンスを開いた。その結果、しばらくは娘が介護休暇をとり患者の自宅で世話をして、その後、療養型の病院への転院を行う方針となった。

この事例では、リエゾンチームとして直接患者にかかわったのは、精神科医とリエゾンナースだが、事例に応じて臨床心理士、精神保健福祉士などがかかわる。また、他の医療チーム、この事例では、地域支援部門がかかわるなど、事例に応じて他職種、他の医療チームとも連携して患者・家族に介入を行っている（図2）。

チームのなかでの看護師の役割

リエゾンチームのなかでの看護師の役割には、以下のようなものがある。
- 医療者と患者・家族間のコミュニケーション

図2 ● 事例に応じて多職種、医療チームで連携するチーム医療

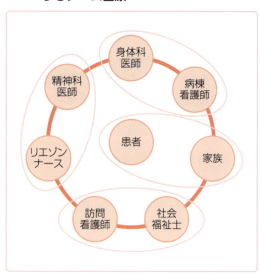

図1 ● 希死念慮が疑われる患者への対応(入院編)

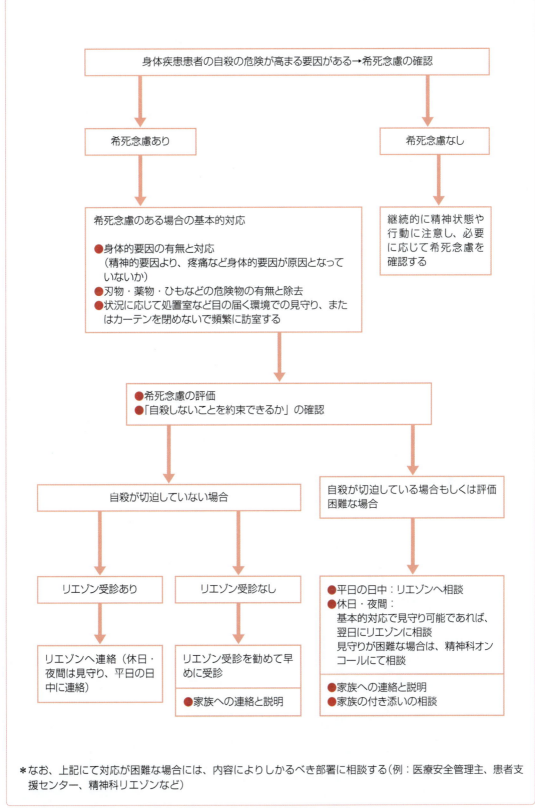

北里大学病院院内自殺防止プロジェクト作成:医療安全ハンドブック 2014 掲載より一部改変

の促進・調整の役割、症例に関する看護師の精神面のケアに関する対応の相談、教育的役割。
・精神症状、精神の専門領域の言葉、治療などに慣れない身体科の看護師と精神科をつなぐ役割、医療者間のコミュニケーションの推進の役割。
・看護師、または看護チームが患者・家族に感情的に巻き込まれているケースや、倫理的ジレンマが存在する場合などに、リエゾンナースが病棟看護師の感情面への介入、倫理調整の役割を担う。
・多職種の連携が重要となる患者・家族の医療チームの調整の役割など。

（白井教子）

■文献
1. 白井教子他：チーム医療によるコンサルテーション・リエゾン精神医療　リエゾンナースの役割, 臨床精神医学　2007；36(6)：715-719.
2. 吉邨善孝、横山正宗：医療計画，診療報酬改定における精神科リエゾンチームの展望, 精神神経学雑誌, 2013；SS655-661.

資料

精神科で
よく使われる薬剤

渡辺雅幸

精神科でよく使われる薬剤

渡辺雅幸

抗精神病薬

種類	一般名	商品名(先発)	後発品名(ジェネリック)
定型抗精神病薬			
ブチロフェノン系	ハロペリドール	セレネース	ハロペリドール、リントン、ハロステン、レモナミン
	ハロペリドールデカン酸エステル	ハロマンス、ネオペリドール	
	ブロムペリドール	インプロメン	プリペリドール、ブロムペリドール
	チミペロン	トロペロン	セルマニル
	スピペロン	スピロピタン	
	ピパンペロン塩酸塩	プロピタン	
フェノチアジン系	クロルプロマジン	クロルプロマジン塩酸塩、コントミン、ウインタミン	
	レボメプロマジン	レボトミン、ヒルナミン	レバル、レボホルテ、レボメプロマジン
	プロペリシアジン	ニューレプチル	
	プロクロルペラジン	ノバミン	
	ペルフェナジン	ピーゼットシー、トリラホン	
	フルフェナジンマレイン酸塩	フルメジン	
	フルフェナジンデカン酸エステル	フルデカシン	
ベンザミド系	スルトプリド	バルネチール	スタドルフ、バチール
	ネモナプリド	エミレース	
	スルピリド	アビリット、ドグマチール、ミラドール	クールスパン、ケイチール、ピリカップル、マーゲノール
その他	ゾテピン	ロドピン	セトウス、メジャピン、ロシゾピロン
	ピモジド	オーラップ	
	クロカプラミン	クロフェクトン	バドラセン
	モサプラミン	クレミン	
	オキシペルチン	ホーリット	
非定型抗精神病薬			
セロトニン・ドーパミン拮抗薬ならびに多元受容体作用抗精神病薬	リスペリドン	リスパダール	リスペリドン
		リスパダールコンスタ	
	オランザピン	ジプレキサ	
	クエチアピンフマル酸	セロクエル	
	ペロスピロン	ルーラン	ペロスピロン
	ブロナンセリン	ロナセン	
	パリペリドン	インヴェガ、ゼプリオン	
	クロザピン	クロザリル	
ドーパミン自己受容体作動薬	アリピプラゾール	エビリファイ	

【抗精神病薬共通の副作用】 錐体外路性副作用（パーキンソン症状、アカシジア、ジストニア、遅発性ジスキネジア）、 悪性症候群、 SIADH（抗利尿ホルモン分泌異常症候群）、水中毒、 高プロラクチン血症（無月経、乳汁分泌、男性の性機能障害）、 麻痺性イレウス	【抗精神病薬共通の禁忌】 昏睡状態、循環虚脱状態 　抗精神病薬は上記状態を悪化させるおそれがある。 バルビツール酸誘導体等の中枢神経抑制剤の強い影響下 　抗精神病薬は中枢神経抑制薬の作用延長、増強効果がある。 アドレナリン投与中 　アドレナリンはα1受容体を刺激すると血管を収縮させ、β2受容体を刺激すると血管を拡張させる。通常、アドレナリン投与はα1受容体刺激による血管収縮作用によって血圧増加を起こすが、α1受容体受容体遮断作用のある抗精神病薬を併用するとβ2受容体刺激作用による血圧低下作用が生じる。これを逆転現象という。 各薬剤に過敏症の場合

主な副作用など	禁忌
【定型抗精神病薬共通の副作用】 錐体外路性副作用、高プロラクチン血症	
	【ブチロフェノン系に共通の禁忌】 パーキンソン病 　ブチロフェノン系抗精神病薬は強いドーパミン受容体遮断作用をもっているので、ドーパミン神経伝達低下が原因で生じるパーキンソン病を著しく悪化させる 重症心不全 　心筋に対する障害作用や血圧降下の報告がある
【フェノチアジン系に多い副作用】 抗アセチルコリン作用による口渇、便秘、排尿障害、認知機能障害 α1アドレナリン受容体遮断による起立性低血圧、過剰鎮静	【フェノチアジン系に共通の禁忌】 皮質下部の器質性脳障害 　脳炎、脳腫瘍、頭部外傷後遺症等では高熱反応を起こす危険がある
ベンザミド系は自律神経系の副作用は少ない	
	重症心不全、パーキンソン病、器質性脳障害
	パーキンソン病
錐体外路性副作用は少ない、高プロラクチン血症が多い	褐色細胞腫
けいれん発作	
	心電図QT延長、CYP3A4阻害薬（HIVプロテアーゼ阻害薬、エリスロマイシン、パロキセチン、フルボキサミン等）、うつ病
	特に禁忌なし
非定型抗精神病薬では錐体外路性副作用は少ない	
高用量ではアカシジアなどの錐体外路性副作用、高プロラクチン血症を起こす	
	クロザピン投与中
糖尿病・肥満	糖尿病
糖尿病・肥満、眠気	糖尿病
	アゾール系抗真菌薬、HIVプロテアーゼ阻害薬投与中
ゼプリオンで死亡例の報告がある	クレアチニンクリアランス50mL/分未満
無顆粒球症、心膜炎、高血糖、てんかん発作など 錐体外路系副作用は生じない	クロザリルモニタリングサービス（CPMS）に登録した医療機関のみで使用のこと
副作用は少ないが、アカシジアを起こすことあり。高プロラクチン血症は生じない	

抗うつ薬

種類	一般名	商品名(先発)	後発品名(ジェネリック)
第1世代抗うつ薬 (すべて三環系抗うつ薬)	イミプラミン	トフラニール	イミドール
	アミトリプチリン	トリプタノール	ノーマルン
	クロミプラミン	アナフラニール	
	ノルトリプチリン	ノリトレン	
	トリミプラミン	スルモンチール	
第2世代抗うつ薬 (三環系抗うつ薬、四環系抗うつ薬、その他)	アモキサピン	アモキサン	
	マプロチリン	ルジオミール	クロンモリン、ノイオミール、マプロミール
	ロフェプラミン	アンプリット	
	ドスレピン	プロチアデン	
	ミアンセリン	テトラミド	
	セチプチリンマレイン酸塩	テシプール	セチプチリンマレイン酸塩
	トラゾドン	デジレル、レスリン	アンデプレ
SSRI	フルボキサミンマレイン酸塩	ルボックス、デプロメール	フルボキサミンマレイン酸塩
	パロキセチン	パキシル	パロキセチン
	セルトラリン	ジェイゾロフト	
	エスシタロプラム	レクサプロ	
SNRI	ミルナシプラン塩酸塩	トレドミン	ミルナシプラン塩酸塩
	デュロキセチン	サインバルタ	
NaSSA	ミルタザピン	リフレックス、レモロン	

気分安定薬

種類	一般名	商品名(先発)	後発品名(ジェネリック)
	炭酸リチウム	リーマス	リチオマール、炭酸リチウム
	カルバマゼピン	テグレトール	レキシン、カルバマゼピン
	バルプロ酸	デパケン、セレニカ	エピレナート、サノテン、バルプロ酸ナトリウム、バルプロ酸Na、バルプラム、バレリン
	ラモトリギン	ラミクタール	

〈資料〉精神科でよく使われる薬剤

主な副作用など	禁忌
	【抗うつ薬共通の禁忌】 MAO（モノアミン酸化酵素）阻害薬投与中 　MAO（モノアミン酸化酵素）はモノアミン（ドーパミン、ノルアドレナリン、セロトニン）を分解する酵素であり、MAO阻害薬はその酵素の働きを妨げてモノアミン量を増加させる。MAO阻害薬は抗うつ薬(我が国では現在、市販されていない)ないし抗パーキンソン病薬（セレギリン）として使用される。 　他の抗うつ薬もモノアミン（ノルアドレナリン、セロトニン）神経伝達増加を生じるので、抗うつ薬とMAO（モノアミン酸化酵素）阻害薬を併用すると強い作用を生じ、中毒症状（発汗、異常高熱、昏睡、死亡）を起こすことがある。 各薬剤に過敏症の場合

主な副作用など	禁忌
【第１世代抗うつ薬共通の副作用】 抗アセチルコリン作用による口渇、便秘、排尿障害、認知機能障害 α1アドレナリン受容体遮断作用による起立性低血圧 心電図異常	【第１世代抗うつ薬共通の禁忌】 緑内障 　第１世代抗うつ薬は抗コリン作用が強く、眼圧上昇を起こし緑内障を悪化させる 心筋梗塞回復初期 　第１世代抗うつ薬にはキニジン様作用があり、心筋梗塞で生じる房室ブロックを悪化させる 尿閉 　第１世代抗うつ薬は抗コリン作用が強く、排尿筋収縮が阻害され尿閉を悪化させる
第２世代抗うつ薬は第１世代抗うつ薬より副作用が少ない	緑内障、心筋梗塞回復初期
錐体外路性副作用	緑内障、心筋梗塞回復初期、尿閉
薬疹、けいれん発作	緑内障、心筋梗塞回復初期
	緑内障、心筋梗塞回復初期、尿閉
【SSRI共通の副作用】 セロトニン症候群、退薬症候	【SSRI共通の禁忌】 ピモジド投与中 　SSRIは肝薬物代謝酵素CYP3A4を阻害し、ピモジドの毒性を増加させる危険がある。
悪心、嘔吐	チザニジン、ラメルテオン投与中
若年者で自殺を誘発する危険性	
	先天性QT延長症候群
	尿閉
胃腸症状、不眠	高度の肝・腎障害、閉塞隅角緑内障
眠気、食欲増加	

主な副作用など	禁忌
血中濃度の上昇による中毒症状	てんかん、心疾患、腎障害、食塩制限中、妊娠
薬疹、眠気、ふらつき、SIADH（抗利尿ホルモン分泌異常症候群）	重篤な血液障害、高度の徐脈
薬疹、高アンモニア血症を伴う意識障害	重篤な肝障害、妊娠、カルバペネム系抗生剤投与中
皮膚粘膜眼症候群、中毒性表皮壊死融解症などの重篤な皮膚障害	

精神刺激薬（覚醒剤）と関連薬

種類	一般名	商品名(先発)	後発品名(ジェネリック)
	メチルフェニデート	リタリン、コンサータ	
	アトモキセチン	ストラテラ	
	ペモリン	ベタナミン	
	モダフィニル	モディオダール	

抗不安薬

種類	一般名	商品名(先発)	後発品名(ジェネリック)
ベンゾジアゼピン系薬	クロルジアゼポキシド	コントール、バランス	クロルジアゼポキシド
	ジアゼパム	セルシン、ホリゾン	ジアゼパム、ジアパックス、セレナミン
	オキサゾラム	セレナール	オキサゾラム
	クロキサゾラム	セパゾン	
	ブロマゼパム	レキソタン	セニラン
	ロラゼパム	ワイパックス	ユーパン
	メダゼパム	レスミット	
	クロラゼプ酸二カリウム	メンドン	
	フルジアゼパム	エリスパン	
	メキサゾラム	メレックス	
	アルプラゾラム	コンスタン、ソラナックス	アルプラゾラム、カームダン、メデポリン
	フルタゾラム	コレミナール	
	フルトプラゼパム	レスタス	
	ロフラゼプ酸エチル	メイラックス	ジメトックス、スカルナーゼ、ロフラゼプ酸エチル、ロンラックス
	クロチアゼパム	リーゼ	クロチアゼパム
	エチゾラム	デパス	エチゾラム、セデコパン、デゾラム、パルギン
セロトニン1A受容体刺激薬	タンドスピロンクエン酸塩	セディール	タンドスピロンクエン酸塩
その他	ヒドロキシジン	アタラックス	ヒドロキシジンパモ酸塩

主な副作用など	禁忌
依存形成	過度の不安、緑内障、甲状腺機能亢進、狭心症、チック、重症うつ病、褐色細胞腫、MAO阻害薬投与中 処方医の資格が必要
依存は少ない	MAO阻害薬投与中、重篤な心血管障害、褐色細胞腫、閉塞隅角緑内障
依存性あり、肝障害	
依存は少ない	

主な副作用など	禁忌
【ベンゾジアゼピン系抗不安薬共通の副作用と注意点】 薬物依存、ふらつき、眠気、アルコールとの併用で作用が増強する 精神運動機能に影響するので車の運転、機械操作を避ける	【ベンゾジアゼピン系抗不安薬共通の禁忌】 急性閉塞隅角緑内障 　弱い抗コリン作用により眼圧上昇の危険があるとされる 重症筋無力症 　ベンゾジアゼピン系薬は筋弛緩作用があり、症状悪化をきたす
	リトナビル投与中 注射薬禁忌；ショック、昏睡、バイタルサインの悪い急性アルコール中毒患者
	リトナビル投与中
	HIVプロテアーゼ阻害薬(リトナビル等)投与中
副作用は少ない	禁忌なし

睡眠薬

種類	一般名	商品名(先発)	後発品名(ジェネリック)
ベンゾジアゼピン系睡眠薬	クアゼパム	ドラール	クアゼパム
	ニトラゼパム	ベンザリン、ネルボン	ニトラゼパム、ネルロレン、ヒルスカミン
	エスタゾラム	ユーロジン	
	フルラゼパム	ダルメート、ベノジール	
	ニメタゼパム	エリミン	
	ハロキサゾラム	ソメリン	
	トリアゾラム	ハルシオン	アスコマーナ、カムリトン、トリアゾラム、トリアラム、ハルラック
	フルニトラゼパム	ロヒプノール、サイレース	ビビットエース、フルトラース、フルニトラゼパム
	ロルメタゼパム	ロラメット、エバミール	
	リルマザホン	リスミー	塩酸リルマザホン
	ブロチゾラム	レンドルミン	グッドミン、ソレントミン、ネストローム、ノクスタール、ブロチゾラム、ブロメトン
非ベンゾジアゼピン系	ゾピクロン	アモバン	アモバンテス、スローハイム、ゾピクール、ゾピクロン、ゾビバン、ドパリール、メトローム
	エスゾピクロン	ルネスタ	
	ゾルピデム	マイスリー	ゾルピデム酒石酸
メラトニン受容体作動薬	ラメルテオン	ロゼレム	
バルビツール酸系睡眠薬	フェノバルビタール	フェノバール、フェノバルビタール、ノーベルバール、ワコビタール、ルピアール	
	アモバルビタール	イソミタール	
	ペントバルビタール	ラボナ	
その他	抱水クロラール	エスクレ	

抗パーキンソン薬

種類	一般名	商品名(先発)	後発品名(ジェネリック)
抗ヒスタミン系	プロメタジン	ヒベルナ、ピレチア	
抗コリン系	プロフェナミン	パーキン	
	トリヘキシフェニジル	アーテン	トリヘキシン、セドリーナ、パキソナール、パーキネス、トリフェジノン
	ビペリデン	アキネトン	タスモリン、ピカモール
	ピロヘプチン	トリモール	
	マザチコール	ペントナ	
ドーパミン賦活系	アマンタジン	シンメトレル	アテネジン、アマンタジン

主な副作用など	禁忌
	【睡眠薬共通の禁忌】 各薬剤への過敏症の場合
【ベンゾジアゼピン系睡眠薬共通の副作用】 薬物依存、ふらつき アルコールとの併用で作用が増強する 精神運動機能に影響するので車の運転、機械操作を避ける	【ベンゾジアゼピン系睡眠薬共通の禁忌】 急性閉塞隅角緑内障、重症筋無力症 呼吸機能低下状態 　呼吸機能抑制作用があり、炭酸ガスナルコーシスを起こすことがある
	リトナビル投与中、睡眠時無呼吸症候群
	リトナビル投与中、緑内障に投与可
	リトナビル投与中
	イトラコナゾール、フルコナゾール、HIVプロテアーゼ阻害薬投与中
ふらつきは少ない、苦味	
ふらつきは少ない、苦味は若干少ない	
ふらつきは少ない	重篤な肝障害
副作用は少ない	高度な肝障害、フルボキサミン投与中
薬疹	急性間欠性ポルフィリン症、抗酒薬投与中
依存、薬疹	心障害、肝障害、腎障害、呼吸機能低下、急性間欠性ポルフィリン症
依存、薬疹	心障害、肝障害、腎障害、呼吸機能低下、急性間欠性ポルフィリン症
	トリクロホスナトリウム過敏症、急性間歇性ポルフィリン症、ゼラチン過敏症（坐剤のみ）

主な副作用など	禁忌
	【抗パーキンソン薬共通の禁忌】 各薬剤への過敏症の場合
眠気	
【抗コリン性抗パーキンソン薬共通の副作用】 排尿障害、口渇、便秘、認知機能障害、せん妄	【抗コリン性抗パーキンソン薬共通の禁忌】 緑内障 　抗コリン作用により、眼圧上昇を起こし緑内障を悪化させる 重症筋無力症 　本症を悪化させる可能性がある 尿路閉塞性疾患（前立腺肥大等） 　抗コリン作用により、排尿筋収縮が阻害され排尿障害を悪化させる
精神神経症状（幻覚、妄想、興奮など）の悪化	妊婦で催奇形性

抗てんかん薬

種類	一般名	商品名（先発）	後発品名（ジェネリック）
	フェノバルビタール	フェノバール、フェノバルビタール、ノーベルバール、ワコビタール、ルピアール	
	プリミドン	プリミドン	
	フェニトイン	アレビアチン、ヒダントール、フェニトイン	
	エトトイン	アクセノン	
	トリメタジオン	ミノアレ	
	エトスクシミド	エピレオプチマル、ザロンチン	
	アセチルフェネトライド	クランポール	
	カルバマゼピン	テグレトール	カルバマゼピン、レキシン
	アセタゾラミド	ダイアモックス	
	スルチアム	オスポロット	
	クロナゼパム	リボトリール、ランドセン	
	バルプロ酸ナトリウム	デパケン、セレニカ	エピレナート、バルプロ酸ナトリウム、バルプラム、バレリン
	ゾニサミド	エクセグラン	
	クロバザム	マイスタン	
	ガバペンチン	ガバペン	
	トピラマート	トピナ	
	ラモトリギン	ラミクタール	
	レベチラセタム	イーケプラ	

抗酒薬

種類	一般名	商品名（先発）	後発品名（ジェネリック）
	シアナミド	シアナマイド	
	ジスルフィラム	ノックビン	
	アカンプロサート	レグテクト	

抗認知症薬

種類	一般名	商品名（先発）	後発品名（ジェネリック）
	ドネペジル	アリセプト	
	ガランタミン	レミニール	
	リバスチグミン	イクセロン、リバスタッチ	
	メマンチン	メマリー	

【抗てんかん薬共通の副作用】 眠気、発疹、肝障害、催奇形性	【抗てんかん薬共通の禁忌】 各薬剤への過敏症の場合
主な副作用など	禁忌
性格変化、骨軟化症、薬疹、新生児出血傾向	急性間欠性ポルフィリン症、抗酒薬投与中
	急性間欠性ポルフィリン症
性格変化、小脳症状、薬疹、多毛、歯肉増殖、骨軟化症、新生児出血傾向	心臓刺激伝導障害
造血器障害	妊娠、重篤な肝障害、腎障害、血液障害
造血器障害	重篤な血液障害
薬疹、眠気、ふらつき、SIADH（抗利尿ホルモン分泌異常症候群）	重篤な血液障害、第2度以上の房室ブロック、高度の徐脈
	腎障害、アジソン病
	腎障害
依存、眠気、呼吸抑制、ふらつき	急性閉塞隅角緑内障、重症筋無力症
薬疹、高アンモニア血症を伴う意識障害	重篤な肝障害、妊娠、カルバペネム系抗生剤投与中
発汗障害	
眠気	急性閉塞隅角緑内障、重症筋無力症
皮膚粘膜眼症候群、中毒性表皮壊死融解症などの重篤な皮膚障害	
	ピロリドン誘導体過敏症

主な副作用など	禁忌
皮膚症状	重篤な心・肝・腎・呼吸器疾患、アルコール含有物、妊娠
重篤な脳障害	重篤な心・肝・腎・呼吸器疾患、アルコール含有物、妊娠
	高度の腎障害

主な副作用など	禁忌
徐脈、消化性潰瘍、興奮	ピペリジン系過敏症
徐脈	
徐脈	カルバメート系過敏症
めまい	

索 引

太字は詳しい説明があるページ

和文

あ

ICU症候群 ………………… 314
ICUでみられる精神症状
　………………………… **314-316**
愛他主義 ………………… 351
アイ（私・I）メッセージ …… 348
アウトリーチ ………… **167-172**
アカシジア ………………… 55,**80**
アクションプラン …………… 330
悪性症候群 ………… **6**,**56**,**71**,**80**
アクティブ・リスニング …… 219
アサーション ……………… **347-350**
　──・トレーニング …… 349
アサーティブ ………… 348,404
アスペルガー症候群 ………… 33
アディクション ……………… 264
アドヒアランス … 87,131,**362-363**
アドボカシー ……………… 134
アルコール依存 ……… 218,**261-264**
アルコール血中濃度 ……… 261
アルコール使用障害 218,**261-264**
アルコール薬物問題
全国市民協会 ……………… 264
アルコール離脱 …………… **198**
アルツハイマー病 … 23,**24**,278
アレルギー性皮膚疾患 …… 71

い

怒り ………… **294-296**,**401-404**
　──・拒否の背景 …… **402**
　──のアセスメント …… 295
　──のレベル ……… **294**
　──のレベルの
　　　アセスメント ……… **402**
縊死 ………………………… 182
意識 ………………………… 281
意識消失発作 …………… 28,**29**
意識の曇り ………………… 390
易刺激性 …………………… 379

いじめ ……………… **246-248**
いじめ防止対策推進法 …… **246**
異食 ………………………… 224
依存性パーソナリティ障害 … **19**
胃腸症状 …………………… **13**
一包化 ……………………… 130
イド ………………………… 281
移動支援事業 …………… **173**
医薬品誘発性せん妄 ……… 311
医療機関等での個人情報の
取り扱いについての
ガイドライン ……………… 178
医療不信 …………………… 297
医療保護入院 ………… 121,**207**
医療保護入院者退院支援
委員会 …………………… 209
飲水 ………………………… **6**
陰性感情 ……………… 294,298
陰性気分 ………………… 218
陰性症状 …………………… **3**
インターベンション ……… 265
インフォームドコンセント
　……………… 52,57,**176-177**
インポテンス ……………… 13

う

WAIS-Ⅲ成人知能検査 …… 67
ウェクスラー式知能検査 … **62**,**63**
打ち消し ……………… **286**,386
内田クレペリン作業検査 … 65
うつ状態 …………………… **13**
うつ状態の前駆症状 …… 379
うつの思考パターン ……… 100
うつ病 ………… 9,**375-379**

え

H-T-Pテスト ……………… 66
ABC理論 ………… 349,**350**
エストロゲン ……… 234,273
X線CT …………………… **60**
エディンバラ産後うつ病
自己調査票 …………… **237**

NMDA受容体 ……………… 23
演技性パーソナリティ障害 … **19**
嚥下体操 …………………… **225**
嚥下食 ……………………… **226**
塩酸ドネペジル …………… 23
塩酸メチルフェニデート … 37
援助者側の自己理解 …… 346
エンパワメント ……… **340-341**
　──の原則 ……………… **341**
　──モデル ……………… 341

お

応急入院 …………………… **207**
オープングループ ……… 352
置き換え …………………… **285**
おっくう感 ………………… 377
オペラント条件づけ ……… **97**
オランザピン …………… 55,**79**
オレム・アンダーウッド理論の
6領域 ………………… **5**,**20**
音楽療法 ……………………… 107

か

絵画療法 ………………… 106
介護給付 …………………… 164
介護サービス包括型
グループホーム ………… **151**
改定長谷川式簡易知能評価
スケール ……………… **67**,**68**
回避 ………………………… 253
回避症状 ………………… 218
外部サービス利用型
グループホーム ……… 151,**152**
外部サービス利用型
指定共同生活援助 ……… 151
解離症群／解離性障害群
　………………………… **308-310**
解離症状 ………………… 218
解離性幻聴 ……………… 309
解離性健忘 ……………… 308
解離性同一症／
解離性同一性障害 ……… 308

解離性フラッシュバック……**309**	間主観性…………………74,76	共同生活介護……………151
過飲水…………………**6**,30,390	感情障害…………………9,76	強迫………………**256-257**
カウンセラー……………38,344	関節拘縮……………………**54**	──観念………46,256,385
カウンセリング………**344-346**	間接接触感染……………230	──観念・強迫行為の
──における基本的技法…**346**	完全主義…………………100	不合理性…………385
過覚醒症状………………**254**	感染症の予防…………**230-231**	──行為………46,256,385
過活動……………………**15**,379	観念奔逸……………………12	──症／強迫性障害
過換気………………………41	漢方薬………………………84	…………**46**,256,**384-388**
核磁気共鳴イメージング……**60**	漢方療法…………………**274**	──症状……………33,384
学習障害………………**33**,244	関与しながらの観察………346	──心性……………………256
覚醒剤……………………**420**	管理栄養士………………226	──性障害………**46-50**,384
覚醒症状…………………**218**	管理者……………………**154**	──性人格……………………47
隔離…………………249,386	━━━━━ き ━━━━━	──性パーソナリティ障害 19
隔離拘束を減らすための	基幹相談支援センター……173	──的愁訴…………………**289**
6つのコア戦略…………194	危機介入……**163,170,325-329**	恐怖症…………………**44**,45
過呼吸………………………41	義歯………………………224	拒食…………………………5
画像……………………**60-61**	器質性精神障害………**23-27**	拒否………………**297-298,401-404**
家族………………………122,158	希死念慮……13,16,237,291,**413**	気力の減退…………………11
──間暴力…………………271	喫煙………………………53	緊急時マニュアル………182
──ケア……………………**50**	基底的想定………………353	緊急事例…………………239
──心理教育………………144	気道の確保………………391	緊急措置入院……………**207**
──の病……………………258	機能障害…………………142	緊張型………………………3
──への対応…………**122-124**	気分安定薬……17,69,**78,81,418**	緊張病性昏迷………………7
──療法…………………**101-102**	気分循環性障害……………9	━━━━━ く ━━━━━
カタルシス………………352	気分障害……………9,**76**,379	偶発的危機………………**325**
学校恐怖症………………244	気分調整薬……………33,37	クエチアピン……………55,79
学校保健…………………38	気分変調症……………10,11	グッドイナフ人物画知能検査
葛藤………………………**282**	基本訓練モデル………**356**	…………………………63
活動スケジュール表………**378**	虐待………………………236	クライエント…………341,344
GAF尺度…………………171	──予防……………………239	クライシスプラン………**163**
カプラン…………………325	逆転移………………………95	クリティカルケア………314
カルテ開示………………**180-181**	急性ウェルニッケ脳炎……199	クリニカルパス…………**118**
カルバマゼピン…17,37,69,**72,82**	急性ジストニア……………**80**	久里浜式アルコール症
過労死……………………**268-270**	急性ストレス障害……217,253	スクリーニングテスト……261,**262**
過労自殺…………………268	急速交代型…………………82	グループ支援型…………173
過労死等防止対策推進法…268	QT延長……………………**55**	グループの凝集性………352
肝機能障害…………………71	キューブラー・ロス………403	グループホーム…………**151-156**
関係妄想…………………**303**	教育的精神療法…………95,**96**	グループリーダー………353
癲癇…………………………36	境界性パーソナリティ障害	クレペリン……………………2
患者志向…………………215	………………**18,19,196,210,383**	クローズドグループ………352
患者の権利に関するWMA	共感的理解………………**345**	クロザピン………………55,79
（世界医師会）リスボン宣言…180	共同生活援助……………151	クロナゼパム……………69,**72**

クロルプロマジン ………… 77	抗禁症状 …………… 317-319	心の健康づくり計画 ……… 270
け	口腔ケア …………… 224	個人衛生 ……………… 6
ケア必要度 ……………… 134	攻撃性 ……………… 318	個人音楽療法 …………… 107
ケアホーム ……………… 151	攻撃的自己表現 …………… 347	個人化 ………………… 100
ケアマネジメント ……… **132-137**	攻撃の階層性 …………… 186	個人情報 …………… **178-181**
──従事者 …………… 133	攻撃防止 …………… 186-190	個人情報データベース …… 179
ケアマネジャー ………… 133	膠原病 ……………… 51	個人情報保護法 ……… 178,181
経済的暴力 ……………… 271	拘縮 ………………… 54	個人精神療法 …………… 18
芸術療法 …………… **106-108**	抗酒薬 ……………… 424	個人療法 ……………… 106
軽躁病エピソード ………… 12	抗精神病薬 …… 6,**55**,**77**,**78**,**416**	誇大妄想 ……………… 303
系統的脱感作法 …………… 98	向精神薬 ……… 15,69,**71**	骨粗鬆症 ……………… 54
経皮的曝露 ……………… 230	──の重要な副作用 …… 71	孤独 ……… 7,14,16,22,26,31
刑務所精神病 …………… 317	考想化声 …………… 4,75	子ども家族支援センター …… 241
契約 ………………… 382	考想吹入 …………… 4,75	誤認 ………………… 279
けいれん ………………… 390	考想奪取 …………… 4,75	個別支援型 ……………… 173
ケースマネジメント ……… 132	考想伝播 …………… 4,75	個別就労支援プログラム …… 149
ケースロード …………… 169	拘束帯 ……………… 191	コミュニケーション ……… 100
血液検査 ………………… 69	交代人格状態 …………… 309	誤薬 ……………… **221-223**
血管性認知症 ………… **24**,**278**	抗てんかん薬… 30,69,**78**,**83**,**424**	コラージュ療法 …………… 107
月経不順 ……………… 13	行動援護 ……………… 164	コンコーダンス… 87,131,**362-363**
欠神発作 ……………… 29	行動症状 …………… **277**,**279**	コンサルテーション ……… 410
決断困難 ……………… 11	行動制限 …………… 8,249	──・リエゾン ………… 410
血中濃度モニタリング …… 69	行動制限最小化委員会 …… 193	──・リエゾン精神医学… **52**
解毒治療 ……………… 258	行動療法 …… 42,45,47,**97-98**	──・リエゾン精神科医療
幻覚 ………… 279,**302-305**,318	抗認知症薬 ………… **83**,**424**	………………… 51
限局性恐怖症 ………… 40,251	更年期障害 …………… 273-274	コンプライアンス…… 87,131,**362**
言語新作 ……………… 4	抗パーキンソン薬 ………… 422	**さ**
言語性IQ ……………… 67	広汎性発達障害 …………… 32	サーカディアンリズム …… 399
言語的介入 ……………… 200	抗不安薬 …… 33,41,44,**78**,**82**,**420**	サービス管理責任者 ……… **154**
幻視 ………………… 302	高プロラクチン血症 …… 55,71	罪悪感 ………………… 286
現実感消失障害 …………… 306	合理化 ……………… 286	災害時の対応 ………… **216-220**
幻臭 ………………… 302	誤嚥 ……………… 26,**224-226**	災害の心理的影響 ………… 217
幻触 ………………… 302	──性肺炎 …… 52,**55**,224	サイコオンコロジー ……… 52
幻声 ………………… 4	──防止 …………… 391	サイコドラマ …………… 112
幻聴 ………………… 302	コーチング ………… 360-361	サイコロジカル・
見当識障害 ………… 277,280	──に必要なコミュニケーショ	ファーストエイド ……… 253
原発妄想 ……………… 303	ンスキル …………… 361	在宅での服薬管理 ……… **128-131**
幻味 ………………… 302	──のステップ ……… 360	作業検査法 ……………… 65
こ	コーピング …………… 402	作業療法 …………… **103-105**
高EE ………………… 2,342	国際精神薬理アルゴリズム計画	作業療法士 …… **103**,104,109
抗うつ薬 ……… 41,47,**78**,**80**,**418**	………………… 84	サテライト型住居 …… 152,**153**
交感神経遮断薬 …………… 93	告知 ………………… 208	サバイバーズギルト …… 217,255

サルコペニア・・・・・・・・・・・・・・・ 54	指定特定相談支援事業者	手指消毒・・・・・・・・・・・・・・ **230**,**231**
残遺型・・・・・・・・・・・・・・・・・・・・・・ **3**	・・・・・・・・・・・・・・・・・・・・・・ 133,173	受動的注意集中・・・・・・・・・・ 320
産後うつ病・・・・・・・・・・・・ **236-238**	児童虐待・・・・・・・・・・・・・・ **239-241**	シュナイダー・・・・・・・・・・・・・・ 3
産後精神病・・・・・・・・・・・・・・・・ 235	児童虐待の防止等に関する法律	守秘義務・・・・・・・・・・・・・・・・・ 352
━━━━し━━━━	・・・・・・・・・・・・・・・・・・・・・・・・ 239	受容・・・・・・・・・・・・・・・・・・・・ **344**
ジアゼパム・・・・・・・・・・・・・・・ 391	児童虐待の防止等のための医療機関との連携強化に関する留意事項について・・・・・・・・ 241	ジョイニング・・・・・・・・・・・・・ **101**
ジェノグラム・・・・・・・・・・・・ **102**		昇華・・・・・・・・・・・・・・・・・・・・ **286**
自我・・・・・・・・・・・・・・・・・ **281-287**		障害支援区分・・・・・・・・・・・・・ 134
──の防衛機制・・・・・・・・ **282**	自動思考記録表・・・・・ **330**,378	障害者ケアガイドライン・・・・ 132
時間喪失・・・・・・・・・・・・・・・・ **309**	自閉症スペクトラム障害・・・ 32,389	障害者支援施設での夜間ケア
自己・・・・・・・・・・・・・・・・・・・・・ **74**	自閉スペクトラム症・・・・・ 32,389	・・・・・・・・・・・・・・・・・・・・・・・・ 164
自己一致・・・・・・・・・・・・・・・・ **345**	社会生活技能・・・・・・・・・ **354**,355	障害者総合支援法・・・ 134,151,164
自己概念・・・・・・・・・・・・・・・・・ 322	社会生活技能訓練・・・・・・ 4,22,96,	障害程度区分・・・・・・・・・・・・・ 134
自己コントロール・・・・・・・・ **330**	138,144,156,332,**354-359**	障害福祉サービス・・・・・・・・・ 164
自己管理指導・・・・・・・・・・・・・ 157	社会生活問題解決モデル	状況的危機・・・・・・・・・・・・・・ **325**
自己記入式うつ性尺度・・・・・ 84	（モジュール）・・・・・・・・ 356	症候性てんかん・・・・・・・・・・ **28**
自己への敵対・・・・・・・・・・・ **284**	社会的支援・・・・・・・・・・・・・ **328**	小集団療法・・・・・・・・・・・・・・・ 352
事後の振り返り・・・・・・・・・・ 200	社会的不利・・・・・・・・・・・・・・ 142	症状自己管理モジュール・・・・ 139
自殺・・・・・・・・・・・・・・ 14,**265-267**	社会福祉士・・・・・・・・・・・・・・ 133	症状精神病・・・・・・・・・・・・・・ **51**
──企図・・・・・・・・・ 11,52,182	社交恐怖・・・・・・・・・・・・・ 40,251	症状マネジメント・・・ 126,**138-141**
──企図アセスメント・・・・ 184	社交不安症／社交不安障害	焦燥・・・・・・・・・・・・・・・・・ 12,279
──念慮・・・・・・・・・・・ 11,266	・・・・・・・・・・・・・・・・・・・・ 40,251	衝動コントロール・・・・・・ **196-197**
──の危険因子・・・・・・・・ 265	シャドーイング・・・・・・・・・・ 279	情動焦点型コーピング・・・・・ 402
──予防・・・・・・・・・・・・・・ 293	車両移送型・・・・・・・・・・・・・・ 173	小児自閉症・・・・・・・・・・・・・・ 32
支持的精神療法・・・・・ 4,95,96,170	従業員支援プログラム・・・・・ 269	承認・・・・・・・・・・・・・・・・・・・・ **346**
自傷・自殺防止・・・・・・・ **182-185**	修正型電気けいれん療法・・・ 12,90	ショートステイ・・・・・・・・・・ 164
自傷行為・・・・・・ 52,**249-250**,382	集団音楽療法・・・・・・・・・・・・ 107	食事形態の工夫・・・・・・・・・・ **226**
自傷他害・・・・・・・ 7,206,207,289	集団精神療法・・・・・・・・・ 351-353	食事の介助・・・・・・・・・・・・・ **225**
──行為・・・・・・・・・・・・・・・ 22	集団の社会心理学的特性・・・ 215	職種構成志向・・・・・・・・・・・・ 215
ジスキネジア・・・・・・・・・・ 55,80	集団療法・・・・ 18,106,197,**351-353**	食事量低下・・・・・・・・・・・・・・ 13
システムズ・アプローチ・・ 101	重度障害者等包括支援・・・・・ 164	褥瘡・・・・・・・・・・・・・・・・・・・・ 14
ジストニア・・・・・・・・・・・・ 55,80	重度訪問介護・・・・・・・・・・・・ 164	職場における心の健康づくり
自責感・・・・・・・・・・・・・・・・・・ 11	周辺症状・・・・・・・・・・・・・・・ **26**	・・・・・・・・・・・・・・・・・・・・・・・・ 268
持続性抑うつ障害・・・・・・・・ 11	終末期医療・・・・・・・・・・・・・・ 52	自立支援医療・・・・・・・・・・・・ **158**
自尊心の肥大・・・・・・・・・・・・ 379	就労移行支援・・・ **145**,**146**,149-150	自立支援給付・・・・・・・・・・・・ 165
市町村事業・・・・・・・・・・・・・・ 173	就労系障害福祉サービス・・・ 146	思路障害・・・・・・・・・・・・・・・・ 235
市町村長同意・・・・・・・・・・・・ 208	就労継続支援A型、B型 145-148	人格検査・・・・・・・・・・・・・・ **65-66**
実存的因子・・・・・・・・・・・・・・ 352	就労継続支援事業・・・・・・ 149-150	神経発達症候群／
嫉妬妄想・・・・・・・・・・・・・・・ **303**	就労継続支援事業所・・・・・・ 145	神経発達障害群・・・・・・・・ 257
疾病自己管理技能・・・・・ **354**,355	──の機能・・・・・・・・・・ **147**	心血管疾患のリスク因子・・・ **53**
質問紙法・・・・・・・・・・・・・ **65**,**66**	熟眠感の欠如・・・・・・・・・・・・ 299	進行麻痺・・・・・・・・・・・・・・・ **24**
指定自立支援医療機関・・・・・ 159	授産施設・・・・・・・・・・・・・・・・ 149	心身一元論・・・・・・・・・・・・・・ 84

真性てんかん･････････････ 28
真正妄想･･････････････ 303
身体介入法･･････････････ 200
身体合併症･････ **51-58,394-396**
身体境界の混乱･････････ 324
身体拘束･････ **191-195**,250,277
身体コントロール感の低下･･･ 324
身体尊重の低下･････････ 324
身体的虐待････････････ **239**
身体的攻撃性･････････ 277
身体的愁訴････････････ **289**
身体的暴力･･････････ 186,**271**
身体の離人化･･･････････ 324
心的外傷･････････････ **216**,253
　　──後ストレス障害
　　　･････ 218,**253-255**,315
　　──後ストレス反応････ **217**
侵入症状････････････ **253**
深部静脈血栓症･･････ 71,194
心理学的領域････････ 367
心理教育･･･**138**,257,**278**,**342-343**
　　──グループ･･･････ 138
心理劇････････････ **112-113**
心理社会的治療･････････ 3,143
心理症状･･･････････ **277,279**
心理的虐待････････････ **239**
心理療法･･････････ **257**,**274**
診療記録･･････････ **180**
　　──の開示････････ 180
診療情報･････････ **180**
　　──提供･･････････ 180
　　──の提供等に関する指針
　　　･････････ 178

す

錐体外路症状･･････ 55,80,**278**
睡眠時無呼吸症候群･･････ 300
睡眠障害･･････････ 14,**279**
睡眠薬･･････････ **82,301,422**
スクールカウンセラー･･･ 244,246
スクールソーシャルワーカー 246
スタンダードプリコーション **231**
すっぱい葡萄機制･･････ 286

ストレス-脆弱性-対処技能モデル
　･････････ **142**,354
ストレングス･･････････ 162
　　──アセスメントシート･･･ 338
　　──モデル･･････ **337-379**
すべき思考･･･････ 100

せ

生活介護･････････ 164
生活技能･･･････ 354
　　──訓練･･････ 7,**354**
生活習慣病･･････ **394**
精神運動興奮･･････ 75
精神科救急･･････ **119-121**
精神科重症患者早期集中
支援管理料･･････ **167-172**
精神科身体合併症病棟･･･ **395**
精神科デイケア･････ **142-144**
精神科の疾病モデル･････ **356**
精神科訪問看護･････ **157-163**
精神科リエゾンチーム･･･ **410-414**
精神科リエゾンチーム加算･･･ 410
精神刺激薬･････ **420**
精神障害者居宅支援事業･･･ 164
精神障害者地域生活支援
センター･････ 173
精神通院医療･･･ 158
精神的暴力･･･ **271**
精神分析的精神療法･･ **95**,96
精神分裂病･･････ 2
精神保健指定医･･･ 191
精神保健福祉士 116,119,133,368
精神保健福祉法･･･ 191
精神療法･････ 47,**94-96**,197,254
　　──的マネジメント･･ 96
性的虐待･･･ **239**
性的暴力･････ **271**
生物学的領域･･･ **366**
性欲減退･････ 13
積極的傾聴法･････ 219
摂食・嚥下訓練･･･ 224
セルフケア･･･ 26,35,38,42,43,
　　　　44,48,292,371,395

セルフヘルプグループ･････ 263
セロトニン･･････ 2,11,**81**
　　──・ドーパミン
　　　アンタゴニスト･････ 77
　　──・ノルアドレナリン
　　　再取り込み阻害薬
　　　･････ 78,81,279,290
世話人･･････ 151,152,**154**
前意識･･････ 281
前駆症状･･･ 30
洗浄強迫･･･ 256
選択性緘黙･････ **40**
選択的セロトニン再取り込み
阻害薬･････ 33,41,44,47,78,
　　　81,252,254,257,279,290
前頭側頭型認知症･････ **24,278**
全日本断酒連盟･････ 264
全般性発作･････ 28
全般不安症／全般性不安障害
　･････ **41,42**
せん妄･･ **23,311-313**,315,**405-409**
　　──とその他の精神疾患の
　　　鑑別診断･････ 311
　　──と統合失調症の
　　　鑑別診断･････ 311
　　──と認知症の鑑別診断 311
　　──のタイプ･････ **407**
専門性志向･････ 215

そ

躁うつ病･････ **375-379**
双極Ⅰ型障害･･･ 9
双極性障害･････ 16
双極性障害群･･･ **9-17**
双極Ⅱ型障害･･･ 9
喪失体験･････ 216
躁状態･････ **14**
　　──の前駆症状･････ **379**
送信技能･････ 356
相談支援事業･････ **173**
早朝覚醒･････ 299
早発性痴呆･････ 2
躁的反応･････ 318

躁病エピソード‥‥‥‥9,**10,12**
ソーシャル‥‥‥‥‥‥**367**
　　──サポートネットワーク
　　‥‥‥‥‥‥‥‥‥269
　　──スキル・トレーニング
　　‥‥‥‥‥‥‥‥‥248
続発性てんかん‥‥‥‥**28**
続発妄想‥‥‥‥‥‥**303**
素行症‥‥‥‥‥‥**36-39**
底付き体験‥‥‥‥‥263
咀嚼障害‥‥‥‥‥‥26
措置入院‥‥‥‥‥‥**207**

た

退院後生活環境相談員‥**121,209**
退院支援‥‥‥‥‥‥159
退院時オリエンテーション
‥‥‥‥‥‥‥‥**125-127**
大うつ病性障害‥‥9,**11,**405
体感幻覚‥‥‥‥‥‥**302**
退行‥‥‥‥‥‥‥‥**284**
大集団療法‥‥‥‥‥352
対処機制‥‥‥‥‥‥**328**
対人恐怖‥‥‥‥‥‥40
対人コミュニケーション能力
‥‥‥‥‥‥‥‥‥354
大発作‥‥‥‥‥‥‥**29**
代理トラウマ‥‥‥‥255
多職種チーム‥‥‥‥168
脱臼予防‥‥‥‥‥‥391
脱力発作‥‥‥‥‥28,**29**
多動症‥‥‥‥‥‥36-39
田中ビネー知能検査‥‥**62,63**
ダブル（サイコドラマ）‥‥113
多方向への肩入れ‥‥101,**102**
短期入所‥‥‥‥‥‥164
炭酸リチウム‥‥37,69,**72,**376
単純運動発作‥‥‥‥29
単純型‥‥‥‥‥‥‥**3**
単純感覚発作‥‥‥‥29
ダンスセラピー‥‥‥**107**
断片的自己史回想‥‥‥**309**

ち

チアノーゼ‥‥‥‥‥31
地域活動支援センター‥**173,174**
　　──機能強化事業‥‥173
地域生活支援事業‥‥**173-175**
チーム医療‥‥‥**214-215,**412
チームテクニクス‥‥200,202
地下鉄サリン事件‥‥253
知能検査‥‥‥‥‥**62-64**
知能指数‥‥‥‥‥‥62
遅発性ジスキネジア‥‥**80**
注意欠如・多動症‥**36-39,**244
注意サイン評価記録用紙‥**140**
中核症状‥‥‥‥‥‥**26**
注察妄想‥‥‥‥‥‥**303**
中枢刺激薬‥‥‥‥‥37
中途覚醒‥‥‥‥‥‥299
超自我‥‥‥‥‥‥‥281
超職種チーム‥‥‥‥168
直接接触感染‥‥‥‥**230**
直面化‥‥‥‥‥‥‥**346**
治療関係継続‥‥‥‥208
治療者と患者の望ましい
治療関係‥‥‥‥‥‥177
治療中断‥‥‥‥**204-206**
治療同盟‥‥‥‥‥‥94

つ

通電閾値‥‥‥‥‥‥91

て

ディエスカレーション‥**200,**201
デイケア‥‥‥‥‥**142,143**
定型抗精神病薬‥‥55,**79,**416
低ナトリウム血症‥‥52,71
ディブリーフィング
‥‥‥‥‥‥‥200,**202,**254
DESC法‥‥‥‥‥‥349,**350**
転移‥‥‥‥‥‥‥‥**95**
てんかん‥‥**28-31,**59,**389-393**
　　──重積状態‥‥‥391
　　──発作‥‥**28,29,**30,390
電気けいれん療法‥‥**90-93**
転倒‥‥‥‥‥‥‥‥391

──・転落‥‥‥**227-229**
──・転落時の初期対応‥228
──・転落アセスメント
　　スコアシート‥‥**229**
転落‥‥‥‥‥‥‥‥27

と

投影‥‥‥‥‥‥‥‥**283**
　　──法‥‥‥‥**65,66**
同感‥‥‥‥‥‥‥‥345
道具的技能‥‥‥‥**354,355**
同行援護‥‥‥‥‥‥164
登校拒否‥‥‥‥‥‥244
統合失調症‥‥**2-8,**75,**311,369-374**
　　──性パーソナリティ障害　19
　　──の診断基準‥‥‥**4**
　　──病型‥‥‥‥‥**3**
動作性IQ‥‥‥‥‥‥67
洞察力‥‥‥‥‥‥‥385
盗食‥‥‥‥‥‥‥‥224
東大式エゴグラム‥‥‥**66**
糖尿病‥‥‥‥53,56,71,401
トークン・エコノミー法‥‥98
ドーパミン‥‥‥‥‥2
独白（サイコドラマ）‥‥‥112
都道府県事業‥‥‥‥173
飛び降り‥‥‥‥‥‥**182**
ドメスティック・ヴァイオレンス
‥‥‥‥‥‥‥253,**271-272**
トラウマ‥‥‥‥216,253
　　──反応の時間経過‥‥254
トランス様状態‥‥‥309
取り入れ‥‥‥‥‥‥**284**
とん走エピソード‥‥‥309

な

内因的精神疾患‥‥‥‥9

に

二次的外傷性ストレス　219,255
日常生活技能‥‥‥**354,355**
日常生活の支援‥‥‥170
日本医療機能評価機構‥‥193
日本語版エディンバラ
産後うつ病自己調査票‥‥**237**

入院形態 …………………… **207**
入院時オリエンテーション
　………………… **116-118**,123
入院診療計画書 …………… 121
入院生活技能訓練療法 …… 354
入院制度 ………………**207-209**
入眠困難 …………………… 299
任意入院 …………………… **207**
妊娠妄想 …………………… **303**
認知 ………………… **67-68**,99
認知行動療法
　………… 33,**42**,97,197,**332-333**
認知症 ……… **23**,**24**,276,**277-280**
認知症の行動・心理症状 … **277**
認知発達治療 ………………… 33
認知療法 ……… **99-100**,**330-331**

＝＝＝ ね ＝＝＝

ネグレクト …………… 236,**239**

＝＝＝ の ＝＝＝

脳器質性疾患 ………………… 60
脳波 …………………………… 59
能力障害 …………………… 142
ノンコンプライアンス …… 362

＝＝＝ は ＝＝＝

パーキソニズム ……………… 55
パーキンソン症状 …………… 80
パーソナリティ障害
　………… **18-22**,37,38,**380-383**
　――の全般的診断基準 …… 19
　――の類型 ………………… 19
パートナーシップ ………… 337
バイオ・サイコ・ソーシャル
モデル …………………**366-368**
徘徊 …………………… 26,**279**
配偶者暴力相談支援センター
　………………………………272
排泄 ………… 6,13,15,20,26,30
排尿障害 ……………………6,20
バウムテスト ………………… 66
破瓜型 ………………………… 3
迫害妄想 …………………… **303**
曝露反応妨害法 ………… **47**,257

箱庭療法 …………………… 107
長谷川式認知症スケール … **63**,**68**
発達障害 ……………… **32-35**
発達的危機 ………………… 325
パニック …………………… 288
パニック症／パニック障害
　………………… 40,**41**,**43**,251
パニック発作 …………… 41,251
母親学級 …………………… 235
ハミルトンうつ病評価尺度 … 84
バルプロ酸 …… 17,69,**72**,81,82
ハロペリドール ………… **77**,79
パワレス状態 ……………… 337
反(非)社会性
　パーソナリティ障害 … 18,**19**
反射 ………………………… 346
阪神・淡路大震災 ………… 253
反動形成 …………………**285**,386
反応妨害 …………………… 257
反復唾液嚥下テスト ……… 224

＝＝＝ ひ ＝＝＝

ピア・サポート …………… 248
BPSモデル ……………**366-368**
被影響／被干渉体験 ……… 309
被害妄想 …………… 278,**303**
東日本大震災 ……………… 253
ひきこもり …………… **242-243**
ひきこもり支援の諸段階 … 243
被虐待児 …………………… 241
非現実感 …………………… 309
被災体験 …………………… 219
非主張の自己表現 ………… 347
微小妄想 …………………… **303**
ピック病 ……………………… 24
非定型抗精神病薬 … 79,279,**416**
被毒妄想 …………………… **303**
否認 ………………………… 283
飛沫感染 …………………… 230
肥満 ……………………… **6**,53
憑依妄想 …………………… **303**
病院からの訪問看護 … **157-160**
標準予防策 ………………… 231

病的解離症状 ……………… **309**
疲労感 ………………………… 11
広場恐怖症 ……………… **41**,251

＝＝＝ ふ ＝＝＝

不安 ………… 41,279,**288-290**
　――障害 ………………**40-45**
　――症群／不安障害群
　………………… 40,**251-252**
　――のレベル …………… 288
フィードラーの理論 ……… 177
フィジカルアセスメント …… 53
フィジカルイグザミネーション
　………………………………… 53
風景構成法 …………………… 66
フードテスト ……………… 224
フェニトイン ……… 69,**72**,391
フェノバルビタール …… 69,**72**
不穏 ………………………… 279
不完全恐怖 ………………… 256
複雑部分発作 ………………… 29
福祉工場 …………………… 149
服毒自殺 …………………… 184
服薬カレンダー …………… 130
服薬管理 …………………… 160
服薬管理能力 ……………… 128
服薬指導 ……………… 85,**374**
服薬時の血液検査 ………… 69
服薬心理教育 ………………… 86
服薬中断 …………… 128,**204**
不潔恐怖 …………………… 256
物質関連障害群 ………**258-268**
物質使用障害 ……………… **259**
物質中毒せん妄 …………… 311
物質誘発性障害 …………… **259**
物質離脱せん妄 …………… 311
不定愁訴 …………… **289**,318
不登校 …………………**244-245**
部分的焦点づけ …………… 100
部分発作 ……………………… 28
不眠 ………… 279,**299-301**,**397-400**
　――による随伴症状 …… 398
ブラックアウト …………… 309

振り返り ･････････････････ **202**	ボディイメージ ･･････ **322-324**	評価尺度 ･･････････････････ 84
プリゾニゼーション ･･････ 318	──の混乱の5つの症状 **324**	問題解決リスト ･････････ **330**
プリベンション ･････････ **265**	──の変化 ･････････････ 20	問題解決療法 ････････････ **332**
ブレイクアウェイ ･･････ 200,**202**	POMS気分プロフィールテスト	問題行動 ･･････････････････ 22
プレイセラピー ･････････ 114	･･････････････････････････ **66**	問題焦点型コーピング ･････ **402**
ブレインストーミング ･････ **332**	ホメオスターシス ･････ 316,399	══════ や ══════
フロイト ･･････････ 47,95,281	ホルモン療法 ･･････････ **274**	ヤーロムの11の治療的要因 ･･ **351**
ブロイラー ･･･････････････ 2	本能 ･･････････････････ 281	夜間せん妄 ････････････ 312
プロゲステロン ･･･････････ 234	══════ ま ══════	薬剤1日管理BOX ･･･････ **222**
文章完成テスト ･････････ **66**	マイナス思考 ･････････ **100**	薬物 ･････････････････････ 36
分泌性疾患 ･････････････ 51	巻き込み型 ･･････････ **386**	──血中濃度モニタリング 69
分離 ･･････････････････ **285**	マグネット式拘束帯 ･････ **191**	──選択アルゴリズム ････ 84
──不安症／不安障害 ･･ **40**	マタニティ・ブルーズ ･ **234-235**	──療法 ･････ 18,47,**73-89**,
══════ へ ══════	麻痺性イレウス ･･････････ **55**	197,254,**257**,274,278
ペアリング ･･････････････ 353	慢性閉塞性肺疾患 ･････････ 301	矢田部・ギルフォード性格検査
ベックうつ病評定法 ･･･････ 84	══════ み ══════	･･････････････････････････ **66**
変化ステージ・モデル ･････ 321	ミオクローヌス発作 ･･･ 28,**29**	ヤング躁病評価尺度 ･････ 84
弁証法的行動療法 ･･････ 250	水中毒 ･････････････････ 52	══════ ゆ ══════
ベンゾジアゼピン系抗不安薬	ミラー（サイコドラマ）･･･････ 113	遊戯療法 ･･････････････ **114-115**
･･･････････････ 41,44,82,**83**	══════ む ══════	══════ よ ══════
ベンゾジアゼピン系睡眠薬	無意識 ･･･････････････ 281	陽性・陰性症状評価尺度 ･･･ 84
･･･････････････････ 82,**83**,**422**	無価値観 ･･････････････ 11	陽性症状 ･･･････････････ 3
ベンゾジアゼピン系薬物 ･･ 279	無顆粒球症 ･･････････ 55,71	抑圧 ･････････････････ **283**
便秘 ･･････････････････ 6,20	無気力 ･･･････････････ 279	抑うつ ･････････････････ 279
══════ ほ ══════	無条件の積極的関心 ･････ 344	──エピソード ･････････ 9,11
防衛機制 ･･････ 210,**281-287**,386	無断退去者に対する措置 ･･ **206**	──気分 ･･･････ 11,291,318
包括的アセスメント ･･････ 170	無断離院 ･････････････ **204**	──障害群 ･･･････････ **9-17**
包括的地域生活支援 ･････ 158	══════ め ══════	──状態 ･････････ **291-293**
包括的暴力防止プログラム	明確化 ･･･････････････ **346**	抑制 ･･････････････････ 75
･･･････････ 193,**200-203**	メマンチン ････････････ 23	抑制帯 ･････････････････ 8
訪問看護 ･････････････ **157-163**	メランコリー型性格 ････････ 11	══════ ら ══════
訪問看護ステーションからの	メンタルヘルス対策 ･･････ 268	ラップ ･･･････････････ 337
訪問看護 ･･････････ **161-163**	══════ も ══════	ラピッドサイクラー ･･･････ 82
暴力防止プログラム ･････ 200	妄想 ･････････ 279,**302-305**,318	卵胞ホルモン補充療法 ･･･ 274
ボーダーラインシフト ･ **210-211**	──型 ･･･････････････ **3**	══════ り ══════
ホームヘルパー ････････ 166	──性（猜疑性）	リエゾン ････････････ 410
ホームヘルプサービス	パーソナリティ障害 ･･ **19**	──精神看護師へのコンサル
･･･････････････････ **164-166**	──知覚 ････････････ **4**	テーション ････ 296
保健師 ････････････ 39,133	燃え尽き症候群 ････ 219,255	──精神看護専門看護師 293
保護帽 ･･････････････ **391**	喪の作業 ･････････････ 218	──的役割 ･････････ 38
ポストベンション ･･･････ 265	森田療法 ･････････････ **42**	──ナース ･････････ 411
ホスフェニトイン ･･････ 391	モンゴメリー・アズバーグうつ病	

リカバリー **334-336**,337
　——ゴール 86
　——モデル **334**
離人感 **306-307**,309
離人感・現実感消失障害／
離人感・現実感消失症　306,308
離人症状 306
リスキーシフト現象 215
リスクアセスメント
　........ **188**,192,200,**201**,228
リスクモニタリング **188**
リストカット 249
リスペリドン 79
離脱症状 **198**,261
　——のケア **198-199**
リチウム 17,82
リフレーミング **102**
リミットセッティング ... **212-213**
両親学級 235
療養介護 164
リラクセーション ... 106,**320-321**
　——の方法 **321**
　——法 44
リラックス 320
臨床心理士 367

れ
レクリエーション療法 **109-111**
レスポンデント条件づけ **97**
レッテル貼り **100**
レビー小体型認知症 ... **24**,**278**
恋愛妄想 **303**

ろ
老年期うつ病 **275-276**
ロールシャッハテスト 66
ロールリヴァーサル 112

わ
YG性格検査 84

欧文その他

A
AA 260,264
acceptance **344**
ACT 158,**167-172**
acting out 22
acute stress disorder ... 217,253
AD 278
AD／HD 37,244
adherence **362**
AKK 264
Al-Anon 260,264
Alchoholics Anonymous
　............... 260,264
AO 167
ASD 217,253
ASK 264
assertive **348**
Assertive Community
Treatment 167
Assertive Outreach 167
attention deficit／hyperactivity
disorder 37,244

B
BDI 84
Beck depression inventory ... 84
behavioral psychological
symptoms of dementia ... 277
biopsycho social model 366
BPSD **277-280**

C
CAGE 261,**262**
CMI 84
compliance **362**
Comprehensive Violence
Prevention Protection
Programme 200
concordance **363**
conflict 282
conscious 281
Consultation 410

cornell medical index 84
CT **60**
CVPPP 193,**200-203**

D
DAM **63**
DLB 278
domestic violence ... 253,271
DV 253,**271-272**

E
EAP 269
ECT 90
EEG 59
ego 281
electroconvulsive therapy ... 90
electroencephalogram 59
empathic understanding ... **345**
empowerment 340
EPDS 237
Expressed Emotion ... 342,368

F
FT 224
FTD 278

G
GAF 84
genogram 102
genuiness **345**
Global Assessment of
Functioning 171
Goodenough Draw-A-Man Test
　................... 63

H
HAM-D 84
HDS-R 63,68

I
id 281
identified patient 101
Illness Management Skill ... 354
Individual Placement and
Support 149
Intelligence Quotient 62
intensive care unit syndrome
　................... 314

IP ································101	································116,119	unconscious ················281
IPAP ······························84	psychic trauma ············216	**V**
IPS ······························149	PTSD ·········218,**253-255**,315	VAD ························278
IQ ································62	**R**	**W**
J	reframing ···················102	WAIS-Ⅲ ·········**62,63,64,67**
joining ·························101	RSST ·························224	**Y**
K	**S**	YMRS·······················84
K-ABC ·······················**63**	Schizophrenia ·················2	
karoushi ······················268	SCT ·····························66	
KAST ·····················**261**,262	SDS ····························84	
Kaufman Assessment Battery for Children ·················63	SE ·······························391 selective serotonin reuptake inhibitor ····33,41,47,81,252,254,257,279	
L	self-congruence ············**345**	
Liaison ························410	self rating depression scale···84	
Living Skill···················354	serotonin noradrenaline	
M	reuptake inhibitor ···········81	
m-ECT ·····················12,90	SILS ···························354	
MADRS······················84	SNRI ···············78,81,279,290	
MMPI ··························**66**	Social and Independent Living	
modified ECT···············90	Skill ························354	
MRI ····························**60**	Social Skill ··················354	
mulitidirected partiality ····101	social skills training ······4,7,22,96,138,144,332,354	
MWST·························224	SSRI ·········33,41,44,47,78,**81**, 252,254,257,279,290	
N	SST ··········4,7,22,96,138,**139**, 144,156,332,**354-359**	
NA ······························260 Nar-Anon ······················260	status epilepticus ···········391 super ego ····················281	
O	**T**	
obsessive compulsive disorder ·······························256	TAT ·······················**66**,106	
OCD ····························256	TDM ···························69	
P	TEG·····························**66**	
PANSS·························84	therapeutic alliance ··········94	
participant observation ·····346	Therapeutic Drug Monitoring ·······························69	
passive concentration········320	transdiciplinary team ·······168	
postpartum psychosis ······235	**U**	
posttraumatic stress disorder ·················218,253,315	unconditional positive regard ····························**344**	
preconscious ···············281		
prison psychosis ···········317		
prisonization ···············318		
PSW ···············116,119,368		
psychiatric social worker		

パーフェクト臨床実習ガイド
精神看護 第2版

2007年2月20日	第1版第1刷発行	編　集	萱間　真美
2015年1月31日	第2版第1刷発行	発行者	有賀　洋文
2024年3月10日	第2版第9刷発行	発行所	株式会社 照林社

〒112-0002
東京都文京区小石川2丁目3-23
電　話　03-3815-4921（編集）
　　　　　03-5689-7377（営業）
https://www.shorinsha.co.jp/

印刷所　大日本印刷株式会社

●本書に掲載された著作物（記事・写真・イラスト等）の翻訳・複写・転載・データベースへの取り込み、および送信に関する許諾権は、照林社が保有します。
●本書の無断複写は、著作権法上での例外を除き禁じられています。本書を複写される場合は、事前に許諾を受けてください。また、本書をスキャンしてPDF化するなどの電子化は、私的使用に限り著作権法上認められていますが、代行業者等の第三者による電子データ化および書籍化は、いかなる場合も認められていません。
●万一、落丁・乱丁などの不良品がございましたら、「制作部」あてにお送りください。送料小社負担にて良品とお取り替えいたします（制作部　0120-87-1174）。

検印省略（定価はカバーに表示してあります）
ISBN978-4-7965-2341-7
©Mami Kayama/2015/Printed in Japan